Impressum

Originalausgabe

Schwarzgrub 5, 94262 Kollnburg

www.scout-medien.de

ISBN: 978-3-948-30901-5

Produktmanagement und Autorenkoordination
Daniela Fleischmann und Bernd Degen

Layout und Gestaltung
Tobias Bauer

Haftungsausschluss
Alle Angaben in diesem Buch wurden sorgfältig recherchiert und geprüft. Sie bieten keinen Ersatz für einen kompetenten medizinischen Rat. Alle Angaben in diesem Buch erfolgen daher ohne jede Gewährleistung oder Garantie seitens der Autoren und des Verlages. Eine Haftung der Autoren und des Verlages für Personen-, Sach- und Vermögensschäden ist ausgeschlossen.

Werbung
Dieses Buch enthält keinerlei bezahlte Werbung von Firmen oder Personen, sowie geldwerte Vorteile durch Nennung von Produkten.

Sind Sie mit diesem Buch zufrieden? Dann empfehlen Sie es doch bitte weiter. Vor allem Betroffene werden es Ihnen danken. Bewerten Sie das Buch bitte nach einem Onlinekauf.
Wir freuen uns auch über eine E-Mail von Ihnen: info@scout-medien.de

Bildnachweise
Alle Fremdfotos sind mit Namen bezeichnet. Alle Fotos ohne Namen sind aus dem Archiv von Scout Medien GmbH.

Das LIPÖDEM Buch

Scout Medien GmbH

Inhaltsverzeichnis

Unser Expertenteam

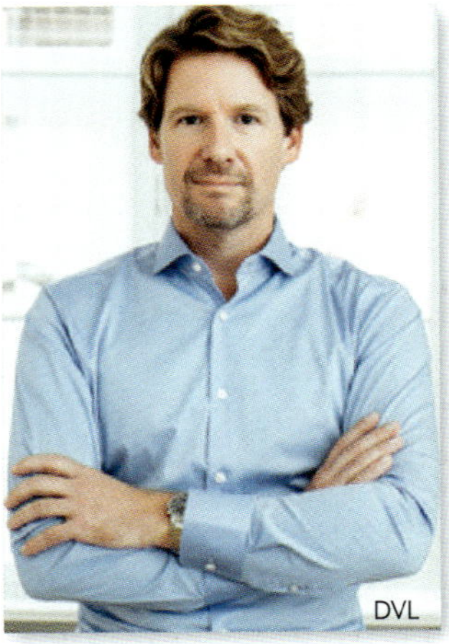

Dr. Dominik von Lukowicz

Meine Ausbildung absolvierte ich an sehr bekannten Kliniken mit unterschiedlichen Schwerpunkten. So konnte ich in der plastischen und ästhetischen Chirurgie in der gesamten Breite ausgebildet werden: Die Hand- und Mikrochirurgie in der berufsgenossenschaftlichen Klinik Tübingen bei Prof. Schaller, die ästhetische und rekonstruktive Brustchirurgie in Stuttgart bei Prof. Greulich, die ästhetische Chirurgie im Bereich der Niederlassung bei Frau Dr. Neuhann-Lorenz in München mit anschließender Facharztprüfung.

Nach der erfolgreichen Prüfung und Anerkennung zum Facharzt für plastische und ästhetische Chirurgie durch die Bayerische Landesärztekammer wurde ich Oberarzt in Kassel bei Prof. Noah. Bei ihm bildete ich mich in der ästhetischen Chirurgie weiter und konnte mir durch viele hundert Operationen, die ich eigenständig durchführte, umfassendes Wissen und Fertigkeiten in der ästhetischen Chirurgie aneignen.

2009 habe ich mich dann in meiner Heimat München mit einer eigenen Praxis für plastische und ästhetische Chirurgie niedergelassen. Das Lipödem wurde schnell einer meiner Schwerpunkte. Es gab noch nicht viele Lipödem-Spezialisten und ich fand mich immer tiefer in das Thema ein. Insbesondere große Absaugungen und ästhetisch ansprechende Ergebnisse setzte ich mir zum Ziel. So folgte über viele Jahre eine stetige Optimierung. Wir haben viele neue Ideen und Behandlungsstrategien umgesetzt und konnten so zu einer stetigen Verbesserung der Behandlungsqualität beitragen.

Darüber hinaus forsche ich in Kooperation mit Frau Dr. Anna-Theresa Lipp, der Technischen Universität München sowie dem Klinikum Rechts der Isar an den Ursachen des Lipödems. Zahlreiche Veröffentlichungen wurden bereits auf verschiedenen Kongressen weltweit vorgestellt und in namhaften Fachzeitschriften veröffentlicht. Zudem halte ich regelmäßig Vorträge zu den Behandlungsmöglichkeiten bei Lipödem auf nationalen und internationalen Kongressen.

Lipocura® hat sich auf die Behandlung des Lipödems spezialisiert. Wir kennen alle möglichen Therapiemaßnahmen genau und behandeln alle Stadien der Erkrankung. Wir haben ein tiefes Verständnis für das Lipödem entwickelt und verfolgen einen ganzheitlichen Behandlungsansatz. Mein Team umfasst mittlerweile mehr als 20 Personen, die sich komplett der Versorgung unserer Lipödem-Patientinnnen verschrieben haben.

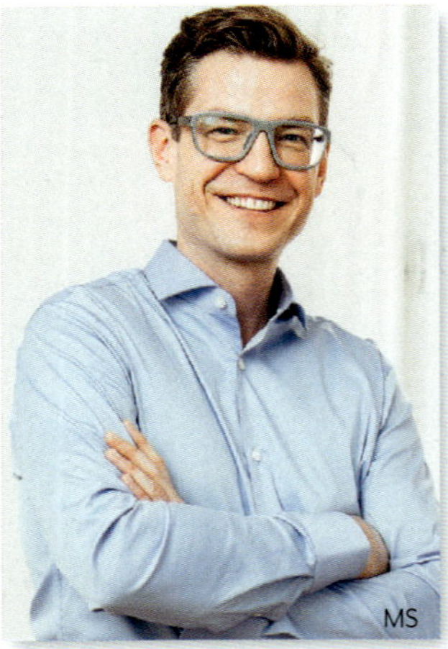

Dr. Michael Sauter

Mein beruflicher Weg zum Lipödem-Spezialisten begann mit einer fünfjährigen allgemeinchirurgischen Facharztausbildung, während der ich mich bereits mit großem Interesse dem Bereich der Adipositas-Chirurgie, wie auch der Venen- und Lymphgefäßchirurgie widmete.

Danach setzte ich meinen Werdegang in einer fünfjährigen Weiterbildung zum Facharzt für plastische, rekonstruktive und ästhetische Chirurgie fort. Neben den Aufgaben als Leitung des Bereiches der rekonstruktiven Chirurgie und Mikrochirurgie, führte ich auch zahlreiche körperformende und ästhetische Eingriffe vornehmlich mittels Liposuktion durch.

Im Jahr 2016 schloss ich mich Dr. Dominik von Lukowicz und seinem Team an, mit dem mich bereits jahrelange kollegiale und persönliche Sympathie verband. In der Münchner Praxis für plastische und ästhetische Chirurgie war das Lipödem bereits seit 6 Jahren zum Schwerpunktthema etabliert.

Die Möglichkeit, in einer Spezialpraxis für Lipödem ein umfassendes Behandlungskonzept mit speziellen Operationstechniken bieten zu können -von der operativen Lipödem-Chirurgie bis zum gesamten integrierten Spektrum der Körper-Straffungsoperationen- motivierte mich, diesen Weg zu gehen. Die erfolgreiche Zusammenarbeit führte zu unserer partnerschaftlichen Gründung der Praxis Lipocura® im März 2018.

Unser Team optimiert seit Jahren die Behandlungsabläufe und alle begleitenden Therapien.

Da Verständnis und Erforschung der Erkrankung förmlich noch in den Kinderschuhen stecken, möchten wir unseren bestmöglichen Anteil leisten, dies zu ändern und haben daher diesen Bereich zum Schwerpunkt ausgebaut.

In unserer Praxis können alle Stadien des Lipödems behandelt werden. In einem gemeinsam erarbeiteten Konzept mit der Iatros-Klinik München bieten wir eine höchsteffektive standardisierte Lipödem-Chirurgie an, mit dem Ziel der Verbesserung der Lebensqualität unserer Patienten.

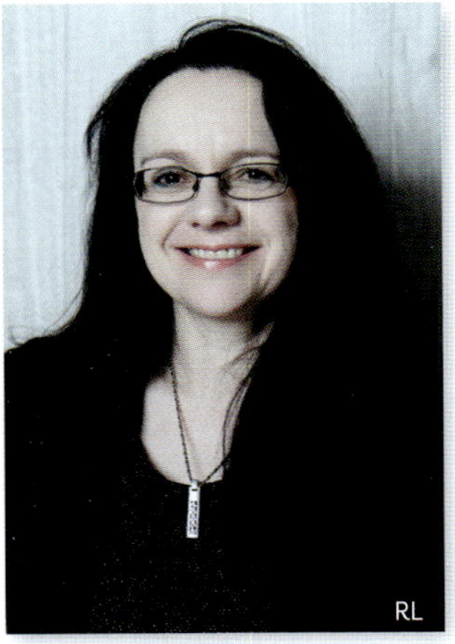

Rechtsanwältin Ruth Leitenmaier

Als Sozial-, Medizin- und Steuerrechtlerin aus Passion beschäftige ich mich im Rahmen meiner Tätigkeit als Rechtsanwältin überwiegend mit Fragestellungen aus dem Bereich der plastischen Chirurgie und des Krankenversicherungsrechts. Ich bin selbst Lipödem Patientin und kenne deren besondere Bedürfnisse aus eigener Erfahrung. Bei mir vergingen sechsundreißig Jahre bis zur Diagnose Lipödem. Jahrzehnte mit den üblichen Bemerkungen und Stigmatisierungen als einer Frau, die einfach nicht weiß, wie Gewichtsabnahme funktioniert.

Für mich als begeisterte Sportlerin ein schwieriges Kapitel. Nur durch Zufall bin ich meiner Erkrankung nach einer Fuß-Operation auf die Spur gekommen. Fast schon zwangsläufig habe ich mich damals mit den rechtlichen Aspekten meiner Krankheit beschäftigt. Nach langjähriger Tätigkeit als Steuerrechtlerin mit internationaler Expertise wagte ich letztendlich den Sprung in die Selbständigkeit – einen Schritt, den ich bis heute nicht bereut habe. Den Hang zum Steuer- und Gesellschaftsrecht habe ich mir bewahrt, beschränke mich aber auf strategische Tätigkeiten. Den größten Teil meiner Tätigkeit nehmen sozial- und medizinrechtliche Themengebiete ein, u. a. die bundesweite Vertretung von Lymph- und Lipödempatienten und -patientinnen, sei es operative, sei es konservative Therapie, gesetzlich oder privat krankenversichert, beihilfeberechtigt oder weitere damit zusammenhängende Themen. Hier möchte ich die wertvolle Zusammenarbeit mit Hendrikje ter Balk nicht missen.

Ich verstehe mich selbst jedoch nicht als ausschließliche Patientenanwältin. Ärzte und andere Leistungserbringer kämpfen ebenfalls oft mit den Tücken unseres Gesundheitssystems, welches – ähnlich wie unser Steuerrecht – durch zahlreiche detaillierte Einzelregelungen eine angemessene Versorgung bzw. eine gerechte Verteilung der Ressourcen erreichen will, jedoch dadurch häufig das Gegenteil bewirkt. Ich bin an möglichst ganzheitlichen und nachhaltigen Lösungen interessiert. Für mich ist sehr wichtig, dass die Patienten und Patientinnen korrekt über ihre Möglichkeiten aufgeklärt werden und über Art und Umfang ihrer Behandlung frei entscheiden können.

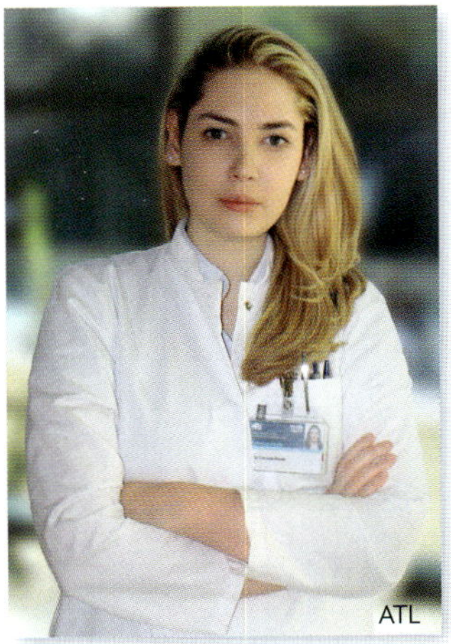

Dr. Anna-Theresa Lipp

Ich bin Fachärztin für plastische und ästhetische Chirurgie und eine der weltweit führenden Forscherinnen zum Krankheitsbild Lipödem. Geboren in der schönen österreichischen Stadt Salzburg absolvierte ich mein Medizinstudium an der LMU München.

Die Affinität zur plastischen Chirurgie manifestierte sich bereits während dem Studium, weshalb die Entscheidung für die Facharztausbildung nach dem Studium darauf fiel.

Die Promotion erfolgte ebenfalls in der Klinik für plastische Chirurgie an der TU München. Ich bin selbst vom Lipödem betroffen und habe mir nach meinen Operationen zum Ziel gesetzt allen vom Krankheitsbild betroffenen Frauen zu helfen.

Aus einer naturwissenschaftlichen Professoren Familie stammend wurde mir die Liebe zur Wissenschaft eben auch in die Wiege gelegt. Neben meiner klinischen Tätigkeit als plastische Chirurgin forsche ich mit meinem 10- köpfigen Forscher Team und universitären Kooperationspartnern an den Ursachen der Erkrankung.

Dabei konnten wir 2019 zeigen, dass es sich bei Lipödem Fettstammzellen um kranke Zellen handelt, die sich andersartig verhalten. Diese und weitere neue Erkenntnisse aus der Lipödem Wissenschaft haben wir im international anerkannten Journal of Plastic and Reconstructive Surgery publiziert.

Zusätzlich zu den experimentellen Untersuchungen habe ich die Ausbildung zur Ernährungsmedizinerin nach DGE absolviert und interessiere mich für die genauen Zusammenhänge zwischen der Erkrankung Lipödem und unserer Ernährung.

Mein Ziel ist es neue Behandlungsoptionen zu entwickeln, um Patientinnen die bestmögliche medizinische Versorgung und ein ganzheitliches Konzept für das Lipödem anbieten zu können.

Vorwort

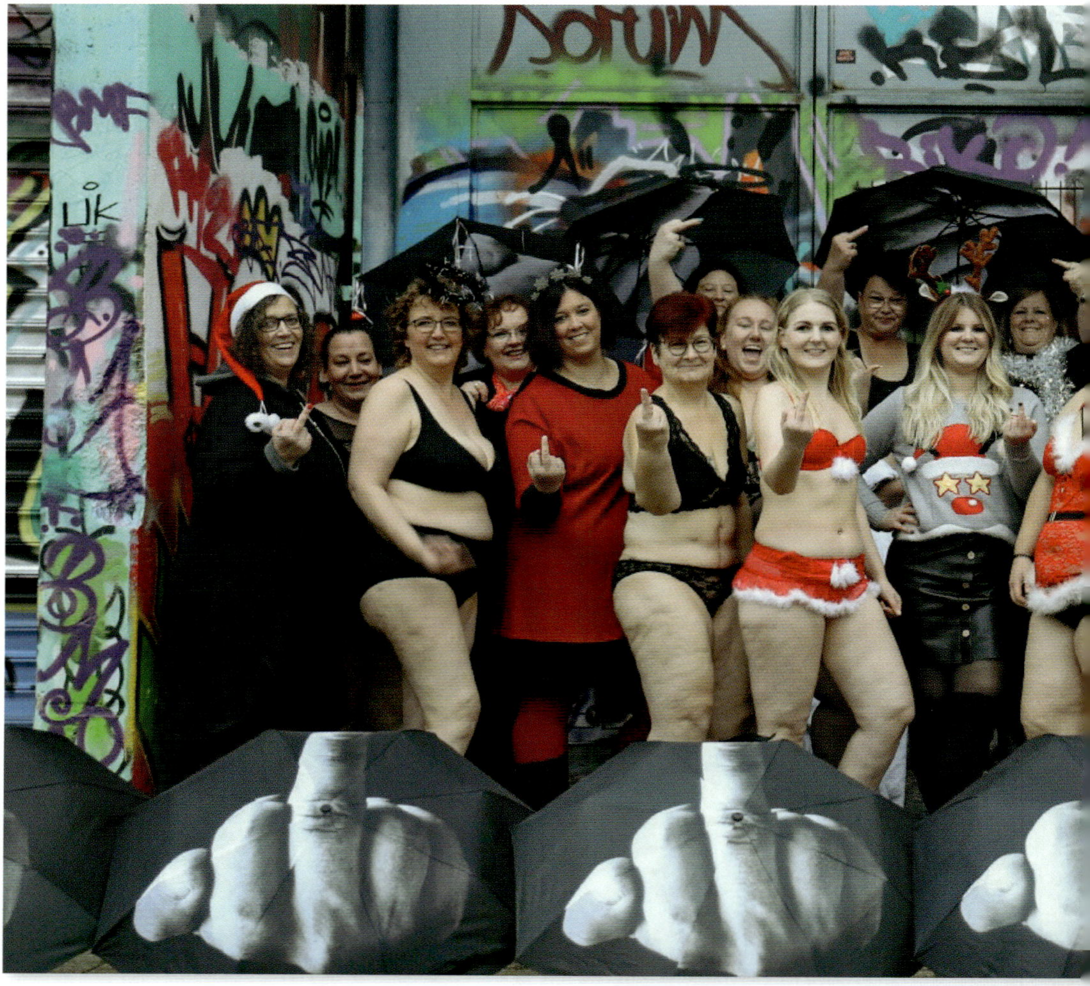

„Lipödem", eine Krankheit, die im Allgemeinen und sogar bei Betroffenen sehr unbekannt ist. Wir, die Macher vom Verlag, hatten bis vor zwei Jahren auch noch keine Vorstellung was sich hinter dieser Krankheit alles verbirgt. Deshalb waren wir froh, dass wir die medizinischen Experten gefunden haben, um dieses Buch zu ermöglichen. Zusammen mit den rechtlichen Informationen und die Gespräche mit vielen Einzelschicksalen betroffener Frauen kam sehr schnell der Gedanke auf, ein Buch darüber zu machen. Nicht schreiben, sondern machen! Gemeinsam mit vielen betroffenen Frauen aus der Praxis und dem heutigen Wissensstand der Medizin, der Wissenschaft und des Rechtsbereiches war es möglich ein Buch mit weit über 300 Seiten auf den Weg zu bringen und damit die vielen Wissenslücken über das Lipödem zu hinterfragen.

„Das Lipödem Buch" ist ein praktisches und gut verständliches Sachbuch, das vor allem für die vielen Frauen, die noch zu wenig über ihre Krankheit wissen, verlegt wurde. Wir sind sehr

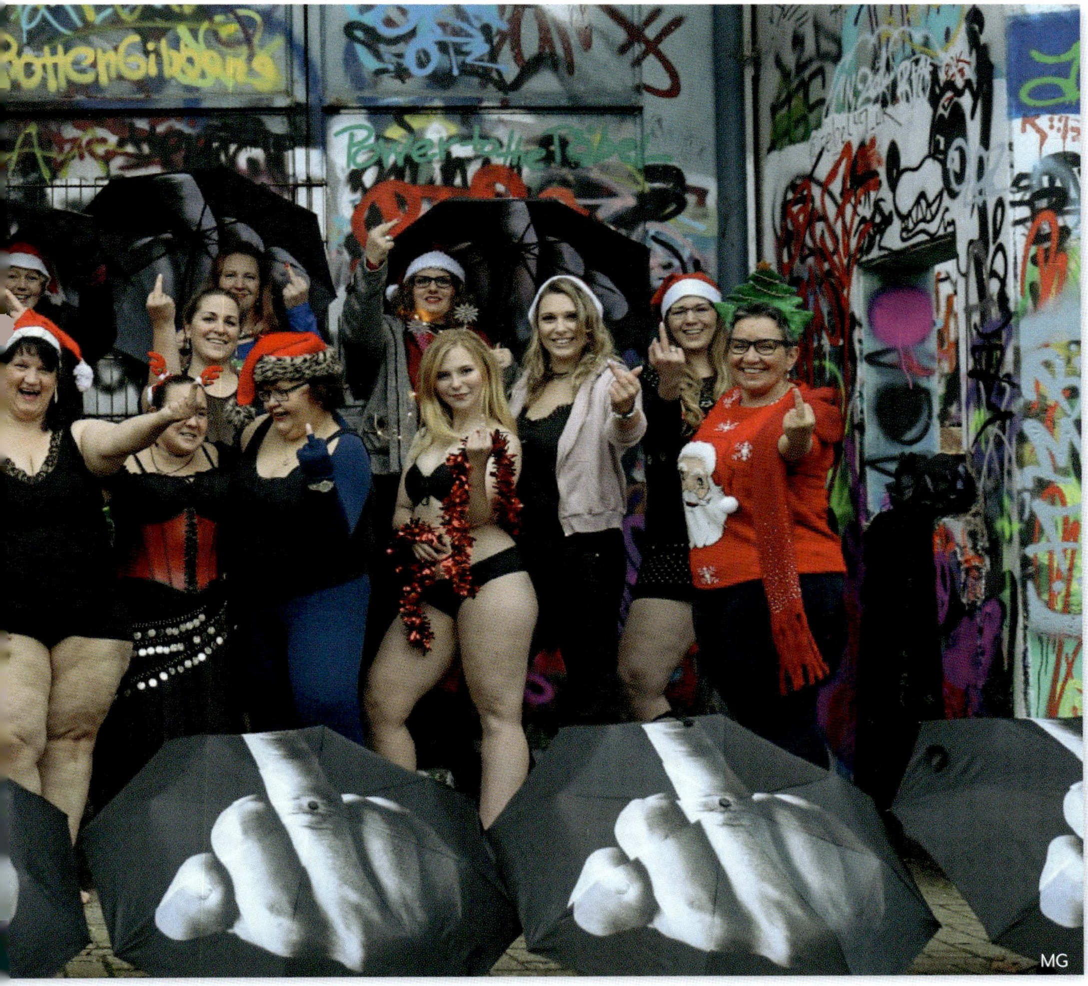

Gruppenbild der Weihnachtsfeier des Fotoprojektes Lipödem ist ein Arschloch

stolz darauf, dass rund zwei Dutzend hilfreiche Menschen mitgearbeitet haben das Unmögliche möglich zu machen. Dank an alle und vor allem auch an die vielen Frauen da draußen, die mit uns über die Medien in Kontakt waren, von denen viele Fragen gestellt wurden, die wir hier soweit wie möglich beantworten wollen.

Ein Grund weshalb dieses Buch ganz viele Fragen und Antworten enthält. Es ist „IHR“ Buch geworden und wir freuen uns über Anregungen für weitere Auflagen. Helfen Sie mit, dass die vielen Frauen, die noch keine Meinung zu ihrer Krankheit haben, von diesem Buch erfahren und vielleicht vieles leichter ertragen und besser verstehen werden. Wir möchten auch noch darauf hinweisen, dass wir auf Grund des leichteren Verständnisses auf die männliche Anrede der Patienten verzichtet haben. Wir wissen, dass es das Lipödem leider auch bei Männern gibt, wenn auch viel viel seltener. Bitte fühlen Sie sich als Mann nicht benachteiligt, wenn wir explizit immer nur von Patientinnen sprechen.

Was ist ein Lipödem

Ein Lipödem ist eine schwere und vor allem verkannte Krankheit, die überwiegend nur Frauen bekommen. Heute leiden im deutschsprachigen Raum etwa bis zu vier Millionen Frauen verschiedenster Altersstufen an dieser schrecklichen Krankheit. Schrecklich vor allem deshalb, weil diese Krankheit von vielen Fachleuten immer noch nicht ernst genommen wird.

Es war 1940 an der amerikanischen Mayo Klinik, die ja Weltruhm besitzt, als Dr. Edgar V. Allen und Dr. Edgar A. Hines diese Art von Fettschwellung auffiel und von ihnen beschrieben wurde.

Diese Fettverteilungsstörung, die meist symmetrisch an den Beinen und Armen auftritt, führt zu unschönen Deformationen im unteren Körperbereich. Häufig beginnt das Fett zunächst an den Beinen zu wuchern und greift dann auf die Arme über. In späteren Stadien kann es aber auch zusätzlich an anderen Körperstellen, wie am Bauch, Kinn oder Nacken auftreten.

Lange war seit ihrer Warnehmung, der beiden amerikanischen Ärzte, nicht mehr über das Lipödem geschrieben worden. Erst vor etwa zehn Jahren begannen einige Ärzte sich wieder mit diesem Thema auseinander zu setzen. Bis dahin wurde beim Lipödem eigentlich mehr über ein Lymphödem gesprochen, was dann so aussehen konnte, dass eine Betroffene zum Arzt ging und dieser zuerst einmal eine Abnehmdiät ins Spiel brachte. Viele Ärzte, gerade auch Lymphologen und Venerologen konnten mit einem Lipödem wenig anfangen. Leider ist dies nach wie vor manchmal der Fall.

Woher kommt ein Lipödem?

Diese Frage ist noch nicht abschließend geklärt. Sicher scheint, dass in vielen Fällen eine genetische Veranlagung vorliegt. Wenn also z.B. Ihre Mutter oder Großmutter ein Lipödem hat, kann sie die Erkrankung an Sie vererbt haben. Das Lipödem entsteht auf jeden Fall nicht durch Übergewicht. Die Anzahl der Fettzellen steht bis zum 20. Lebensjahr fest. Danach können sie nur noch größer werden. Beim Lipödem handelt es sich nicht nur um eine bloße Vergrößerung der Fettzellen wie zum Beispiel bei Übergewicht, sondern es kommt zu einer veränderten Struktur des Fettgewebes. Es ist also eine Erkrankung, bei der sich das Fettgewebe selbst verändert.

Beginn der Erkrankung ist häufig in der Pubertät. Generell kann es bei allen hormonellen Umstellungen wie Schwangerschaft, Menopause, Pilleneinnahme ausbrechen. Später treten durch hormonelle Veränderungen immer wieder neue Schübe auf.

Es gibt schnelle und schleichende Verläufe dieser Krankheit, bei denen sich das Volumen der betroffenen Areale vergrößert. Der Körper verändert sich und es sieht unschön aus, wenn der Oberkörper ziemlich normal und schlank aussieht und im Bereich der Oberschenkel und Taille das wachsende Fett unschöne Proportionen ausbildet, die nicht mehr zum Gesamtbild passen. Damit beginnt der große Leidensweg, denn ab sofort entspricht man nicht mehr den Schönheitsidealen und vor allem kann der Laie nicht unterschieden zwischen krankhafter Veränderung und „normalem" Übergewicht.

Neben der sehr belastenden und störenden ästhetischen Veränderung des Körpers können auch Beschwerden auftreten, die jetzt massiv den Alltag beeinflussen.

Viele Patientinnen haben bei Stellung der Erstdiagnose, die hoffentlich ein Facharzt mit Erfahrung zum Lipödem vorgenommen hat, bereits einen langen Leidensweg hinter sich. Trotz unzähliger Diäten und intensiver Sportprogramme hilft nichts, den zunehmenden Fettansammlungen entgegen zu wirken. Die Erfolglosigkeit dieser Diäten kann häufig zu einem Aufgeben führen, denn es ist kein Erfolg sichtbar. Übertrieben gesagt: Man könnte nur noch Papier essen und würde kein Gramm abnehmen. Durch diese Frustration geben viele Frauen auf und essen wieder mehr und unkontrollierter. Das kann zu einer begleitenden Fettleibigkeit – Adipositas – führen, welche die Gesamtsituation noch verschlimmert.

Körperstellen, an denen ein Lipödem vorkommen kann. Sortiert nach absteigender Wahrscheinlichkeit:

1. Beine (Schenkel, Waden, Knie)
2. Arme
3. Über dem Gesäß bzw. am Gesäß
4. Bauch
5. Kinn
6. Brust
7. Nacken

↓ *Stadium III - Wammenbildung an den Knien gut erkennbar.*

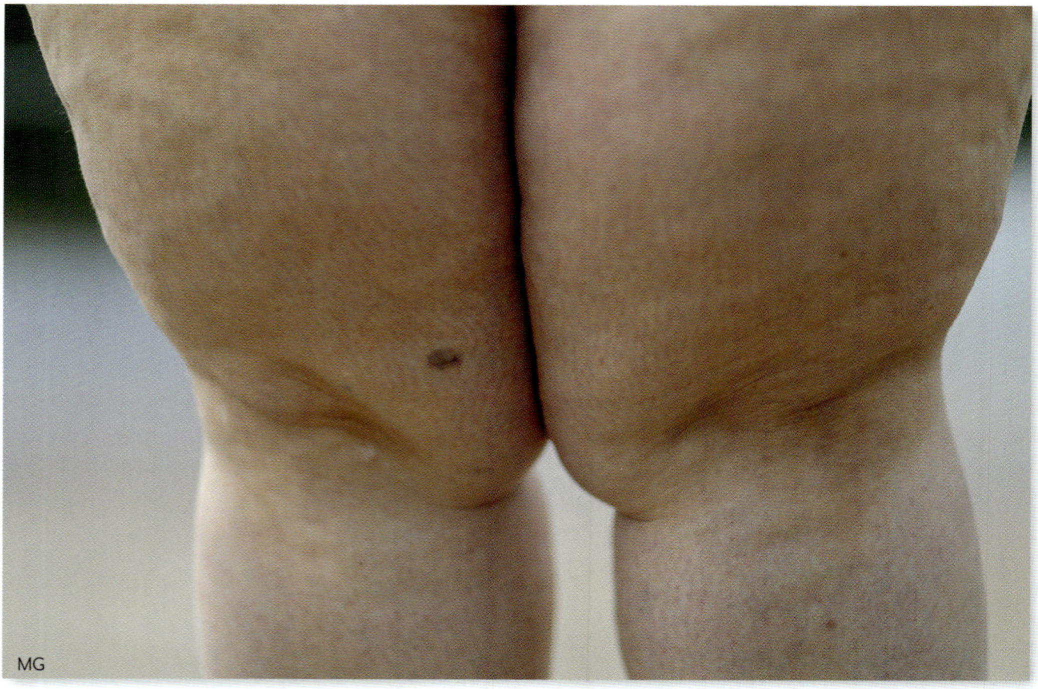

Das Lipödem – eine chronische Erkrankung

Wollen wir zuerst die Funktion der Lymphgefäße im Körper etwas näher betrachten.

Die Aufgabe des Lymphsystems ist das Sammeln von Lymphflüssigkeiten aus allen Körperteilen. Es besteht aus feinsten Kapillaren, die in dickere Gefäße zusammenlaufen und ist anders als das Blutgefäßsystem kein Kreislauf.

Die Lymphgefäße ergänzen das Blutgefäßsystem des Körpers und transportieren Körperflüssigkeiten, Blutzellen und Nährstoffe (Fette), die von den Zellen abgesondert werden. Dabei nehmen die feinen Lymphkapillare Gewebswasser (sogenannte Lymphe) auf und gehen in die größeren Lymphbahnen und schließlich ins Blutgefäßsystem der oberen Hohlvene über. Das Lymphsystem bildet somit ein Entwässerungssystem für das menschliche Gewebe. Die Lymphgefäße besitzen Klappen, die mit eigener Muskelkraft die Lymphflüssigkeit durch den Körper transportieren. Die Lymphflüssigkeit entsteht dadurch, dass Blutflüssigkeit aus den Arterien als Zwischenzellflüssigkeit in das Gewebe gepresst wird und dort die Zellen mit Nährstoffen versorgt. Der Großteil dieser Flüssigkeit wird durch die Venen wieder aufgenommen, wobei ein kleiner Teil übrigbleibt (circa 2 Liter pro Tag) der über das Lymphgefäßsystem abtransportiert wird. Die Lymphgefäße können bei Bedarf schneller arbeiten und mehr Flüssigkeit aufnehmen und transportieren.

Bei Lipödem Patientinnen ist die Durchlässigkeit der Blutgefäßkapillaren gestört, wodurch vermehrt Flüssigkeit in das Bindegewebe abgegeben wird. Die Fettzellen der Unterhaut saugen diese Flüssigkeit auf und drücken verstärkt auf das Gefäßsystem, wodurch ein Teufelskreis entsteht und noch mehr Flüssigkeit von den Blutgefäßen abgegeben wird. Die Lymphgefäße werden komprimiert und können dadurch weniger Flüssigkeit abtransportieren. Somit entsteht eine Wasseransammlung im Gewebe, ein sogenanntes Ödem.

Blaue, schmerzhafte Flecken sind ein Alltagsproblem beim Lipödem. Diese entstehen durch die Erkrankung der kleinsten Blutgefäße. Es kommt zu einer Mikroangiopathie in deren Folge die Blutgefäße leichter durchlässig werden. So tritt das Blut in das umliegende Fettgewebe aus und verursacht zusammen mit ebenfalls austretendem Körperwasser diese unschönen und schmerzhaften Ödeme und blauen Flecke mit erheblichem Druckschmerz.

Die drei Stadien des Lipödems

Das Lipödem ist als chronische und fortschreitende Erkrankung definiert. Der persönliche Krankheitsverlauf ist aber schlecht vorhersehbar und nicht bei allen Patientinnen schreitet die Erkrankung bis ins Endstadium vor.

Nach seinen Erscheinungsbildern wird das Lipödem in drei Stadien eingeteilt, die die Struktur des Gewebes und die Textur der Haut beschreiben. Bei dieser gängigen Form der Stadieneinteilung wird ein sehr wichtiger Parameter des Lipödems, nämlich der Schmerz, nicht berücksichtigt. Denn bereits im Stadium I, bei dem die Hautoberfläche noch sehr glatt scheint, können Patientinnen unter massiven Schmerzen in den Extremitäten leiden, die langes Gehen und Stehen unmöglich machen. Ein solcher Befund muss anders therapiert werden als bei einer Patientin in Stadium I,

Was ist ein Lipödem

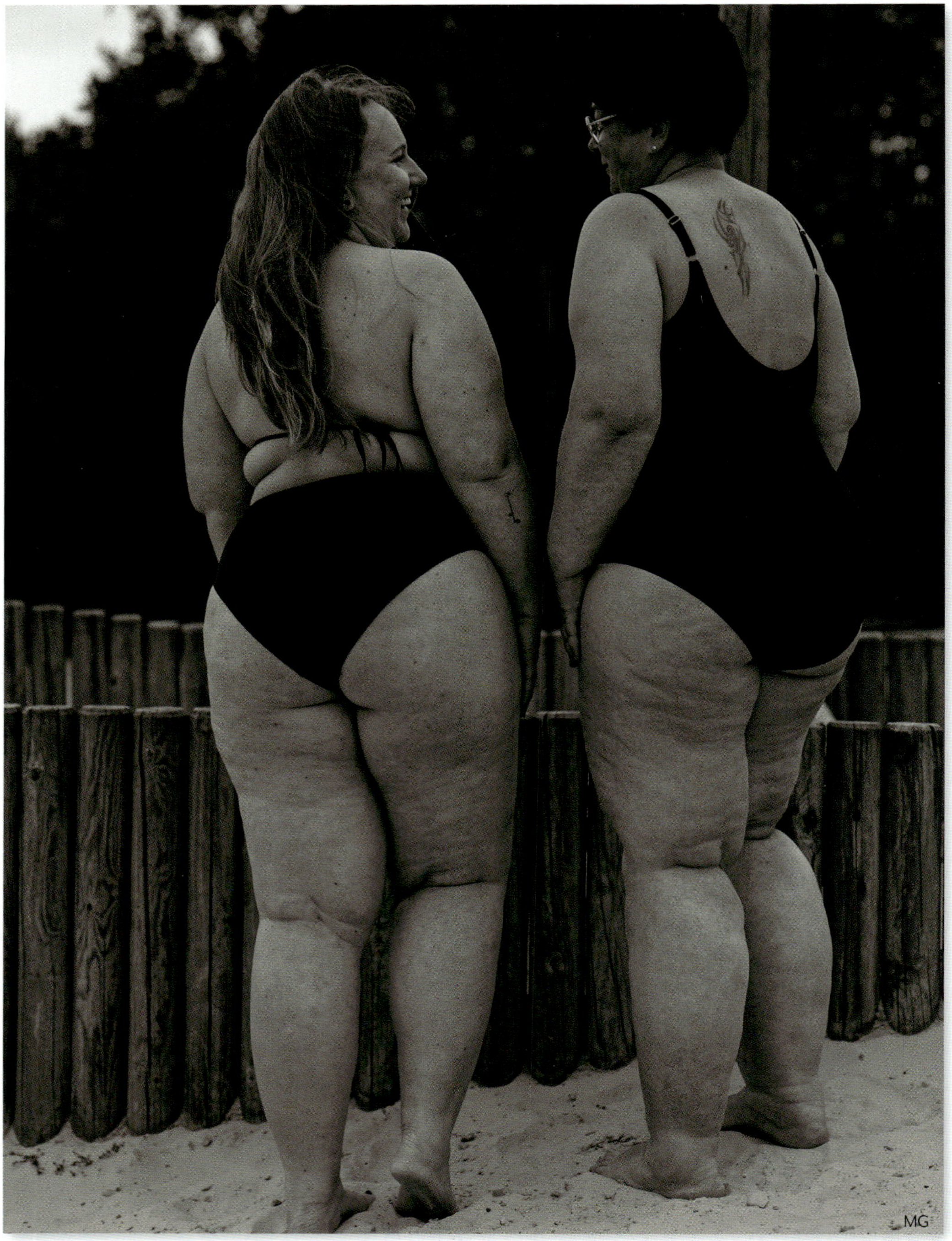

↑ *Tochter & Mutter, Stadium II und III*

die kaum oder keine Schmerzen hat. In fortgeschrittenen Stadien verändert das Lipödem die komplette Hautstruktur, die Haut wird grobknotig und bekommt Dellen, die deutlich zu erkennen sind. Es entsteht ein wurmähnliches Aussehen im Unterhautfettgewebe. Diese Verhärtungen sind sehr schmerzhaft. Die Haut wird an den betroffenen Stellen schlechter durchblutet.

Grundsätzlich kann das Lipödem in jedem Stadium mit Kompression behandelt und jederzeit operiert werden.

Das **Stadium I** kann mit herkömmlicher Orangenhaut, wie sie auch bei Adipositas gerne auftritt, verglichen werden.

Im **Stadium II** tritt das sogenannte „Matratzenphänomen" auf, was bedeutet, dass sich großflächigere Fettpolster bilden. Im Bereich der Knie und Fußknöchel bilden sich klobige Wammen.

Das **Stadium III** kennzeichnet sich durch großflächige Fettlappen, die ziemlich unkontrolliert herabhängen können.

Stadium IV – wird so nicht kommuniziert.
Allerdings wird gerne auch mal vom Stadium IV gesprochen, wenn zusätzlich ein Lymphödem besteht. Man spricht dann vom Lipolymphödem. Das Lipolymphödem ist eine Mischform aus Lipödem und Lymphödem, welches sich entwickeln kann, wenn ein Lipödem zu lange unbehandelt bleibt.

Im Gegensatz zur Stadieneinteilung, die die Beschaffenheit der Haut und des Gewebes betrachtet, rücken bei der Klassifizierung nach Typen die betroffenen Körperareale in den Fokus.

Typ 1: Das Unterhautfett ist vor allem im Bereich von Gesäß und Hüften vermehrt, die sogenannten Reiterhosen sind die Folge.

Typ 2: Das Lipödem hat sich bis zu den Knien ausgebreitet und es kommt zur vermehrten Bildung von Fett an den Innenseiten der Knie.

Typ 3: Die Erkrankung reicht jetzt von den Hüften bis zu den Fußknöcheln.

Typ 4: Das Lipödem betrifft nun auch noch die Arme. Die Handgelenke sind nicht betroffen.

Chronische Dauerentzündung

Durch die massive Fettzellenvermehrung ist die Sauerstoffversorgung des Gewebes nicht mehr gewährleistet und einzelne Fettzellen sterben ab. Es entsteht ein chronischer Entzündungsprozess, dieser führt zu einer Gewebeschädigung und somit zu Schmerzen. Dadurch werden die Gefäßwände durchlässig für Lymphflüssigkeit, so dass diese Flüssigkeit nicht mehr abtransportiert werden kann. Es entsteht das typische Druck- und Spannungsgefühl. Durch die Brüchigkeit der Blutgefäße entstehen schnell blaue Flecken.

Typische Hautmerkmale eines Lipödems treten auf, denn jetzt erscheint die Haut uneben und grobkörnig. Die Haut wirkt fahl, kühl, weich und heller an den betroffenen Stellen, da der Blut- und Lymphtransport nicht mehr richtig funktioniert.

Hämatome entstehen ohne einen ersichtlichen Grund, bei leichten Berührungen. Flüssigkeiten und rote Blutkörperchen werden durch die durchlässige Gefäßwand in das

Gewebe gedrückt, so können Blutgefäße unter der Haut sichtbar werden.

Die komplette Struktur des Fettgewebes wird durch diese Krankheit verändert, denn die Fettzellen vergrößern sich.

Das veränderte Fettgewebe verhärtet sich stark, deshalb kann das Lipödem nicht von Ernährung und Sport beeinflusst werden. Denn die verhärteten Stellen bleiben vorhanden und können nur mit Hilfe einer Liposuktion operativ aus dem Körper entfernt werden.

Typische Beschwerden

- Schwere Beine
- Enorme Volumenvergrößerung der Beine im Laufe des Tages
- Gehäuft blaue Flecken schon bei leichtem Anstoßen
- Stechende und brennende Schmerzen
- Druck- und Berührungsempfindlichkeit
- Kältegefühl

Symptome

Ein Lipödem erkennt man vor allem an einem vermehrten Unterhautfettgewebe, das sich meist zunächst an Hüften und am Gesäß (Reiterhosen) verteilt und mit fortschreitender Erkrankung im weiteren Verlauf schließlich die Extremitäten (Beine und Arme) betrifft. Die Fettverteilung an Beinen und Armen kann individuell sehr unterschiedlich sein. Manche Patientinnen leiden unter der Fettvermehrung eher im Bereich der Ober- oder Unterschenkel (bzw. Ober- oder Unterarme), bei anderen ist das gesamte Bein oder der ganze Arm betroffen. Verteilt sich das Fett gleichmäßig auf das gesamte Bein, spricht man auch vom sogenannten Säulenbein. Neben der Ästhetik spielt aber auch die körperliche Belastung eine Rolle. Wie stark die Beschwerden bei einem Lipödem sind, ist individuell verschieden. Wird die Erkrankung nicht behandelt, kann sich über die Jahre zusätzlich ein Lymphödem entwickeln.

Spannungsgefühl, Druckempfindlichkeit und Druckschmerzen

Oft tritt ein starkes Spannungsgefühl auf und die Berührungsempfindlichkeit steigt immer weiter an – nicht zu sprechen von der Bewegungseinschränkung, die mit stark geschwollenen Beinen einhergeht. Der Druckschmerz entsteht durch die Wasseransammlungen in den Fettzellen. Durch den Volumenzuwachs wird Druck auf das umliegende Gewebe ausgeübt und Spannung entsteht. Folglich reagiert die Haut schmerzhaft auf Berührung und Druck. Je weiter das Lipödem fortschreitet, desto stärker können die Beschwerden werden. Beine, Arme oder Hüften können dann auch ohne Druck schmerzen und der Umfang nimmt zu.

Blaue Flecken (Hämatome)

Die Haut von Lipödem Patientinnen neigt dazu, sehr leicht blaue Flecke zu bilden. Ursächlich hierfür ist die gestörte Kapillarpermeabilität der Blutgefäße. Dadurch werden sowohl Flüssigkeiten leichter durch die Gefäßwand in das umliegende Gewebe gedrückt, als auch rote

Blutkörperchen. Somit führen schon leichte Stöße zu blauen Flecken.

Psychische Belastung

Auch der psychische Aspekt sollte nicht außer Acht gelassen werden. Denn in den meisten Fällen erkennen Mitmenschen nicht, dass die Betroffene an einem Lipödem leidet und die Fettpolster nicht aufgrund von Übergewicht und mangelnder Disziplin entstanden sind.

Weitere Symptome

- Schmerzen
- Kältegefühl in Armen und Beinen
- Schweregefühl der Beine und Arme

Nicht alle Lipödem-Anzeichen treten gleichzeitig oder gleich stark ausgeprägt auf. Gerade im ersten Stadium, wenn das Lipödem meist „nur" Säulenbeine und selten starke Schmerzen verursacht, ist eine Diagnose besonders schwierig. Das Lipödem wird oft erst erkannt, wenn sich die Krankheit weiter ausbreitet und die Beschwerden schlimmer werden. Die Haut, die von einem Lipödem betroffen ist, fühlt sich weich an. Oft kann man unter der Haut feinste Blutgefäße erkennen

Die Beschwerden bei Lipödem wie Schmerzen oder Schweregefühl verschlimmern sich in bestimmten Situationen:
- Warmes Wetter
- Sauna
- Langes Stehen
- Langes Sitzen
- Abends

Übrigens: Sauna und Dampfbad sind grundsätzlich bei Lipödem und Lipolymphödem Patienten nicht zu empfehlen, da durch die Hitze vermehrt Lymphflüssigkeit gebildet wird und die Lymphgefäße gleichzeitig verlangsamt arbeiten.

Wie stark die Beschwerden bei einem Lipödem sind, ist individuell verschieden. Wird die Erkrankung nicht behandelt, kann sich über die Jahre zusätzlich ein Lymphödem entwickeln. Das bedeutet, dass Lymphflüssigkeit nicht aus dem Gewebe abfließen kann, wodurch die Schwellungen noch weiter zunehmen. Vereinfacht gesagt werden durch die Fettansammlungen die Lymphbahnen gequetscht und die Lymphflüssigkeit kann nicht abfließen - ein Ödem entsteht.

Ein Lipödem ist, egal in welchem Stadium, stets eine große Belastung. Das veränderte Aussehen sowie die Schmerzen führen zu einem hohen Leidensdruck, der die Lebensqualität stark beeinträchtigt.

Behandlung des Lipödems

Beim Verdacht auf Lipödem, sollten Sie zunächst zu Ihrem Hausarzt gehen. Dieser sollte Sie an einen Phlebologen weiterverweisen. Der Phlebologe könnte das Lipödem eindeutig diagnostizieren, wenn er in diesem Bereich eine spezielle Erfahrung hat. Häufig ist es allerdings so, dass man als Patientin mit Lipödem nicht bei allen Ärzten Anerkennung findet. Vielleicht sollten Sie also bei Nichtstellung der Diagnose Lipödem unbedingt eine Zweitmeinung einholen.

Der Hausarzt sollte Sie desweiteren auch zum Endokrinologen überweisen. Dieser überprüft die Funktion Ihrer Schilddrüse.

Was ist ein Lipödem

Die **Therapie** des Lipödems besteht zunächst im Tragen von **Kompressionskleidung**. Die Erstausstattung der Kompression verschreibt Ihnen der Phlebologe, alle weiteren Rezepte kann der Hausarzt verschreiben. Es ist normalerweise so, dass Sie pro Jahr zwei Sätze Kompression erhalten. Bei großer Umfangsveränderung können Sie einen weiteren Satz bekommen. Das Sanitätshaus Ihrer Wahl hilft Ihnen da weiter.

Bei Lipödem ist eine flachgestrickte Kompression Klasse II die erste Wahl. Die Kompression verhindert das massive Anschwellen im Lauf des Tages und lässt die Beine, beziehungsweise Arme, nicht so schnell ermüden.

Das Gefühl schwerer Gliedmaßen, die Volumenzunahme im Lauf des Tages und die Schmerzen werden im besten Fall deutlich gebessert. Al-

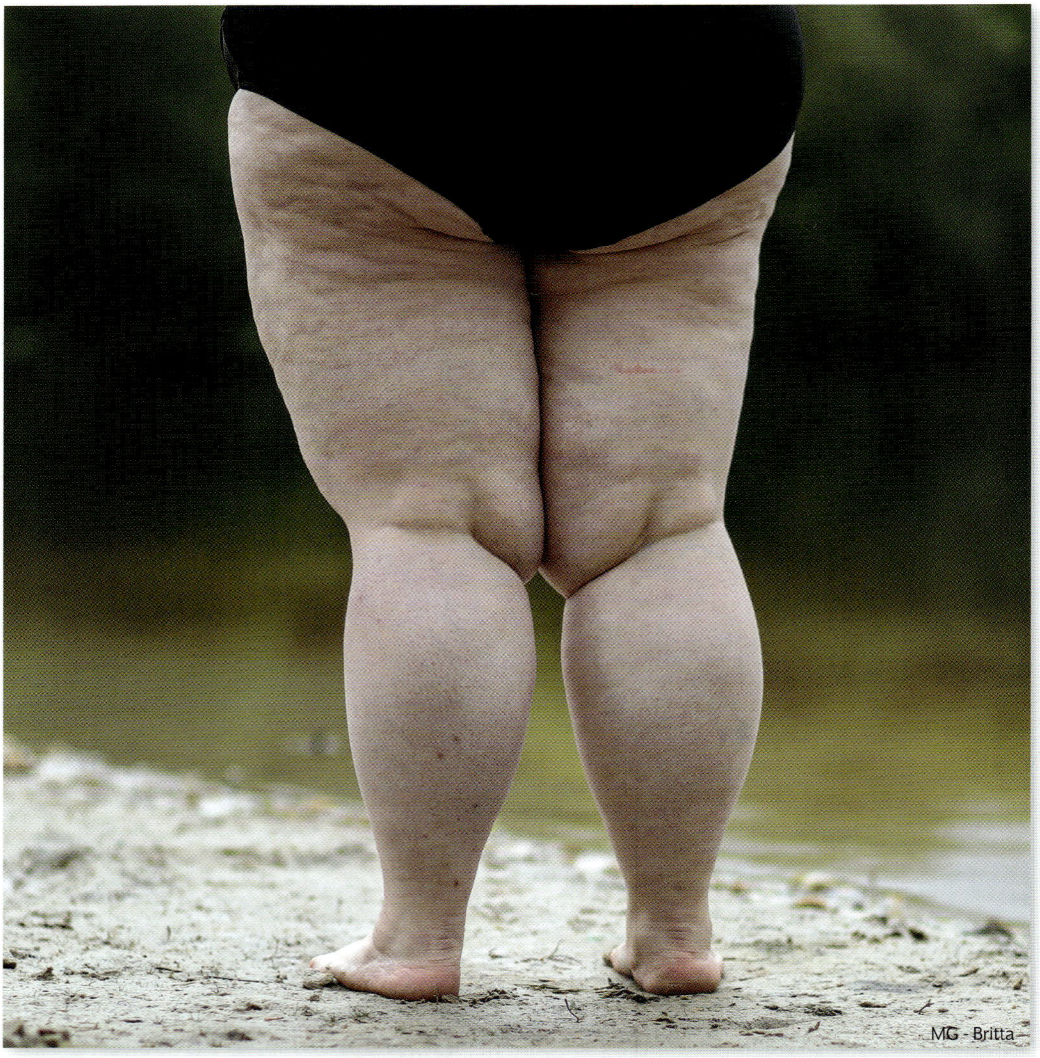

↑ *Stadium III - Wammenbildung gut erkennbar.*

lerdings findet nicht jede Betroffene durch das Tragen einer Kompression eine Verbesserung. Manche Frauen können durch die Druck- und Berührungsempfindlichkeit keine Kompression tragen, anderen bringt die Kompression keine Erleichterung. Die Kosten der Kompressionsbekleidung werden von der Krankenkasse übernommen. Viele Betroffenen haben mit Kompressionskleidung in Verbindung mit Sport und gesunder Ernährung große Erfolge, um den Umfang zu reduzieren oder das Fortschreiten der Krankheit zu verlangsamen. Am Ende bleibt doch immer das krankhafte Fett bestehen und die Körperproportionen verändern sich nicht.

Bei der **manuellen Lymphdrainage** ist es so, dass der Lymphfluss durch die sanfte Massage angeregt wird. Die angestauten Proteine und Fettsäuren werden mobilisiert. Die Schwellungen werden weniger. Dies kann zu einer vorübergehenden Erleichterung führen. Zusammenfassend ist aber zu sagen, dass die Lymphdrainage zu keinem dauerhaften Effekt führt. Eine anhaltende Besserung bleibt aus, da das Grundproblem bestehen bleibt. Dasselbe gilt für eine stationäre **Entstauungskur**. Diese führt zu einer vermehrten und länger anhaltenden Abschwellung des Gewebes. Bei dieser Kur wird durch feste Wickelung der Extremitäten und Lymphmassage das Wasser aus den Beinen gepresst. Dies führt zwar ebenfalls zu einer Erleichterung, ist aber ebenfalls nicht von Dauer.

Es gibt noch die Möglichkeit einer **intermittierenden apparativen Kompressionstherapie** (umgangssprachlich auch Lymphomat genannt).

Dieser Lymphomat kann selbst angelegt werden und führt die Lymphdrainage bequem von zu Hause aus durch. Der Phlebologe kann diesen verschreiben und das Sanitätshaus hilft auch bei einer ersten Ablehnung durch die Krankenkasse (was leider meistens so ist).

Bewegung ist grundsätzlich sehr gut. Allerdings gibt es Sportarten, die Lipödem Patientinnen eher vermeiden oder nur in Kompressionskleidung durchführen sollten. Hierzu gehören Joggen, Tennis, Fußball und Handball. Optimal sind alle Sportarten im Wasser. Der Wasserdruck ist wie eine intensive Lymphdrainage und entstaut das Gewebe.

Grundsätzlich muss jede Betroffene für sich selbst herausfinden was ihr gut tut.

Die **Ernährung** kann zur Therapie beitragen, allerdings gibt es noch keine spezielle Lipödemdiät. Es gibt Patientinnen die mit Low Carb gute Erfahrungen haben, andere wiederum verzichten auf Eiweiß oder Zucker. Wie beim Sport ist es so, dass jeder für sich selbst herausfinden muss was zu einem passt.

Es ist wichtig auf seinen Körper zu hören. Leider hat die Medizin noch keine allgemeine Ernährungsempfehlung für Lipödem Patientinnen gefunden. Lipödem Patientinnen kennen sich oft sehr gut mit Nahrung aus, da schon viele Diäten gemacht wurden. Jedoch meist ohne Erfolg. Deswegen besteht oft auch schon eine Stoffwechselstörung. Deswegen kann ein Besuch beim Ernährungsberater (wird oft auch von der Krankenkasse übernommen) ganz gut sein, um eine andere Sicht auf die Ernährung zu bekommen.

Leiden Sie unter einer Lipödem-erkrankung?

Eine Lipödem-Erkrankung ist nicht einfach nur eine Frage der Ästhetik. Neben dicken Beinen, Reiterhosen oder Cellulite müssen Sie oft starke Beeinträchtigungen Ihres alltäglichen Lebens in Kauf nehmen. Nicht nur der psychologische Effekt einer als unschön empfundenen Körperform macht Ihnen zu schaffen, auch der Juckreiz und starke Schwellungen sowie schmerzende Beine machen ein aktives Leben oft schwer. Dieser Fragebogen soll Ihnen helfen herauszufinden, wie hoch die Wahrscheinlichkeit einer Lipödem-Erkrankung bei Ihnen ist.

Natürlich kann dieser Fragebogen keine abschließende Diagnosestellung eines Arztes ersetzen. Aber er kann Ihnen zumindest einen Anhaltspunkt geben.

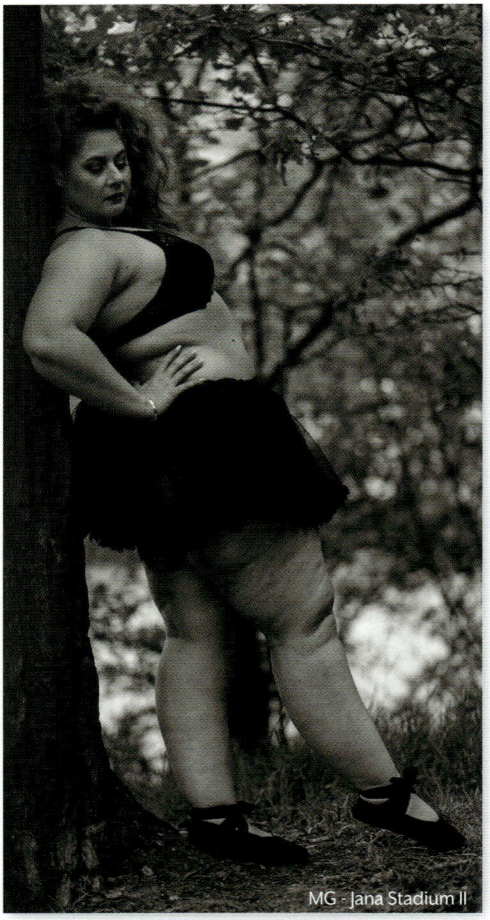

↑ *Schlanke Hände trotz erhöhtem Fettanteil am Körper.*

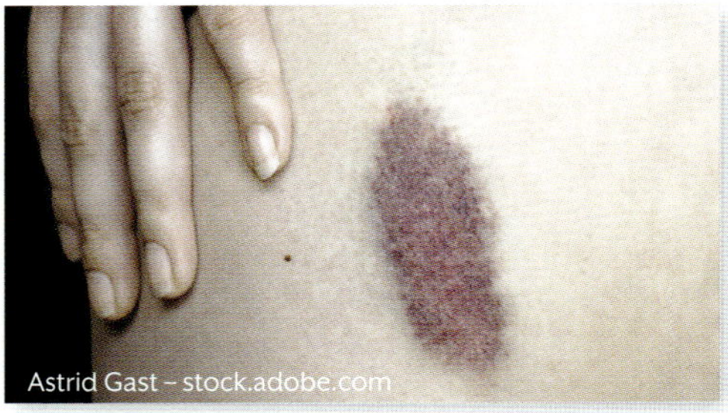

↑ *Sie neigen zu blauen Flecken ohne ersichtlichen Grund?*

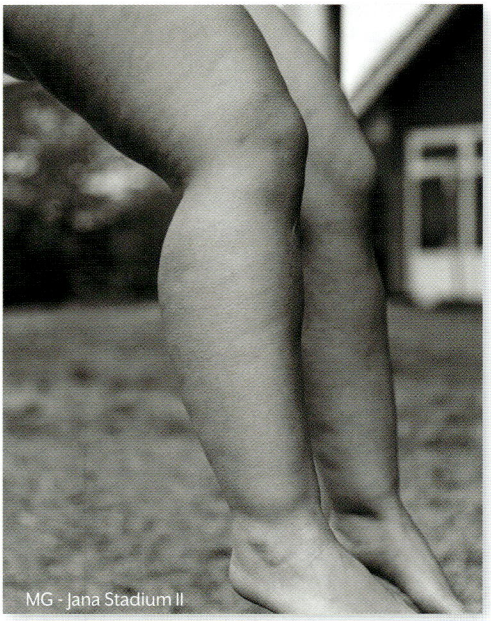

↑ *Deutliche Abgrenzung zu den schlanken Füßen.*

1. Sind Ihre Beine oder auch Arme im Verhältnis zu Ihrer Körpermitte viel kräftiger?
2. Sind Ihre Hände und Füße trotz Fettansammlungen an Armen und Beinen schlank?
3. Bekommen Sie leicht blaue Flecken, oft ohne ersichtlichen Grund?
4. Leiden Sie unter Druckschmerzen, oft reicht eine „normale“ Berührung die unangenehm schmerzt?
5. Ihre Beine sind oft schnell müde und Sie leiden unter einem Spannungsgefühl?
6. Trotz gesunder Ernährung und Sport, können Sie an den betroffenen Gliedmaßen nicht an Umfang verlieren?

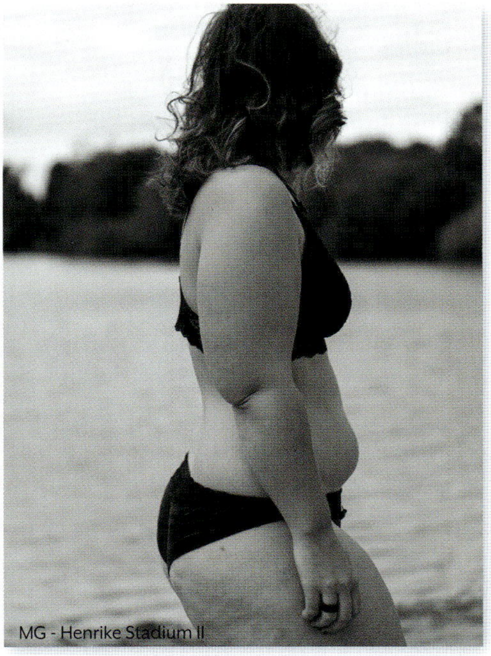
MG - Henrike Stadium II

↑ *Verhältnis zur Körpermitte unproportional.*

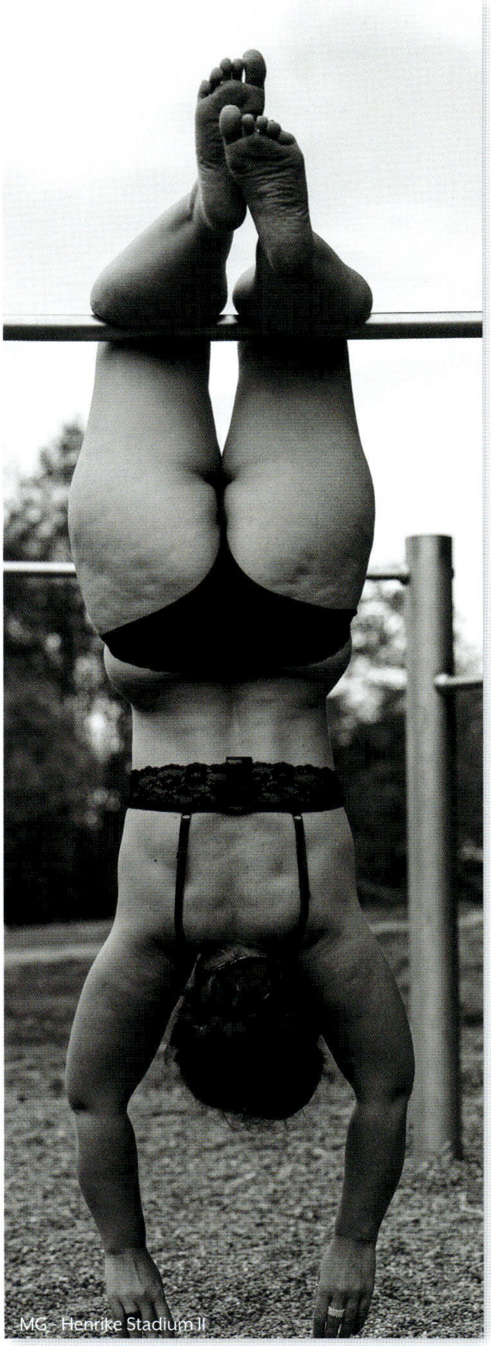
MG - Henrike Stadium II

↑ *Trotz Sport keine Abnahme möglich.*

Differentialdiagnose

Hier haben wir die für die Differentialdiagnose wichtigsten Unterscheidungsmerkmale verschiedener Krankheitsbilder zusammengefasst.

Krankheitsbild	Symptome
Lipödem	• Starke Fettvermehrung • Starke Disproportion der betroffenen Stellen • Ödemneigung • Druckschmerz vorhanden • Sehr starke Hämatomneigung
Lipohypertrophie	• Starke Fettvermehrung • Starke Disproportion der betroffenen Stellen • Keine Ödemneigung • Meist kein Druckschmerz vorhanden • Hämatomneigung möglich
Lipödem mit sekundärem Lymphödem (Lipolymphödem)	• Fettvermehrung • Disproportion vorhanden • Druckschmerz • Hämatomneigung • Stemmersches Zeichen positiv • Lymphzysten, Lymphfisteln
Lymphödem	• Fettvermehrung möglich • Schwache Disproportion der betroffenen Stellen • Sehr starke Ödemneigung • Kein Druckschmerz vorhanden • Keine Hämatomneigung
Phlebödem	• Ödembildung an Armen und Beinen • Verfärbung der Haut und Krampfadern
Cellulite	• Dellen im Bereich von Oberschenkeln, Hüften, Gesäß oder Oberarmen • Kein Druckschmerz
Adipositas	• Fettvermehrung stark ausgeprägt • Disproportion der betroffenen Stellen möglich • Ödeme können auftreten • Kein Druckschmerz vorhanden • Keine Hämatomneigung

Definiton	Therapie
Fettverteilungsstörung mit unproportionaler Verteilung des Körperfetts an den Extremitäten (meist Armen und Beinen)	• Kompression • Manuelle Lymphdrainage • AIK (Apparative intermittierende Kompression) • Liposuktion
Umfangsvermehrung durch Hypertrophie Anormales Wachstum des Unterhautfettgewebes	• Liposuktion
Entstehung durch Nichtbehandlung oder Fortschreiten des Lipödems (Mischform aus Lipödem und Lymphödem). Es kommt zur Veränderung der Lymphgefäße, so dass diese die Lymphflüssigkeit nicht mehr richtig abtransportieren können.	• Manuelle Lymphdrainage • Kompression • Bewegungstherapie • AIK (Apparative intermittierende Kompression) • Hautpflege • Atemübungen • Liposuktion
Insuffizienz der Lymphgefäße bei der die Lymphflüssigkeit nicht mehr richtig abgeführt wird und sich somit Ödeme bilden.	• Manuelle Lymphdrainage • Kompression • Bewegungstherapie • AIK (Apparative intermittierende Kompression) • Hautpflege • Atemübungen
Entstehung durch venöse Abflussstörung (z.B. chronische venöse Insuffizienz oder Venenthrombose)	• Kompression • AIK (Apparative intermittierende Kompression) • Behandlung der Krampfadern
Veränderung des Fettgewebes in der Unterhaut an Gesäß und Beinen. Leichte Stauung der Lymphflüssigkeit durch Druck von größeren Fettzellen auf die Blutgefäße	• Lymphdrainage • Gewichtsreduktion • Liposuktion
Ernährungs-und Stoffwechselkrankheit mit starkem Übergewicht mit anormaler Vermehrung des Körperfetts.	• Gewichtsreduktion

Fragen & Antworten zum Lipödem

Fragen & Antworten zum Lipödem

Was ist ein Lipödem?

Ein Lipödem ist eine gestörte, krankhafte Fettverteilung des Körpers. Dieses Fettgewebe lässt sich nicht durch Sport oder Diäten reduzieren. Das Lipödem ist hormonell bedingt (durch das weibliche Hormon Östrogen) und kann durch die Gene weitervererbt werden. Es betrifft meist nur Frauen und wird durch Hormonumstellungen ausgelöst, wie zum Beispiel die Pubertät, Schwangerschaften, Wechseljahre, aber auch durch hormonelle Medikamente.

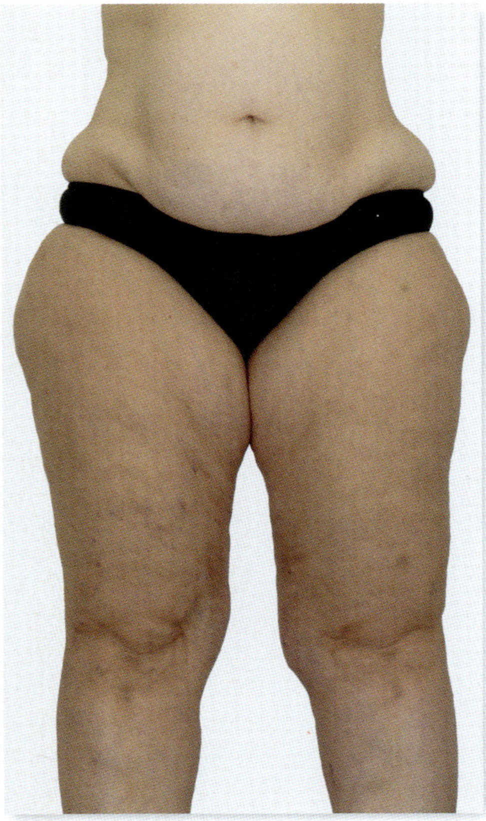

↑ *Disproportion der Körpermitte zu den Beinen. Hier ist auch eine Wammenbildung an den Knien ersichtlich.*

Woran erkenne ich das Lipödem?

Das Lipödem ist leider schwer zu erkennen, da es oft mit Übergewicht verwechselt wird. Der größte Unterschied ist jedoch die unproportionelle Fettverteilung am Körper. So passt der Oberkörper nicht zum Unterkörper, rein optisch gesehen. Die Körpermitte ist anfangs noch nicht betroffen.

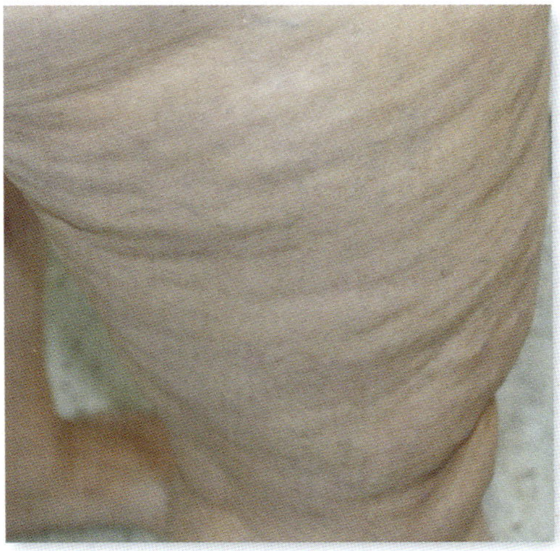

↑ *Typische dellige/wellige Hautoberfläche*

Hinzu kommt die Muff-/Wammenbildung an Knöcheln, Knien oder häufig auch am Steiß. Meist haben Lipödem Patienteninnen schlanke Hände und Füße.

Die Haut ist prall und sehr druckempfindlich. Beim Lipödem neigt die Patientin zu blauen Flecken, Druckschmerz und Schmerzen bei Bewegung. Die Patientinnen klagen auch über eine schnelle Ermüdung bei Bewegung.

Zudem sind einzelne Körperregionen oft kalt und schlecht durchblutet. Wie etwa der Bauch, der Po oder die Oberschenkel.

Fragen & Antworten zum Lipödem

Was sind die Kennzeichen eines Lipödems?

» Unproportionelle Fettverteilung zwischen Ober- und Unterkörper
» Schlanke Hände und Füße
» Druck- und Berührungsschmerzen
» Grobknotige Unterhautschicht (ähnlich einer schweren Cellulite)
» Blaue Flecken ohne erkennbaren Grund
» Wammenbildung an Gelenken
» Brennende/stechende Beine bei Bewegung
» Säulenbeine (Fett verteilt sich über das Ganze Bein; vom unteren Becken bis zum Sprunggelenk)
» Schnell müde und matt
» Längere Regenerationszeiten nach Bewegung nötig
» Kalte Extremitäten, durch die schlechte Durchblutung

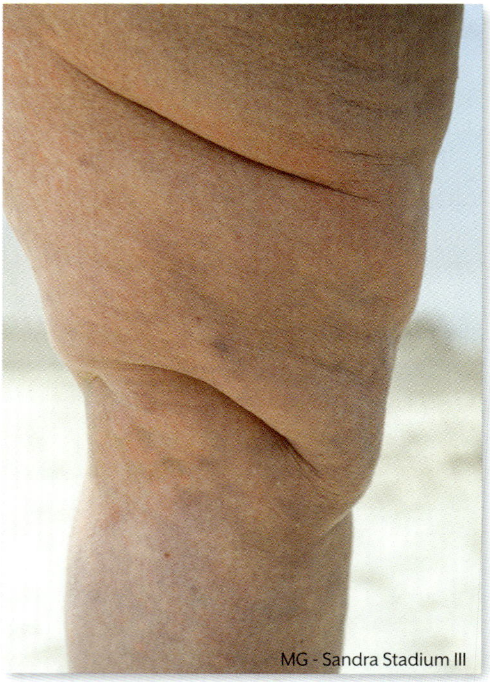

↑ *Wammenbildung an den Beinen.*

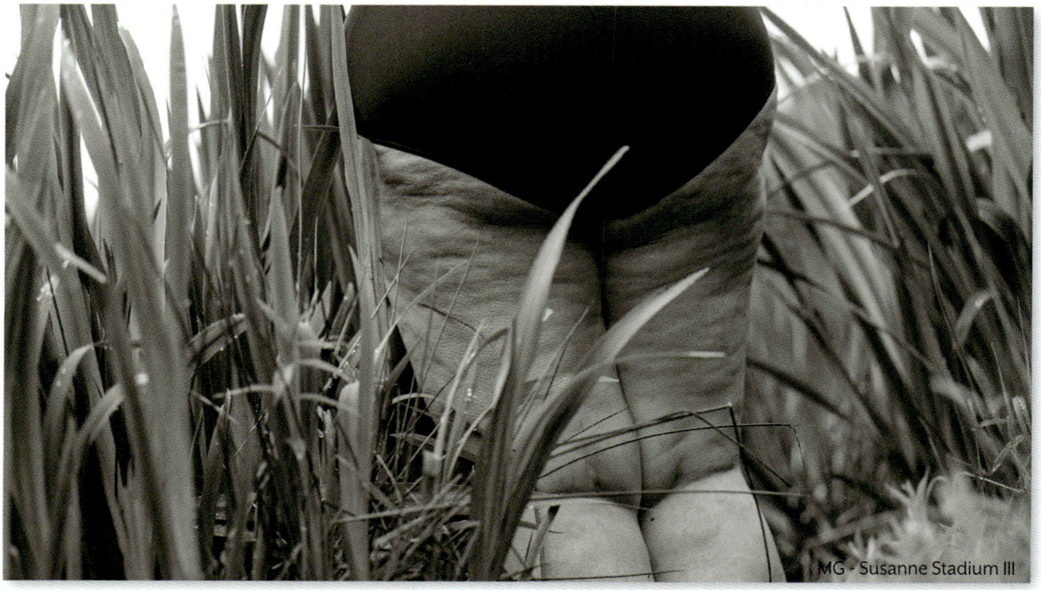

↑ *Eine grobknotige Unterhautschicht verursacht delliges Aussehen.*

Wie wird das Lipödem unterteilt?

Das Lipödem wird gemeinhin in drei Stadien eingeteilt, die die Struktur des Gewebes und die Textur der Haut beschreiben. Bei dieser gängigen Form der Stadieneinteilung wird ein sehr wichtiger Parameter des Lipödems, nämlich der Schmerz, nicht berücksichtigt.

Denn bereits im Stadium I, bei dem die Hautoberfläche noch sehr glatt scheint, können Patientinnen unter massiven Schmerzen in den Extremitäten leiden, die langes Gehen und Stehen unmöglich machen. Ein solcher Befund muss anders therapiert werden als bei einer Patientin in Stadium I, die kaum oder keine Schmerzen hat. Grundsätzlich kann das Lipödem in jedem Stadium mit Kompression behandelt und jederzeit operiert werden. Deshalb ist die Einteilung in Stadien skeptisch zu sehen.

Das Lipödem wird nach klinischen Befunden in drei Stadien unterteilt:

Stadium I

Hautoberfläche ist noch glatt und die Gewebestruktur ist feinknotig.

Stadium II

Hautoberfläche ist uneben und wellenartig, wie bei einer Cellulitis, Gewebe ist grobknotig.

Stadium III

Hautumfang vermehrt sich, das Gewebe ist grob und hängt über (Wammenbildung am Knie, Knöchel, Ellenbogen, Handgelenke).

(Stadium IV) – wird selten kommuniziert

Zusätzlich starkes Lipolymphödem – Das Lipolymphödem ist eine Mischform aus Lipödem und Lymphödem, welches sich entwickeln kann, wenn ein Lipödem zu lange unbehandelt bleibt.

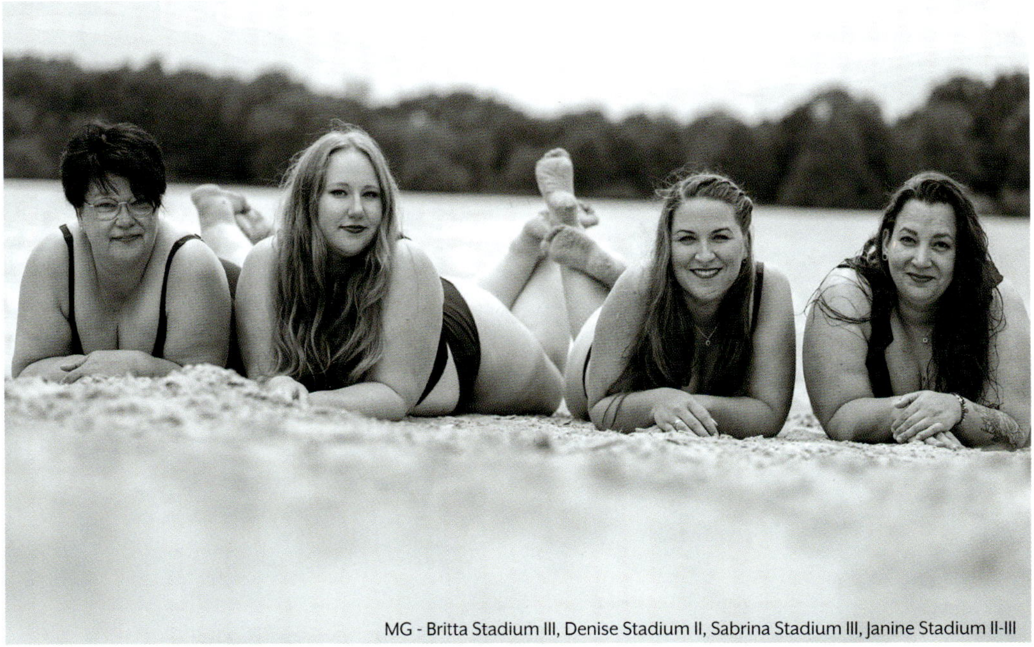

MG - Britta Stadium III, Denise Stadium II, Sabrina Stadium III, Janine Stadium II-III

Beispiele für die drei unterschiedlichen Stadien

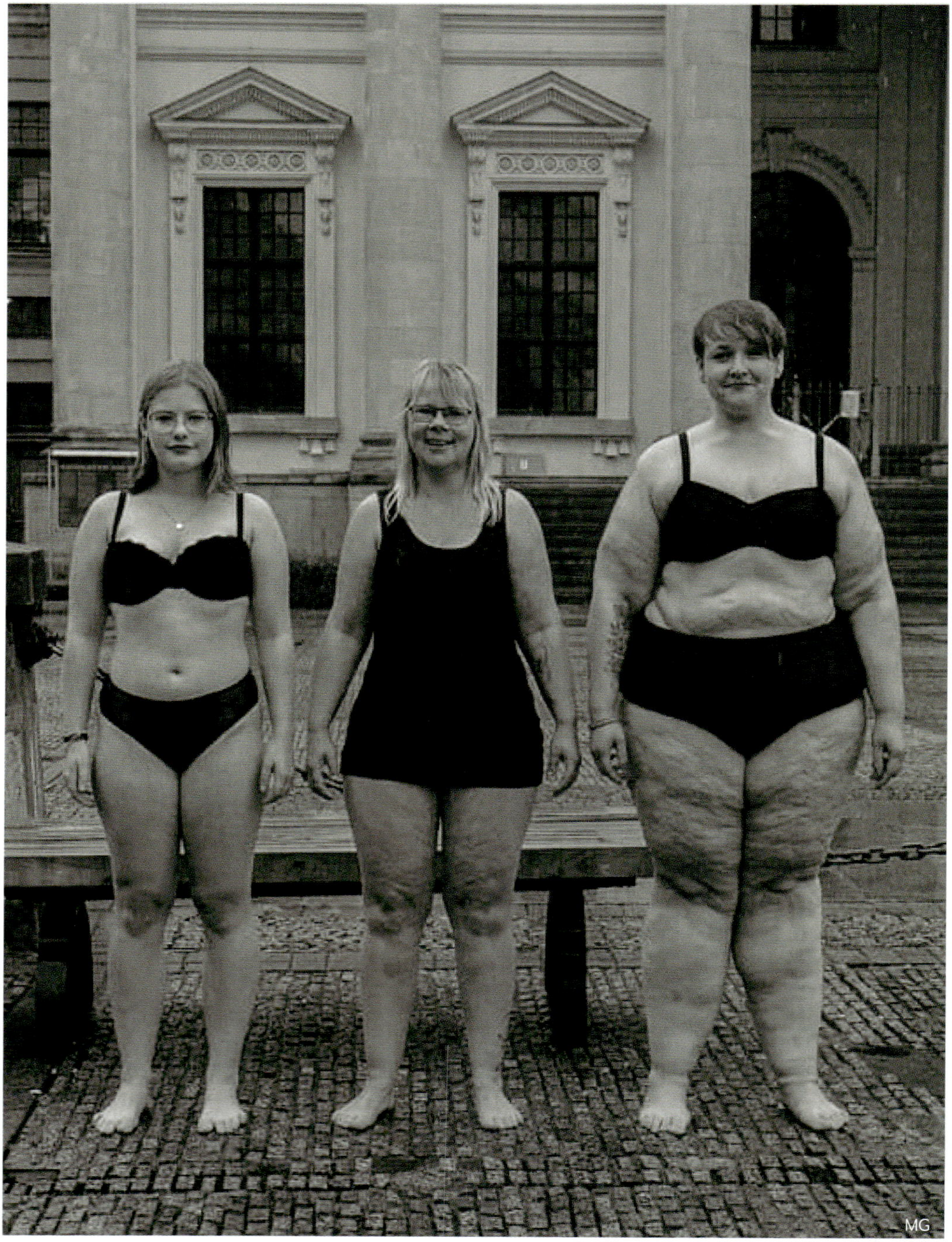

Pauline Stadium I   Petra Stadium II   Simone Stadium III

Beispiele für die drei unterschiedlichen Stadien

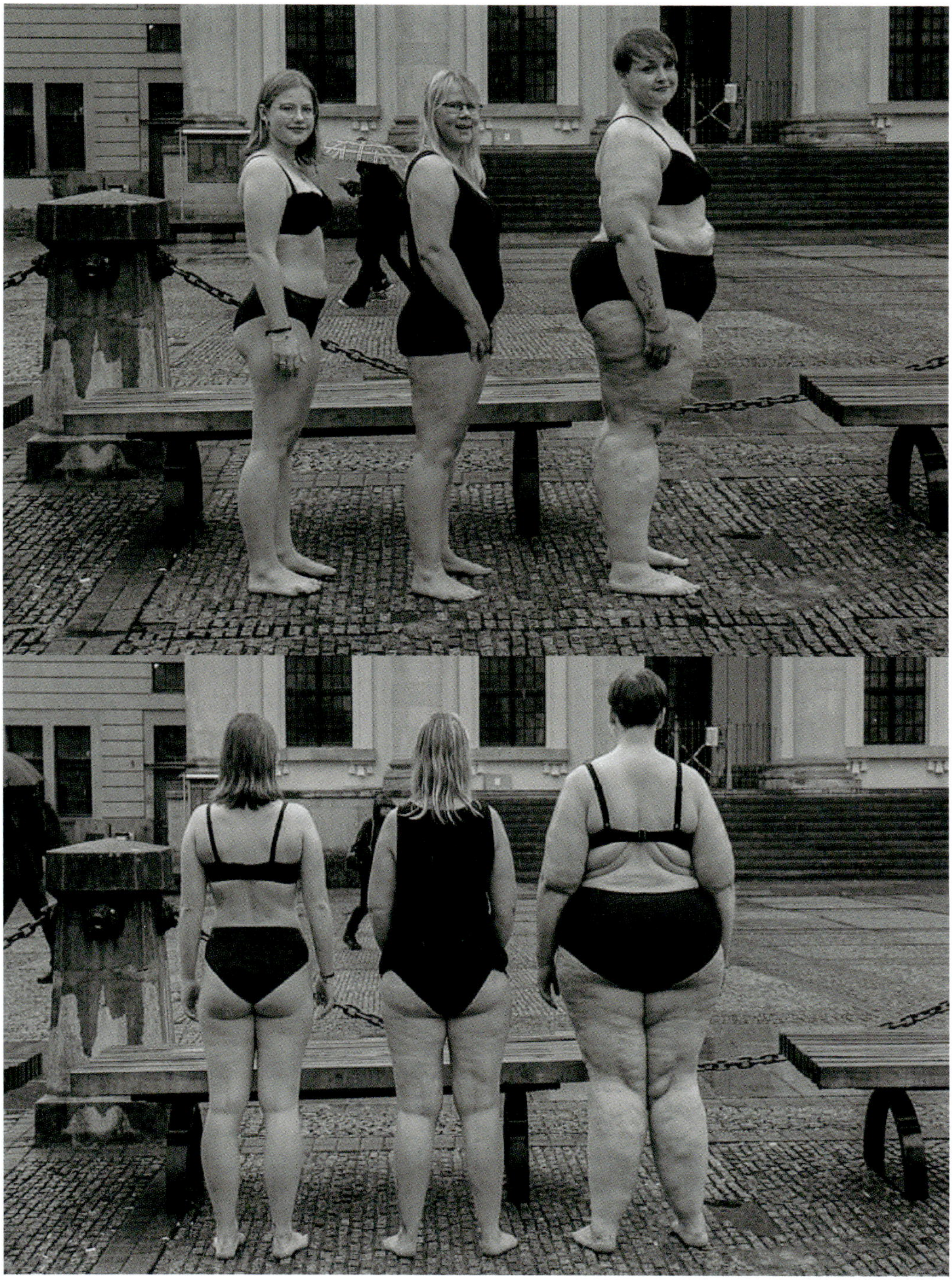

Fragen & Antworten zum Lipödem

Unterscheidung von vier Lipödem-Typen

Im Gegensatz zur Stadieneinteilung, die die Beschaffenheit der Haut und des Gewebes betrachtet, rücken bei der Klassifizierung nach Typen die betroffenen Körperareale in den Fokus.

Typ 1

Das Unterhautfett ist vor allem im Bereich von Gesäß und Hüften vermehrt, die sogenannten Reiterhosen sind die Folge.

Typ 2

Das Lipödem hat sich bis zu den Knien ausgebreitet und es kommt zur vermehrten Bildung von Fett an den Innenseiten der Knie.

Typ 3

Die Erkrankung reicht jetzt von den Hüften bis zu den Fußknöcheln.

Typ 4

Das Lipödem betrifft nun auch noch die Arme. Die Handgelenke sind nicht betroffen.

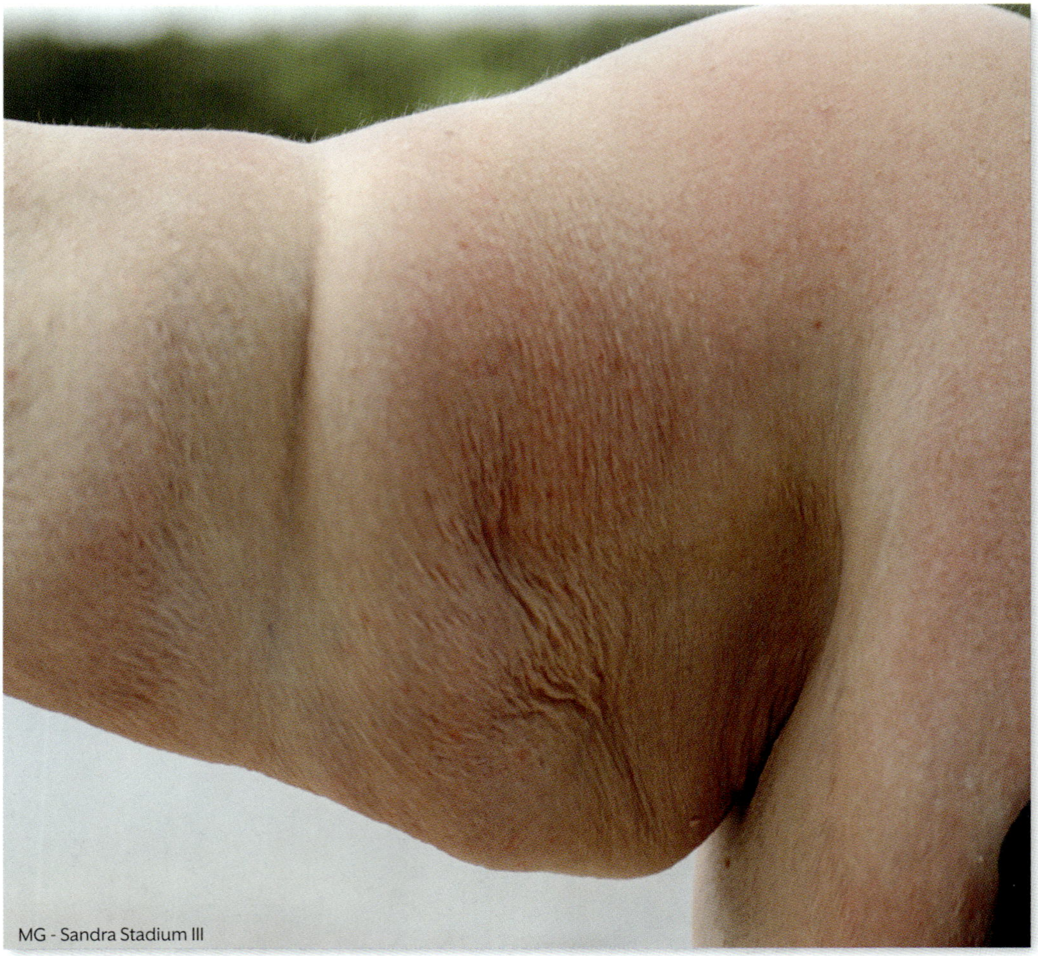

Wammenbildung an den Oberarmen im Stadium III ↑

Welche Stadieneinteilung der Lipödem-Erkrankung ist die derzeitige Lehrmeinung?

Wie in der deutschen Leitlinie der AWMF (Stand 2015) treten die Veränderungen des Lipödems immer symmetrisch an den Beinen und/oder Armen auf (Herpertz 2004). Es existiert aus dieser Zeit eine Einteilung nach der Lokalisation, wie beispielsweise Oberschenkeltyp, Ganzbeintyp oder Unterschenkeltyp. An den Armen wird vergleichsweise unterteilt. Die Ausprägung des Lipödems wird entsprechend des Erscheinungsbildes in drei Stadien eingeteilt (Meier-Vollrath 2004).

Das Stadium I ist charakterisiert durch eine gleichmäßig verdickte Fettschicht bei noch glatter Hautoberfläche.

Das Stadium II zeigt eine bereits unebene, überwiegend wellenartige Hautoberfläche mit knotenartigen Strukturen im verdickten Subkutanbereich.

Das Stadium III charakterisiert eine ausgeprägte Umfangsvermehrung mit überhängenden Gewebeanteilen, wodurch es zu „Wammenbildung" kommt. Aufgrund der ausgeprägten Volumenvermehrung drohen Folgeerkrankungen bei langjährigem untherapierten Bestehen. Eine Verschlechterung zum Lipödem mit sekundärem Lymphödem kann in jedem Stadium stattfinden (Herbst 2012). In diesem Fall spricht man von einem Stadium IV. Wie es dazu kommt, ist wissenschaftlich noch nicht vollends geklärt.

Die Stadieneinteilungen sind nicht zwangsläufig mit dem Ausmaß der Schmerzen verknüpft. Aus diesem Grund wurde durch die Lipocura Gruppe von Dr. Dominik von Lukowicz der Munich Lipedema Score entwickelt. Mit Hilfe dieses Scores lassen sich alle Lipödem-Symptome (im Besonderen der Schmerz) bei der Diagnosestellung berücksichtigen. Dem Therapeuten bietet es eine sichere Einteilung der Erkrankung und erleichtert die Beurteilung der Stadien anhängigen OP-Indikation.

Der Munich Lipedema Score (MLS) - klinische Standards zur Diagnosesicherung bei Lipödem Stadium I-III.

Durch die Spezialisierung auf das Lipödem wurden durch die Praxisgruppe Lipocura®, gegründet von Dr. Dominik von Lukowicz, mehrere tausend Patientinnen nach eigenem Operationsschema erfolgreich operiert. Die Einteilungen des Lipödems wurden entsprechend der vorhandenen Literatur rein morphologisch, also ausschließlich aufgrund des äußeren Erscheinungsbildes, vorgenommen. Dies spiegelte aber in keiner Weise die Beschwerden der Patientinnen wider. Die Lipocura Gruppe hat deshalb einen eigenen Score entwickelt, der den tatsächlichen Beschwerden besser gerecht wird. Nach jahrelanger Entwicklung und hausinterner Evaluation kann nun mit sehr großer Sicherheit der geeignete Zeitpunkt für eine Operation festgelegt werden. Insbesondere erhält hier das schmerzhafte Lipödem in noch nicht so fortgeschrittenem Stadium seine Würdigung.

Der Munich Lipedema Score (MLS) beruht auf umfangreicher Expertise und klinischer Erfahrung. Die wichtigsten klinischen Faktoren wie Schmerz sowie Anamnese und Ultraschallmessungen finden in der Bewertung Einzug. So kann die Diagnosesicherung beim Lipödem verbessert und erstmalig standardisiert werden.

Es ergibt sich bei dreizehn unterschiedlich gewerteten Kriterien in den drei Kategorien (Anamnese, Beschwerden, Morphologie) eine maximal erreichbare Punktzahl von insgesamt 40. Dadurch werden die wichtigsten klinischen Aspekte in die Diagnosesicherung erstmals mit einbezogen und die Qualität der Diagnosenstellung gesteigert.

Fragen & Antworten zum Lipödem

Anamnese	
Beginn in Phasen hormoneller Umstellung (Pubertät, Schwangerschaft, Menopause)	2 Punkte
Extremitätenumfang und -form durch Gewichtsabnahme und/oder Sport nicht beeinflussbar	2 Punkte

Beschwerden in den betroffenen Arealen	
Blaue Flecken	1 Punkte
Kältegefühl	1 Punkte
Belastungsschmerzen, Schweregefühl	2 Punkt
Druck- und Berührungsempfindlichkeit	4 Punkt
Ruheschmerzen	4 Punkte
Palpationsschmerzen bei der Untersuchung	4 Punkte
Ständig starke Schmerzen	4 Punkte

Morphologie (Äußerliche, ersichtliche Beschwerden)	
Hautunregelmäßigkeiten an den Oberschenkeln und/oder grobknotige Fettstruktur	1 Punkte
Disproportionale Umfangsvermehrung der Extremitäten mit Diskrepanz zwischen Ober- und Unterkörper (unterschiedliche Kleidergrößen)	2 Punkte
Säulenform der Beine	2 Punkte
Assoziierte Fehlstellungen /orthopädische Folgeerkrankungen (z. B. X-Beine)	4 Punkte
Sonografisch bestimmte Subkutisdecke (=Unterhautfettgewebe einschl. Kutis) 6-8 cm oberhalb des Malleolus medialis (nach Marshall)	4 Punkte
Hartes Fett, Komprimierbarkeit der tiefen Fettschicht <20 %	3 Punkte

Maximal erreichbare Punkte	40 Punkte

Vier Scorestufen werden bei der Lipödemklassifikation unterschieden:

Stufe 0: Kein gesichertes Lipödem = 0 bis 7 Punkte
Stufe 1: Initiales Lipödem = 8 bis 14 Punkte
Stufe 2: Manifestes Lipödem = 15 bis 30 Punkte
Stufe 3: Fortgeschrittenes Lipödem > 30 Punkte

Eine OP-Indikation besteht bei einem manifesten Lipödem, also ab Stufe 2.
Bei fortgeschrittenem Lipödem, also bei Stufe 3, ist eine dringliche OP-Indikation gegeben.
Bei einem initialen Lipödem ist unter Berücksichtigung des in der Regel progredienten Verlaufs eine operative Behandlung durch eine Liposuktion kritisch abzuwägen.

Was ist der Unterschied zwischen Lipödem und Lymphödem?

Ein Lymphödem hat ein krankhaftes Lymphsystem. Dies kann entweder angeboren sein, oder durch eine Krankheit ausgelöst werden. Das Fettgewebe hat damit erst mal nichts zu tun. Ein Lymphödem ist meist einseitig, heißt es ist entweder ein Arm oder ein Bein betroffen. Lymphe ist Gewebeflüssigkeit aus dem Körper, die aus dem Blut ins Gewebe abgepresst wird, den Zellzwischenraum durchspült und über Lymphbahnen abtransportiert wird. Am Ende gelangt die Lymphe über die obere Hohlvene wieder in den Blutkreislauf. Ist dieses Lymphsystem geschädigt, so kann dieses die Gewebeflüssigkeit nicht mehr abtransportieren und das Gewebewasser staut sich und so kommt es zu Stauungen oder anders gesagt Ödemen.

Beim Lipödem wachsen Fettzellen und das Fettgewebe wird immer dicker. Diese Fettzellen agieren wie ein Schwamm und speichern vermehrt Lymphflüssigkeit. Das Lymphsystem ist beim Lipödem primär gesund, die wachsenden Fettzellen erschweren aber den Weitertransport der Lymphflüssigkeit. Dadurch kommt es vermehrt zu Schwellungen und ein Teufelskreis entsteht. Mehr Schwellung mehr Stauung. Das Lymphsystem wir sehr beansprucht und kann unbehandelt Schaden nehmen. So kann als Folge von jahrelangem unbehandelten Lipödem zusätzlich ein sekundäres Lymphödem entstehen. Dann spricht man vom Lipolymphödem. Hier gilt als Therapie ebenfalls Kompression, manuelle Lymphdrainage und baldmöglichst eine Liposuktion. Durch eine Liposuktion kann der Schaden am Lymphsystem allerdings nicht behoben werden. Deshalb ist es so wichtig die Liposuktion in früheren Stadien durchzuführen.

Gibt es das Lipödem auch bei Männern?

Männer haben ein anders strukturiertes Fettgewebe als Frauen. Dennoch kann ein Lipödem auch bei Männern auftreten zum Beispiel in Folge hormoneller Therapien, Hormonstörungen oder auf Grund einer schweren Lebererkrankung.

Wodurch wird ein Lipödem ausgelöst?

Da fast ausschließlich Frauen an einem Lipödem erkranken, geht man davon aus, dass es sich um eine hormonell (Östrogen) beeinflusste Erkrankung handelt. Auslöser ist meist eine Hormonumstellung im Körper, wie die Pubertät, eine Schwangerschaft oder die Wechseljahre, aber auch die Pille. Zusätzlich besteht häufig eine genetische Vorbelastung.

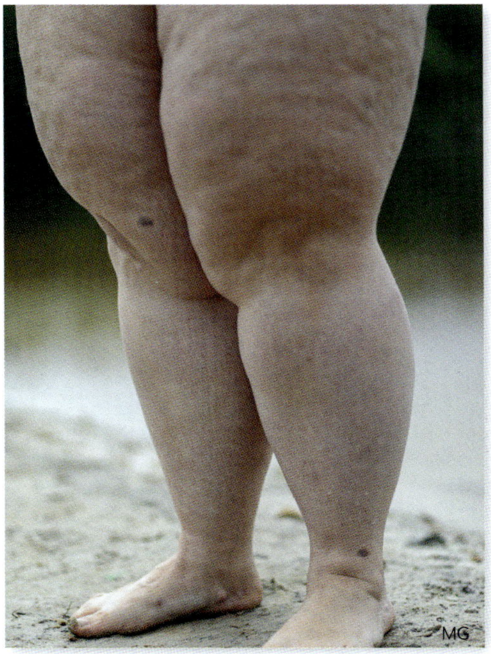

↑ *Beine Stadium III*

Fragen & Antworten zum Lipödem

Wie unterscheidet sich „normales Fett“ von Lipödemfett?

Die Fettzellen sind größer und vernarbt. Die Fettzellen werden hart und knotig. Dadurch auch gut zu erkennen durch sehr dellige Haut in späteren Stadien.

Ich vermute ich habe ein Lipödem, zu welchem Arzt gehe ich?

Der erste Schritt wäre der Weg zum Phlebologen, Lymphologen oder Angiologen, dieser kann das Lipödem diagnostizieren.

Sie können natürlich auch erst zum Hausarzt gehen, allerdings wird das Lipödem bei diesem eventuell nicht anerkannt und Sie werden als adipös abgetan. Der Hausarzt kann Sie aber zu einem Spezialisten überweisen.

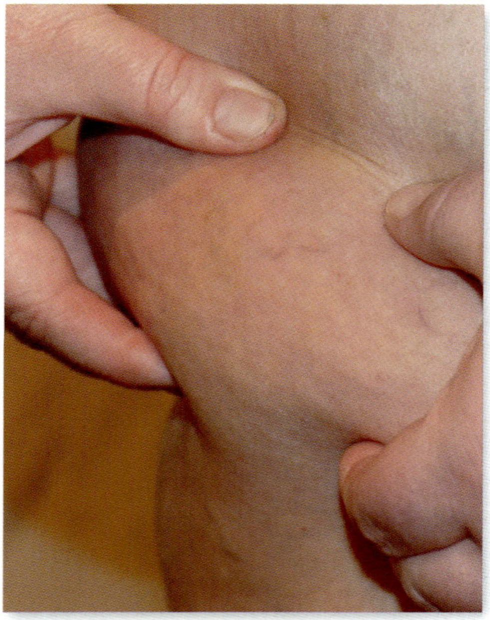

↑ *Durch Kneifen kann der Arzt feststellen, ob Ihnen dies erhöhte Schmerzen bereitet.*

Welche Untersuchungen macht ein Arzt um das Lipödem zu diagnostizieren?

Es gibt unterschiedliche Tests die ein Arzt durchführt, nicht jeder Arzt macht alle aufgeführten Tests. Jedoch sollte der Arzt Sie zunächst mündlich untersuchen, heißt, abklären ob bei Ihnen in der Familie das Lipödem bereits besteht und welche Beschwerden Sie haben. Zusätzlich kann er folgende Tests durchführen:

» Kneiftest. Dabei kneift der Arzt in Ihre Arme oder Beine um zu sehen, ob Ihnen dies erhöhte Schmerzen bereitet.

» Stemmersches Zeichen überprüfen (Zehentest), um ein Lymphödem auszuschließen.

» Abtasten. Bei fortgeschrittenem Stadium können die wulstigen Fettknoten subkutan ertastet werden.

» Untersuchung mittels Ultraschall. Hier kann der Arzt die Dicke des Unterhautfettgewebe messen. Auf Grund der Dicke kann er ein Lipödem vermuten. Allerdings kann er nicht erkennen ob es sich um Lipödem-Fett handelt oder „normales“ Fett. Jedoch weist Lipödemfett oft auch diffus eingelagertes Wasser auf.

» Lymphszintigramm. Anhand dessen kann der Arzt den Lymphfluss messen.

» Dopplersonografie. Hier wird die Durchlässigkeit der Venen untersucht um andere Gefäßerkrankungen auszuschließen.

» MRT oder CT. Anhand dessen lässt sich eine verdickte Unterhaut nachweisen.

Fragen & Antworten zum Lipödem

Mein Arzt sagt ich habe kein Lipödem, ich bin mir aber sicher, dass ich daran leide. Was soll ich tun?

Scheuen Sie sich nicht einen weiteren Arzt aufzusuchen. Leider ist das Lipödem auch unter Ärzten noch nicht angekommen und man wird häufig nur als übergewichtig angesehen. Geben Sie nicht auf, Sie haben das Recht einen anderen Arzt aufzusuchen. In verschiedenen Foren auf zum Beispiel Facebook gibt es Listen und Erfahrungen über Ärzte die dem Lipödem gegenüber offen stehen.

Was ist ein Stemmersches Zeichen?

Beim Stemmerschen Zeichen überprüft der Arzt ob ein Lymphödem vorliegt. Der Arzt testet dies an den Zehen. Wenn die Hautfalte über der zweiten und dritten Zehe bzw. auch Finger verbreitert, verdickt und schwer oder überhaupt nicht abhebbar ist, dann ist das Stemmersche Zeichen positiv und ein Lymphödem besteht zusätzlich.

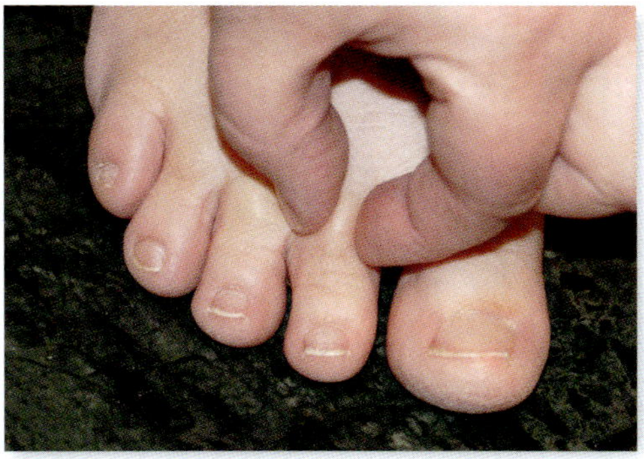

Zehentest ↑

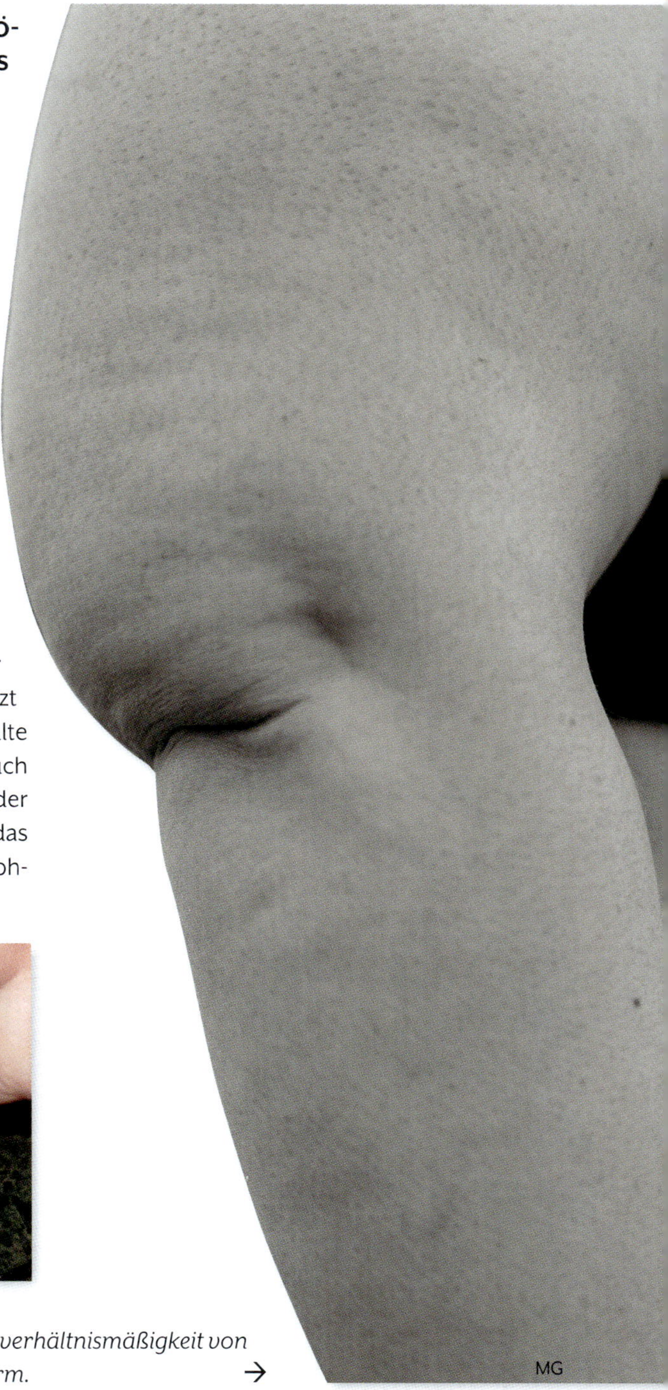

MG

Hier sehen Sie die Unverhältnismäßigkeit von Oberarm zu Unterarm. →

Fragen & Antworten zum Lipödem

Werde ich die Krankheit irgendwie wieder los?

Leider nein. Sie werden Ihr Leben lang an dieser Krankheit leiden. Sie können durch Kompression, Ernährung und Sport versuchen die Krankheit einzudämmen. Lipödem Patienten sollten versuchen den gesunden Anteil des Fettes zu reduzieren.

Bereits bestehendes Lipödem Fett lässt sich nur durch eine Liposuktion entfernen.

Ist Elefantitis das Gleiche?

Nein, bei der Elefantitis (Elefantiasis) spricht man von der schwersten Form des Lymphödems.
Es handelt sich um eine Hautkrankheit, dies leitet sich vom letzten Stadium der Krankheit Lymphödem ab.

Da die Krankheit im letzten Stadium über die gesamten Extremitäten Krusten ausbildet und es zur Elefantenhaut kommt.

Ist es richtig, dass sich die „normalen" Fettzellen bis zu einem gewissen Alter entwickeln und dann keine neuen hinzukommen?

Hierzu gibt es eine sehr interessante Studie, die an einer gesunden Population vorgenommen wurde (Dynamics of fat cell turnover in humans, Kirsty L. Spalding, Nature 2008). Die Daten zeigen eine Vermehrung der Fettzellen im Jugendalter bis zum 20. Lebensjahr. Anschließend bleibt die Anzahl der Fettzellen in etwa konstant. Nachreifung junger Fettzellen hält das Absterben älterer Fettzellen im Gleichgewicht.
Es ist bekannt, dass an die 10% der Fettzellen im Körper somit jährlich erneuert werden.
Betrachtet man nun die Entwicklung bei schlanken Jugendlichen (blaue Kurve) im Vergleich zu übergewichtigen (rote Kurve), erkennt man jedoch einen Unterschied. Übergewichtige Jugendliche bilden deutlich mehr Fettzellen aus und besitzen somit im Erwachsenenalter mehr Fettzellen. Diese wichtige Erkenntnis zeigt die jugendliche Grundsteinsetzung einer möglichen Fettleibigkeit im Erwachsenenalter.
Ob diese Daten auch auf Lipödem-Patientinnen abgeleitet werden können, ist wissenschaftlich noch zu klären.

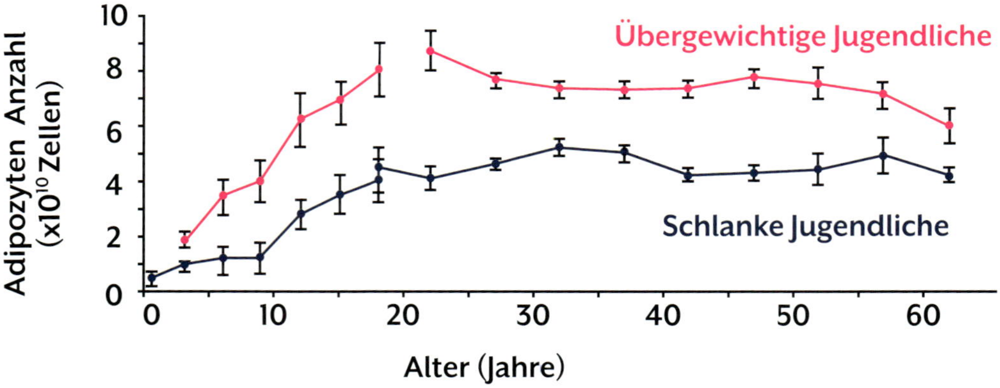

Das Lipödem an sich können Sie leider nicht beeinflussen. Das bereits gebildete Lipödemfett kann nicht reduziert werden, es bleibt bestehen. Allerdings können Sie durch Sport und Ernährung „normales" Fett abnehmen.

Es ist wichtig, dass nicht noch adipöses Fett hinzu kommt um Folgeerkrankungen zu vermeiden, wie etwa ein Lymphödem oder orthopädische Fehlstellungen.

Wie soll ich mich ernähren?

Das ist wirklich sehr unterschiedlich, jeder muss für sich selbst herausfinden was das Richtige ist. Die einen schwören auf Keto, die anderen auf Ayurveda, wieder andere auf Low Carb. Auch unter den Lipödem Patienteninnen gibt es viele unterschiedliche Meinungen, deswegen kann man leider nicht den einen richtigen Weg nennen.

Grundsätzlich kann man allerdings sagen, dass wir uns alle zu sauer ernähren. Eine basische Ernährung wäre anstrebenswert, zumindest zu 70 – 80 %. Vermeiden Sie möglichst Soft Drinks, Fast Food, generell verarbeitete Lebensmittel, Milchprodukte, Weizenprodukte. Wenn Sie Fleisch brauchen, dann nicht aus Massentierhaltung, da diese oft hormonell behandelt sind.

Unser Tipp

Es wird beobachtet, dass sich bei manchen Patientinnen die Lipödemschmerzen verschlechtern beim Verzehr von Weißmehlprodukten, Sojaprodukten, raffiniertem Zucker, Schweinefleisch. Vielleicht sollten Sie mal genauer darauf achten?

Wäre eine vegane Ernährung am besten?

Probieren Sie es aus. Oft beklagen Patientinnen nach dem Verzehr von Fleisch Schmerzen am nächsten Tag. Vielleicht wäre dann eine vegane Ernährung sinnvoll. Es gibt nicht den einen richtigen Weg. Die Menschen sind zu verschieden.

Welche Folgeerkrankungen/Nebenerkrankungen gibt es häufig?

Lymphödem:
Dies kommt leider relativ häufig vor. Durch das wuchernde Fettgewebe kommt es zu einer Lymphabflussstörung. Das heißt, zusätzlich lagert sich auch noch Wasser ein.

Schilddrüsenunterfunktion:
Die Schilddrüse produziert zu wenig Hormone. Durch diesen Mangel kommt es zu verlangsamten Stoffwechselprozessen.

Die Schilddrüsenunterfunktion ist eine der häufigsten Stoffwechselerkrankungen.
Die Symptome sind meist: Müdigkeit, Gewichtszunahme, Verstopfung, Frieren.
Dies sollte von einem Endokrinologen untersucht werden.

Hashimoto:
Es handelt sich hier um eine chronische Entzündung der Schilddrüse. Hier bildet der Körper Abwehreiweiße gegen sein eigenes Schilddrüsengewebe.

Fibromyalgie:
Wird auch Weichteilrheuma genannt. Die Patienteninnen leiden an Schmerzen an Muskulatur, Bindegewebe, aber auch Knochen. Es handelt sich um ein komplexes Schmerzsyndrom

Fragen & Antworten zum Lipödem

Verschleißerscheinungen der Gelenke, Arthrose:
Durch das erhöhte Gewicht kann es zu einem schmerzenden Bewegungsapparat kommen

Entzündete Nerven:
Durch den Druck auf Nerven oder auch Muskeln entstehen Schmerzen. Wie zum Beispiel ein Karpal- oder Tarsaltunnelsyndrom durch das Lipödem entstehen kann.

RLS – Restless Leg Syndrom:
Die Beine kribbeln, Sie müssen ständig mit den Beinen wippen, zappeln und können diese einfach nicht stillhalten? Dann haben Sie vielleicht ein Restless Leg Syndrom.

Oft kann aber auch ein Magnesium, Eisen oder Vitamin B Mangel dahinterstecken. Klären Sie es ab, mit Hilfe Ihres Hausarztes und einem Neurologen.

Reizdarm:
Der Reizdarm ist eine Störung des Darms. Die Symptome sind Bauchschmerzen, Blähungen, Durchfall oder Verstopfung.

Depression:
Durch das nicht ernst genommen werden der Krankheit, oder auch durch die nicht beeinflussbare körperliche Veränderung leiden die Patientinnen häufig an Depressionen.

Acne Inversa:
Knoten, Abszesse, Fisteln und Vernarbungen der Haut. Diese treten dort auf, wo Haut aneinander reibt. Wie etwa den Achseln, der Leistengegend oder am Gesäß.

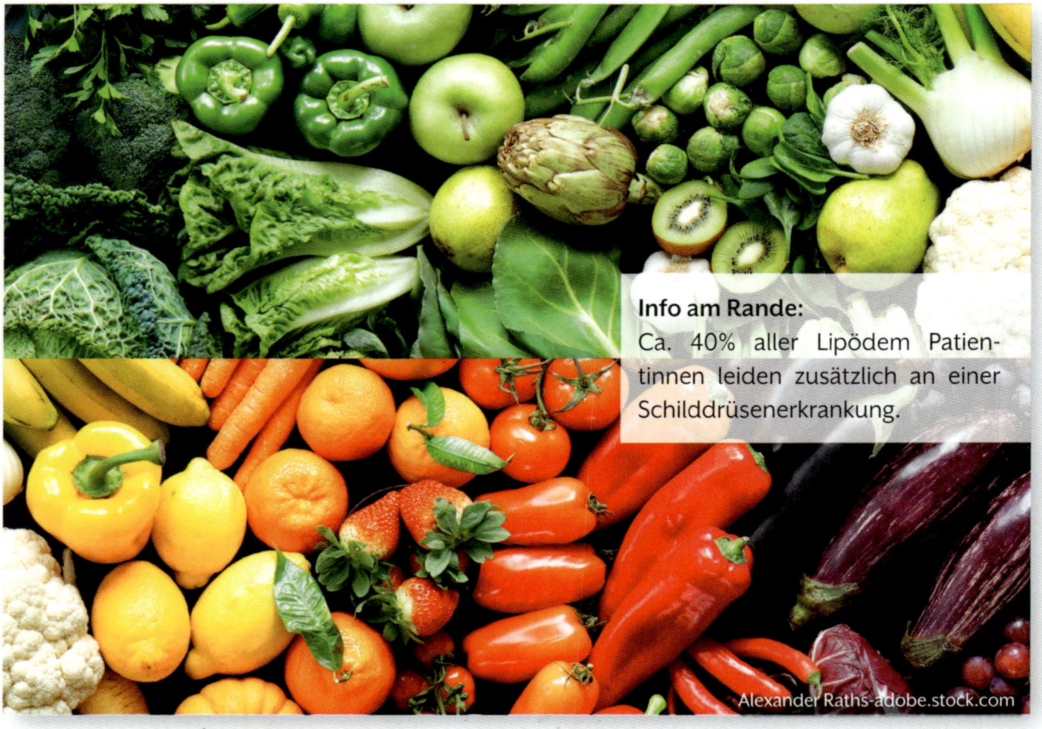

Info am Rande:
Ca. 40% aller Lipödem Patientinnen leiden zusätzlich an einer Schilddrüsenerkrankung.

↑ *Eine ausgewogene und gesunde Ernährung ist wichtig bei der Diagnose Lipödem. Allerdings sollten Sie es nicht zu verbissen sehen.*

Tritt das Lipödem immer in Schüben auf, oder kann es sich auch schleichend entwickeln?

Oft hört man von Schüben nach hormonellen Veränderungen, wie Schwangerschaften oder Wechseljahren. Allerdings auch, dass sich das Lipödem Fett über Jahre langsam entwickelt hat. Es ist also beides möglich.

Gibt es Lipödem nur an den Beinen?

Meist ist es so, dass das Lipödem zunächst an den Beinen ausbricht und die typischen Säulenbeine entstehen, sowie Reiterhosen und starke Dellen. Sofern dieses nicht behandelt wird, kann das Lipödem sich immer weiterentwickeln und auf andere Körperteile übergreifen. Nach den Beinen folgen zumeist die Arme. Das Lipödem ist krankhaft wucherndes Fett, somit kann überall am Körper das Lipödem ausbrechen, wo auch normales Fett zu finden ist. Wie zum Beispiel auch am Kinn, im Nacken, oder oft auch am Steißbein.

Leider hört man oft nach Liposuktionen von einer Umfangsvermehrung an anderen, nicht operierten, Körperteilen. So kann zum Beispiel die Brust wachsen, oder es entwickeln sich die typischen Hamsterbacken im Gesicht. Diese können durch eine Gesichts-OP, dem buccal fat Removal entfernt werden.
Allerdings ist das buccal fat nicht durch das Lipödem vergrößert, aber durch eine spezielle OP kann das buccal fat entfernt werden und das Gesicht wirkt schmaler. Das Lipödem-Fett verdickt das subcutane Fett in den Backen und kann abgesaugt werden.

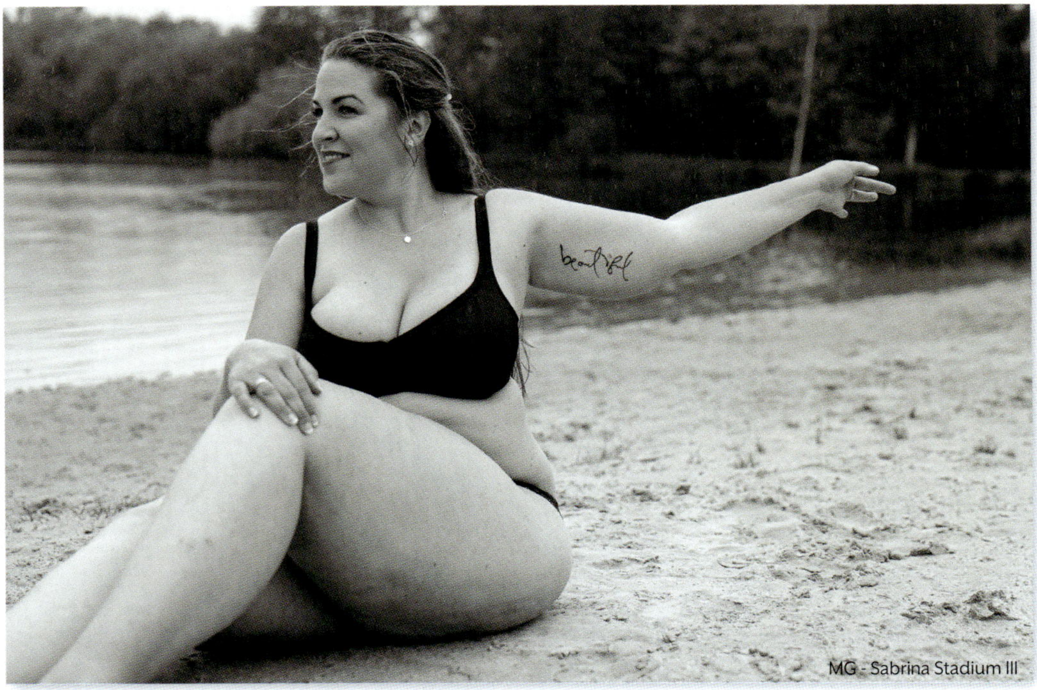

↑ *Hier ist deutlich das Lipödem am Oberarm zu erkennen.*

Fragen & Antworten zum Lipödem

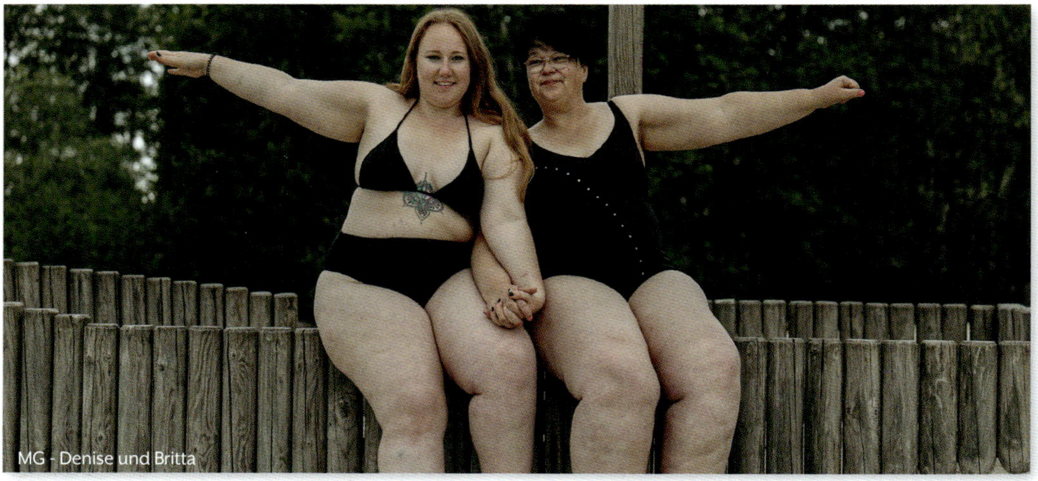

Tochter und Mutter. Stadium II und III. ↑

Gibt es Lipödem auch am Bauch?

Ja, das Lipödem nimmt keine Rücksicht auf irgendwelche Körperteile. Das Fett kann an allen Stellen des Körpers „verrückt spielen". Vielleicht bemerken Sie, dass Ihr Gewebe am Bauch ebenfalls schmerzt und dass auch hier der Umfang immer mehr wird, trotz aller Bemühungen.

Vererbe ich das Lipödem an meine Tochter weiter?

Nicht zwingend. Allerdings kann Ihre Tochter genetisch belastet sein. Es sollte auf jeden Fall darauf geachtet werden, dass kein adipöses Fett aufgebaut wird.
Die genetische Veranlagung ein Lipödem auszubilden scheint in rund 50 - 60% der Fälle eine Rolle zu spielen (Greer 1974, Wold 1949, Harwood 1996, Fife 2010). Somit ist eine familiäre Häufung oft nachzuweisen. Dies bestätigen auch alltägliche Beobachtungen in der Praxis. Mit Sicherheit lässt es sich aber nicht sagen. Es gibt auch betroffene Mütter mit mehreren Töchtern, wovon aber nicht alle betroffen sind.
Weltweit arbeiten Forschungseinrichtungen an der Entschlüsselung des Gendefekts, bzw. der Gendefekte, welcher bzw. welche ursächlich für die Entstehung eines Lipödems verantwortlich sein könnte/n. Hiervon erhofft man, neue Erkenntnisse zu gewinnen und die Mechanismen der Krankheitsentstehung besser zu verstehen. Dies würde zum einen dabei helfen, gezieltere Behandlungen zu finden und zum anderen den Familien, bzw. den Müttern die quälende Frage zu beantworten, ob sie die Veranlagung an ihre Tochter weitergeben, ein Lipödem auszubilden.

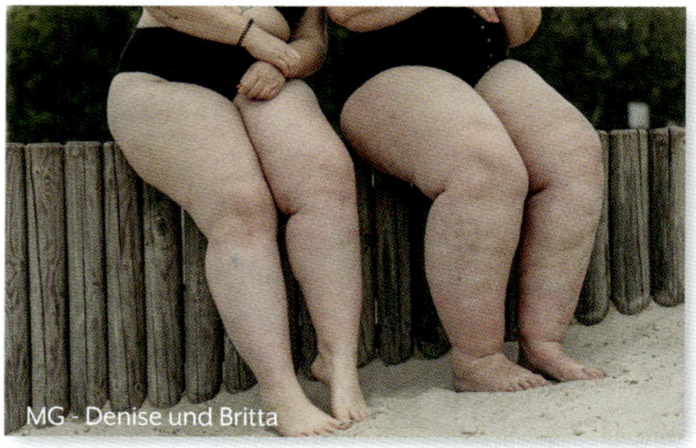

Gibt es das Lipödem auch in anderen Kulturen?

Literaturrecherchen zeigen die äußerst dünne Datenlagen zu dem Thema der Ethnizität. Lipödeme gibt es wahrscheinlich schon solange wie die Menschheit existiert. Zeichnungen von stark verdickten Beinen finden sich in vielen alten Kulturen, z.B. Malta 3000 v. Chr. und Ägypten 1500 v. Chr. In Expertenkreisen wird die Erkrankung Lipödem maßgeblich im kaukasischen Bevölkerungsteil diagnostiziert. Beobachtungen zeigen hingegen nahezu kein Aufkommen in der asiatischen Population. Es findet sich nur ein einzelner Fallbericht in Südkorea. (Ob die Patientin überhaupt südkoreanischer Herkunft ist, bleibt unklar.) Über den afrikanischen Raum findet man keine Angaben. Wobei der Aspekt um das Wissen über die Erkrankung weltweit ebenso unklar ist. Somit wird die Erkrankung Lipödem bei Unkenntnis eines Arztes natürlich auch nicht festgestellt. Dies erklärt die vermutete hohe Dunkelziffer der Erkrankten.

Was ist Liposklerose?

Ein unbehandeltes Lipödem kann zu einer Verdickung und Verhärtung des Unterhautfettgewebes führen, einer sogenannten Liposklerose.

Was ist Lipohypertrophie?

Es handelt sich um eine genetisch bedingte Fettverteilungsstörung. Fälschlicherweise wird die Lipohypertrophie gerne als Vorstufe zum Lipödem genannt, da es bei der Lipohypertrophie zu einer Vergrößerung der Fettzellen ohne Schmerzen kommt. Es entstehen, wie beim Lipödem, die typischen äußerlichen Anzeichen. Bei einer Lipohypertrophie arbeiten die Lymphgefäße ganz normal.
Jedoch kann sich aus einer Lipohypertrophie ein Lipödem entwickeln.

Ist Lipohypertrophie quasi Stadium I oder ist das etwas anderes?

Die Lipohypertrophie ist definitionsgemäß nach der S1-Leitlinie Lipödem der Wissenschaftlichen Medizinischen Fachgesellschaften eine diätetisch schwer zu beeinflussende Fettgewebsvermehrung mit Disproportionen. Beispielweise stark verdickte Reiterhosen oder Hüftpolster. Die Lipohypertrophie hat abgrenzend zum Lipödem keine Ödemneigung (d.h. Wassereinlagerungen im Fettgewebe).
Das Lipödem ist laut Definition mit Schmerzen verbunden. Häufig liegt eine diätresistente Fettgewebsvermehrung vor. Der Schmerz kommt ganz plötzlich dazu. Dies kann in Stadium 1 oder 2 sein.
Für den Therapieerfolg kann es hilfreich sein, schon vor Eintreten des Lipödemschmerzes eine Absaugung durchzuführen. Um weitere Merkmale des Lipödems und eine bessere Einteilung zu erreichen, wurde der Munich Lipedema Score entwickelt. Hier kann mit dem Arzt eine Einteilung und Abgrenzung zur Lipohypertrophie erfolgen. (Siehe Seite 34)

Somit kann ein Lipödem auch schmerzlos sein!

Sollten die Entzündungswerte abgeklärt werden?

Ja, das Lipödem kann häufig der Grund eines erhöhten Entzündungswertes sein, dies kann der Hausarzt durch eine Blutabnahme überprüfen. Allerdings sollte dennoch abgeklärt werden ob nicht eventuell andere Krankheiten vorliegen. Gerade vor einer Liposuktion sollten andere Krankheiten ausgeschlossen werden.

Sollten die Schilddrüsenwerte abgeklärt werden?

Bei Verdacht auf Lipödem sollten Sie sich vom Hausarzt zu einem Schilddrüsenspezialisten verweisen lassen. Es wird verstärkt festgestellt, dass Lipödem-Patientinnen an einer mangelnden Versorgung des Körpers von Schilddrüsenhormonen leiden oder auch an Hashimoto (Schilddrüsenentzündung). Dies kann den Stoffwechsel verlangsamen und so zu Symptomen wie Antriebslosigkeit, Gewichtszunahme und trockener Haut führen.

Wie sollte ich verhüten?

Da Hormone ein Lipödem auslösen können, ist es nicht empfohlen die Pille zu nehmen. Sprechen Sie mit Ihrem Frauenarzt und schildern Sie ihm Ihr Problem. Es gibt einige hormonfreie Möglichkeiten. Wie etwa Kondome, Kupferspirale, Kupferkette, Diaphragma, Verhütungscomputer...

Soll ich die Pille lieber absetzen?

Nein, wenn diese gut vertragen wird, können Sie diese ruhig weiternehmen. Ein Absetzen der Pille bedeuted eine erneute Hormonschwankung und könnte einen neuen Schub auslösen.

Was steht mir an konventioneller Therapie zu?

Die Krankenkassen übernehmen die Kosten für zwei Paar Kompressionskleidung pro Körperteil im Jahr. Sollte sich am Umfang etwas verändern, so dass Ihre Kompression nicht mehr passt, erhalten Sie jedoch darüber hinaus Kompressionswäsche.
Zudem können Sie sich manuelle Lymphdrainage verschreiben lassen.

Wer verschreibt mir die Kompression?

Die Erstversorgung erhalten Sie von einem Phlebologen. Alle Folgerezepte kann Ihnen Ihr Hausarzt ausstellen.

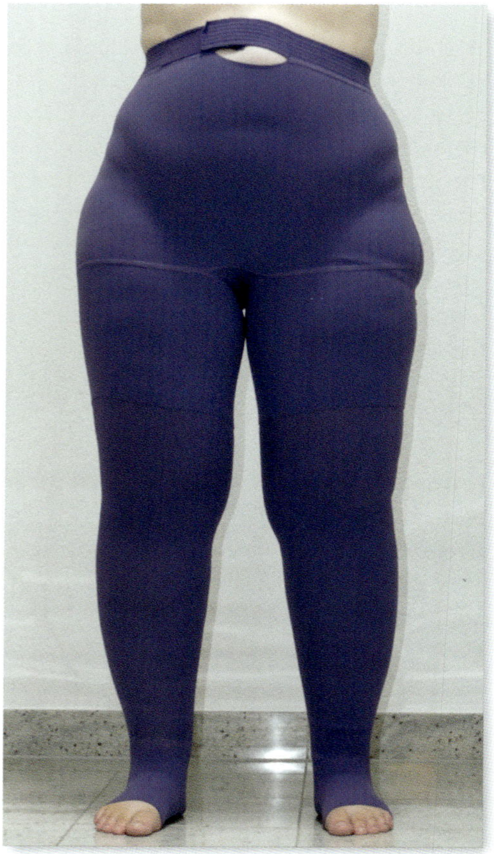

↑ *Die Folgeversorgung und auch Anziehhilfen kann Ihnen Ihr Hausarzt verschreiben.*

Was tun wenn die Bestrumpfung von der Kasse abgelehnt wird?

Sie müssen auf jeden Fall Widerspruch einlegen, dabei hilft Ihnen Ihr Sanitätshaus weiter.

Wie erkenne ich ein, für mich gutes, Sanitätshaus?

Das richtige Sanitätshaus für Lip- und /oder Lymphologische Versorgungen von „außen“ zu erkennen ist schwierig.

Am besten man fragt vor Ort oder vorab telefonisch nach der Lip-und Lymphologischen Fachangestellten. Ist diese nicht vor Ort ist dies ein Zeichen, dass dieses Sanitätshaus eher wenig Versorgungen in diesen Bereich macht.
Bitte lassen Sie sich nur von einer Lip- und Lymphologischen Fachkraft abmessen.

Damit ein Sanitätshaus solche Versorgungen mit den Krankenkassen abrechnen kann muss zum einen eine ausgebildete Lip- und Lymphologische Fachkraft im Sanitätshaus angestellt sein, die jährlich ein Auffrischungsseminar mit Zertifikat besuchen muss und zum anderen mindestens 50 Versorgungen im Jahr abmessen.

Was ist der Unterschied zwischen rundgestrickten und flachgestrickten Strümpfen?

In der Venentherapie werden hauptsächlich rundgestrickte Strümpfe ohne Naht eingesetzt. Diese werden wie in einer Art Strickliesl gestrickt, d.h. die Maschenanzahl ist immer gleich. Die Form entsteht durch den Schussfaden der mit eingewebt wird. (Schlauchform)

Diese rundgestrickten Versorgungen sind dünnwandig und können dem Ödem nicht standhalten. Bei Lip- und/oder Lymphödempatienten ist diese Art von Kompressionsversorgung nicht zu empfehlen, da dies zu Abschnürungen führen kann.

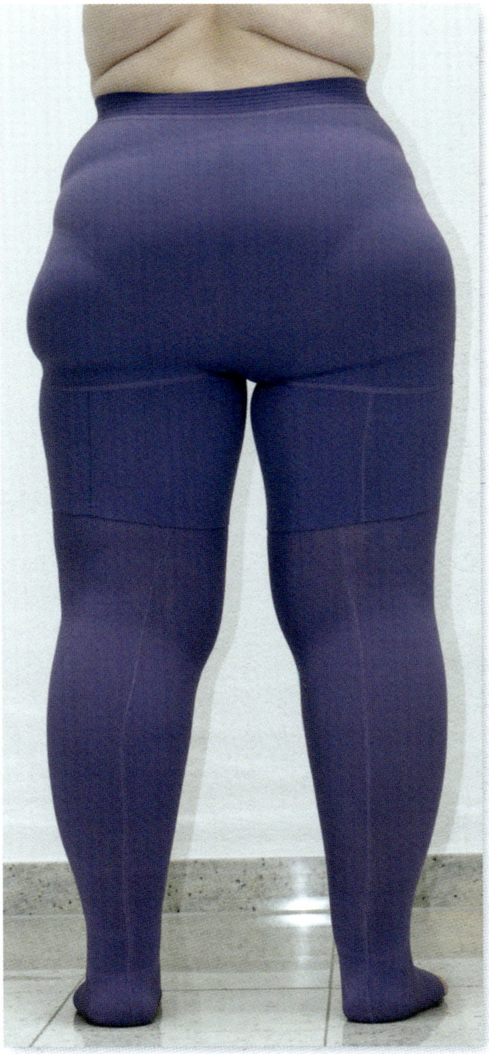

↑ Hier erkennen Sie die flachgestrickte Kompression an den Nähten an der Rückseite.

Die flachgestrickten Strümpfe werden Masche für Masche exakt der Körperform nachgestrickt. Das Gestrick wird mit einer flachen, elastischen Kettenaht verbunden. In Verbindung mit Bewegung entsteht ein hoher Arbeitsdruck, der die optimale Komprimierung des Gewebes ermöglicht.

Das stärkere Gestrick hat zusätzliche Besonderheiten, wie einen lymphabflussfördernden Effekt. Der kräftige Strumpf gibt dem Ödem nicht nach.

Flachgestrickte Strümpfe sind neben der Lymphdrainage die Basis jeder Ödem-Therapie.

Wie kann ich meine Haut pflegen, da diese durch die Kompression stark schuppt?

Da sich über den Tag die Haut schuppt und diese Schuppen durch den Druck der Kompression nicht abfallen können, ist es wichtig die Versorgung nach jedem Tragen zu waschen. Die abgestorbenen Hautschuppen haften an der Versorgung und an der Haut, dadurch kann die Haut auch schneller austrocknen.

Unser Tipp

Verwenden Sie einen Peeling-Handschuh mit dem Sie Ihre Beine nach dem Tragen der Kompression abrubbeln, anschließend eincremen und über Nacht einziehen lassen. Zu empfehlen ist eine fettarme Creme mit hohem Urea Anteil.

Durch das Tragen der Kompression leidet die Haut und muss gut gepflegt werden.→

Verwenden Sie Reinigungsprodukte mit saurem pH-Wert. Alkalische Seifen können den Säureschutzfilter der Haut zerstören und die Haut trocknet zusätzlich schneller aus.

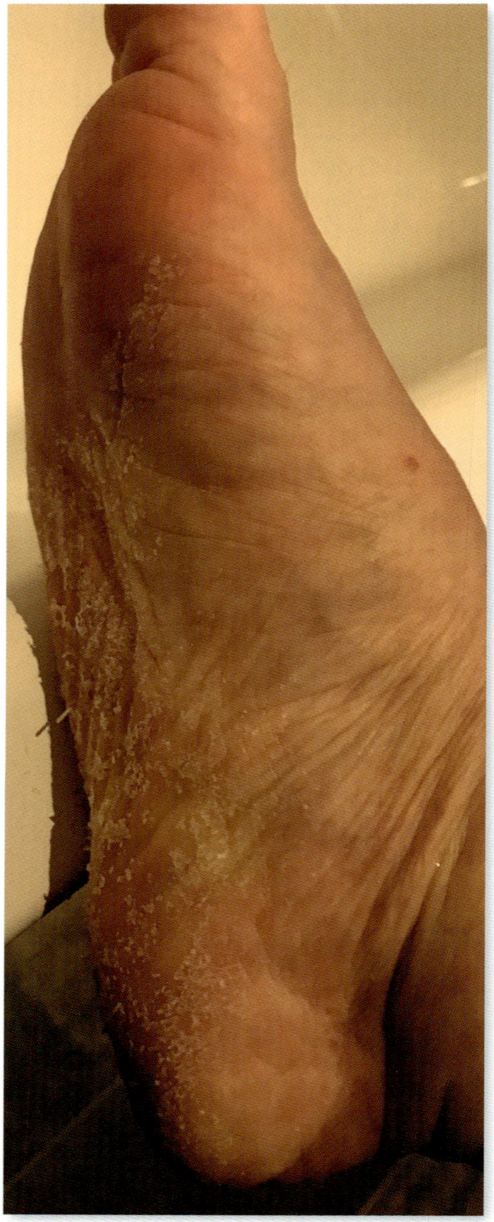

Meine Strumpfhose hat ein Loch, was kann ich tun?

Sollte in Ihrer Kompressionsversorgung ein Loch oder eine Laufmasche sein, kann man dies innerhalb einem halben Jahr nach Erhalt reparieren lassen, im Idealfall ist dies kostenlos. Es kommt natürlich schon auch darauf an wie groß der Schaden ist und wie dieser eventuell entstanden ist.
Nach einem halben Jahr nehmen einige Hersteller die Versorgung nicht mehr an und kann auch somit nicht mehr repariert werden.
Ist der Schaden zu groß und irreparabel hätte man ggf. Anspruch auf eine neue Versorgung.

Lassen Sie sich im Sanitätshaus beraten, welche Möglichkeiten an Kompression es gibt. Eventuell sogar vor einem Arztbesuch. So kann Ihnen der Arzt gleich das richtige Rezept ausstellen. ↓

Wie oft habe ich Anspruch auf eine neue Kompressionsversorgung?

In der Regel hat man halbjährlich oder zwei Versorgungen im Jahr Anspruch. Sollten sich die Maße allerdings innerhalb kurzer Zeit stark verändern, hat man auch außerhalb dieser Regel Anspruch auf eine neue Versorgung. Die Krankenkassen sind eigentlich verpflichtet ihren Kunden immer das richtige, passende Hilfsmittel zur Verfügung zu stellen.
Dies gilt auch bei stark beanspruchten ausgeleierten Versorgungen, bei Diebstahl oder ähnlich plausiblen Erklärungen.
Da für flachgestrickte Versorgungen immer bei der Krankenkasse ein Kostenvoranschlag gestellt werden muss, entscheidet letztendlich die Krankenkasse ob eine neue Versorgung notwendig ist.

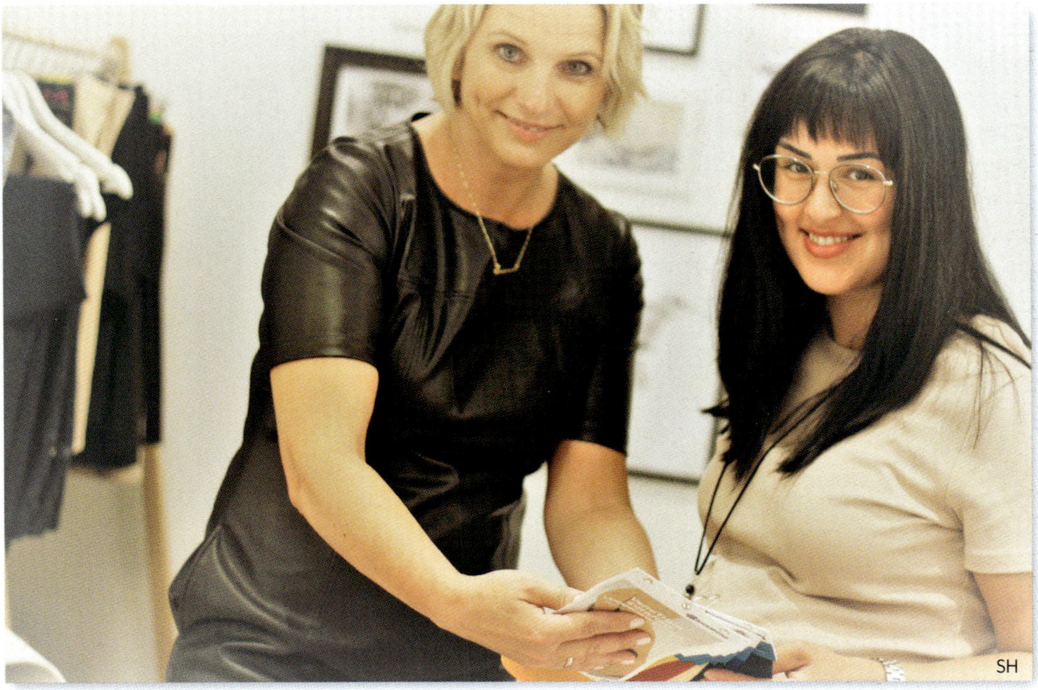
SH

Fragen & Antworten zum Lipödem

Kompression mit oder ohne Unterwäsche?

Ob Sie Unterwäsche tragen oder nicht ist Ihnen selbst überlassen. Es kann sein, dass die Nähte der Unterwäsche drücken, es gäbe aber auch verschiedene Versorgungsmöglichkeiten, z.B. mit offenem Zwickel. Ob und wie damit jeder zurechtkommt, weiß man erst wenn man es ausprobiert. Änderungen können innerhalb kurzer Zeit vorgenommen werden.

Unser Tipp

An heißen Sommertagen die Kompression einfach mit einer Sprühflasche mit kaltem Wasser besprühen.

Wie pflege ich meine Kompression richtig?

Da die Hersteller von Kompressionsversorgungen immer an den neusten Techniken und Materialien forschen und arbeiten, ist es nicht mehr wie früher, dass man seine Kompression nur mit der Hand waschen darf.
Es sind Hightechfäden, Mikrofasern und diese dürfen bei max. 40 Grad in der Waschmaschine im Schonwaschgang mit einem normalen Waschmittel gewaschen werden. Es gibt auch Spezialwaschmittel.
Wichtig: keine Weichspüler verwenden, da diese den Gummifaden kaputt machen, oder etwaige Noppenbänder.

Wieviel muss ich für meine Kompression bezahlen?

Wieviel Sie für Ihre Kompressionsversorgung bezahlen müssen hängt von der Kalkulation des Sanitätshauses ab.

Ist die Versorgung richtig ausgestellt und alles korrekt, bezahlen Kassenpatienten 10,00€ pro Versorgung Rezeptgebühr.
Es gibt allerdings Zusätze oder Zubehör, welches von der Krankenkasse nicht übernommen wird und muss somit vom Kunden selber bezahlt werden.

Muss man mehr bezahlen sollte man vorab vom Sanitätshaus beraten und informiert worden sein.

Wer kann mir die Folgeversorgung verschreiben?

Eine Wechsel- oder Folgeversorgung kann der Hausarzt verordnen. Denn dieser bekommt einen Arztbericht vom Facharzt, in dem die richtige Diagnose und weiterführende Behandlung beschrieben ist.

Auf dem Rezept sollte stehen:

Menge: 1 Stück / 1 Paar

Art: Kompressions- Kniestrümpfe A-D – Oberschenkelstrümpfe A-G – Strumpfhose A-T – Bermuda, Caprihose, Zehenkappen, Armstrümpfe

Kompressionsklasse: ccl. I-IV

Nach Maß, flachgestrickt mit Naht

Zusätze: mit oder ohne Fußspitze, schräge Abschlüsse, Einkehren, Slipform, Reißverschluss, Haftband, offener Schritt, u.v.m.

Diagnose: Lipödem, Lymphödem

Wie schnell erhalte ich meine Kompression nach der Abmessung im Sanitätshaus?

Da vorerst bei den Krankenkassen ein Kostenvoranschlag eingereicht werden muss und erst nach Kostenübernahmezusage (Genehmigung) der Kasse die Versorgung in die Fertigung gegeben wird, kann dies schon ein paar Wochen dauern. Die Krankenkassen dürfen 3 Wochen ohne Reaktion für die Kostenübernahme brauchen. Wird der Medizinische Dienst dazu geholt bis zu 5 Wochen. Die Herstellung dauert max. 10 Arbeitstage. Wie lange die Lieferung der Versorgung vom Abmessen bis zur Anprobe dauert ist daher unterschiedlich. Es kommt also darauf an ist wie schnell die Krankenkasse die Versorgung genehmigt und wie viele Aufträge bei den Herstellern eingehen.

Kann das Sanitätshaus selbst schnell Änderungen vornehmen an der Kompression, wenn diese zu groß geworden ist?

Laut dem Medizinproduktegesetz dürfen Hilfsmittel nur von den Herstellern geändert wer-

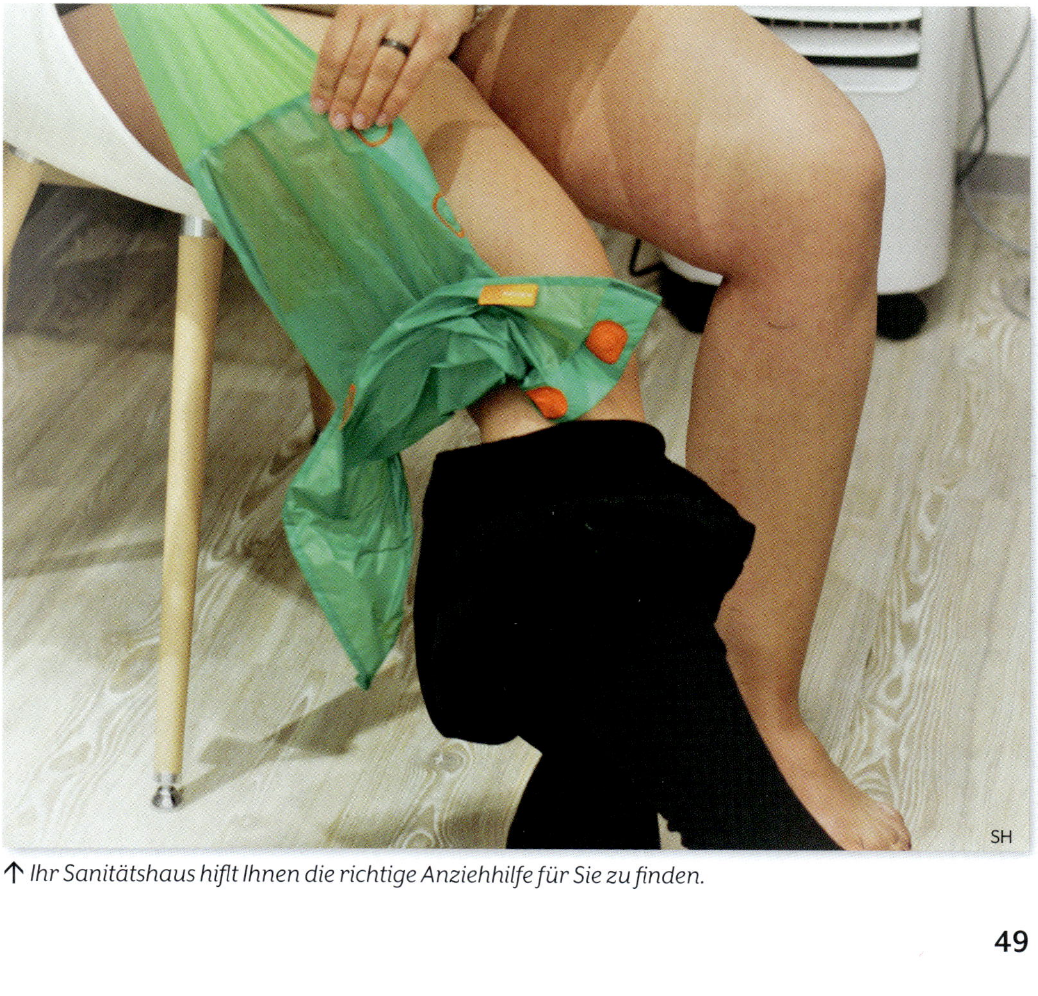

↑ *Ihr Sanitätshaus hiflt Ihnen die richtige Anziehhilfe für Sie zu finden.*

den. Innerhalb einem halben Jahr können Änderungen an der Versorgung durch den Hersteller vorgenommen werden, dieser entscheidet allerdings ob dies noch erstens wirtschaftlich und zweitens möglich ist.

Werden Änderungen nicht vom Hersteller vorgenommen sondern vom Sanitätshaus oder anderen erlischt jeglicher Anspruch.

Kann ein Sanitätshaus bei jedem Hersteller Kompressionswäsche bestellen?

Ja, rein theoretisch kann das Sanitätshaus bei jedem Hersteller bestellen.
Ein gutes auf Kompressionsversorgungen spezialisiertes Sanitätshaus arbeitet mit verschiedenen Herstellern zusammen.
Jeder Hersteller hat bestimmte Vorteile z.B. Zusätze oder Materialien und jeder Kunde hat verschiedene Ansprüche.

Die Kompression wirft leichte Falten in den Kniekehlen, ist das so richtig?

Nein, eine Kompressionsbestrumpfung sollte sitzen wie eine zweite Haut und darf auch im Laufe des Tages nicht in die Kniekehlen rutschen. Gehen Sie noch einmal in Ihr Sanitätshaus und sprechen Sie das Problem an. Das Sanitätshaus kann die Bestrumpfung immer kostenlos verändern lassen. So kann nachträglich zum Beispiel auch ein Reißverschluss eingearbeitet werden, oder Komfortzonen in den Ellbogen oder Knien. Scheuen Sie sich nicht ihr Sanitätshaus so lange aufzusuchen, bis Ihre Kompression perfekt passt.

Unser Tipp

Wenn Ihre Kompression in der Kniekehle Falten wirft, könnten Sie es auch einfach mal versuchen den Strumpf nicht weiter nach oben zu ziehen, sondern das Zuviel an Stoff nach unten über die Wade zu verstreichen.

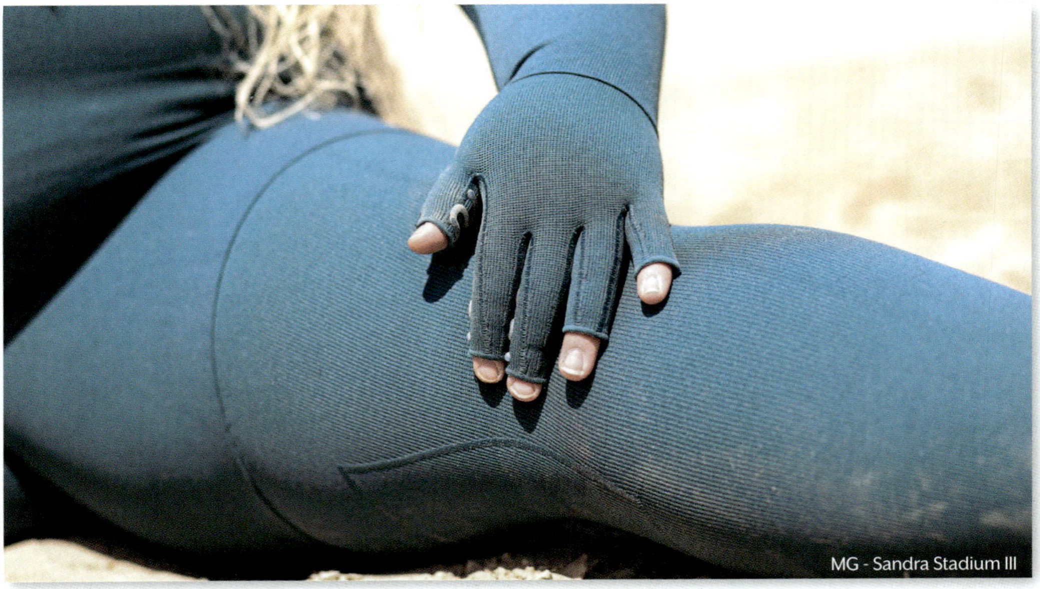

↑ *Hier sehen Sie eine Komfortzone in der Kniekehle.*

Ich brauche ein Armkompression, wie sieht diese aus?

Es gibt verschiedene Möglichkeiten der Armbestrumpfung. So gibt es Strümpfe mit integriertem Handteil oder auch mit extra Handschuhen. Das kann ganz praktisch sein, wenn Sie zum Beispiel mal kurz die Handschuhe ausziehen möchten, etwa zum Wischen des Bodens oder zum Kochen.

Es gibt aber auch Einteiler, wie Boleros. Grundsätzlich können Sie dies selbst entscheiden, was Ihnen am liebsten ist. Das Sanitätshaus kann aus einem Bolero einen Strumpf machen, sollten Sie sich falsch entschieden haben. Andersherum ist dies allerdings nicht mehr möglich.

Unser Tipp

Bei der Handversorgung können Sie sich in die Handinnenfläche Noppen setzen lassen, somit haben Sie einen besseren Griff.

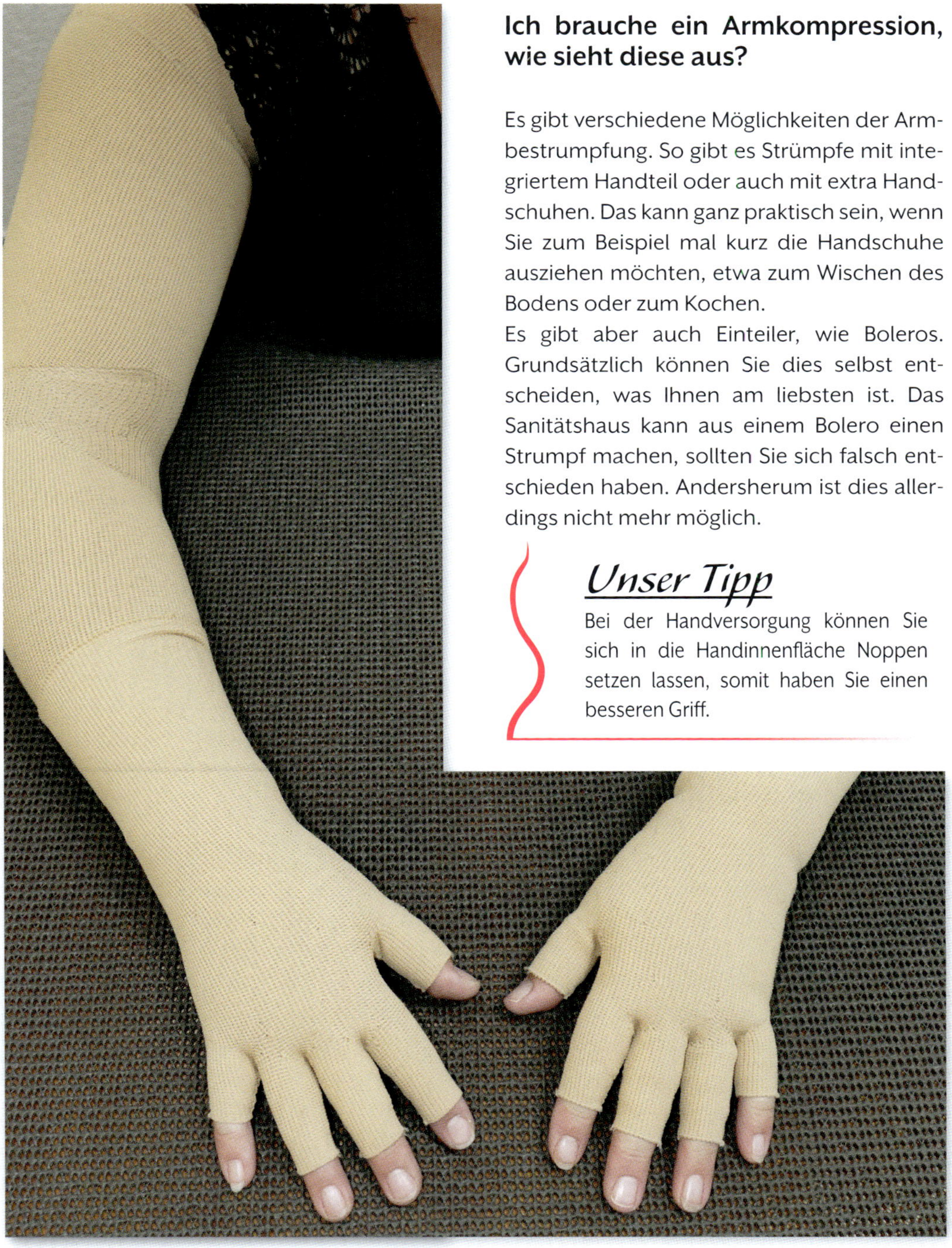

↑ Hier eine Armbestrumpfung mit extra Handschuhen

Fragen & Antworten zum Lipödem

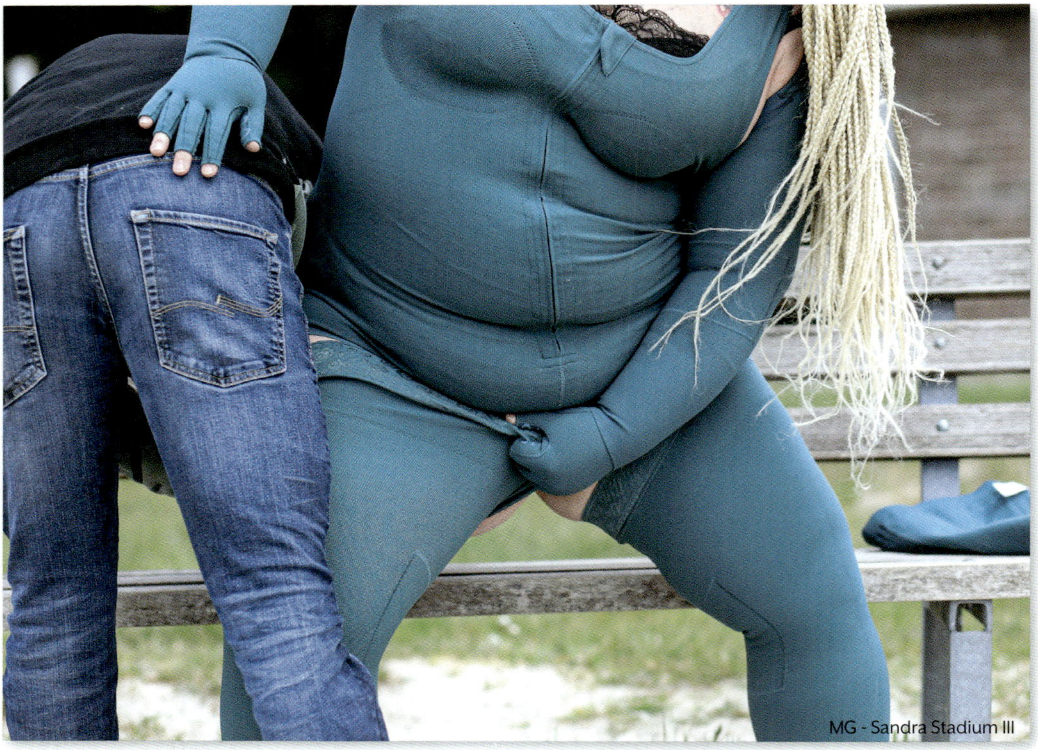

↑ *Das Anziehen der Kompression bedarf Übung und manchmal ist ein Anziehen ohne Hilfe schier unmöglich.*

Muss ich die Kompressionsbestrumpfung unbedingt tragen?

Die Kompression soll die Krankheit einbremsen. Heißt, das Fortschreiten verlangsamen. Bewiesen ist dies allerdings nicht.

Viele Betroffene beschreiben das Tragen der Kompression allerdings als angenehm und sie erleichtert den Alltag mit den typischen Lipödemschmerzen.
Es ist wichtig dass Sie Ihre Krankheit akzeptieren und der Kompressionsbestrumpfung eine Chance geben. Tragen Sie diese konsequent und sehen Sie nach etwa drei bis vier Wochen was sich verändert hat. Durch die Kompression lagern Sie eventuell weniger Wasser über den Tag ein, die Schmerzen verringern sich, Blaue Flecken werden weniger, Ihr Gewebe wird weicher.

Sie müssen es für sich selbst entscheiden ob Sie die Kompression tragen möchten oder nicht. Die ersten Tage sind mühsam, allerdings gewöhnen Sie sich immer mehr daran und das An- und Ausziehen geht immer schneller.

Es gibt auch tolle Anziehhilfen (vom Hausarzt verschreiben lassen) oder Sie können sich in die Strumpfhose einen Reißverschluss einnähen lassen. Ihr Sanitätshaus berät Sie dazu.

Welche Kompression ist die Richtige für mich?

Bei einem Lipödem empfiehlt sich (egal ob Arme oder Beine) eine Flachstrick-Bestrumpfung Klasse 2. Es gibt zudem noch die Klassen 1 und 3. Sollte der Bauch auf Druck empfindlich reagieren, kann das Leibteil einer Strumpfhose in Klasse 1 gefertigt werden, um den Druck zu minimieren. Kompressionsklasse 3 wird eigentlich nicht verwendet.
Rundstrick oder Flachstrick bezeichnet die Art des Gestrickes. Rundstrick wird eher bei Venenleiden verwendet. Rundstrick kann man sich vorstellen wie einen Schlauch, so wie bei einer Strickliesl. Man ist relativ unflexibel bei der persönlichen Anpassung. Die Flachstrick-Kompression wird, so wie der Name schon sagt, flach gestrickt. Somit kann diese besser individuell angepasst werden.

Bei Stadium I Lipödem wird oft gerne „nur" die Rundstrick-Kompression verschrieben. Allerdings raten die Experten auch hier zur Flachstrick Kompression.
Nach einer erfolgreichen Liposuktion kann es sein, dass eine Rundstrick-Kompression für Sie besser ist. Meist benötigt man nach einer Liposuktion zwar gar keine Kompression mehr, aber oft ist man auch so sehr an die Kompression gewöhnt, dass eine Rundstrick-Kompression ausreicht.

Gibt es Tricks um bei heißen Temperaturen besser mit der Kompression klarzukommen?

Einige Hersteller bieten Kompression mit einem höheren Baumwollanteil an, so ist die Kompression etwas luftdurchlässiger.
Außerdem können Sie die Kompression mit einem Wasserzerstäuber besprühen. Es gibt auch von diversen Kompressionsherstellern fertige Kühlsprays, die kühlendes Menthol enthalten.

Wie sollte ein richtiger Druckverband zur Entstauung aussehen?

Zunächst einmal sollte der Verband am Bein bis hoch zur Leiste reichen und nicht etwa nur bis zum Knie.
Zum Schutz der Haut gehört als erstes eine Schlauchbinde (Netz) auf die Haut, darüber kommt eine Wattebinde zur Polsterung und dann die Kurzzugbinden im Druckgefälle nach oben hin bandagiert. Die Binden sollten selbstklebend sein, Verbandklammern werden nicht mehr benutzt wegen der Verletzungsgefahr.

	Rundstrick	**Flachstrick**
Naht	ohne Naht	mit sichtbarer Naht
Gestrick	auf rundem Zylinder gestickt	in flachen Reihen gestrickt
Maschenzahl	einheitlich	variabel
Dehnung	hoch	niedrig
Arbeitsdruck	niedrig	hoch
Wirkung	Wirkung auf Gefäße - Venen	Primäre Wirkung: Erhöhung des Gewebedrucks, sekundäre Wirkung auf die Gefäße

Fragen & Antworten zum Lipödem

Kann ich das Lipödem positiv beeinflussen bei Hormonveränderungen wie Pubertät, Schwangerschaft und Stillzeit, Menopause, Medikamte?

Die Hormonschwankungen in diesen Lebensphasen sind leider unumgänglich. Sie können darauf achten zusätzlichen Stress zu vermeiden und nicht noch adipöses Fett anzusammeln.

Wie beeinflusst Stress das Lipödem?

Durch Stress erhöht sich der Cortisol Spiegel. Dieser dauerhaft erhöhte Cortisol Spiegel macht krank, das ist eine Tatsache. Das Immunsystem leidet darunter. Ein erhöhter Cortisol Spiegel senkt das Serotonin.

Dieses ist aber immens wichtig für Emotionen, Antrieb, Glücksgefühle und sogar für das Schmerz- und Angstempfinden. Wenn man nun also weiß, dass das Lipödem eine Autoim-

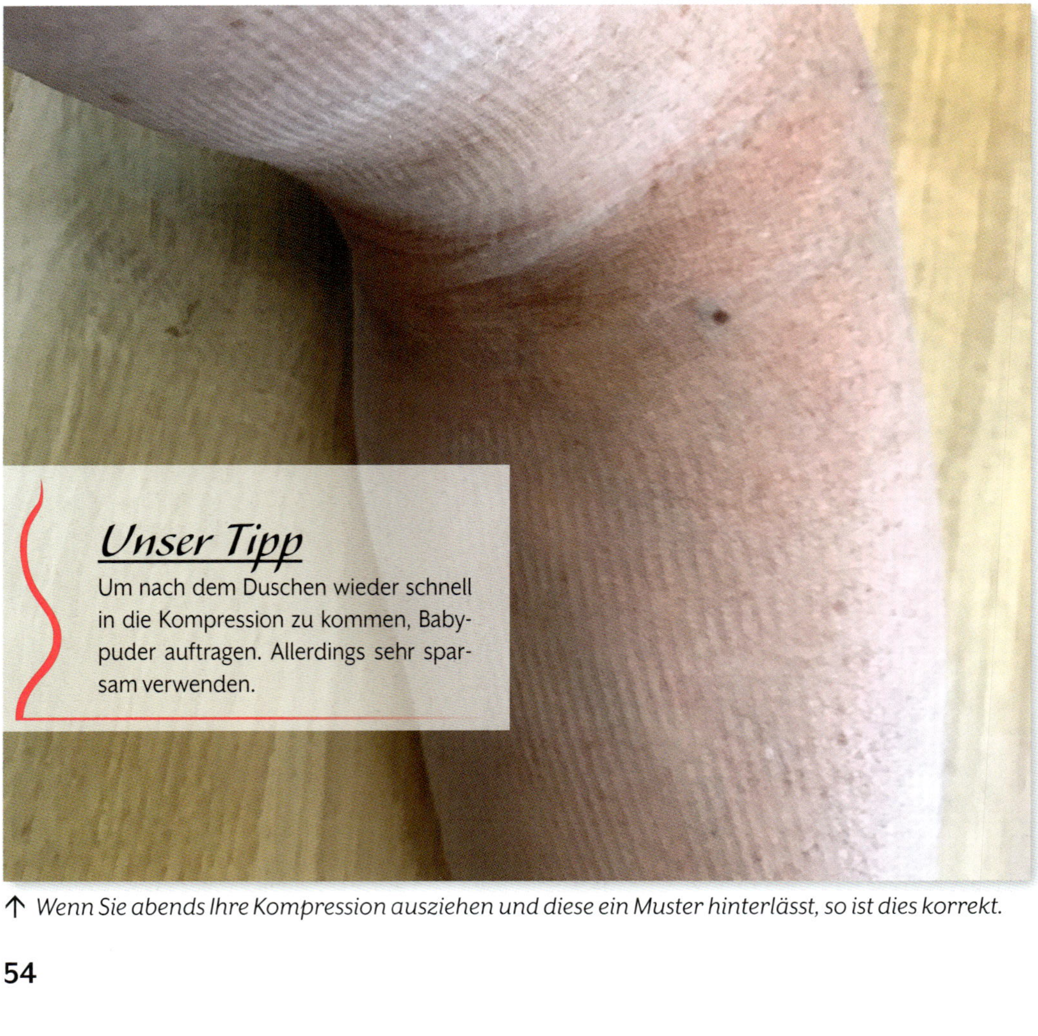

Unser Tipp

Um nach dem Duschen wieder schnell in die Kompression zu kommen, Babypuder auftragen. Allerdings sehr sparsam verwenden.

↑ *Wenn Sie abends Ihre Kompression ausziehen und diese ein Muster hinterlässt, so ist dies korrekt.*

munerkrankung ist, dann ist es vollkommen logisch, dass Stress die Krankheit verschlimmert.

Kann ich wegen dem Lipödem auf Kur/Entstauungsklinik?

Ja, durchaus. Lesen Sie hierzu die ausführliche Beschreibung von der Anwältin Ruth Leitenmaier in diesem Buch.

Über wen beantrage ich eine Entstauungskur?

Wenn Sie berufstätig sind über die Rentenversicherung, ansonsten über die Krankenkassen (dies macht ihr zuständiger Arzt für Sie, dieser hat das nötige Formular). Weitere Informationen zu diesem Thema finden Sie im rechtlichen Teil dieses Buches

Gibt es Reha-Kliniken in die ich mein Kind mitnehmen kann?

Es gibt Möglichkeiten in spezielle Reha-Kliniken zu gehen und eine Begleitperson mitzunehmen. In folgenden Kliniken gibt es zum Beispiel Kinderbetreuung:
Inselberg Klinik in Bad Tabarz, Seeklinik Zechlin, Földiklinik und Ödemzentrum Bad Berleburg

Sport mit oder ohne Kompression?

Es wird empfohlen Sport mit Kompression zu machen. Durch die Kompression wird das weiche Gewebe komprimiert und dies kann angenehmer sein gerade bei Sport mit Erschütterung. Zudem wird durch die zusätzliche Bewegung das Gewebe besser „ausgequetscht“ und es kommt zu keinen schmerzhaften Ansammlungen.

Welche Hosen kann ich zum Sport tragen?

Es wird empfohlen Sport mit der Flachstrick-Kompression zu machen. Es gibt aber noch andere tolle Hosen, die sich vielleicht nach Abschluss der Liposuktionen empfehlen von z. B.:
» U2XU
» Solidea Silver Wave
» Anita Sport tight massage
» Anita Lymph o fit
» Nike Epic Lux
» Powerleggs

Darf ich trotz Lipödem Kraftsport machen?

Ja. Durch Kraftsport werden Muskeln gebildet. Durch die Muskeln steigt der Grundumsatz, der Stoffwechsel arbeitet besser. Natürlich sollten Sie sich in Ihrem Fitnessstudio dazu genau beraten lassen.

Muskeln sind gut, da Sie durch das Lipödemfett vermutlich ohnehin ein höheres Gewicht haben und so Ihren Bewegungsapparat stärken können, so steigern Sie auch Ihre Beweglichkeit. Zudem festigt sich Ihr Gewebe.
Es kann allerdings sein, dass sich durch die Entstehung von Muskeln der Umfang Ihrer Beine vermehrt, da das Lipödemfett ja weiterhin besteht.

Unser Tipp

Informieren Sie sich doch bei Ihrer Krankenkasse über Präventionskurse. Ihre Krankenkasse übernimmt ganz oder teilweise bestimmte Sport-Kurse.

Fragen & Antworten zum Lipödem

Gibt es weitere Möglichkeiten, wie ich meinem Körper etwas Gutes tun kann, in sportlicher Hinsicht?

Schwimmen ist das A und O. Was aber auch eine Überlegung wert ist, ist sich ein Gesundheitstrampolin zuzulegen. Dieses Minitrampolin eignet sich perfekt um das Gewebe etwas aufzulockern. Es reicht auf dem Trampolin zu schwingen oder wenn man dann schon etwas fitter ist Programme zu machen.

Auch eine Vibrationsplatte kann diesen Effekt haben, das liegt aber nicht jedem und sollte vielleicht vorher ausprobiert werden. Eine Vibrationsplatte kann bei vorbelasteten Personen Schwindel auslösen. Einige Patientinnen berichten von positiven Ergebnissen durch einen Hula-Hoop Reifen.
Durch das Training wird der Bauch, Beine, Po und die Rückenmuskulatur gestärkt. Zudem wird das Gewebe gestrafft und die Ausdauer und Koordination werden trainiert.

Wie kann ich mein hartes Gewebe auflockern?

Zunächst einmal durch das konsequente Tragen Ihrer Kompression. Sehr gut unterstützt werden kann die Auflockerung durch Wassersport jeglicher Art.

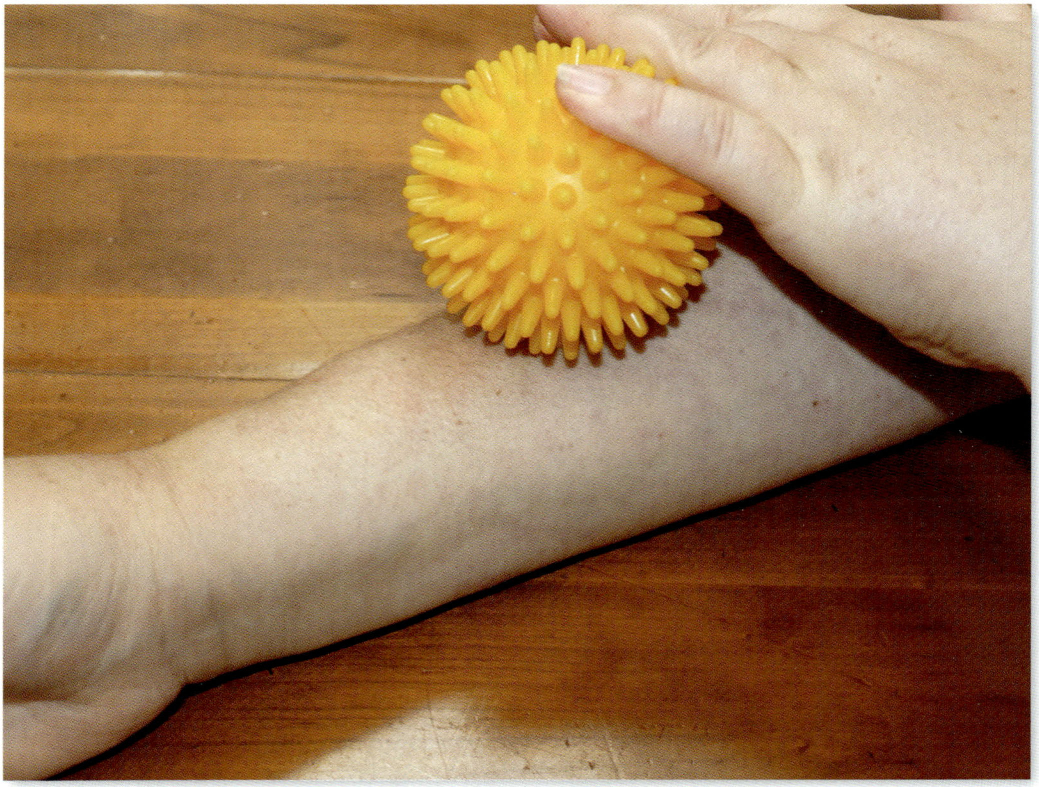

Mit dem Igelball können Sie Verhärtungen auflösen. ↑

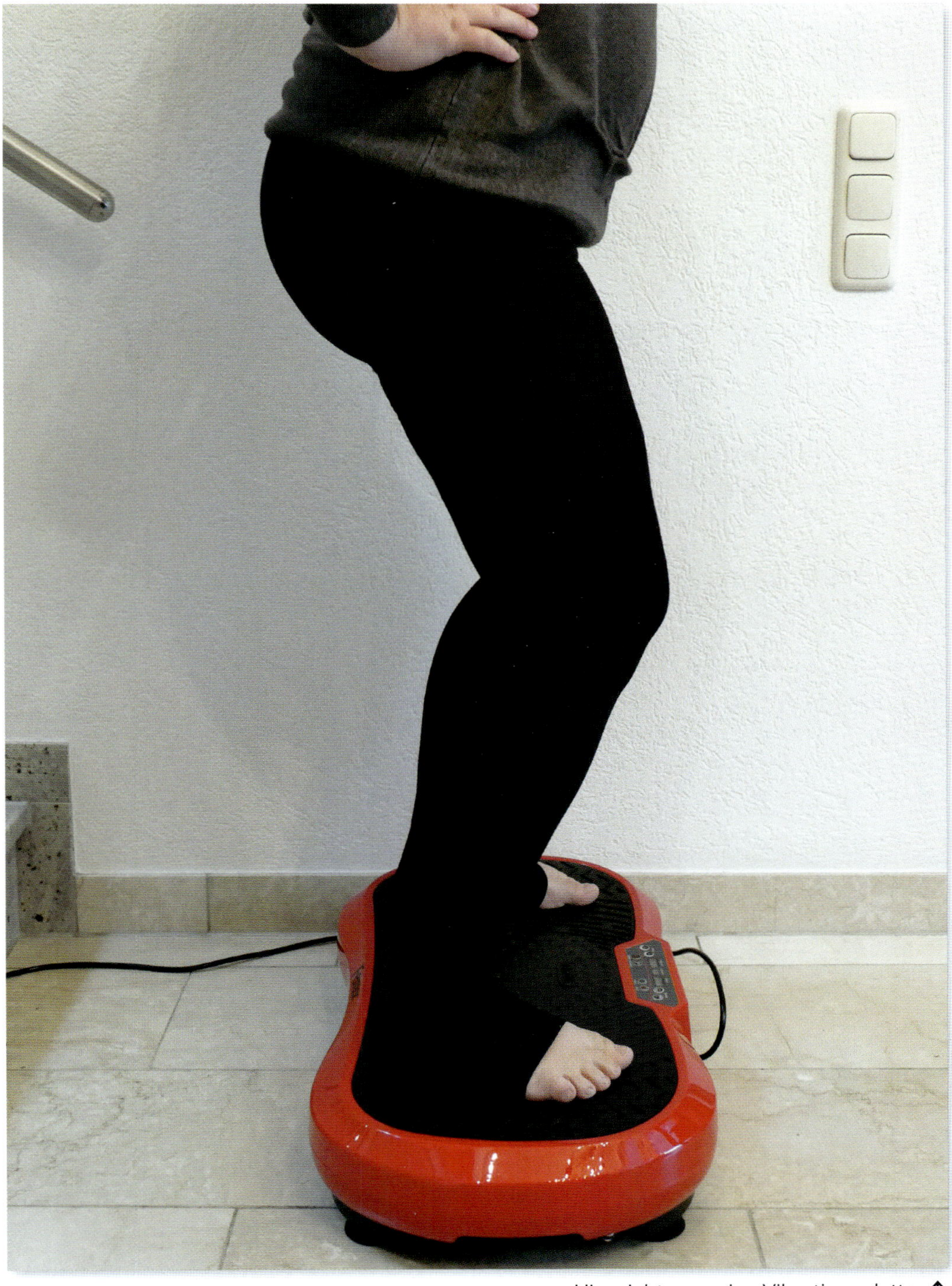

Hier sieht man eine Vibrationsplatte. ↑

Fragen & Antworten zum Lipödem

Sie können es auch mal mit einer Faszienrolle oder der etwas weicheren Pilatesrolle versuchen, allerdings ist diese gerade bei einem berührungsempfindlichen Lipödem schmerzhaft. Mit dem Igelball geht es vielleicht zu Anfang etwas leichter.

Die Lymphdrainage oder der Lymphomat können auch helfen.

Was soll Steinklee bewirken?

Das Steinkleekraut enthält Cumarine, diese wirken nachweisbar entzündungshemmend und dies insbesondere auf die Blutgefäße. (näheres zum Steinklee finden Sie im Kapitel Steinklee)

Was kann ich gegen akute Lipödem-Schmerzen machen?

Es gibt verschiedene Meinungen und Mittelchen. Wir können hier keine davon empfehlen, ausprobieren muss es jeder selbst, aber bei Medikamenten besser mit Rücksprache Ihres Arztes.

Dies ist eine Auflistung von Lipödem Patientinnen die hiermit Erfolg hatten:

» Kurkuma
» Steinklee
» CBD-Öl
» Pferdesalbe
» Novaminsulfon
» Ibuprofen

Oft hilft auch nur eine Ernährungsumstellung. Zucker und Weizen wegzulassen kann dem Körper schon helfen nicht mehr zu sauer eingestellt zu sein. Das können Sie auch mit Säure-Basen Tabletten unterstützen.

Kann es sein, dass das Lipödem ein Karpaltunnelsyndrom hervorruft?

Das kann durchaus sein, das Lipödem kann auf Nerven oder auch Muskeln drücken. Sollten also Ihre Finger öfter kribbeln und Sie den Verdacht auf ein Karpaltunnelsyndrom haben, denken Sie immer auch an Ihr Lipödem.

Kann ich weitere Kosten bei der Steuer geltend machen?

Ja, jede Fahrt zum Arzt, Sanitätshaus, Lymphdrainage, Aquasport die Sie wegen der Krankheit tätigen kann angerechnet werden.
Zudem kann auch das Waschen der Kompression geltend gemacht werden. Diese sollte täglich gewaschen werden.
Es können zum Beispiel auch die Stromkosten des Lymphomaten mit angegeben werden.

Unser Tipp

Auf www.lipoedemmode.de finden Sie Tipps zum Kombinieren und Tragen der Kompression.

Wo gibt es Weitschaftstiefel?

Zum Beispiel bei
»Vamos »Weitschaftstiefelshop.de
»Sheego »Evans »Duoboots »Happy Size

Wo finde ich Hosen für den Alltag?

»Sheego »Levis Plus »BonPrix
»Asos »Fashionnova
»Cecil »Gerry Weber
»Luna Largo (spezielle Lipödem Mode)

Forschung und Wissenschaft

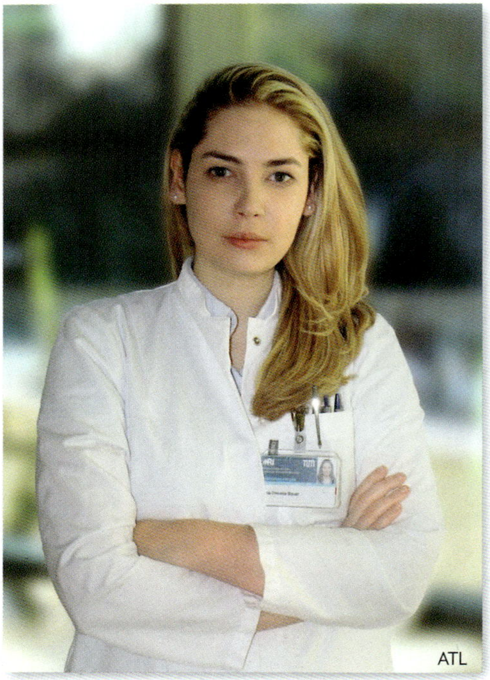

Lipödem Forschung von Dr. Anna-Theresa Lipp

Die Ursache des Lipödems ist bisher unbekannt. Eine genetische Komponente wird aufgrund von positiven Familienanamnesen angenommen, sowie eine hormonelle Komponente aufgrund der fast ausschließlich weiblichen Patientinnen und einem Ausbruch der Krankheit bzw. deren Progression (= Fortschreiten) in den Phasen der hormonellen Umstellungen. Darüber hinaus ist eine gewisse „Gefäßfragilität" (=Zerbrechtlichkeit) bei Lipödem-Patientinnen auffällig, welche schon bei leichten Traumata zu Hämatomen an den Extremitäten führen kann. Aufgrund der fehlenden wissenschaftlichen Daten zur Herkunft des Lipödems, ist es das Ziel unserer Forschung die molekulare Ätiopathogenese (=Ursache und Entstehung der Krankheit) dieses Krankheitsbildes zu beleuchten. Die Fettstammzellen scheinen bei der Entstehung und dem Fortschreiten des Lipödems eine wichtige Rolle zu spielen. Aber unser Fettgewebe besteht nicht nur aus Fettzellen. Im Fettgewebe gibt es unendlich viele Zellen, kleine Helfer und wichtige Zellen, die unser Fett ausmachen. Da gibt es einerseits natürlich die Fettstammzellen, die zu reifen Fettzellen heranwachsen.

Dann gibt es Immunzellen, die die Aufgabe haben Eindringlinge wie Bakterien oder Viren zu erkennen und die auch eine Entzündungsreaktion hervorrufen können. Dann gibt es natürlich Blutgefäße und deren Zellen (Endothelzellen). Durch sie können Stoffe ausgetauscht werden. Fettzellen werden durch die Blutversorgung ernährt, erhalten daraus ihre Fettsäuren für den Einbau und zur Speicherung und gleichzeitig können sie auch Stoffe (Hormone etc.) ins Blut abgeben. Dann gibt es natürlich noch das Bindegewebe in das die Fettzellen eingebettet sind. Auch über sie weiß man beim Lipödem noch nicht sehr viel. Jede Zelle hat natürlich ihre eigene Aufgabe. Jede von ihnen ist wichtig. Wenn aber mehrere Fettzellen aus der Reihe tanzen, dann gibt es für alle anderen Zellen auch ein Problem. Beim Lipödem bestehen wahrscheinlich gleich mehrere Probleme gleichzeitig. Zellen kommunizieren nämlich über sogenannte „Marker", das sind Botenstoffe (meistens Proteine) die sie ausschütten und dann andere Nachbarzellen über etwas in Kenntnis setzen. Das Ziel der Forschung besteht darin auf genetischer Ebene Marker zu finden, die von den Lipödem Fettzellen ausgeschüttet werden und von normalen Fettzellen nicht bzw. in anderer Konzentration ausgeschüttet werden. Dies ist eine wichtige Voraussetzung dafür um eine Aussage darüber treffen zu können welche Zellen gestört sind und mit welchen Zellen sie das Zusammenspiel stören.

Bisher konnten keine Lipödem spezifischen Marker (eindeutige genetische Identifikationsmerkmale) definiert werden.

Molekulare Zellstudie zum Lipödem

Das Ziel unserer molekularen Zellstudie war es die von den Patientinnen abgesaugten Fettstammzellen im Labor zu untersuchen. Stammzellen finden sich millionenfach im menschlichen Fett und spielen eine entscheidende Rolle für den Aufbau des Fettgewebes. Sie bestimmen als sogenannte Vorläuferzellen wie viel Fett zu welchem Zeitpunkt an welcher Stelle im Körper gebildet wird und können sich in reife Fettzellen weiterentwickeln. Jede dieser Fettstammzellen produziert gewisse Marker, die im Labor gemessen werden können. Der Vergleich der Bildung und Ausschüttung von Markern zwischen Lipödem Fettzellen und Nicht-Lipödem Fettzellen gibt Aufschluss über potentielle Unterschiede. Hierzu wurde das abgesaugte Fett (Lipoaspirat) von jeweils zehn Lipödem Patientinnen und Nicht-Lipödem Patientinnen im Labor auf wichtige Marker untersucht.

Lipödem Fettstammzellen zeigten dabei eine signifikant veränderte Bildung unter anderem des Markers Adiponektin, im Vergleich zu Nicht-Lipödem Kontrollzellen. Adiponektin ist ein Hormon, das vorwiegend von reifen Fettzellen gebildet und ausgeschüttet wird. Seine Funktion im Fett- und Zuckerstoffwechsel sowie in entzündlichen Herz-Kreislauf-Erkrankungen ist vielfach beschrieben. Wenn Fettzellen eine ausreichende Menge an Adiponektin ausschütten, sind sie gesund. Dann melden sie an unser Gehirn zurück „alles bestens, wir sind gefüllt und versorgt, wir brauchen nichts mehr". Wenn nicht genug Adiponektin gebildet wird, dann bekommt unser Gehirn die Rückmeldung „bitte mehr Nahrung aufnehmen, die Fettzellen müssen weiter wachsen". Eine pathologisch zu geringe Adiponektinbildung kann also dazu führen, dass der Körper eine falsche Rückmeldung bekommt und die Lipödem Zellen weiter wachsen und „gefüttert" werden.

Lipödem – eine chronisch entzündliche Erkrankung?

Da eine enge Wechselwirkung zwischen Immunsystem und Fettgewebe besteht, gingen wir auch der Frage nach, ob es sich beim Lipödem um eine chronisch entzündliche Erkrankung handeln könnte. Zu den inflammatorischen Markern (=entzündlichen Markern) zählt u. a. die Gruppe der Interleukine (Interleukine sind Hormone, die zu den körpereigenen Botenstoffen der Zellen des Immunsystems gehören). Interessanterweise, zeigten die Lipödem Fettstammzellen teilweise stark erhöhte Interleukin-8 (IL-8) Werte. Es wurde bei der Auswahl der Patientinnen darauf geachtet, dass keine Adipositas vorlag, um eine „Verfälschung" der Ergebnisse zu vermeiden. Obwohl die teilweise hohen IL-8 Werte auf eine chronische Entzündung hinweisen können, bedarf es noch weiterer Studien um dies hinreichend abzuklären.

Generell sind Immunzellen in unserem Fettgewebe nichts Schlimmes. Im Gegenteil. Sie dienen unserem eigenen Schutz. Interleukin-8 zählt nicht nur zur Gruppe der inflammatorischen Marker, sondern auch zur Gruppe der Adipokine, also zu den Faktoren, die von den Fettzellen selbst auch gebildet werden kön-

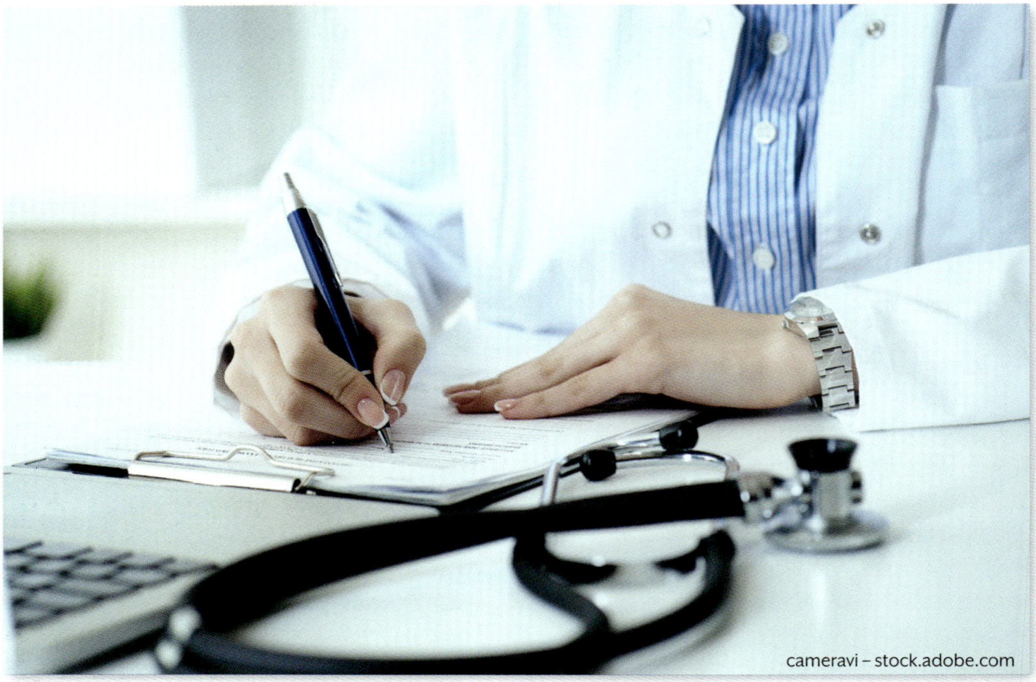
cameravi – stock.adobe.com

nen. Eine signifikante Erhöhung im Vergleich zu den Nicht-Lipödem Fettzellen weist allerdings auf einen pathologischen (=krankhaften) Zustand, also eine gewisse Störung hin. Diese muss näher untersucht werden.

Alles eine Frage der Hormone?

Was haben Hormone und Fettgewebe miteinander zu tun fragen Sie sich? Ganz einfach. Unser Fettgewebe besitzt die erstaunliche Fähigkeit, dass es Hormone selbst bilden bzw. umwandeln kann.

Dazu bedarf es eines Umwandlungshelfers, sogenannten Enzymen. Eines dieser Zauberkünstler ist die Aromatase in den Fettzellen. Die Aromatase ist das Schlüsselenzym bei der Bildung von Sexualhormonen im Fettgewebe. Sie wandelt Testosteron in Östrogen und seine Formen ab und versorgt unser Fettgewebe somit mit ausreichend Geschmeidigkeit.

Der Aromatase Gehalt der Lipödem Kulturen zeigte im Vergleich eine signifikant geringere Konzentration. Es wurde schon mehrfach diskutiert, dass ein hormonelles Ungleichgewicht als Ursache für die Entstehung des Lipödems in Frage kommt. Unseren Messungen der Aromatase Konzentrationen in den Vorläufer-Fettstammzellen zufolge, ist anzunehmen, dass eine tatsächliche Hemmung der Aromatase vorliegt. Somit werden weniger weibliche Sexualhormone im Lipödem Fett gebildet.

Ob dies auch zu einem hormonellen Ungleichgewicht bei Lipödem Patientinnen führen kann, ist aber nicht zu sagen. Weitere Studien müssen gemacht werden um diese Phänomene abzuklären.

Zusammenfassend lässt sich sagen, dass die unterschiedliche Produktion gewisser Markerproteine ein bedeutender Hinweis dafür ist, dass Lipödem Fettstammzellen einen anderen Stoffwechsel haben könnten, als normale Fettzellen. Weitere molekulargenetische Studien sind notwendig um die Ursachen des Lipödems vollständig zu klären. Eine davon ist zum Beispiel die Single Cell Analyse.

Single Cell Analyse

Bei dieser Untersuchungsmethode werden im Labor Zellen einzeln untersucht und deren genetischer Code entschlüsselt. Wie bereits erwähnt besteht unser Fettgewebe ja nicht nur aus Fettzellen, oder Fettstammzellen, sondern auch aus vielen anderen. Diese gesamte „Fettmasse“ nennt man im Fachbegriff „Stromal vascular fraction“. Wir haben uns gefragt ob es vielleicht jemanden gibt in dieser Fettmasse an Zellen, der unsere Lipödem Fettzellen besonders ärgern will? Einen kleinen Bruder sozusagen, welcher der eigentliche Auslöser oder Störenfried ist und das Lipödem schließlich auslöst. Aber nicht nur die unterschiedlichen Zellgruppen wollten wir uns ansehen. Auch innerhalb einer Zellgruppe sind nicht alle gleich. Nicht alle ticken gleich. Auch dabei gibt es Unterschiede. So ähnlich kann man es sich vereinfacht vorstellen. Tatsächlich bestehen Zellpopulationen aus mehreren Subpopulationen mit möglicherweise unterschiedlicher Funktionalität. Daher war unsere Hypothese, dass bei Lipödemen die Fettgewebe-Populationsökologie gestört sein könnte. Warum ist die Auflösung einzelner Zellen für die Studie unerlässlich? Weil es eine Population von Zellen mit zwei Untergruppen geben kann, die sich in der Expression (=in ihrem Audruck) nur eines Gens unterscheiden können. Das kann nicht durch Mittelwertbildung der Bevölkerung festgestellt werden. Zellen des selben Typs können in Zustand und Funktion sehr unterschiedlich sein und benötigen daher eine Einzelzellenanalyse. Bei dieser einzigartigen Technik wird jede einzelne Zelle des Fettgewebes gescreent und auf ihre genetische Information hin untersucht. Die Methodik ist aufwendig und es kann Jahre dauern bis alle Daten erfasst sind. Wir bleiben dran.

Epidemiologie

Wissenschaft von der Entstehung, Verbreitung, Bekämpfung

Es gibt leider noch viel zu wenig Informationen über die Lipödem Betroffenen. Kein Register in dem Nebenerkrankungen erfasst werden und auch sonst tappen wir noch ziemlich im Dunklen mit der Informationslage.

Daher hatten mein Team und ich an der Uniklinik 2017 einen Online-Befragungs-Fragebogen für Lipödem-Patienten in Deutschland entwickelt. Die Befragung wurde an 209 Patientinnen durchgeführt, bei denen Lipödem diagnostiziert worden war und die sich einer Tumeszenz-Liposuktion unterzogen hatten.

Die meisten Teilnehmerinnen (Durchschnittsalter 38,5 Jahre) hatten im Alter von 16 Jahren eine erste Manifestation der Erkrankung bemerkt. Die Diagnose dauerte insgesamt 15 Jahre. Die Fettabsaugung führte zu einer signifikanten Verringerung von Schmerzen, Schwellungen, Berührungsschmerzen und leichtem Bluterguss, wie die Mehrheit der Patienten bestätigt. Hypothyreose (=mangelnde Versorgung des Körpers mit den Schilddrüsenhormonen) (35,9%, n=75) und Depressionen

(23,0%, n=48) ereigneten sich in einer Häufigkeit, die weit über die durchschnittliche Prävalenz (=Häufigkeit) in der deutschen Bevölkerung hinausgeht. Besonders gering war bei den Befragten die Prävalenz von Diabetes Typ I (1,4%, n=3) und Diabetes Typ II (1%, n=2). Etwa 22,5% (n=47) der Lipödem-Patienten litten an einer diagnostizierten Migräne. Nach der Fettabsaugung wurde die Häufigkeit und die Intensität von Migräneattacken deutlich reduziert, wie 68,1% (n=32) es angaben.

Die Lebensqualität steigt nach der Operation deutlich an, mit einer Verringerung von Schmerzen und Schwellungen und einer verminderten Neigung zu leichten Blutergüssen. Die hohe Prävalenz von Hypothyreose bei Lipödem-Patienten könnte mit der häufig beobachteten Lipödem-assoziierten Adipositas zusammenhängen. Die geringe Prävalenz von Diabetes, Dyslipidämie (=Fettstoffwechselstörung) und Bluthochdruck scheint ein spezifisches Merkmal zu sein, welches das Lipödem vom metabolischen Syndrom unterscheidet. Zusammenfassend kann man also sagen, dass Lipödem Patientinnen ansonsten ziemlich gesund sind und weitere Stoffwechselerkrankungen müssen noch untersucht werden, um einen Zusammenhang mit dem Lipödem herauszufinden.

Lipödem und Ernährung

Unabhängig von der Tatsache, dass die Liposuktion in der Behandlung des Lipödems eine zentrale Rolle spielt, da die Fettzellen in großen Mengen entfernt werden können. Es gibt auch eine Zeit vor und nach der Operation in der die Ernährung eine Rolle spielt und nicht unterschätzt werden darf. Das Leid mit der richtigen Ernährung beim Lipödem kennen viele und es ist ein Satz der oft gesagt wird „egal wie wenig gegessen wird – man nimmt zu“. Daher kann es nicht unbedingt an der Menge des Essens liegen sondern auch an dem Inhalt. Doch wer definiert eigentlich was

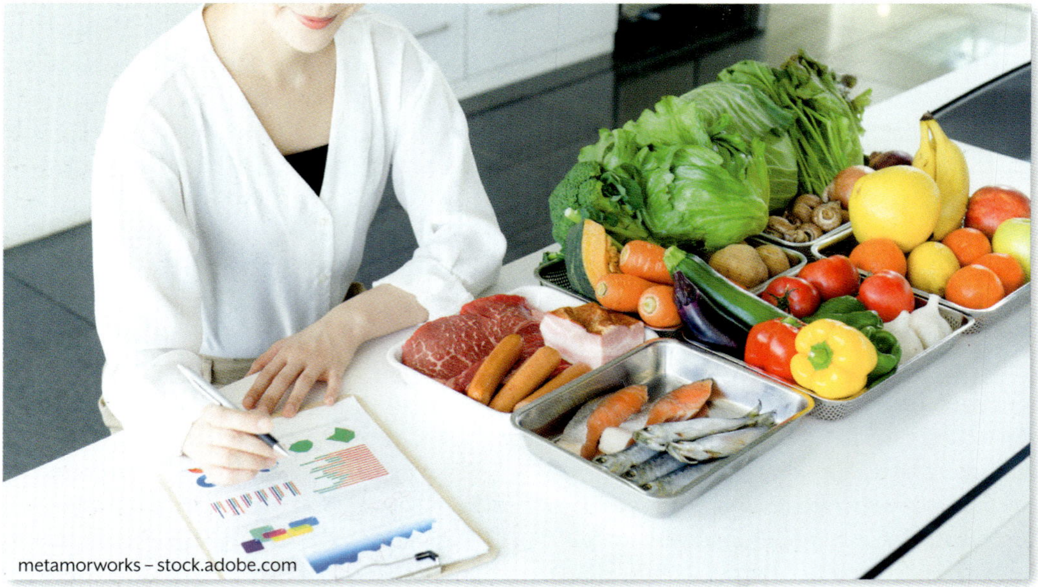

metamorworks – stock.adobe.com

„richtig und falsch" ist in der Ernährungsfrage beim Lipödem?

Was wir bisher wissen

Aktuell gibt es keine publizierte Studie für Ernährung bei Lipödem, die klare Empfehlungen für die Ernährungsrichtlinien widerspiegelt. Patientenberichten zufolge bevorzugen viele der Betroffenen Low-Carb oder ketogene Diäten. Eine wissenschaftliche Untersuchung der Wirksamkeit fehlt bisher. Studien haben gezeigt, dass die Einschränkung der Kohlenhydratzufuhr bei Personen mit Stoffwechselstörungen die Insulinsensitivität, den Blutdruck, die mikrovaskuläre Funktion und die zellulären Adhäsionsmarker (Adhäsion = Aneinanderhaften) verbessert. Fett ist wichtig für normales Wachstum und Entwicklung und liefert auch Energie, schützt unsere Organe, erhält Zellmembranen aufrecht und hilft dem Körper Nährstoffe aufzunehmen und zu verarbeiten.

Noch besser, es hilft dem Körper, wieder hergestelltes Fett zu verbrennen. So ist Fett absolut erforderlich für Reparatur- und Renovierungsarbeiten in jeder Zelle zu jeder Zeit. Die alten Zellen sterben ab und werden durch neue ersetzt. Dies ist die Grundlage für die Aufrechterhaltung der Struktur und für die Funktion des gesamten Körpers.

Und für diese Reparaturarbeiten werden Baumaterialien benötigt, ähnlich wie Häuser gebaut werden. Die meisten der Baumaterialien können durch den Körper selbst hergestellt werden, jedoch nicht durch sogenannte essentielle Nährstoffe, z.B. essentielle Aminosäuren und essentielle Fettsäuren. Diese müssen von Lebensmitteln aufgenommen werden. Beispielsweise L-Arginin: das ist eine semi-essentielle Aminosäure, die zu gesunden Gefäßen beiträgt und bei Entzündungskrankheiten reduziert ist.

Quellen für essentielle Aminosäuren sind zum Beispiel Eier, Linsen, Nüsse und nitrit- und nitrathaltige Lebensmittel wie etwa Blattgemüse. Essenzielle Fettsäuren stecken vor allem in Lachs, hochwertigen Ölen, Avocados und Nüssen. Um eine anti-inflammatorische Diät zu verfolgen sollte man auf verarbeitet Fertig-Nahrungsmittel, künstlichen Zucker und frittierte Speisen komplett verzichtet werden.

Da es sich beim Lipödem vermutlich auch um eine chronisch inflammatorische (=entzündliche) Erkrankung handelt kann eine mögliche Empfehlung auf eine anti-inflammatorische Ernährung ausgerichtet sein. Es sollte auf verarbeitete Fertig-nahrungsmittel, künstlichen Zucker und frittierte Speisen komplett verzichtet werden.

Aktuelle Studienlage zur Ernährung bei Lipödem

Bisher gab es weder von der Deutschen Gesellschaft für Lymphologie, noch von der Deutschen Gesellschaft für Ernährungsmedizin einen Konsens darüber wie sich Lipödem Patientinnen am Besten ernähren sollten.

In einer aktuellen Studie zum Thema gehen wir der Frage auf den Grund ob es wirklich unmöglich ist bei Lipödem Gewicht zu verlieren? Oder ob es prinzipiell sehr wohl möglich ist, aber an den betroffenen Lipödem Stellen nicht. Wie verändert sich der Schmerz wenn der Körper weniger wiegt, oder verändert sich auch dann nichts? Gibt es einen Zusammenhang zwischen dem Hungerhormon Leptin und dem

Forschung und Wissenschaft

Lipödem? In unseren molekularbiologischen Experimenten fanden wir bereits Hinweise auf eine verminderte Leptinproduktion der Lipödem Zellen, ebenso wie einen erhöhten Spiegel an Entzündungmarkern. Da die Frage ob fettreduziert oder kohlenhydratreduziert besser ist bei Lipödem aktuell Lager spaltet, werden zwei Gruppen aus Probandinnen dies erforschen.

Anschließend wird nicht nur das Gewicht und die Umfänge gemessen, sondern auch die Volumina der Beine und Arme erfasst und abschließend zum Ausgangsbefund verglichen. Wie verhält sich der Lipödem-Stoffwechsel in der Phase der Kalorienreduktion? Und was tut den Lipödem Probandinnen gut und was nicht. Diese laufenden Fragen werden wir hoffentlich bald besser verstehen und beantworten können. Denn es gibt viele Einzelfallberichte, aber keine wissenschaftlich ausgelegte randomisierte kontrollierte Ernährungsstudie, die diese Fragen klar beantworten kann. Dennoch sind dies wichtige Erkenntnisse, um mit dem Lipödem ein Leben lang gut auszukommen und in Wohlbefinden zu leben. Die Operation kann nur der Anfang eines neuen Weges sein, die Ernährung aber ist unser tagtäglicher Begleiter. Ein wichtiges Ziel ist es nach der Operation aus einem Kreislauf aus Diäten zu entkommen bzw. gar nicht mehr erst zu beginnen wie vor der Operation. Daher ist es unverzichtbar, dass es mehr gibt als nur Erfahrungsberichte, sondern, dass wir wissenschaftliche Ergebnisse liefern auf deren Grundlage diskutiert und Empfehlungen erarbeitet werden können.

Unser Tipp

Es gibt Leerkapseln und Kapselfüllmaschinen um Kurkuma-Kapseln selber herzustellen.

Heilpflanzen im Überblick

Das Lipödem hat viele Gesichter. Es äußert sich in Form von Schmerzen, einer Hämatomneigung bei Bagatelltraumata, oft Gewichtszunahme, manchmal Gelenkschmerzen und X-Beinen, Müdigkeit und Wassereinlagerungen (bis hin zum sekundären Lymphödem) und steht oft in Verbindung mit Depressionen, Hormonstörungen oder Autoimmunerkrankungen.

Die Liposuktion kann nur die erkrankten Fettzellen beseitigen, die bereits existieren. Allerdings bedarf es meist nicht nur einer Operation, sondern einiger um das Lipödem Fettgewebe nachhaltig zu entfernen. Und dennoch gibt es immer wieder Berichte von Patientinnen, denen man glauben schenken kann, dass es nach den erfolgreichen Liposuktionen an anderen unoperierten Stellen am Körper auftritt.

Wieso eigentlich Kurkuma?

Es ist also davon auszugehen, dass mit den Liposuktionen zwar die Symptome bekämpft werden aber nicht die Ursachen. Genau dieser Ursachenforschung sind wir auf der Spur und versuchen mehr über die Entstehung und die eigentliche Ursache dieser Erkrankung zu erforschen. Was wir bereits herausgefunden haben ist, dass gewisse inflammatorische Marker bei den Lipödem Fettproben erhöht waren.

Und jetzt kommt die Curcuma longa auch besser bekannt als indische Gelbwurz ins

Spiel – der Extrakt der südasiatischen Pflanze war in Mitteleuropa eher als Gewürz lange Zeit bekannt aufgrund seiner schönen gelben Farbe und dem Geschmackserlebnis. Allerdings ist die Pflanze in anderen Kulturen bereits seit Jahrtausenden bekannt für ihre positive Auswirkung auf den Stoffwechsel, antibakterielle Eigenschaften und in der Ayurveda Medizin gilt sie als Heilpflanze.

Viele Patientinnen berichten auch von anderen sogenannten chronischen inflammatorischen Erkrankungen, die gleichzeitig zum Lipödem auftreten, wie zum Beispiel Hashimoto (Schilddrüsenerkrankung) oder chronisch entzündliche Darmerkrankungen.

Laut Erfahrungsberichten von Betroffenen konnte auch hierbei eine Besserung erzielt werden durch die Einnahme von Kurkuma. Für das Lipödem interessant wurde die Pflanze vor allem wegen ihrer schmerzlindernden und antiinflammatorischen (=anti-entzündlichen) Eigenschaften. 2016 konnte durch Wissenschaftler in einer Meta-Analyse gezeigt werden, dass es eine signifikante Schmerzlinderung durch Curcumin gab.

Daher wird Kurkuma auch immer öfter in der Behandlung von Arthrose und Gelenkschmerzen eingesetzt, da es die Hemmung von verschiedenen Enzymen (COX-2, Lipoxygenase, NO Synthase) bewirkt. Die Studien dazu zeigten variable Ergebnisse, teilweise aber mit großem Erfolg.

Es konnte gezeigt werden, dass Curcumin krebshemmende, antioxidative und entzündungshemmende Wirkung entfaltet. Was auf die Lipödem-Fettzellen ebenfalls Auswirkungen haben kann, je nach Aufbereitung und Dosierung. Eine Kombination des Gewürzes beispielsweise mit Piperin (schwarzer Pfeffer) oder anderen Stoffen scheint eine Erhöhung der Bioverfügbarkeit um das Hundertfache zu bewirken.

Auch wenn es Kontroversen in der Kurkuma Gemeinde gibt – so ist die Studienlage dazu ungeklärt. Wem der Pfeffer nicht schmeckt kann ihn weglassen, oft reizt dieser auch die Magenschleimhäute. Ob es überhaupt eine Erhöhung der Bioverfügbarkeit bedarf ist ebenfalls nicht ganz eindeutig. Auf jeden Fall sollte bei der Wahl des Produktes darauf geachtet werden, dass die Dosierungen ordentlich angegeben werden und man auch weiß was man da nimmt, auch der Hersteller sollte seriös sein.

Unser Tipp

Weitere tolle und hilfreiche Tipps zum Thema Kurkuma und auch zu vielen anderen Nahrungsergänzungsmitteln (wie z. B. Gerstengras, Bockshornklee, Shatavari) finden Sie auf Instagram bei myra_snoflinga.

Curcumin – der stille Held?

In der traditionellen Medizin Indonesiens wird Curcumin, ohne dass wissenschaftliche Daten für die Wirksamkeit vorliegen, bereits seit Jahrtausenden gegen eine Vielzahl von Krankheiten, zur allgemeinen Stärkung des Immunsystems sowie zur Prävention von Infektionen und Erkrankungen der Atemwege eingesetzt.

Es wurde in diesem Zusammenhang immer wieder eine verstärkte Blutungsneigung beobachtet, weshalb es sinnvoll ist vor geplanten Operationen mindestens 7 Tage kein Curcumin mehr zu sich zu nehmen, um keine vermehrte Blutungsneigung zu haben.

Zusammenfassend kann man sagen, dass auch hier das alte Sprichwort gilt „Wer heilt hat Recht“. Dem Patienten Glauben schenken und zuhören ist oftmals wichtiger als alles andere. Eine Vielzahl an Lipödem Patienten beschreibt eine verbesserte Situation und Lebensqualität unter der Einnahme der Nahrungsergänzung.

Wie Paracelsus bereits wusste – die Dosis macht das Gift. Was für den einen nur Gewürz zu sein scheint, kann für den anderen einen hohen Grad an Effektivität besitzen und in der richtigen Dosierung und Zusammensetzung eingenommen, kann es förderliche Effekte für die Lebensqualität besitzen.

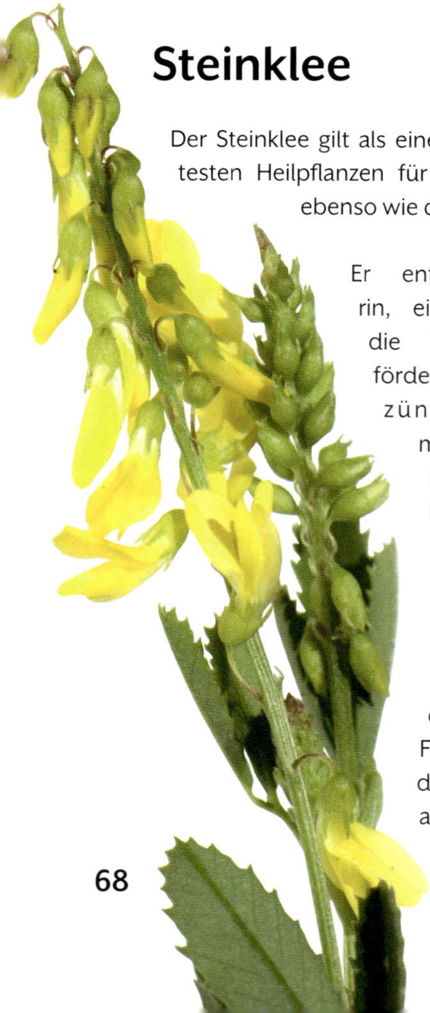

Steinklee

Der Steinklee gilt als eine der bekanntesten Heilpflanzen für Venenleiden, ebenso wie die Kastanie.

Er enthält Cumarin, ein Stoff, der die Durchblutung fördert und entzündungshemmend wirkt. Es erhöht die Kapillarresistenz (=Widerstand der Blutkapillarenwand), verhindert, dass zu viel Flüssigkeit aus den Gefäßen austritt und aktiviert dabei besondere Abwehrzellen, die darauf spezialisiert sind, die Proteine im peripheren Gewebe abzubauen.
Werden die Proteine abgebaut, können sie kein Wasser mehr binden und so auch keine Ödeme mehr bilden. Ödembedingte Schmerzen und Schweregefühle in den Beinen lassen nach.

Steinklee gibt es in Kapselform in Dosierungen von 300 bis 500 mg Steinkleekraut pro Kapsel. Achten Sie auf den Cumaringehalt, der pro Tag 30 mg nicht übersteigen soll und dosieren Sie entsprechend den Anwendungsempfehlungen des jeweiligen Herstellers.

Viele Patientinnen berichten von einer Verbesserung der lymphatischen Schwellung durch sogenannte Lymphtees, die viel Steinklee enthalten. Ebenfalls empfehlenswert sind Kräutersorten wie zum Beispiel Frauenmantel, Zitronengras, Walnussblätter, Storchenschnabelkraut oder Zistrosenkraut.

Vergissmeinnicht

Eine weitere Heilpflanze, die eingesetzt werden könnte, ist das Vergissmeinnicht. Als homöopathisches Komplexmittel Myosotis comp. soll es den Lymphfluss aktivieren und Flüssigkeitsansammlungen im Gewebe verringern.

Immunbooster

Generell empfehlenswert ist es sein Immunsystem zu unterstützen mit der Einnahme von Vitamin C, Vitamin D und Selen. Selen reduziert auch die Ödemneigung im Gewebe.

Zwei placebokontrollierte Studien weisen darauf hin, allerdings im Zusammenhang mit

Ruckszio – stock.adobe.com

Lymphödemen, die sich infolge einer Lymphknotenausräumung (nach Brustkrebs) entwickelt hatten. Gleichzeitig wirkt Selen antioxidativ und stärkt das Immunsystem.

Beim Lipödem sollte jedoch – wie bei jeder chronischen Erkrankung – generell der Mikronährstatus überprüft werden.

Mängel können sodann gezielt behoben werden, so dass man auch Selen in den individuell passenden Dosen einnehmen kann.

Es wird jedoch darauf hingewiesen, dass beim Lipödem in jedem Fall die Schilddrüsenwerte kontrolliert werden sollen. Da oft gleichzeitig eine Unterfunktion der Schilddrüse vorliegen kann und somit auch der Stoffwechselstatus bei jeder Lipödem Patientin überprüft werden sollte.

Zeigt sich tatsächlich eine Unterfunktion, kann eine Behandlung auch die Lipödem Beschwerden deutlich verbessern.

Die hormonelle Balance zu finden ist bei der Behandlung des Lipödems sehr wichtig, weshalb die Patientinnen auch vor einer Operation unbedingt dem Endokrinologen (Spezialist für Hormonstörungen) vorgestellt werden sollten.

Literaturangaben

- Okhovat JP, Alavi A, Lipedema: A Review of the Literature, Int J Low Extrem Wounds. 2015 Sep;14(3):262-7. doi: 10.1177/1534734614554284. Epub 2014 Oct 17
- Pleşca-Manea L, Pârvu AE, Pârvu M, Taămaş M, Buia R, Puia M., Effects of Melilotus officinalis on acute inflammation, Phytother Res. 2002 Jun;16(4):316-9
- International Society of Lymphology, Campisi C, President of the Italian Society of Lymphangiology and of the ISL-Latin Mediterranean Chapter, Full Professor of Surgery, IRCCS University Hospital San Martino - IST National Institute for Cancer Research, Genoa, Italy, NATURAL CUMARIN IN SURGERY OF LYMPHŒDEMA, September 2013, 24. ISL Kongress, Rom, Campisi C, , S. 137
- Bae Wook Shin et al., Lipedema, a Rare Disease, Ann Rehabil Med. 2011 Dec; 35(6): 922–927
- Meier-Vollrath, Ilka; Schneider, Winfried; Schmeller, Wilfried, Lipödem: Verbesserte Lebensqualität durch Therapiekombination, Dtsch Arztebl 2005; 102(15): A-1061 / B-892 / C-840
- Caruana M, Lipedema: A Commonly Misdiagnosed Fat Disorder, Plast Surg Nurs. 2018 Oct/Dec;38(4):149-152. doi: 10.1097/PSN.0000000000000245
- Anne M. Minihane, Low-grade inflammation, diet composition and health: current research evidence and its translation, Br J Nutr. 2015 Oct 14; 114(7): 999–1012
- Wollina U, Heinig B, [Differential diagnostics of lipedema and lymphedema : A practical guideline], Hautarzt. 2018 Dec;69(12):1039-1047. doi: 10.1007/s00105-018-4304-5
- Bruns F et al., Current status of selenium and other treatments for secondary lymphedema, J Support Oncol. 2003 Jul-Aug;1(2):121-30
- Gilsanz V et al., Vitamin D status and its relation to muscle mass and muscle fat in young women, J Clin Endocrinol Metab. 2010 Apr;95(4):1595-601. doi: 10.1210/jc.2009-2309. Epub 2010 Feb 17
- Földi E, Facts about lipoedema and lymph/lipoedema, 1st Jobst® Scientific Symposium, 2008 (ed.). Lymph/Lipoedema Treatment in Its Different Approaches. Wounds UK: Aberdeen (UK), 2009, pp. 36–40
- Wang ZV, Scherer PE. Adiponectin, the past two decades. Journal of molecular cell biology 2016; 8: 93-100
- Fu Y, Luo N, Klein RL et al. Adiponectin promotes adipocyte differentiation, insulin sensitivity, and lipid accumulation. Journal of lipid research 2005; 46: 1369-1379
- Arita Y, Kihara S, Ouchi N et al. Paradoxical decrease of an adipose-specific protein, adiponectin, in obesity. Biochemical and biophysical research communications 1999; 257: 79-
- Han SH, Sakuma I, Shin EK et al. Antiatherosclerotic and anti-insulin resistance effects of adiponectin: basic and clinical studies. Progress in cardiovascular diseases 2009; 52: 126-140
- Hotta K, Funahashi T, Arita Y et al. Plasma concentrations of a novel, adipose-specific protein, adiponectin, in type 2 diabetic patients. Arteriosclerosis, thrombosis, and vascular biology 2000; 20: 1595-1599

Rezepte zu Kurkuma

noraismail – stock.adobe.com

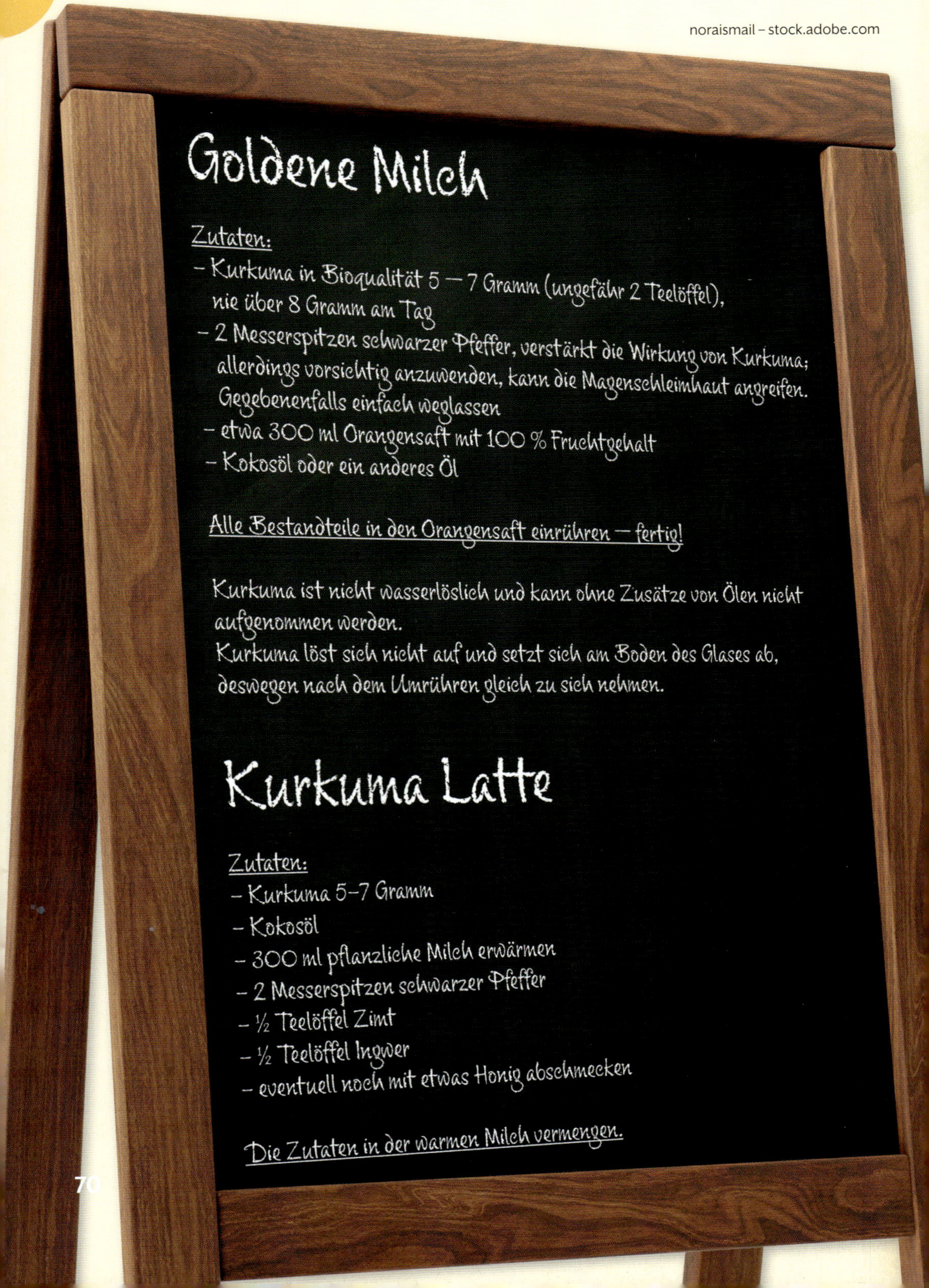
Goldene Milch
Zutaten:
– Kurkuma in Bioqualität 5 – 7 Gramm (ungefähr 2 Teelöffel), nie über 8 Gramm am Tag
– 2 Messerspitzen schwarzer Pfeffer, verstärkt die Wirkung von Kurkuma; allerdings vorsichtig anzuwenden, kann die Magenschleimhaut angreifen. Gegebenenfalls einfach weglassen
– etwa 300 ml Orangensaft mit 100 % Fruchtgehalt
– Kokosöl oder ein anderes Öl
Alle Bestandteile in den Orangensaft einrühren – fertig!
Kurkuma ist nicht wasserlöslich und kann ohne Zusätze von Ölen nicht aufgenommen werden.
Kurkuma löst sich nicht auf und setzt sich am Boden des Glases ab, deswegen nach dem Umrühren gleich zu sich nehmen.
Kurkuma Latte
Zutaten:
– Kurkuma 5–7 Gramm
– Kokosöl
– 300 ml pflanzliche Milch erwärmen
– 2 Messerspitzen schwarzer Pfeffer
– ½ Teelöffel Zimt
– ½ Teelöffel Ingwer
– eventuell noch mit etwas Honig abschmecken
Die Zutaten in der warmen Milch vermengen.

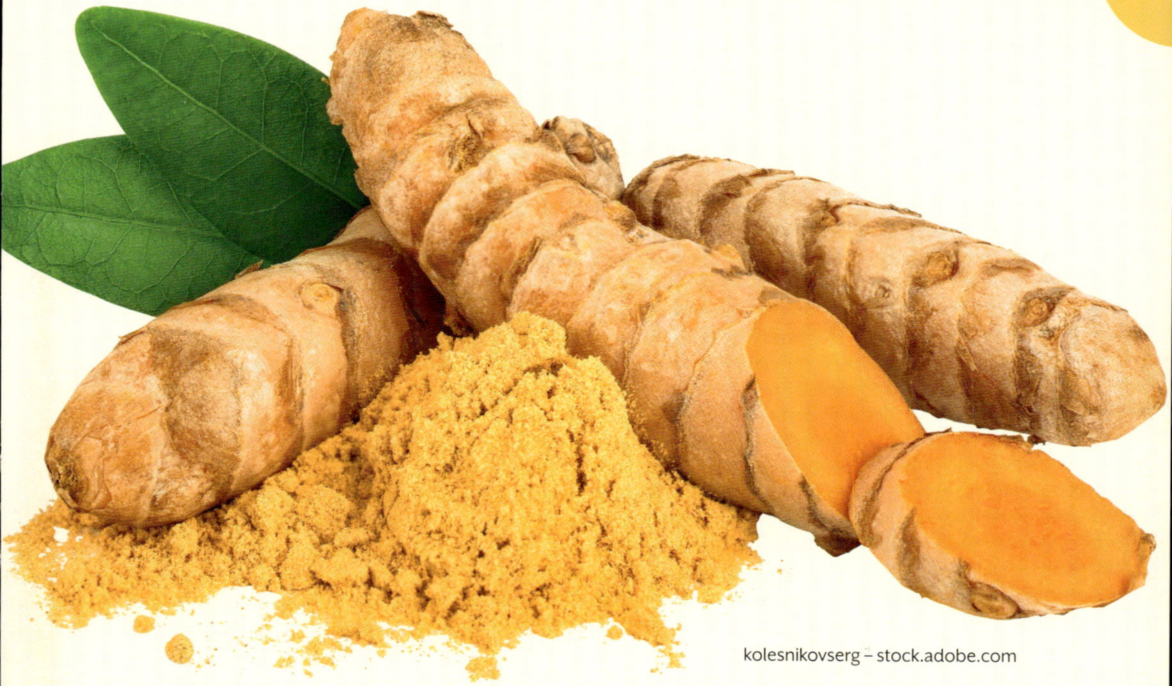

kolesnikovserg – stock.adobe.com

Kurkuma Paste

für 1 Woche, zum Einrühren in warme pflanzliche Milch:

<u>Zutaten:</u>

- Kurkuma 35 Gramm
- 2 Teelöffel Zimt
- 2 Teelöffel Ingwer
- 6 Teelöffel Kokosöl

Zu einer Paste verrühren und in ein verschließbares Gefäß füllen, in den Kühlschrank stellen und innerhalb einer Woche verbrauchen.

Die Heilpflanze Steinklee

Die Heilpflanze Steinklee

Der Gelbe Steinklee (Melilotus officinalis), auch Gewöhnlicher Steinklee, Echter Steinklee, Gebräuchlicher Steinklee und Honigklee genannt, ist eine Pflanzenart aus der Familie der Hülsenfrüchtler (Fabaceae) und gehört damit zur Ordnung der Schmetterlingsblüter (Fabales).

Der Name Melilotus stammt vom griechischen Meli ab, was so viel wie Honig bedeutet und sich auf die nach Honig duftenden Blüten und den Reichtum an Nektar in den Blüten bezieht. Das Wort „lotus", (= Klee), deutet auf seine kleeartigen Blätter hin.

Officinalis lässt darauf schließen, dass es sich um eine alte Arzneipflanze handelt, denn die „Offizin" ist der Verkaufsraum einer Apotheke und ‚officinalis' bedeutet: in den Apotheken gebraucht.

Der deutsche Name „Steinklee" nimmt Bezug auf die bevorzugten Standorte, nämlich die steinigen Weg- und Ackerränder, und auf die Dreizähligkeit der Blätter („Kleeblätter").

Die Geschichte des Steinklees reicht zurück bis in das antike Ägypten. Dort bereitete man die Blätter und Blüten der Pflanze als Heiltee zu.

Dieser Tee wurde bei Verdauungsbeschwerden getrunken oder wenn man eine Wurmerkrankung hatte.

Der Steinklee war schon im Altertum als Heilkraut bekannt. Die Pflanze wurde bereits von Hippokrates, Theophrast und Dioskurides in ihren Aufzeichnungen erwähnt und gerühmt.

Vorkommen

Der Gelbe Steinklee wächst verbreitet in sonnigen Unkrautfluren, an Wegrändern, im Bahngelände, in Steinbrüchen, auf Erdanrissen, an Ufern und Schuttplätzen. Er gedeiht am besten auf basenreichen, kalkhaltigen und mäßig stickstoffarmen Böden. In Gebieten mit kalkarmem Gestein fehlt er gelegentlich.

Die Heimat des Gelben Steinklees ist Mitteleuropa und Asien. Er fehlt in Portugal und kommt in Osteuropa nur im Donaudelta und um Odessa vor.

Sein Status auf den Britischen Inseln und in Skandinavien ist fraglich. Er wurde als Futterpflanze nach Nordamerika gebracht und tritt heute auch in Afrika und Australien auf.

Für medizinische Zwecke findet weltweiter Anbau statt. Das im deutschsprachigen Raum verwendete Drogenmaterial stammt vorwiegend aus Kulturen in osteuropäischen Ländern. Es muss zur Blütezeit geerntet werden.

Merkmale

Der Gelbe Steinklee ist eine zweijährige bis mehrjährige krautige Pflanze, die Wuchshöhen von 30 bis 150 Zentimetern erreicht. Sie hat aufrechte und stark verzweigte Stängel.

Daran wachsen dreiteilige, kleeähnliche und am Rand schwach gezähnte Blätter.

Die Blütezeit reicht von Mai bis September. Die kleinen gelben Blüten sind in zahlreichen Trauben angeordnet. Die traubigen Blütenstände mit jeweils 20 bis 30 Blüten sind 4 bis 10 Zentimeter lang.

Die Heilpflanze Steinklee

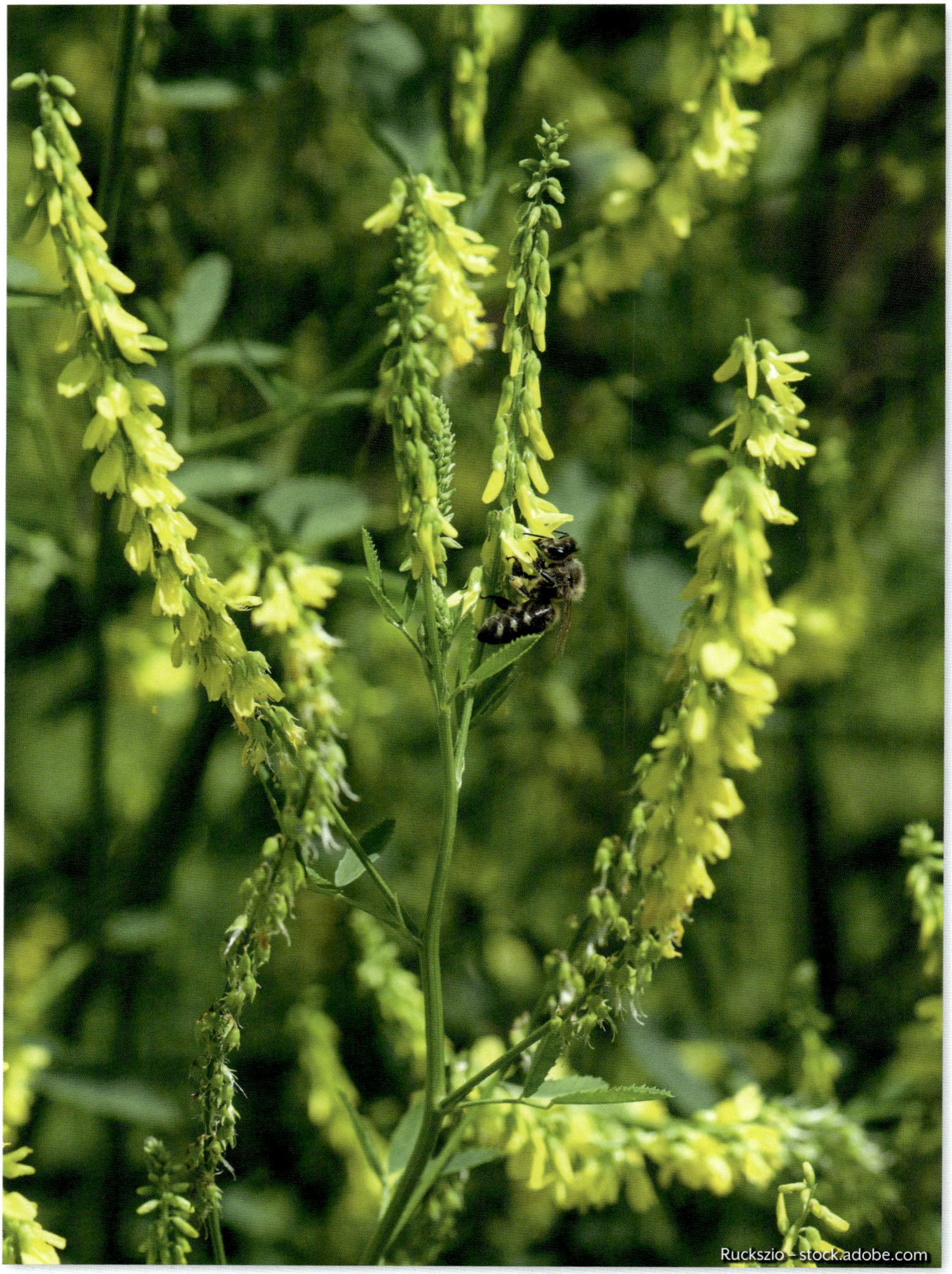

Die Blüten sind sehr nektarreich und duften nach Honig. Der Gelbe Steinklee ist ein Nektar- und Pollenspender von besonderem Wert. Die Bienen lieben die filigranen Blüten und besuchen den echten gelben Steinklee häufig.

Steinkleekraut verströmt einen süßlichen Geruch. Geschmacklich ist das Kraut bitter, salzig und leicht scharf.

Nach der Blütezeit entwickeln sich hellbraune, rundliche Hülsenfrüchte.

Verwendung

Zu medizinischen Zwecken verwendet man die frischen oder getrockneten Blätter sowie die blühenden Triebe des Steinklees. Insbesondere die Blüten enthalten die medizinisch wirksamen Inhaltsstoffe.

In der Pflanzenheilkunde werden neben dem Gelben Steinklee (Melilotus officinalis) auch der Weiße Steinklee (Melilotus alba), der Hohe Steinklee (Melilotus altissima) und der Kleinblütige Steinklee (Melilotus indica) genutzt. Diese Sorten sind aber in ihrer Wirkung nicht mit dem Gelben Steinklee zu vergleichen, sondern werden für andere Indikationen angewendet.

Indikationen

Die Cumarine im Steinkleekraut wirken nachweisbar entzündungshemmend und insbesondere auf die Blutgefäße. Steinklee stärkt die innersten Gewebeschichten (Endothel) der Blutgefäße - sowohl der Arterien als auch der Venen - und wirkt so nachweisbar erhöhend auf die Widerstandsfähigkeit kleinster Blutgefäße (Kapillare) und macht diese undurchlässiger für Blutflüssigkeit (Plasma). Dadurch tritt weniger Flüssigkeit in den Zellzwischenraum.

Zusätzlich wurde eine Verbesserung des Blutflusses nachgewiesen (venöser Rückfluss) sowie der lymphatische Abtransport. Steinklee kurbelt die Produktion von bestimmten Blutzellen (Makrophagen) an. Diese fördern den Abbau von Eiweißbausteinen in den Geweben, die anschließend ausgeschieden werden, weshalb Lymphstauungen bzw. Wassereinlagerungen abgebaut werden. Ebenso werden die schmerzhaften Ablagerungen von Eiweißbausteinen aufgelöst und abgebaut.

Vor diesem Hintergrund der Wirkungsmechanismen findet man zum Steinklee vorwiegend Indikationen aus dem Bereich der Gefäßerkrankungen, insbesondere Venenerkrankungen.

Folgende Indikationen sind für die Anwendung von Steinklee zu finden:

- Veneninsuffizienz, chronisch venöse (CVI)
- Venenschwäche
- Erkrankungen des venösen Gefäßsystems
- Schweregefühl
- Wadenkrämpfe
- Krampfadern
- Thrombophlebitis (oberflächlich entzündete Venen)
- Venenentzündung
- postthrombotisches Syndrom (nach tiefer Venenthrombose)
- Hämorrhoiden
- Lymphstauung, Lymphödeme
- müde Beine, schwere Beine
- Blutergüsse
- Prellungen
- Verstauchungen

Die Heilpflanze Steinklee

Anwendungen

Steinkleekraut eignet sich zur inneren und zur äußeren Anwendung.

Innerlich angewendet lindert es die Beschwerden, die mit chronischen Erkrankungen des venösen Gefäßsystems einhergehen, wie beispielsweise Schweregefühl und Schmerzen in den Beinen, Juckreiz, Schwellungen, Lymphstau, Rötungen und nächtliche Wadenkrämpfe.

Äußerlich angewendet wird Steinkleekraut zur Behandlung von oberflächlichen Blutergüssen, Prellungen und Verstauchungen eingesetzt.

Steinkleekraut wurde volksmedizinisch bereits im Mittelalter als beruhigendes, schmerzstillendes, harn- und schweißtreibendes Mittel sowie zur Wundheilung eingesetzt.

Heute nutzt man Steinklee in der Naturheilkunde als venenstärkendes und harntreibendes Mittel im Rahmen von Entwässerungskuren. Ferner wird Steinklee bei Erkrankungen des Zentralen Nervensystems, Kopfschmerzen und Migräne verwendet.

Als weitere Verwendungsmöglichkeiten findet man die Anwendung von Steinklee bei Magenbeschwerden und Leberleiden sowie äußerlich zur Erweichung von Geschwüren, zur Förderung der Eiterbildung, bei Bluterguss und bei Ohrensausen und bei Wechseljahresbeschwerden.

Ferner gibt es Hinweise zu einer positiven Wirkung des Steinklees auf den Stoffwechsel sowie auf das Lipödem - vor allem in Verbindung mit einer entsprechenden Ernährung bzw. Zufuhr von Mikronährstoffen.

Wesen der Pflanze

Unsere Vorfahren hatten einen intuitiven Zugang zur Wirkung der Pflanzen. Sie erkannten aufgrund bestimmter äußerer Kennzeichen der Pflanze, also der Betrachtung ihrer Signatur, ihr Wesen und damit ihre Heilwirkung. Vom Wesen der Pflanze schließt der Heilkundige auf ihre Wirkkraft.

Eine Pflanze besitzt eine Doppelwirkung: auf körperlicher Ebene und auf seelischer Ebene.

Der Steinklee hat ein lösendes Wesen, er lässt die erstarrten Lebenssäfte wieder fließen. Er steht für Auflösung und Verflüssigung.

Wenn Verklumpungs- und Verknotungstendenzen in Körper und Seele auftreten, wirkt Steinklee erweichend und auflösend. Er hat eine spezifische Wirkung auf die Blutviskosität und führt gewissermaßen zu einer Verflüssigung.

Durch seine lösende Kraft wirkt der Steinklee auch entspannend und beruhigend.

Inhaltsstoffe

Zu den wichtigsten wirksamkeitsbestimmenden Inhaltsstoffen im Steinkleekraut zählen mit einem Anteil von etwa 0,3 % Cumarinverbindungen, die in Form der Glykosiden vorliegen (zum Beispiel Melilotosid und Melilotin). Ferner kommen flüchtiges Cumarin, Flavonoide und Saponine vom Typ des Melilotigenins und Soyasaogenols vor.

Wirkung

Das im Steinklee enthaltene Cumarin wirkt gegen Wassereinlagerungen im Gewebe. Außerdem konnten eine Steigerung der Wundheilung und entzündungshemmende Effekte nachgewiesen werden.

„Steinkleekraut wird hauptsächlich als Venenmittel verwendet. Es wirkt ödemprotektiv auf die Gefäße und das umgebende Gewebe. Der Hauptinhaltsstoff Cumarin verbessert die Kapillarresistenz und senkt die Kapillarpermeabilität. Durch Stimulierung der Makrophagen wird die Proteolyse von bereits in das Gewebe gelangten Eiweißmolekülen gefördert. Da die Eiweiße vermehrt Wasser binden, führt dies zum Abbau der Ödeme. Steinklee fördert sowohl den venösen Rückfluss als auch den lymphatischen Abtransport.“ (Quelle: Pharmazeutische Zeitung)

Das heißt, Steinklee schützt die Gefäße und das umgebende Gewebe vor Ödemen (= ödemprotektiv). Der im Steinklee enthaltene Hauptwirkstoff Cumarin verbessert den Widerstand der Blutkapillarenwand gegen den Innendruck und damit gegen das Austreten der Blutbestandteile (= Kapillarresistenz) und senkt die Durchlässigkeit (= Permeabilität) der Blutkapillaren für Wasser und die in ihm enthaltenen Stoffe bzw. Zellen. Durch die Stimulierung von Zellen, die zum zellulären Immunsystem gehören (= Makrophagen) wird der Abbau von bereits in das Gewebe gelangten Eiweißmolekülen gefördert (= Proteolyse).

Kurz zusammengefasst:

Steinklee fördert den Lymphfluss (wie eine Lymphdrainage), er “repariert” die Blutgefäße und löst vorhandene Eiweißablagerungen auf.

Nebenwirkungen

In seltenen Fällen können bei der Einnahme von Steinklee Kopfschmerzen auftreten. Diese lassen sich meist durch eine ausreichende Trinkzufuhr vermeiden oder lindern. Hier ist stilles Wasser zu bevorzugen.

Weitere Nebenwirkungen sind nicht bekannt. Jedoch sind Reaktionen bei Allergien gegen Pflanzen aus der Ordnung der Schmetterlingsblüter (Fabales) bzw. aus der Familie der Hülsenfrüchtler (Fabaceae) nicht völlig auszuschließen.

Derzeit sind keine Wechselwirkungen mit anderen Mitteln bekannt. Früher vermutete lebertoxische und krebserzeugende Nebenwirkungen konnten inzwischen widerlegt werden.

Darreichungsformen

Steinkleekraut wird in verschiedenen Formen, vorwiegend in der Gruppe der Venen- und Hämorrhoidentherapeutika, angeboten.

Es sollte unbedingt darauf geachtet werden, dass qualitativ hochwertige und reine Produkte in pharmazeutischer Qualität verwendet werden. Diese werden vor allem über Apotheken angeboten oder in ausgewählten Fachgeschäften für Arznei- und Heilpflanzen (Drogen).

Vom Kauf von Billigware - insbesondere aus dem Internet – ist dringend abzuraten.

Tee

Loses, geschnittenes Steinkleekraut, das individuell abgepackt wird, kann über Apotheken oder Fachgeschäfte bezogen werden. Entwe-

Die Heilpflanze Steinklee

der man verwendet reinen Steinklee oder eine Teemischung, in der neben dem Steinklee noch weitere Arzneipflanzen enthalten sind.

Manche Apotheken bieten z. B. eine hauseigene Teemischung als Lymphtee an, die Steinklee enthält.

Fluidextrakt als Tinktur / Urtinktur

Dies sind konzentrierte, flüssige Zubereitungen, die entweder durch Mischen eines pflanzlichen Presssaftes mit Ethanol oder durch Auszug (Extraktion) pflanzlicher Ausgangsstoffe gewonnen werden. Steinklee-Tinkturen bzw. Urtinkturen diverser Hersteller können über Apotheken bezogen werden.

Salbe / Lotion

Es gibt verschiedene Salben und Lotionen, die Steinklee enthalten. Eine Salbe oder Lotion kann man aber auch relativ einfach selbst herstellen. Dazu am besten eine Steinklee-Urtinktur verwenden und mit einer Salbengrundlage oder Lotion mischen.

Trockenextrakt in Kapseln

Reines Steinkleekraut zu feinem Pulver vermahlen und ohne jegliche Zusätze in Kapseln abgefüllt kann z. B. über Apotheken oder den Kräuterfachhandel bezogen werden.

Homöopathische Tabletten / Globuli / Kapseln

Steinklee in homöopathischen Formen gibt es sowohl als Tabletten, Globuli und Kapseln in diversen homöopathischen Potenzen (D1 bis C30), die alle über Apotheken zu beziehen sind.

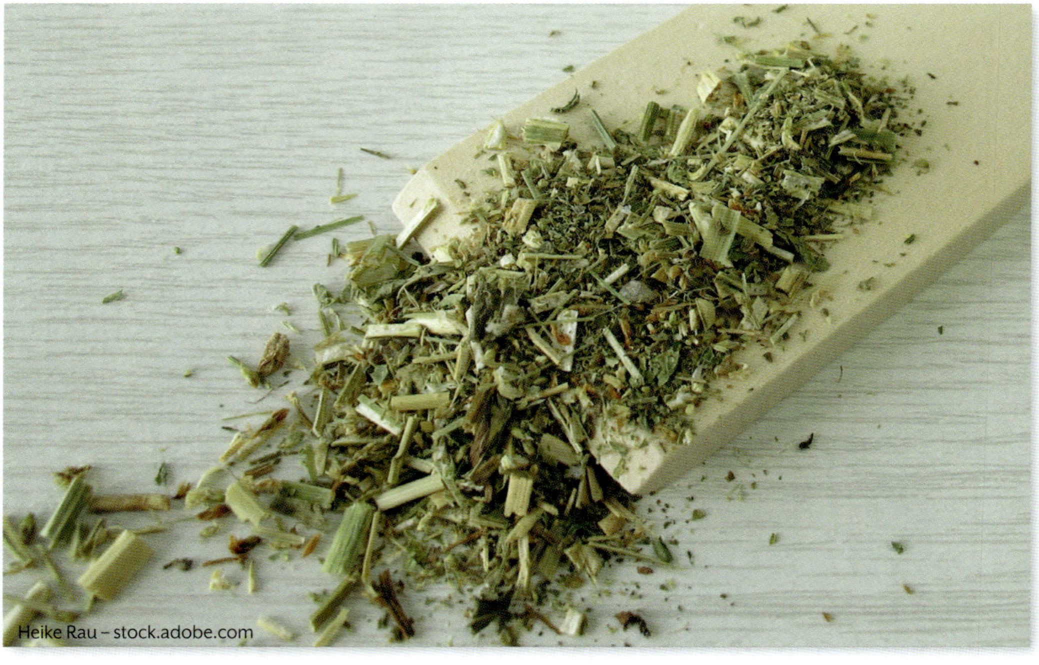
Heike Rau – stock.adobe.com

Dosierung

Aufgrund der sehr unterschiedlichen Darreichungsformen kann keine pauschale Aussage zur Dosierung gemacht werden. Es sollten jeweils die Dosierungshinweise der Hersteller beachtet werden.

Zur Herstellung eines Steinklee-Tees übergießt man 1-2 Teelöffel des fein geschnittenen Steinkleekrautes mit kochendem Wasser und lässt es 5-10 Minuten ziehen. Danach wird es durch ein Teesieb gegeben. Von diesem Tee können 2-3 Tassen täglich getrunken werden.

Als generelle Empfehlung zur Dosierung gilt, dass die mittlere Tagesdosis von 3 bis maximal 30 Milligramm (mg = Tausendstel Gramm) Cumarin nicht überschritten werden soll. Bei einem Cumaringehalt von etwa 0,3 % liegt die mittlere Tagesdosis somit bei ca. 10 bis maximal 100 Gramm (g) Steinkleekraut.

Steinklee kann als Langzeittherapie oder Dauertherapie eingesetzt werden.
Es ist keine Einnahmepause erforderlich, wie sie teilweise bei anderen Heilkräutern angezeigt ist.

Differenzierte Risikobetrachtung - Cumarine in pflanzlichen Arzneimitteln

Cumarin ist ein natürlicher Aroma- und Duftstoff, der in vielen Pflanzen enthalten ist. Er kommt in höheren Konzentrationen in Zimtsorten vor, die unter dem Begriff „Cassia-Zimt" zusammengefasst werden, aber zum Beispiel auch in Waldmeister, Tonka-Bohnen und eben im Steinkleekraut.

Cumarin ist die Stammverbindung von mehr als 3000 natürlichen Derivaten, die in vielen Pflanzen in zahlreichen Variationen nachgewiesen wurden (Booth et al., 2004). Neben Hydroxycumarinen sind Furanocumarine und die Dihydropyranocumarine weitere wichtige Verbindungen.

Cumarine stellen eine Substanzklasse mit einer extrem großen chemischen Vielfältigkeit dar, die auch in vielfältigen biologischen Aktivitäten zum Ausdruck kommt. Grundsätzlich besteht eine enge Abhängigkeit zwischen der Struktur und den biologischen Eigenschaften von Cumarinen, was keine Generalisierung sowohl von pharmakologischen als auch toxischen Effekten zulässt.

Generell ist festzuhalten, dass zwischen der Stammverbindung Cumarin und den zahlreichen Cumarinvarianten große Unterschiede in den physikalisch-chemischen und biologischen Eigenschaften bestehen.

Deutliche Abweichungen existieren außerdem hinsichtlich der Verstoffwechselung und Eliminierung von Cumarin bei verschiedenen Tierarten und beim Menschen. Bei Ratten, Mäusen, Kaninchen oder Hunden ist zum Beispiel die Bildung einer lebertoxischen Cumarinvariante vorherrschend.

Im Gegensatz dazu unterliegt Cumarin beim Menschen einem hohen First-Pass-Effekt. Nach der oralen Aufnahme von bis zu 2 g Cumarin ist die Substanz im Plasma nicht oder nur in Spuren nachweisbar. Cumarin wird rasch abgebaut und innerhalb von 72 Stunden fast vollständig ausgeschieden. Es gibt Hinweise, dass Cumarin beim Menschen sogar eine leberschützende Eigenschaft hat.

Cumarin darf nicht verwechselt werden mit so genannten Cumarin-Derivaten (z. B. Phenprocoumon, Warfarin), die sich aus der Grundsubstanz ableiten und als Vitamin-K-Antagonisten breite Anwendung zur Hemmung der Blutgerinnung durch Verminderung der Thromboplastinzeit (Quickwert) finden. Cumarin selbst hat diese Wirkung nicht.

Das im Steinklee enthaltene flüchtige Cumarin wirkt nicht blutverdünnend.

Der blutgerinnungshemmende Stoff Dicumarol entsteht aus dem Cumarin nur bei falscher, unzureichender Trocknung - in frischen und sorgfältig getrockneten Pflanzen fehlt er ganz.

Bei hochwertigen und geprüften Produkten in pharmazeutischer Qualität sollte eine richtige und fachgerechte Trocknung stets gegeben sein. Bei den homöopathischen Produkten dürfte dieses Risiko ganz entfallen. Das erklärt sicher auch, weshalb viele Ärzte und Apotheken die Auskunft geben, dass man Steinklee problemlos nehmen kann und auch keine Bedenken bestehen, es zusammen mit blutverdünnenden Medikamenten einzunehmen.

Dennoch sollte vor der Einnahme von Steinklee immer die Rücksprache mit dem behandelnden Arzt oder Heilpraktiker oder einem Apotheker erfolgen.

Während der Schwangerschaft und der Stillzeit sollen Steinkleeprodukte nicht eingenommen werden, da bisher noch keine Untersuchungen zur Unbedenklichkeit vorliegen.

Generell sollte man mit einigen Kräutern in der Schwangerschaft und während der Stillzeit vorsichtig sein. Da man ja aber gerade auch in der Schwangerschaft mitunter zu verstärkten Wassereinlagerungen neigt, empfiehlt es sich, immer mit dem Arzt zu besprechen, was man im Einzelfall nehmen darf.

Das Bundesinstitut für Risikobewertung (BfR) teilt mit, dass seit Januar 2011 in der EU neue Höchstgehalte für Cumarin in verzehrfertigen Lebensmitteln gelten. Die tolerierbare Dosis, die ohne gesundheitliche Beeinträchtigung ein Leben lang täglich aufgenommen werden kann, liegt bei 0,1 mg pro Kilogramm Körpergewicht.

Für natürliche Inhaltsstoffe in Kräutern und Gewürzen wurde in der neuen europäischen Aromenverordnung generell keine Höchstgehalte festgelegt.

Kurz zusammengefasst:

Es gibt nicht DAS Cumarin, sondern Cumarin ist eine chemische Stammverbindung von mehr als 3000 chemischen Verbindungsvarianten.

Hinsichtlich der Verstoffwechselung von Cumarinen gibt es deutliche Unterschiede zwischen verschiedenen Tierarten und dem Menschen.

Während Cumarin bei Ratten, Kaninchen und Hunden lebertoxisch wirkt, wurde nachgewiesen, dass es beim Menschen keine lebertoxische Wirkung gibt, sondern sogar eine leberschützende Eigenschaft besteht.

Informationsquellen: Links und Fachliteratur

https://www.gesundheit.de/lexika/heilpflanzen-lexikon/steinklee

Die Website wird betrieben von der Alliance Healthcare Deutschland AG mit Sitz in Frankfurt am Main. Das Unternehmen gehört zu den führenden Gesundheitsdienstleistern für Apotheken und pharmazeutische Hersteller in Deutschland. Das heißt, hier beziehen auch Apotheken und Pharmahersteller ihre Informationen zu Medikamenten, Inhaltsstoffen, Wirkungen, Nebenwirkungen und Wechselwirkungen.

https://ptaforum.pharmazeutische-zeitung.de/https://www.pharmazeutische-zeitung.de

Die beiden Webseiten werden betrieben von der Avoxa - Mediengruppe Deutscher Apotheker GmbH mit Sitz in Eschborn. Das Unternehmen ist eine hundertprozentige Tochtergesellschaft des Spitzenverbandes der deutschen Apothekerschaft: der ABDA – Bundesvereinigung Deutscher Apothekerverbände e. V. und bietet Fach- und Führungskräften im Apotheken- und Gesundheitsmarkt, unter anderem in der Offizin- und Klinikapotheke, der Industrie sowie im Pharmagroßhandel, für deren tägliche Arbeit unverzichtbare Veranstaltungen, Informationen, Daten und Produkte.

Institut für Pharmazeutische Biologie, Goethe-Universität Frankfurt am Main

https://www.uni-frankfurt.de/55321186/Blutkreislauf#steinklee

DocJones - Deutschlands größtes Portal für grüne Medizin

https://www.docjones.de/wirkstoffe/steinklee/steinkleekraut-extrakt-1

Die Website wird betrieben von der sms - social media services GmbH. Die Redaktion besteht aus medizinischen Fachautoren und Experten aus den Bereichen Naturheilkunde und Phytotherapie. Hierzu gehören eine Gesundheitswissenschaftlerin, ein Fachdozent für Pharmakologie, eine Ökotrophologin mit pharmazeutischer Ausbildung und Promotion in Medizin, eine Ärztin und Ayurvedaärztin, eine Heilpraktikerin sowie mehrere Ärzte.

Altmeyers Enzyklopädie
https://www.enzyklopaedie-dermatologie.de/

Altmeyers Enzyklopädie ist eine unabhängige, evidenzbasierte Informationsressource auf Facharztniveau.

Kompendium der Ceres® Heilmittel AG
https://www.ceresheilmittel.de

Botanisches Institut und Botanischer Garten der Universität - Gesamthochschule - Essen

Wissenschaftliche Gattungsnamen der Gefässpflanzen Mitteleuropas und ihre Bedeutung.

https://www.uni-due.de/botanik/gattungs.html

Bundesinstitut für Risikobewertung (BfR)

https://www.bfr.bund.de/

Stellungnahme Nr. 036/2012 des BfR vom 27. September 2012

Praxis-Lehrbuch Heilpflanzenkunde
Grundlagen - Anwendung - Therapie

Ursel Bühring, Freiburg, Heilpraktikerin mit Schwerpunkt Phytotherapie, Gründerin der Freiburger Heilpflanzenschule

2014, 4. überarbeitete Auflage, 808 Seiten, 127 Abbildungen, Gebunden, Deutsch,

Verlag: Haug, ISBN-10: 383047749X, ISBN-13: 9783830477495

Leitfaden Naturheilkunde
Methoden, Konzepte und praktische Anwendung

Volker Schmiedel / Matthias Augustin

2017, 7. aktualisierte und überarbeitete Auflage, 1248 Seiten, Gebunden, Deutsch,

Verlag: Narayana Verlag GmbH, ISBN: 978-3-4375-5143-7

Leitfaden Phytotherapie
Mit Zugang zur Medizinwelt

Prof. Dr. Heinz Schilcher, Begründer einer standardisierten und reproduzierbaren Phytotherapie, Dr. med. Susanne Kammerer, Dr. rer. nat. Tankred Wegener, u. a.

2016, 5. Auflage, 1224 Seiten, Gebunden, Deutsch,

Verlag: Urban & Fischer Verlag/Elsevier GmbH

ISBN-10: 3437553445, ISBN-13: 978-3437553448

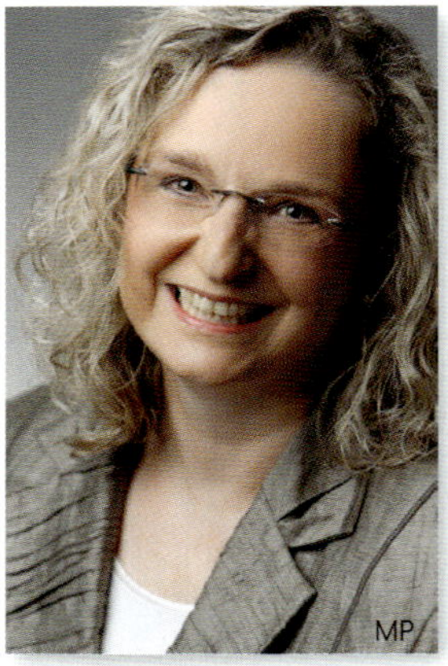

Die Autorin

Monika Paul, Jahrgang 1961, hat Betriebswirtschaft studiert und ist seit 2003 als selbständige Unternehmensberaterin, Coach und freie Autorin tätig. Ihre Schwerpunkte liegen heute im Bereich Betriebliches Gesundheitsmanagement und Betriebliche Gesundheitsförderung.

Hierfür hat sie sich mit Weiterbildungen zur Ernährungsberaterin und Orthomolekulartherapeutin sowie mit Fortbildungen der Deutschen Gesellschaft für Lymphologie qualifiziert.

Aufgrund ihrer eigenen Betroffenheit hat sie sich seit einigen Jahren auf komplementäre Ansätze im Umgang mit dem Lipödem und dem Lip-Lymphödem spezialisiert.

Weitere Informationen zum Steinklee sowie viele Erfahrungsberichte und Erfahrungsaustausch von Lipödem-Betroffenen sind in dieser Facebook-Gruppe zu finden:

Das Original Steinklee-Experiment - Frauen mit Lipödem und Lymphödem

https://www.facebook.com/groups/1064608966928572/

Adipositas und Lipödem

Adipositas und Lipödem

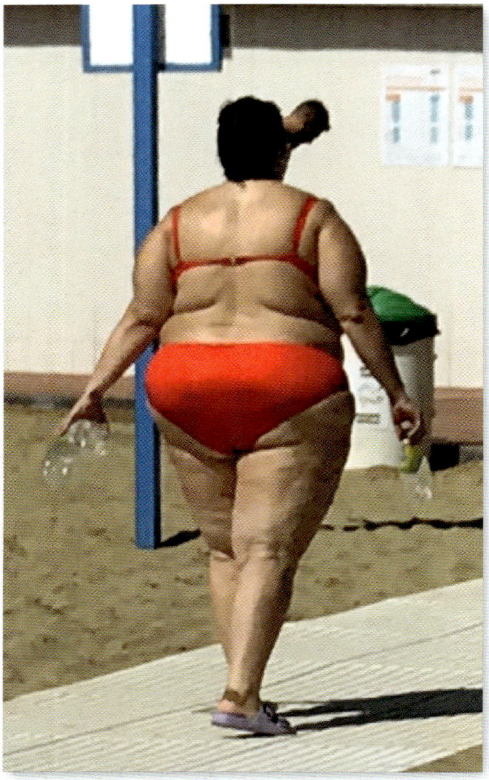

Was hat eine Adipositas mit einem Lipödem zu tun werden Sie sich fragen. Was verbirgt sich denn hinter dem Begriff Adipositas? In der Umgangssprache wird Adipositas mit Fettsucht oder Fettleibigkeit erklärt. Ganz einfach gesagt wer adipös ist, ist zu fett, oder sollten wir besser „zu dick" sagen, denn das hört sich viel besser und freundlicher an. Doch mit dem Problem der Adipositas ist nicht zu spaßen.

In Deutschland ist gut die Hälfte der Frauen übergewichtig! Bei den Männern sieht es noch schlimmer aus, denn dort sind es zwei Drittel und das ist deutlich zu viel. Etwa ein Viertel der deutschen Bevölkerung ist adipös und das wiederum heißt, dass der BMI = Body Mass Index über 30 kg/m2 ist.

Dies bedeutet das Gewicht in kg im Verhältnis zur Körperoberfläche in Quadratmetern.

Bei einem Beispiel berechnen wir eine Person, die 65 kg wiegt. Sie ist dabei 1,62 m groß. Sie rechnen:

1,62 x 2 = 3,24
65,0 (kg) : 3,24 = 20,06.

Also ist der Body Mass Index 20 und damit normalgewichtig.

Bei einem Beispiel mit starkem Übergewicht, beziehungsweise einer Tendenz zur Adipositas sieht es so aus: Die Person wiegt 100 kg bei einer Größe von 1,68 m.

1,68 x2 = 3,36
100,0 (kg) : 3,36 = 29,7

Gemäß der Klassifikation der WHO beginnt Adipositas bei einem BMI von 30 kg/m².

	BMI (kg/m2)
Normalgewicht	18,5 – 24,9
Übergewicht	25,0 – 29,9
Adipositas Grad I	30,0 – 34,9
Adipositas Grad II	35,0 – 39,9

In den letzten Jahren hat sich ein Zusammenhang zwischen der Gefährlichkeit von Übergewicht mit dem Taillenumfang herausgestellt. Der Ort wo sich das überschüssige Körperfett ablagert, also der Bauch, ist ebenfalls von größter Bedeutung.

Dieses Bauchfett ist besonders gesundheitsgefährdend, und somit wird bei einer Untersuchung der Taillenumfang gemessen. Bei Frauen sollte er weniger als 88 cm und bei Männern weniger als 102 Zentimeter betragen.

Ob es sich bei einer Adipositas um eine Krankheit handelte war länger in Fachkreisen umstritten. Nach der Entscheidung der WHO folgte 2003 das Bundessozialgericht der Meinung der WHO und erkannte Adipositas als Krankheit an. Das Europäische Parlament folgte 2006. Jetzt 2020 erkannte der deutsche Bundestag ebenfalls diese Krankheit offiziell an.

Die wesentlichen Unterschiede

Adipositas entsteht durch eine Vielzahl von Fehlern, die wir Menschen begehen was unsere Ernährung angeht. Wir essen heute in der hochzivilisierten Welt einfach falsch. Neben der falschen Ernährung kommt ab einem gewissen Grad von Übergewicht eine Neigung zu weniger Bewegung dazu. Wer zu dick wird, bewegt sich einfach weniger und somit kommt ein zweiter Faktor zur Fehlernährung. Beim Lipödem handelt es sich auch um eine Krankheit, wie ja auch bei einer Adipositas. Der Unterschied sind die Fettzellen und deren krankhafte und ungleiche Vermehrung. Wir wissen, dass beim Lipödem vor allem die unterschiedlichen Körperpartien betroffen sind. So sind die auffallenden Merkmale die schlankeren „Oberteile" von Brust und Rücken, während ab der Taille nach unten die Hüften und „Hinterteile" unförmig werden. Bei adipösen Frauen erweitert sich im Verlauf der Krankheit der gesamte Körperumfang gleichmäßiger und somit sehen die Frauen insgesamt dick aus. Leider ist es in der Praxis so, dass sich Lipödem und Adipositas miteinander vermischen. Frauen, die eine deutliche Fettvermehrung durch ein Lipödem erfahren, geraten in einen teuflischen Kreislauf. So kommt es bereits häufig vor, dass durch das starke Übergewicht viele Ärzte bereits eine Liposuktion ablehnen und Lipödem Patientinnen einfach vor die Tatsache gestellt werden, dass sie erst einmal abnehmen müssen, was aber bedeutet, dass dies durch Diäten fast nicht möglich ist, denn das Übergewicht, das aus dem Lipödem resultiert verändert sich ja nicht. Also muss letztendlich das adipöse Fett reduziert werden. Ärzte empfehlen dann oft eine Magenverkleinerung. Es gibt drei Methoden der Magenverkleinerung: Magenband, Schlauchmagen und Magenbypass.

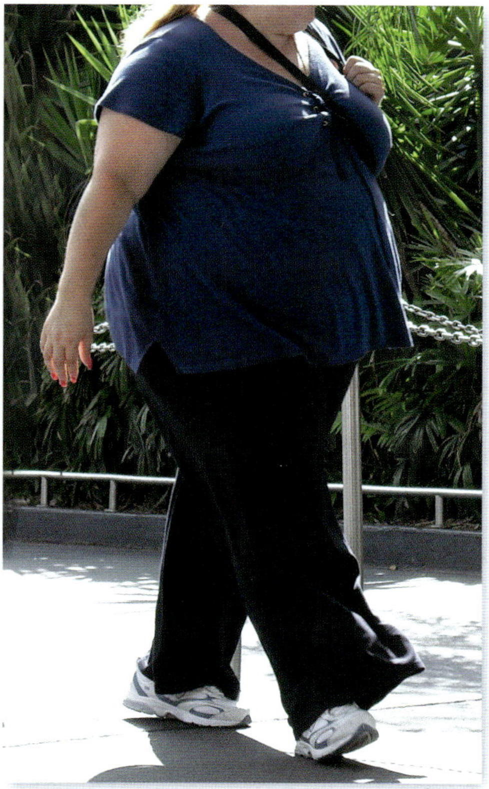

Sollten Sie sich zu einem solchen Schritt entschlossen haben, müssen Sie sich von Fachärzten über die Operation beraten lassen.

Adipositas und Lipödem

Wahrscheinlich werden Sie durch eine solche Operation abnehmen, was für eine folgende Liposuktion von Vorteil wäre. Die Kosten für diese Operationen können von den Krankenkassen übernommen werden. Sie müssen gemeinsam mit Ihrerm Arzt den Antrag bei der Kasse stellen. Die Voraussetzungen erfahren Sie von Ihrer Krankenkasse.

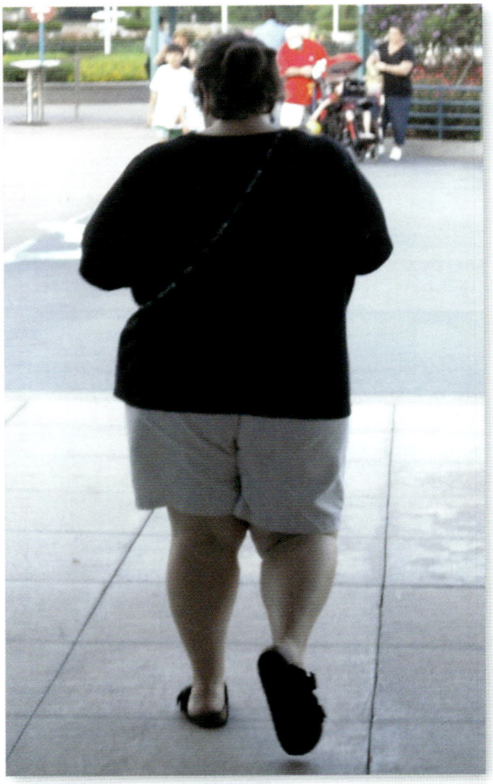

Die drei Magenverkleinerungen kurz erklärt:

1. Das Magenband verhindert, dass größere Mengen von Nahrung gegessen werden kann, denn es verhindert den Durchgang von Nahrung und gibt nur kleinste Mengen frei. Der Patient kann nicht mehr essen, da er sonst Erbrechen würde. Das Magenband ist von außen vom Arzt verstellbar und mit einer Kochsalzlösung gefüllt. Es handelt sich um einen kleineren Eingriff ohne größere Operationswunde. Die Mithilfe des Patienten bei der Speisenauswahl ist aber erforderlich. Da nur wenig Nahrung auf einmal gegessen werden kann, ist es dennoch wichtig für ein erfolgreiches Abnehmen wenig Kalorien zu essen.

2. Der Magenbypass ist ein operativer Eingriff bei welchem ein sehr kleines Stück des Magens abgetrennt und direkt mit dem Dünndarm verbunden wird. So wird die Nahrung nur durch diesen kleinen Restmagen geleitet und trifft erst später wieder auf den umgangenen Dünndarm.

   Der Nachteil ist, dass die Aufnahme und Versorgung mit Vitaminen, Mineralstoffen und Spurenelementen nicht mehr perfekt funktioniert, da diese verloren gehen. Besonders Vitamin B12 muss per Spritze dem Körper lebenslang zugeführt werden. Weitere Nachteile sind Blähungen, Durchfall und dass keine endoskopische Vorsorgeuntersuchung des Magens mehr möglich ist.

3. Der Schlauchmagen ist nur eine Zwischenlösung für eine Operation, denn hier wird der Magen nur verkleinert, aber es ist der Patientin möglich nach wie vor reichlich weiche, meist sehr kalorienreiche, Nahrung zu essen. Der Effekt der Abnahme ist dann gefährdet. In diesem Fall wäre eine Bypass OP die bessere Wahl für einen dauerhaften Erfolg.

Abnehmen mit Lipödem

Einfacher gesagt als getan. Patientinnen, die ein deutliches Lipödem haben versuchen krampfhaft mit Diätformen an Gewicht zu verlieren. Sicher gibt es auf der Waage da schon vereinzelt kleinere Erfolge, aber an den vom Lipödem stark betroffenen Körperteilen tut sich so gut wie nichts. Es ist zum Verzweifeln. Da hilft auch kein Magenbypass oder eine Verkleinerung des Magens wie es oft bei Adipositas einer der letzten Versuche ist.

Viel wichtiger bei einem Lipödem wäre hier die Umstellung der Ernährung, ohne dabei streng auf einen Erfolg mit Gewichtsreduzierung zu zielen. Sehen Sie die Ernährungsumstellung mehr als gesundes Essen, um auch andere Krankheiten zu reduzieren. Denken wir zum Beispiel an Bluthochdruck oder bessere Blutwerte.

Zu diesem Thema gibt es in unserem Verlag ein Buch, das Ihnen eine tolle Idee anbietet, wie Sie gesünder essen können. „Rohkost mit Beschiss" ist ein Buch, das Ihnen zeigt, wie einfach und dennoch spannend es ist sich gesünder zu ernähren und vor allem von der krankmachenden Fertigkost der Supermärkte weg zu kommen, denn dort sitzen die wirklichen Probleme unserer Zeit in Form von verstecktem Zucker und krankmachender Stärke.

Folgekrankheiten bei Übergewicht

Durch ein krankhaftes Lipödem bildet sich immer mehr Fett im Körper aus und die Gewichtszunahme steigt unweigerlich an. Wie bei starkem Übergewicht durch Adipositas bekommen Lipödem Patientinnen es leider auch mit Folgekrankheiten zu tun, die aus diesem krankhaften Übergewicht resultieren. Da besonders die Beine stark betroffen sind kommt es im Verlauf von Stadium zwei und drei zu ernsthaften Arthrose Problemen vor allem an den Knien. Das sind typische Begleiterscheinungen, die leider auch oft nicht früh genug erkannt und behandelt werden. Arthrosen können nicht wirklich aufgehalten werden und so kann es geschehen, dass womöglich zusätzliche Operationen an Knien oder Hüften anfallen. Ein teuflischer Kreislauf beginnt und oft endet er im Rollstuhl. Das sollte eigentlich nicht passieren und deshalb muss immer wieder an die Politik und die Kassenverbände appelliert werden endlich die Liposuktion als Kassenleistung bereits in den Vorstadien dieser Erkrankung zu akzeptieren.

Weitere Folgeerkrankungen bei einem Lipödem sind Fettstoffwechselstörungen, die dann entstehen, wenn die Patientin vor ihrer krank-

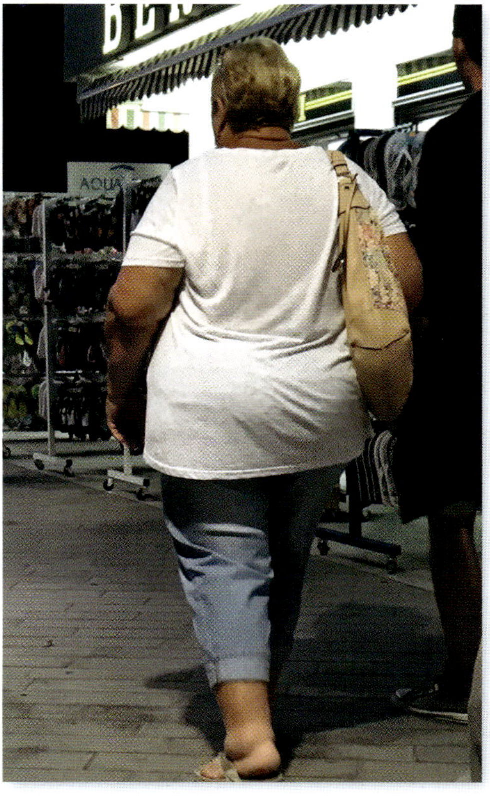

haften Gewichtszunahme kapituliert und nicht mehr auf eine gesündere Nahrungsaufnahme achtet. Dies ist eine natürliche Folgeerscheinung, wenn man dieser schrecklichen Erkrankung ausgeliefert ist. Als Begleitung dieser Störung kommt vielfach ein Diabetes Typ II hinzu und diese beiden Krankheitsverläufe belasten selbstverständlich auch das Herz-Kreislauf System und damit ist der Teufelskreis geschlossen!

Neben einer Liposuktion muss also das gesunde Essen als wichtige Ergänzung für einen Erfolg und eine Beherrschung der Krankheit Lipödem ganz vorne stehen.

Folgekrankheiten aus orthopädischer Sicht

Wie bereits erwähnt bilden sich durch starkes Übergewicht vor allem an den Innenseiten der Oberschenkel Wülste aus und es kommt zu einer ständigen Reibung und einem Aufscheuern der Haut. Die Hautpartien entzünden sich sehr gerne und dies ist ein unangenehmer Nebeneffekt, der eventuell den Besuch bei einem Hautarzt erforderlich machen kann.

Die schmerzhafte Abnützung der Kniegelenke, verbunden mit einer Arthrose, verursacht auch eine Fehlstellung der Beinachse durch die Fettwülste und dies führt wiederum zu einer Fehlbelastung.

Bei Röntgenaufnahmen und MRT Bildgebung wird diese Arthrose festgestellt und kann zu einer Knieoperation führen.

Dabei wird oft auch der operative Austausch eines kompletten Kniegelenkes empfohlen. Ebenso kann die Hüfte stark betroffen sein. Gerade diese orthopädischen Folgeerkrankungen müssten vermieden werden, daher ist eine Magenverkleinerung und spätere Liposuktion eine gute Lösung, wenn Ihr Ausgangsgewicht bei 100kg+ liegt. Wichtig ist in jedem Falle sich ärztlich ausreichend beraten zu lassen.

Unser Tipp

Durch das Tragen von Oberschenkelbändern (sogenannten Bandelettes) kann man einem Wundscheuern entgegenwirken.

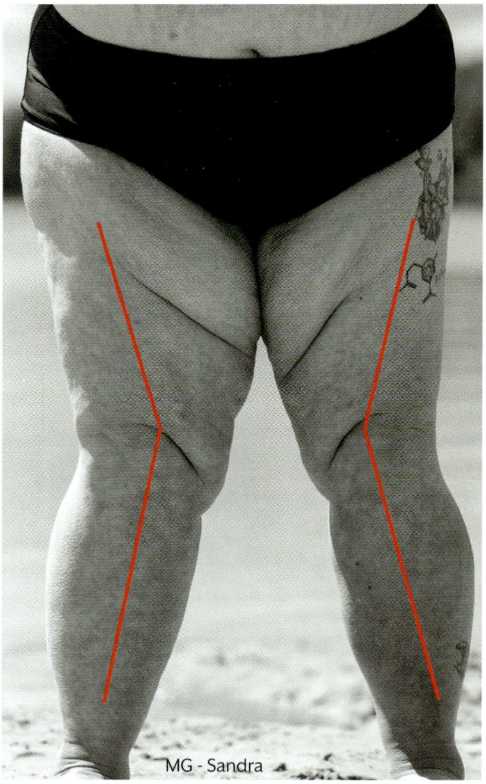

↑ *Hier im Stadium III ist die Fehlstellung der Beine bereits ausgeprägt.*

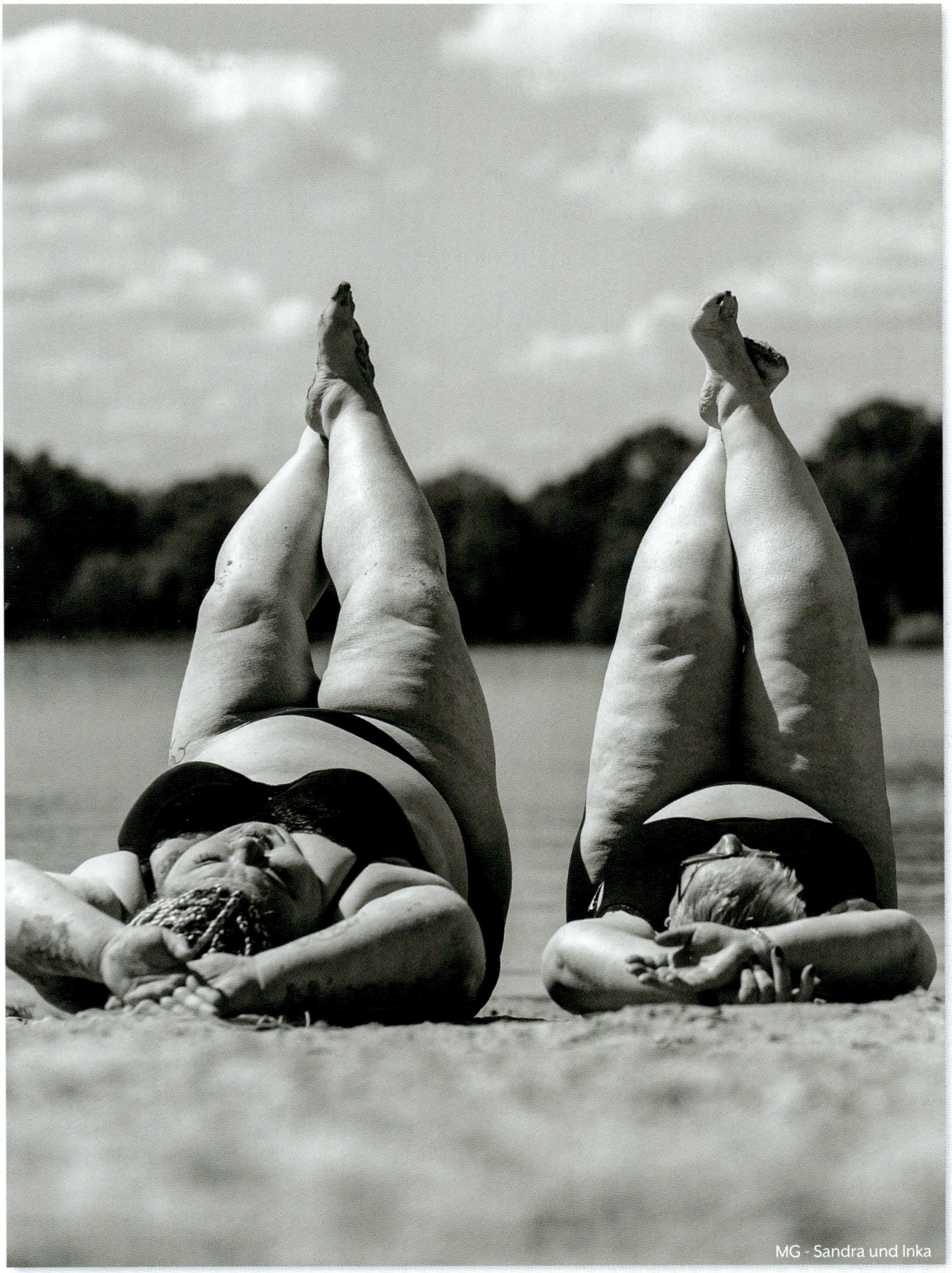

MG - Sandra und Inka

Low Carb und Keto

Ernährungstipps

Das Lipödem wird definitiv nicht durch Übergewicht verursacht, jedoch kann das Übergewicht eine Begleiterscheinung der Erkrankung sein oder werden. Auch wenn eine gesunde Ernährung vielleicht nichts an den Umfängen ändert, können Sie mit Hilfe von gesunder Ernährung viel für eine schöne Figur tun und Ihr Wohlbefinden verbessern, sowie ein Fortschreiten der Krankheit verlangsamen. Leider gibt es für Lipödem-Patientinnen noch keine spezifische Ernährungsempfehlung.

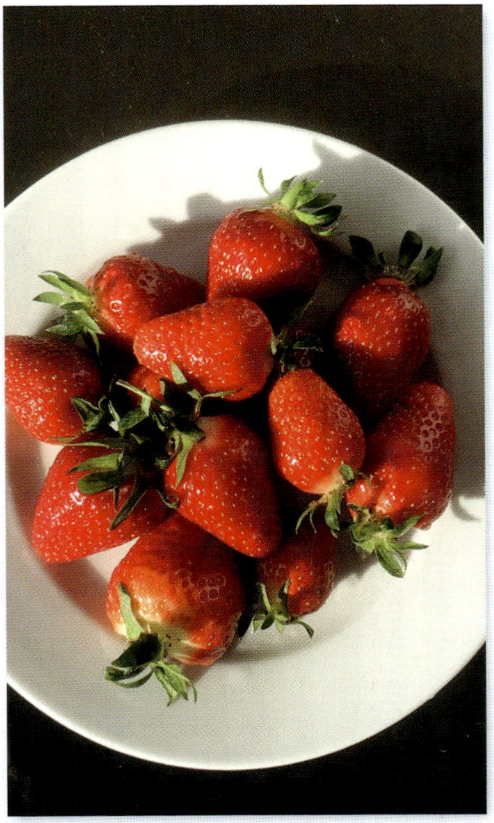

↑ *Früchte, im Besonderen alle Arten von Beeren, sind wegen ihres geringeren Fruchtzuckergehaltes ideale Snacks für Zwischendurch.*

Trotzdem lohnt es sich ein paar hilfreiche Tipps zu beachten:

» Bevorzugen Sie mediterrane Mischkost, die aus Obst, Gemüse, Nüssen, Olivenöl, Hülsenfrüchten, Fisch und magerem roten Fleisch besteht.

» Möglichst auf Alkohol verzichten

» Verzichten Sie auf verarbeitete Lebensmittel, raffinierte Kohlenhydrate und vollfette Milchprodukte

» Essentielle Fettsäuren wie Omega-3 wirken sich positiv auf Entzündungsprozesse im Körper aus, da sie Entzündungen verringern. Daher sollten Sie sie regelmäßig verzehren (z. B. in Form von fettem Fisch).
Omega-3 Fettsäuren reduzieren darüber hinaus das Risiko für Übergewicht und verbessern die Insulinreaktion des Körpers durch die Stimulierung von Leptin.

» Einige Omega-6 Fettsäuren wie Soja- und Distelöl zum Beispiel können Entzündungen dagegen fördern und sollten deshalb lieber vermieden werden

» Vermeiden Sie auch Lebensmittel mit einem hohen glykämischen Index wie Kartoffeln, Reis, Zucker und gemahlenes Getreide. Eine Gewichtsreduktion fällt mit Lebensmitteln leichter, die eine niedrige glykämische Last haben.

Bevorzugen Sie vor allem mediterrane Mischkost, die aus Obst, Gemüse, Nüssen, Olivenöl, Hülsenfrüchten, Fisch und magerem rotem Fleisch besteht.

Low Carb und Keto

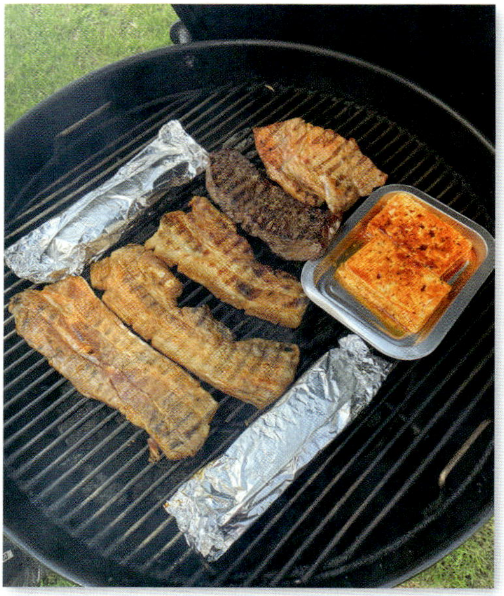

↑ *Das freut jeden Grillfreund, denn Fleisch, Fisch oder Käse vom Grill sind erlaubt.*

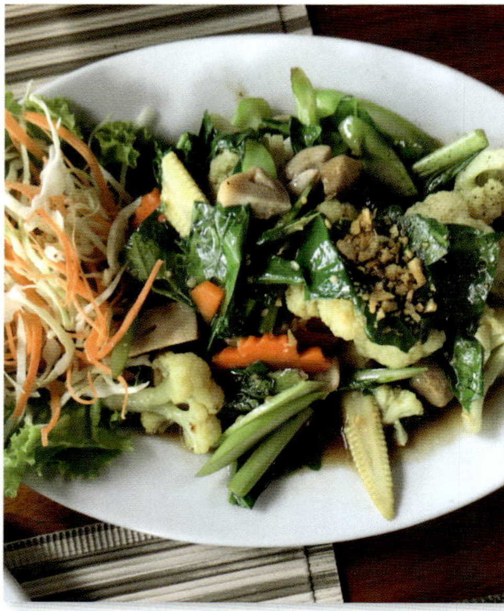

↑ *Kurz angedünstetes Gemüse ist immer ein ideales Hauptgericht. Ein Spritzer Sojasoße zum Würzen hilft viel!*

Was tun in Sachen richtiger Ernährung bei Lipödem? Eine sehr oft und auch kontrovers geführte Diskussion zu diesem schwierigen Thema. Das ist der momentane Stand der Dinge.

Die Wissenschaft hat keine schlüssigen Beweise, um spezielle Diätformen als typische Ernährung bei einem Lipödem zu empfehlen. Empfehlungen gibt es dennoch und zwar werden an erster Stelle eine Low Carb und eine Ketogene Ernährungsform empfohlen.

Diät, ja oder nein?

Die Liste von Diäten ist unendlich lang und heute können wir fast keine Speisen mehr zu uns nehmen, ohne zahlreiche Empfehlungen in allen gängigen Medien zu bekommen. Zahlreiche Magazine bevölkern unsere Zeitungsstände und wir werden überschüttet von den

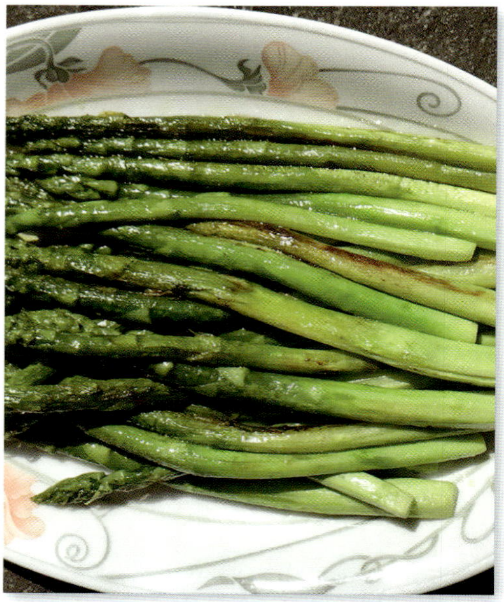

↑ *Grüner Spargel, leicht blanchiert und in Butter geschwenkt, aber ohne Kartoffeln, das perfekte Mittagessen.*

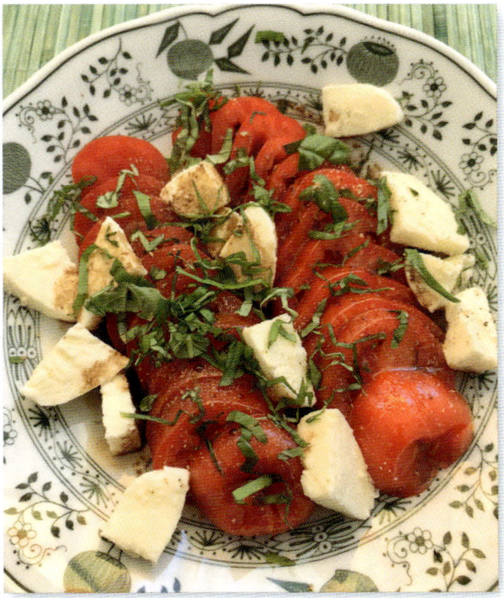

↑ *Tomaten mit Mozzarella und Basilikum kann man sehr gut auch ohne Weißbrot essen.*

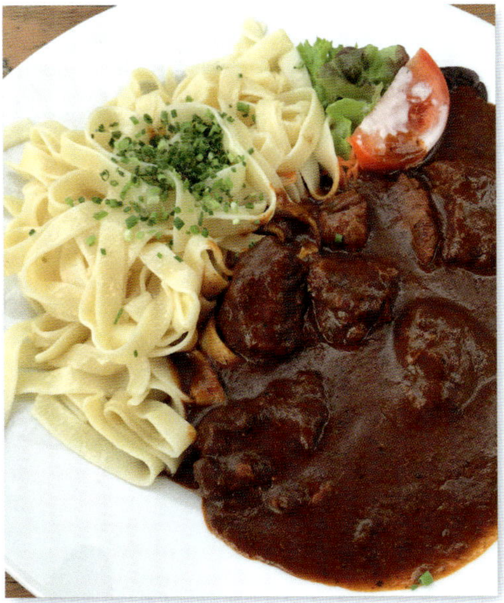

↑ *Gulasch wäre o.k. aber die Nudeln sind reine Stärke und damit Kohlenhydratbomben.*

tollsten und wirkungsvollsten Rezepten, um endlich unser Wunschgewicht zu bekommen. Wir suchen nach dem Wunschgewicht, denn gut die Hälfte aller Deutschen hat deutlich Übergewicht und daraus resultiert auch eine gewissen Gesundheitskatastrophe.

Unsere Medien sind voll mit Empfehlungen und im Internet brummt das Geschäft mit Ernährungsapps, Diätclubs und bei Youtube gehen die Videospots zu diesen Themen in die tausende! Die ganze Welt, Moment bitte, die ganze westliche Welt, scheint sich nur noch für richtiges Essen zu interessieren. Es gibt einen richtigen Ernährungswahnsinn!

Die übermächtige, global weit verzweigte, Lebensmittelindustrie hat uns völlig im Griff. Jahrzehntelang hat diese Industrie daran gearbeitet uns Verbraucher zu erziehen und in gewissem Sinne abhängig zu machen. Es ist ihr gelungen! Zahlreiche Lobbyisten sitzen im Bundestag und die Macht der Lebensmittelkonzerne ist gigantisch und man hat als Verbraucher das Gefühl, dass vieles falsch läuft bei unserer Ernährung und den daraus entstehenden Problemen, die sich vor allem auch im Gesundheitssektor immer stärker bemerkbar machen.

Warum tut die Politik nichts mehr dagegen? Weil sie es nicht mehr kann!

Low Carb Diätform

Bei einer Low Carb Diät versucht man Kohlenhydrate zu reduzieren. Warum? Weil Kohlenhydrat eigentlich ZUCKER ist. Bei dieser Diät wird versucht so wenig als möglich an Kohlenhydraten zu essen. Stattdessen treten Eiweiß und Fette auf den Speiseplan.

Low Carb und Keto

Kohlenhydrate sind heute „leider“ Hauptbestandteile unserer Nahrung. Da auch Gemüse und Obst Kohlenhydrate sind, nehmen wir so auch „Zucker“ auf. Unter Zucker wird unser normaler Haushaltszucker verstanden und das ist in der Regel ein Rübenzucker. Somit also ein Doppelzucker, der bei der Verdauung in zwei Moleküle Einfachzucker aufgespalten wird. Da dies sehr schnell geht, erreichen wir schnelle Blutzuckerspitzen.

Die Produktion von Insulin wird erhöht und schon nach kurzer Zeit ist der Hunger nach mehr Zucker wieder da. Werden Gemüse gegessen, was ja auch Kohlenhydrate sind, dann handelt es sich aber um Mehrfachzucker, die langsamer aufgespalten und über Doppelzucker zu Einfachzucker umgebaut werden müssen. Es gibt keine hohen Blutzuckerspitzen.

Ähnlich verhält es sich beim viel gelobten Vollkornbrot. Auch das sind Mehrfachzucker, also unterm Strich auch wieder Zucker. Zu viel Zucker, egal in welcher Form, wird in Fett umgewandelt und vor allem am Bauch gespeichert. Diese Fette können nicht wieder in Glucose zurück umgewandelt werden. Eigentlich kann der Körper seinen sehr niedrigen Zuckerbedarf (Glucose) auch durch einen Umbau aus Aminosäuren selbst decken.

Sehr gerne wird argumentiert, dass unser Gehirn unbedingt Zucker als Nährstoff benötigt.

Für die allgemeine Energiegewinnung benötigen unsere Zellen Fettsäuren und Zucker. Gegenüber anderen Körperzellen können unsere Gehirnzellen keine Fettsäuren zur Energiegewinnung nutzen. Gehirnzellen produzieren ihre Energie aus Zucker und Ketonen. Ketone werden aus Fettsäure gebaut. Bei dieser Ke-

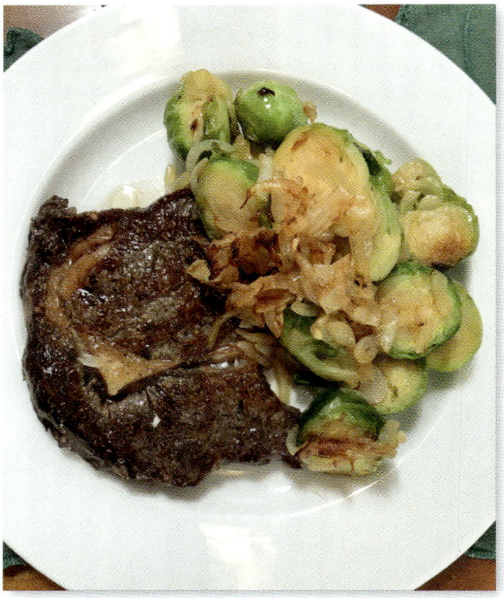

↑ *Ein großes Steak mit Rosenkohl und Zwiebeln! Wer braucht da noch Kartoffeln dazu?*

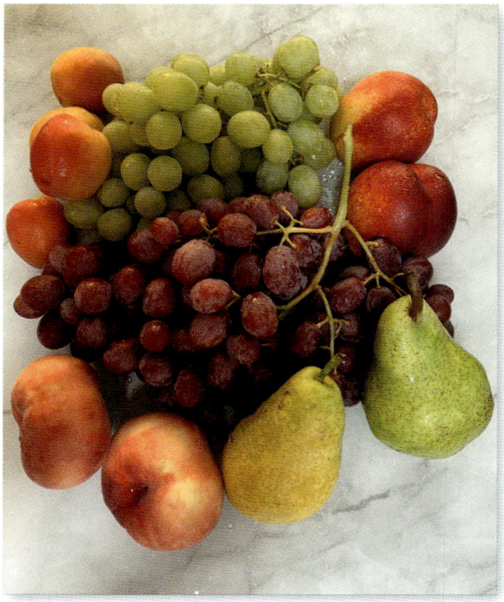

↑ *Bei Früchten mit viel Fruchtzucker müssen Sie aufpassen, dass die Ketose nicht ins Stocken kommt.*

tonsynthese werden die Ketone aus Acetyl-CoA (aus Betta-Oxidation) gebildet und ersetzen im Gehirn den Zucker als Energiequelle. Da unser Körper also in der Lage ist die nötige Glucose aus Aminosäuren selbst aufzubauen, ist uns ein längeres Fasten möglich. So funktioniert ja auch die Ketogene Diät.

Für unsere Ernährung ist es also völlig unerheblich welche Art von Kohlehydraten wir verspeisen, denn aus allen Kohlehydraten werden letztendlich im Körper immer Einfachzucker (Glucose) also Traubenzucker, der dann ins Blut übergeht. Welche Zuckerart und welche Menge wir essen entscheidet aber die Geschwindigkeit und das Ausmaß der Blutzuckerwerte. Gerne wird deshalb der Glykämische Index (GI) gemessen.

Ein Denkfehler ist beispielsweise der langsame Anstieg des Blutzuckers bei Vollkornbrot, denn der GI von Vollkornbrot ist etwa genauso wie der von Haushaltszucker. Vollkornbrot besteht aus Stärke, einem Mehrfachzucker und ist somit genauso als Zucker anzusehen wie der übliche Haushaltszucker. So gesehen gibt es beispielsweise für Diabetiker keinen guten oder bösen Zucker. Es bleibt immer Zucker.

In unserer westlichen Menschheitsgeschichte sind erst vor gut 7000 Jahren stärkehaltige Nahrungsmittel als Hauptnahrungsmittel aufgetaucht. Die Geschichte zeigt, dass damals erst der Verzehr von Gräsern, und das sind Getreide, wie Hafer, Gerste und Weizen, aber auch Reis schließlich, begann. Weizen, der heute unser weltweit wichtigstes Getreide geworden ist, hat nur eine kurze Geschichte im Verhältnis zur Entwicklung des Homo sapiens. Erst ab dem 11. Jahrhundert etablierte sich der Weizen zu einem wichtigen Getreide.

Allerdings wurden die Getreidesorten immer weiter verbessert und vor allem in den letzten einhundert Jahren wurde unser heutiger Weizen völlig verändert. Aus den alten, mehr natürlichen Weizensorten, wurden moderne resistente, viel Mehl liefernde moderne Weizensorten gezogen. Wir Verbraucher freuen uns heute, wenn wir „alte" Weizensorten wie Einkorn, Emmer oder Dinkel als Brotgetreide vorgesetzt bekommen, weil wir dann glauben etwas viel Besseres und Natürlicheres zu essen. Es bleibt aber Zucker!

Ähnlich ergeht es uns mit der sehr beliebten Kartoffel, die gemessen an unserer Lebensgeschichte, erst ein paar Minuten auf unserem Speiseplan steht. Eine echte Stärkebombe, also wieder viel Zucker!

Low Carb bedeutet wenig Kohlenhydrate! Das haben wir jetzt gelernt. Gelingt es uns diese in unserer Nahrung so zu reduzieren, nehmen wir, bei Übergewicht, wahrscheinlich zügig ab. Was bedeutet das aber für unsere Ernährung? Wir müssen auf Eiweiß und Fett ausweichen.

Und auch die Kohlenhydratmenge stark reduzieren. Ganz weg bekommen wir Kohlenhydrate nicht aus unserer Ernährung, denn oft sind sie irgendwie doch sehr gut versteckt präsent. Sei es der Milchzucker in Milchprodukten, sogar beim Verzehr von tierischer Leber nehmen wir Zucker in Form von Glykogen auf.

Kompletter Kohlenhydratverzicht muss nicht sein. Alleine die Reduzierung der Kohlenhydratmenge führt zu einer Gewichtsabnahme. Ganz besonders krass ist die bei einer Ketogenen Diät.

Low Carb und Keto

Die Tricks der Lebensmittelindustrie

In unseren Supermärkten finden wir rund fünfzig verschiedene Namen für „Zucker"! Unter Zucker stellen wir Verbraucher uns eigentlich den typischen weißen Haushaltszucker vor. Weit gefehlt! Wollen Sie einmal Zuckernamen lesen, um vielleicht beim nächsten Einkauf einige davon auf der Verpackung zu entdecken? Bitteschön, hier kommen die vielen Zuckernamen und alle sind Kohlenhydrate mit gleichem Kaloriengehalt.

» ***Agavendicksaft***
» ***Ahornsirup***
» ***Apfelsüße***
» ***Dextrin***
» ***Dextrose***
» ***Dicksaft***
» ***Fruchtextrakt***
» ***Fruchtkonzentrat***
» ***Fruchtpüree***
» ***Fruchtsaftkonzentrat***
» ***Fruchtsüße***
» ***Fruchtzucker***
» ***Fruktose***
» ***Fruktose-Glukose-Sirup***
» ***Fruktosesirup***
» ***Gerstenmalz***
» ***Gerstenmalzextrakt***
» ***gezuckerte Kondensmilch***
» ***Glukose***
» ***Glukose-Fruktose-Sirup***
» ***Glukosesirup***
» ***Honig***
» ***Inulin***
» ***Invertzucker***
» ***Invertzuckercreme***
» ***Invertzuckersirup***
» ***Joghurtpulver***
» ***Karamellsirup***
» ***Karamellzuckersirup***
» ***Kokosblütenzucker,-nektar,-sirup***
» ***Konzentrierte Fruchtsäfte***
» ***Laktose***
» ***Magermilchpulver***
» ***Maltodextrin***
» ***Maltose***
» ***Malzextrakt***
» ***Milchzucker***
» ***Molkenerzeugnis***
» ***Molkenpulver***
» ***Oligofruktose***
» ***Polydextrose***
» ***Raffinade***
» ***Raffinose***
» ***Rohrohrzucker***
» ***Saccharose***
» ***Stärkesirup***
» ***Süßmolkenpulver***
» ***Traubenfrucht***
» ***Traubensüße***
» ***Traubenzucker***
» ***Trockenobst***
» ***Vollmilchpulver***
» ***Weizendextrin***
» ***Zuckerrübensirup***

Die Keto Diät ist toll in Mode gekommen, weil sie wirkt. Man sieht etwas und das ist wichtig!

Ketogene Diätform

Nicht viel anderes als eine verschärfte Low Carb Diätform.

Eigentlich war es der gute Robert C. Atkins aus den USA, der 1999 die Atkins Foundation gründete.
Er ersetzte Kohlenhydrate rigoros durch Fett. Alles bei der Atkins Diät war einfach nur Fett und ein Aufschrei des Entsetzens ging durch die Diätwelt. Atkins Methode hat bis heute in den USA irgendwie überlebt und es gibt spezielle Atkins Produkte im Internet zu kaufen. Relativ teuer und oft zu hohen Versandkosten, aber es gibt sie.
Einige seiner Diätregeln waren zum Beispiel: Zählen Sie Ihre Nettokohlenhydrate.

» Essen Sie vorwiegend vollwertige, unbearbeitete Nahrungsmittel (Was ja dem Lebensstil in den USA völlig widersprach)

» Meiden Sie Zucker, Weißmehl und jede Art von Junkfood!

» Essen Sie alle vier bis sechs Stunden.

» Bewegen Sie sich regelmäßig körperlich.

» Nehmen Sie ergänzend Vitamine, Mineralstoffe und essentielle Fettsäuren zu sich.

» Trinken Sie täglich mindestens zwei Liter Wasser.

Da sind wir doch schon wieder bei einer ketogenen Diät.

Übrigens können Sie schnell feststellen, ob Sie genug Kohlenhydrate weggelassen haben, wenn Sie Ketostix Messstäbchen kaufen und Ihren Urin messen. So bekommen Sie schnell angezeigt, ob Sie richtig kohlenhydratarm gegessen haben. Die ketogene Ernährung stellt Ihren Stoffwechsel so um, dass nicht länger Glukose sondern Fett die Nummer eins Ihrer Nahrung ist. Im Zustand der Ketose beginnt der Körper Fettsäuren in der Leber in Ketonkörper umzuwandeln.

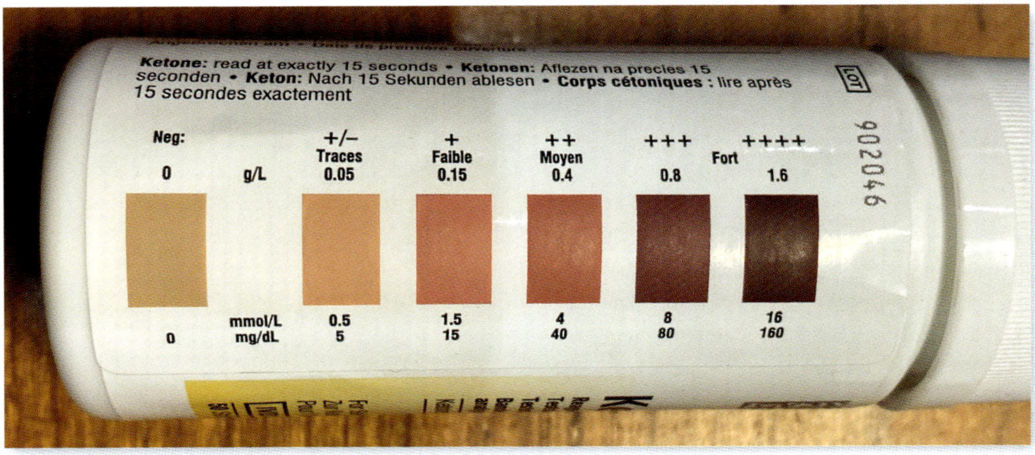

↑ *Mit Ketostix Meßstäbchen lässt sich schnell feststellen, ob die Ketose funktioniert.*

Low Carb und Keto

Nicht jedes Obst ist ideal und auch bei Gemüsen gibt es Einschränkungen, denn Obst und Gemüse enthalten mehr oder weniger Kohlenhydrate. Obst beispielsweise Fructose und Gemüse zum Beispiel Zellulose, was auch ein Mehrfachzucker ist.

Die Obergrenze an Kohlenhydraten bei einer ketogenen Diät liegt bei etwa 50 Gramm am Tag. Die sind schnell erreicht und dann funktioniert die Ketose nicht mehr richtig.

Alle sehr wasserhaltigen Gemüse sind perfekt, stärkehaltige dagegen wieder nicht.

Bei Obst sind die sehr süßen Obstsorten eher zu vermeiden, hingegen sind Beeren aller Art perfekt, tropisches Obst gehört allerdings wegen seiner Süße nicht auf den echten Keto Speiseplan! Schade!

Low Carb oder Keto Diät bei Lipödem?

Macht es also Sinn sich bei einem Lipödem mit diesen beiden Diätformen intensiver zu beschäftigen? Kann man klar bejahen, denn in der Regel ist es doch so, dass bei einem Lipödem, zumindest eine leichte schleichende Adipositas dazukommen kann oder wird.

Und jedes Kilogramm an Gewicht, das beispielsweise vor einer Liposuktion noch abgenommen werden kann, hilft beim Erfolg der Liposuktion.

Den meisten Menschen fällt es sehr schwer auf das geliebte Brot, die guten Kartoffeln, die schwäbischen Spätzle, die tolle Pizza oder all die schönen Teigwaren und nicht zu vergessen die bayerischen Semmelknödel, zu verzichten. DOCH Sie müssen es tun und anfangen und meiden Sie jede Art von Fertignahrung aus der Fabrik, denn da ist immer irgendein Zucker enthalten!

Eigentlich sollten wir nicht von Diäformen bei einem Lipödem sprechen, wenn es um Ernährung, also unser tägliches „Essen" geht. Es muss eine Lebensumstellung werden, wenn Sie von dieser Krankheit betroffen sind.

Das Ziel muss sein, dass Sie Ihre Ernährung für Ihr ganzes Leben einfach umstellen und letztendlich diese Umstellung nicht als Strafe und Last ansehen. Sie haben in der Vergangenheit falsch gegessen und stellen jetzt Ihr Essverhalten um. Sie genießen die neuen Gerichte auf Ihrem Speisezettel. Sie gehen mit offenen Augen durch einen Supermarkt und widerstehen allen Verlockungen, die dort auf Sie niederprasseln. Die Lebensmittelindustrie ist Ihr Feind, denn sie möchte Ihnen mit den vielen, bis zum Exzess aufbereiteten Lebensmitteln Ihren durch eine Liposuktion verbesserten Körper wieder entreißen.

Bleiben Sie stark, auch wenn es unendlich schwer fällt. Ein Schwachpunkt ist die eigene Familie, da diese nicht gewohnt ist sich von der „westlichen" Ernährung zu lösen. Die Familie auf Ihrem neuen Weg mitzunehmen ist zumindest schwierig, meist aber unmöglich.

Interessantes aus dem Sanitätshaus

Henrike zieht ihre Kompression an

Henrike hat fürs Fotoshooting von Melanie ihre Kompressionsstrumpfhose anziehen müssen, und das sah richtig spannend aus. Melanie hat sich diese „Strapaze“ als Fotografin nicht entgehen lassen und fleißig den Auslöser gedrückt. Solche Strapazen müssen wir Frauen täglich ertragen und eigentlich macht es keinen Spaß. Linkes Bein, „ups“, schon fertig, aber rechtes Bein macht jetzt Schwierigkeiten.

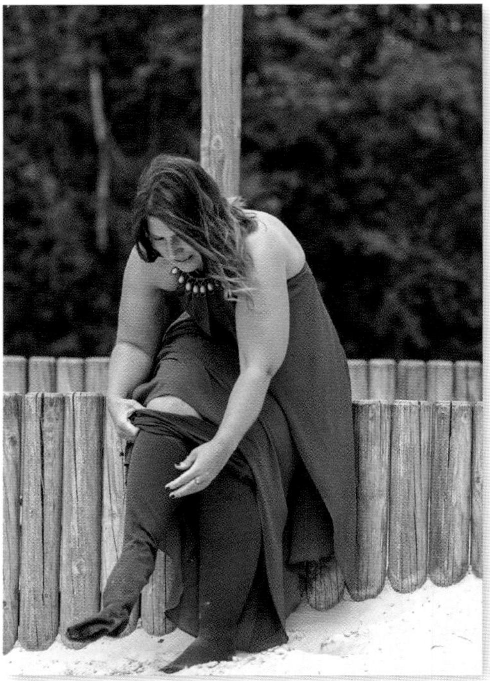

Nur schön die Waage halten und nicht umfallen. Gut, dass da ein Palisadenzaun als Stützgelegenheit ist. Warum nur Fotoshooting am Strand? Da ist doch soviel Sand! So manches Sandkörnchen wird sich im Inneren der Strumpfhose verstecken und später Probleme machen! Was dann?

Das Ganze wiederholen? Nein Melanie, das nächste Mal wieder zu Hause im Bad!

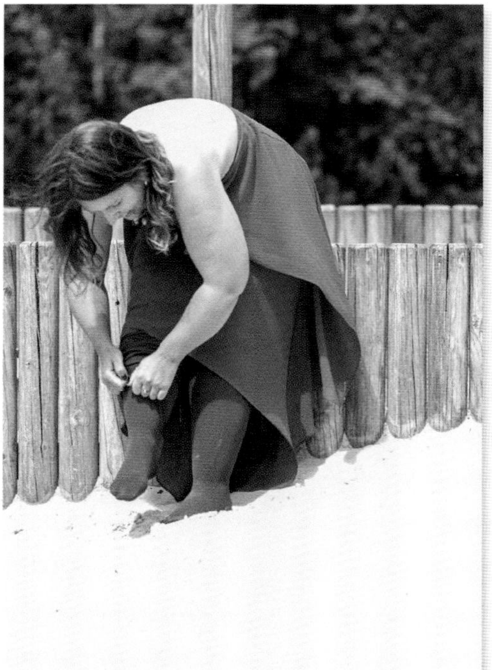

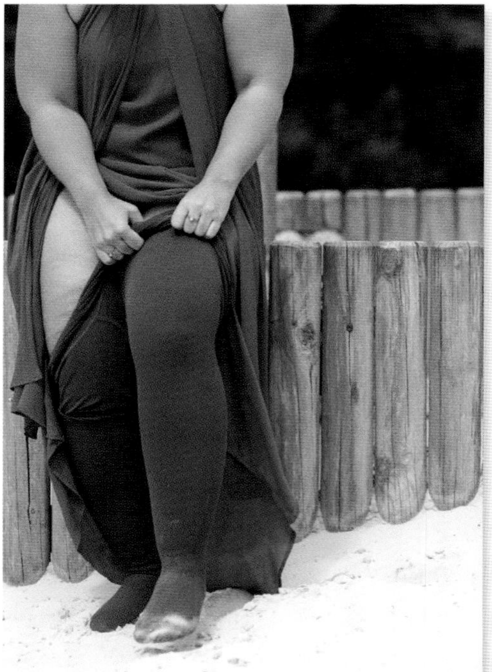

Henrike zieht ihre Kompression an

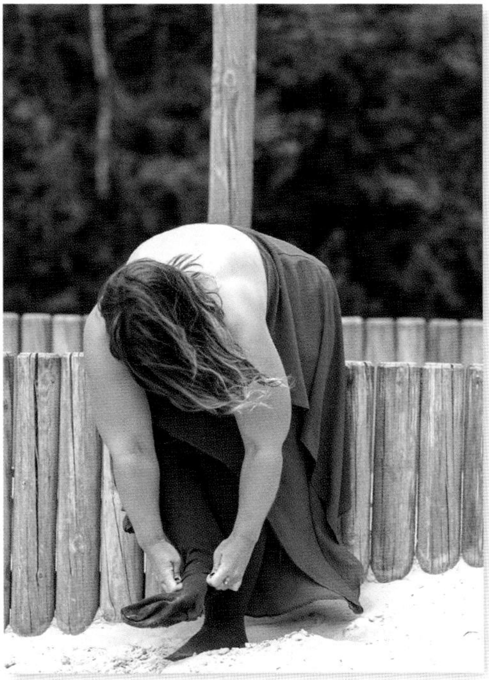

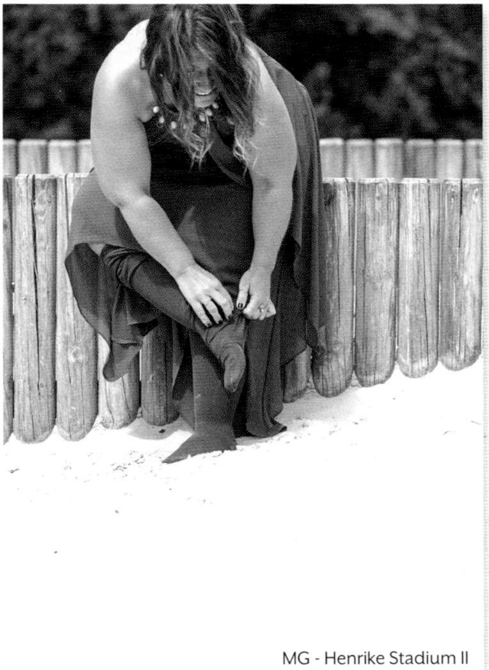

MG - Henrike Stadium II

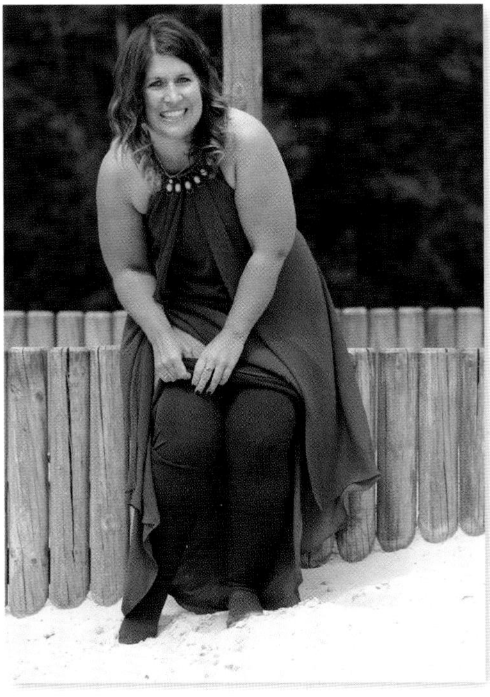

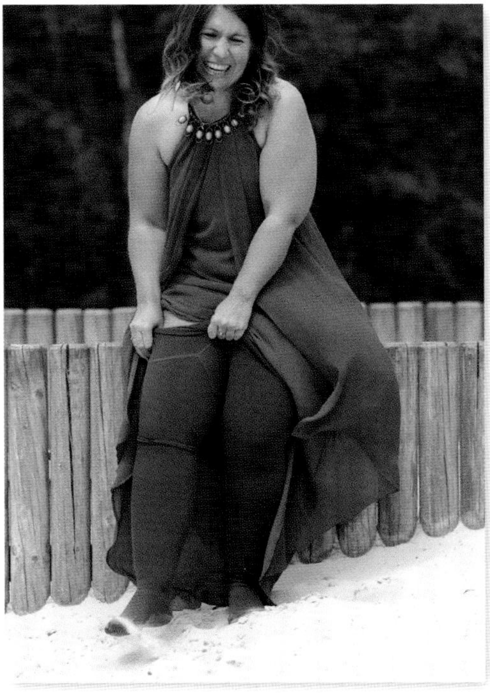

Interessantes aus dem Sanitätshaus

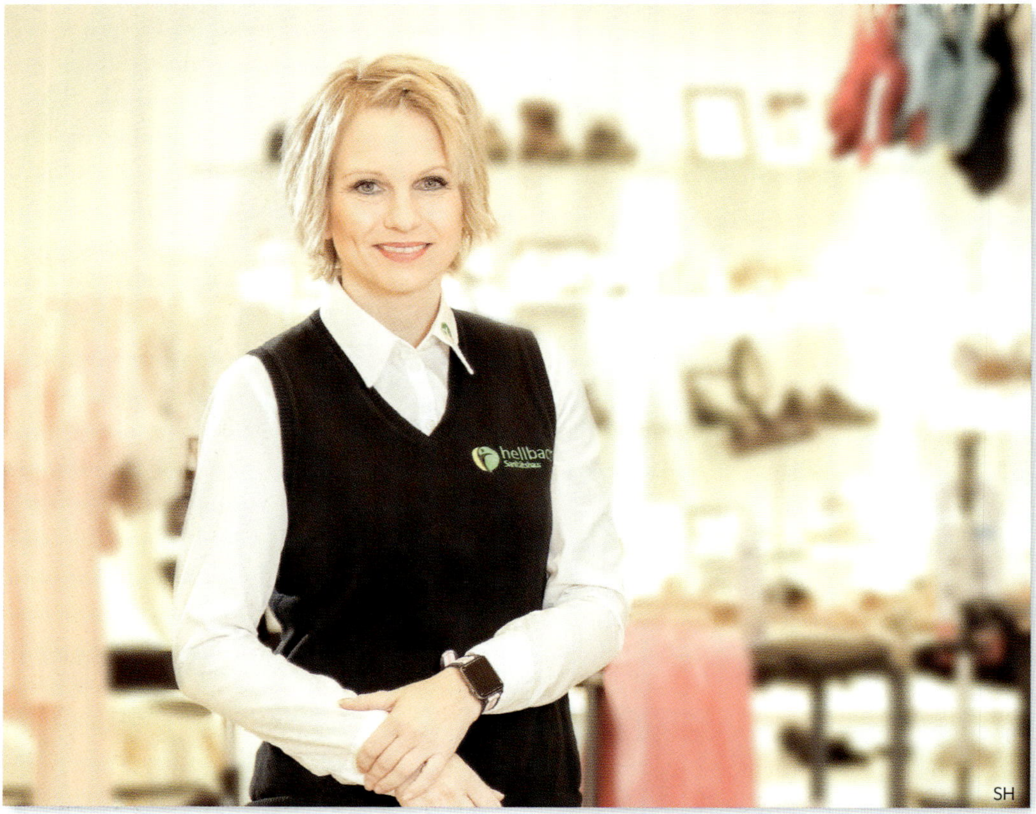

Mein Name ist ***Susanne Hahn****, 45, Mutter von drei Kindern und Geschäftsführerin des Sanitätshauses Hellbach in Amberg in der Oberpfalz.*

Zusammen mit meinem Mann führe ich seit 2007 mit sehr viel Engagement und Leidenschaft unsere Orthopädie-Werkstatt und unser Sanitätshaus im Schwedenstil.

Mein Hauptgebiet ist die Kompressionsversorgung mit rundgestrickten- und flachgestrickten Strümpfen.

Ich hoffe, dass ich Ihnen mit meinem Artikel einige wichtige Fragen beantworten kann.

Wie erkenne ich ein gutes Sanitätshaus?

Das oberste Gebot ist Vertrauen. Das Thema Kompression ist ein sehr heikles Thema, hier sollte die persönliche Basis stimmen. Erkundigen Sie sich bitte ob Ihre Sanitätshausfachverkäuferin Zertifikate für die Lymphologie besitzt.

Das wichtigste Zertifikat ist das BUFA Zertifikat (Bundesfachschule für Orthopädietechnik). Fragen Sie in ihrem Sanitätshaus nach Schulungen und Ausbildungen im Bereich Kompression. Welche Erfahrungen hat das Sanitätshaus auf diesem Gebiet? Versorgt das Sanitätshaus viel Kompression?

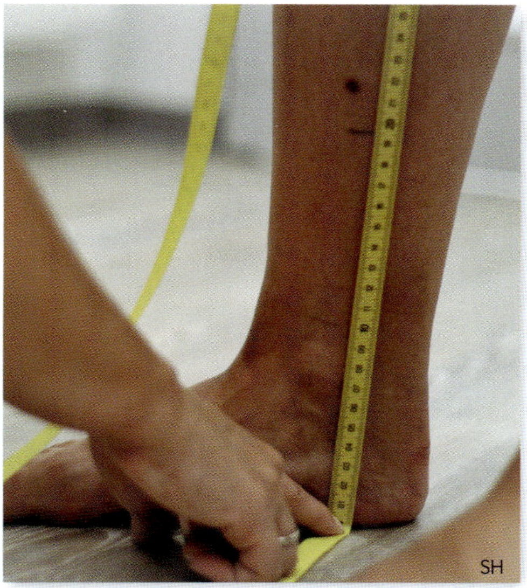

SH

Aufklärung ist ein weiterer, wichtiger, Punkt. Achten Sie darauf, dass sich Ihre Sanitätsfachverkäuferin Zeit für Sie nimmt und alle Ihre Fragen bezüglich des Lipödems und der Kompression beantwortet. Achten Sie auf eine private Atmosphäre bei Ihrem Beratungsgespräch, niemand sollte Ihr Gespräch mithören können.

Ebenso wichtig ist die Zusammenarbeit mit verschiedenen Herstellern. Es gibt für jeden „Typ" einen Hersteller bzw. eine Qualität. Eine Auswahl verschiedener Hersteller wäre hier von Vorteil. Lassen Sie sich, wenn möglich, die Muster zeigen damit Sie ein haptisches Gefühl für die Qualitätsunterschiede bekommen.

Gibt es einen Anamnesebogen zur Erfassung Ihrer beruflichen und sportlichen/privaten Aktivitäten? Neigen Sie zu Allergien, haben Sie Begleiterkrankungen? Wichtige Fragen im Bezug auf die Versorgung.

Wünschenswert wäre es wenn nach der manuellen Lymphdrainage Behandlung in der Physiotherapiepraxis die betroffene Extremität ausgemessen wird. Nur so kann auf eventuell erforderliche Zusätze wie z. B. Einkehre am Knöchel oder Kniekehle eingegangen werden. Allerdings ist dies natürlich meist nicht möglich, deswegen wäre es gut, wenn Sie die Versorgung direkt nach der Lymphdrainage Behandlung im Sanitätshaus abmessen lassen.

Ganz wichtig ist, dass Ihre Sanitätsfachverkäuferin bei der ersten Anprobe der Kompression anwesend ist und Ihnen den richtigen Umgang mit der Kompression zeigt. (Waschen, Pflege, etc.).

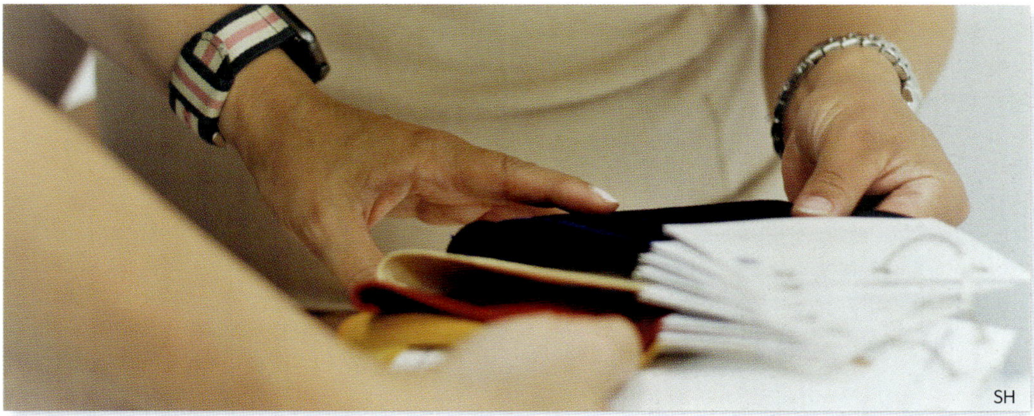

SH

Interessantes aus dem Sanitätshaus

Kann jedes Sanitätshaus jede Marke besorgen, auch wenn sie diese vielleicht nicht im Programm hat?

Ja! Die Sanitätsfachverkäuferin muss hier die notwendige Schulung des Herstellers durchgeführt haben damit diese die Vermessung und Qualität richtig bemessen kann.

Hinweis: **Der Online-Handel mit Flachstrick- und Rundstrickversorgung spielt keine Rolle im Sanitätshaus, da hier auf jeden Fall per Hand auf Zugmass gemessen werden muss. Zudem kann es zu Schwankungen im Gewichtsbereich kommen, eine „Standard" Versorgung wäre hier grob fahrlässig!**

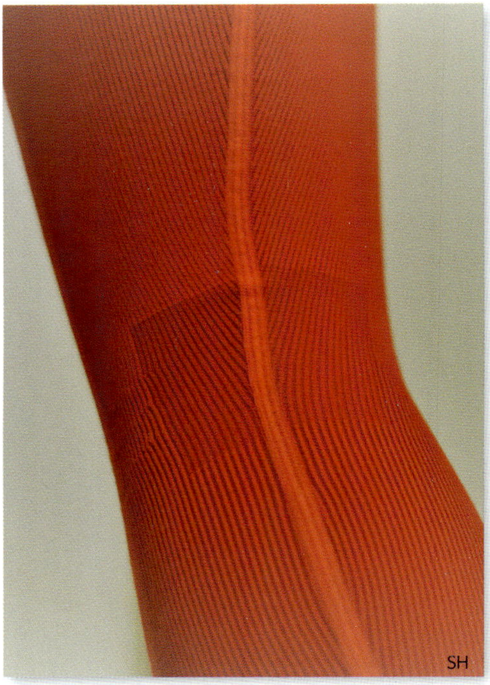

↑ *Flachgestrickte Kompression*

Was ist der Unterschied zwischen Rundstrick und Flachstrick? Und was ist beim Lipödem zu bevorzugen?

Die rundgestrickte Versorgung ist nahtfrei, vom Material dünner und wird hauptsächlich in der Phlebologie eingesetzt. Diese ist in verschiedenen Konfektionsgrößen erhältlich. Bei abweichenden Körperproportionen ist eine Maßanfertigung möglich.

Der rundgestrickte Kompressionsstrumpf wird auf einer riesigen „Strickliesl" gestrickt. Er hat immer die gleiche Maschenzahl. Die Veränderung des Umfangs und der Druckverlauf werden über die Größe der Masche und die Fadenspannung reguliert. Der Druck nimmt von unten nach oben hin ab. Die Maschenzahl ist allerdings begrenzt.

Kleiner Umfang = kleine Maschen, großer Umfang = große Maschen. Rundgestrickte Kompressionsstrümpfe weisen einen niedrigen Arbeitsdruck und einen hohen Ruhedruck aus. Erhältlich als Knie-, Oberschenkelstrümpfe, Einbeinhose oder als Strumpfhose.

Unser Tipp

Sollten Sie viel im Sitzen arbeiten, sprechen Sie dies im Sanitätshaus an. In den Kniekehlen können Aussparungen eingearbeitet werden, damit dort nichts einschneidet.

Flachgestrickte Kompressionsstrümpfe sind bedeutend stärker und dicker und haben einen hohen Arbeitsdruck und einen niedrigen Ruhedruck. Man erkennt sie sofort an ihrer Naht, es wird flach gestrickt und anschließend zusammengenäht, deshalb sind hier auch größere Ausmaße möglich zu stricken, die Maschenzahl ist hier variabel. Sie üben einen hohen, flächigen und gleichmäßigen Druck auf das Bein von unten nach oben hin aus und sind beim Lip- und Lymphödem geeignet. Flachgestrickte Strümpfe können durch ihre stabile Wand das Ödem halten.

Diese Versorgungen können als Kniestrümpfe, Leistenstrümpfe, Strumpfhose oder als zweiteilige Versorgung (Caprihose und Kniestrümpfe, Radlerhose und Leistenstrümpfe) gefertigt werden.

Welche Kompressionsklassen gibt es?

» KKL1 leichte Intensität
» KKL2 mittlere Intensität
» KKL3 kräftige Intensität
» KKL4 sehr kräftige Intensität

Könnte ich bei meiner Strumpfhose das Leibteil in einer leichteren Kompressionsklasse fertigen lassen, wenn ich Probleme mit Kompression am Bauch habe?

Ja! Man kann das Leibteil z. B. in der Kompressionsklasse 1 fertigen lassen. In der Schwangerschaft wird ohne Kompression am Bauch versorgt. Auch die Beinversorgung kann in verschiedenen Stärken bestellt werden.

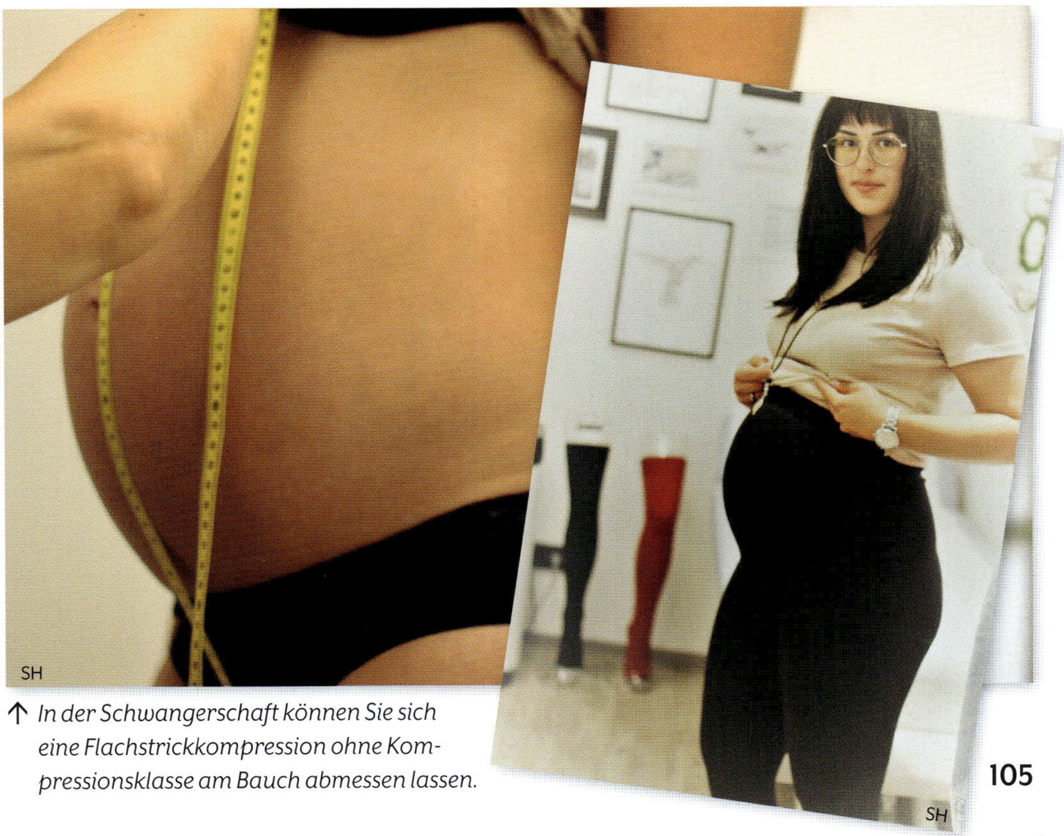

↑ *In der Schwangerschaft können Sie sich eine Flachstrickkompression ohne Kompressionsklasse am Bauch abmessen lassen.*

Interessantes aus dem Sanitätshaus

Was mache ich, wenn meine Kompression ein Loch hat?

Sofort beim bemerken Ihr Sanitätshaus aufsuchen. Dieses schickt Ihre Versorgung zum Hersteller und dort wird geprüft, ob ein Eigenverschulden oder ein Herstellungsfehler vorliegt. In der Regel gilt aber ein halbes Jahr Garantie und es wird nicht selten kostenlos repariert.

Um ein Eigenverschulden weitestgehend ausschließen zu können, ist ein sachgemäßer Umgang mit Ihrer Versorgung wichtig.

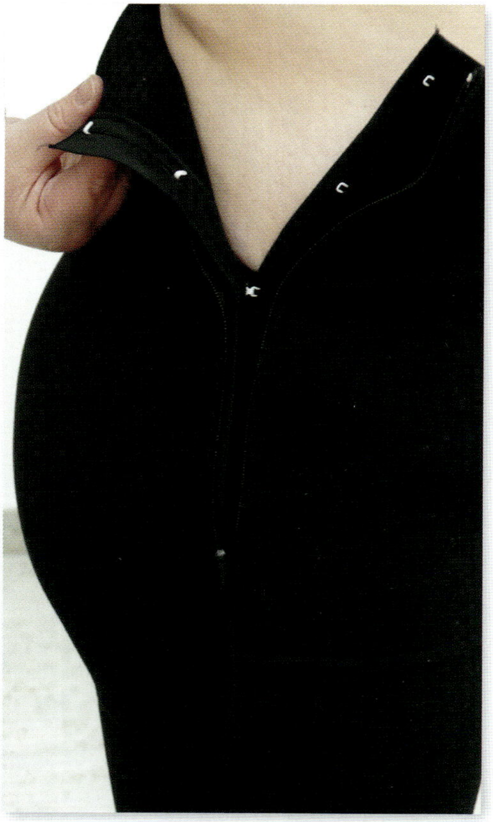

↑ Zum leichteren An- und Ausziehen wäre eventuell ein Reißverschluss eine Lösung.

Wie oft steht mir eine neue Kompressionsversorgung zu?

In der Regel erhalten Sie zwei Versorgungen im Jahr. Spätestens nach 6 Monaten oder sofort bei Gewichts- oder Umfangsveränderungen (ab ca. +/- 8-10 Kilo) , immer in Abhängigkeit der Krankenkasse.

Habe ich zwischen den einzelnen Liposuktionen ein Recht auf eine neue Versorgung?

Sie erhalten bei Umfangsveränderungen eine neue Versorgung. Wenn man alle 6 Wochen eine Liposuktion bekommt muss man sich in der Regel mit einem Mieder abfinden, dieses muss allerdings selbst bezahlt werden.

Kann eine zu groß gewordenen Strumpfhose enger gemacht werden?

Nein, dazu benötigen Sie ein neues Rezept. Die Versorgung muss neu gestrickt werden. Ein Verschulden von Hersteller oder Sanitätshaus wird hier ausgenommen.

Wieviel muss ich für meine Kompression bezahlen?

Pro Versorgung müssen Sie, falls keine Befreiung Ihrer Krankenkassen vorliegt, 10 Euro gesetzliche Zuzahlung leisten.

Für besondere Zusätze oder Sonderanfertigungen fällt noch eine zusätzliche geringe Aufzahlung an. Der Betrag ist von Sanitätshaus zu Sanitätshaus unterschiedlich.

Welcher Arzt kann mir eine Wechselversorgung verschreiben?

Die Wechselversorgung kann entweder vom Facharzt (Phlebologe, Frauenarzt, Gefäßchirurgie) oder auch vom Hausarzt verordnet werden.

Habe ich Anspruch auf eine Anziehhilfe?

Anziehhilfen können von Ihrem Arzt, mit entsprechender Indikation, verordnet werden. Lassen Sie sich bitte gut beraten, es gibt viele verschiedene Anziehhilfen. Probieren Sie diese am besten gleich vor Ort aus. Bei einigen Modellen kann ein wirtschaftlicher Aufschlag bestehen. Die günstigste Hilfe zum Anziehen der Kompression sind die Gummihandschuhe. Probieren Sie Ihren Favoriten einfach aus.

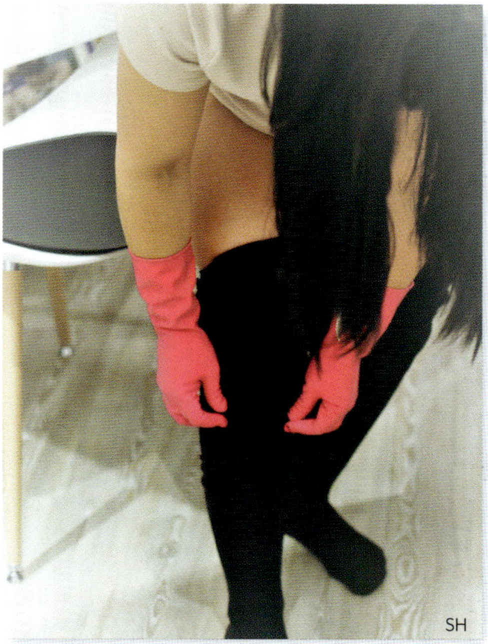

↑ Gummihandschuhe erleichtern das Anziehen der Kompression.

Wie lange dauert es bis ich meine Kompressionsversorgung bekomme, nachdem diese abgemessen wurde?

Zuerst wird ein Kostenvoranschlag an die Krankenkasse eingereicht. Nach Genehmigung der Krankenkasse wird Ihre Versorgung sofort beim Hersteller bestellt.Nach ca. 10 Tagen wird die Kompression geliefert.

Standardfarben sind innerhalb weniger Werktage in Ihrem Sanitätshaus. Für Kompression mit Muster oder Trendfarben müssen Sie ein paar Tage länger warten, diese werden nicht an allen Tagen gefertigt weil es keine Standardversorgung ist.

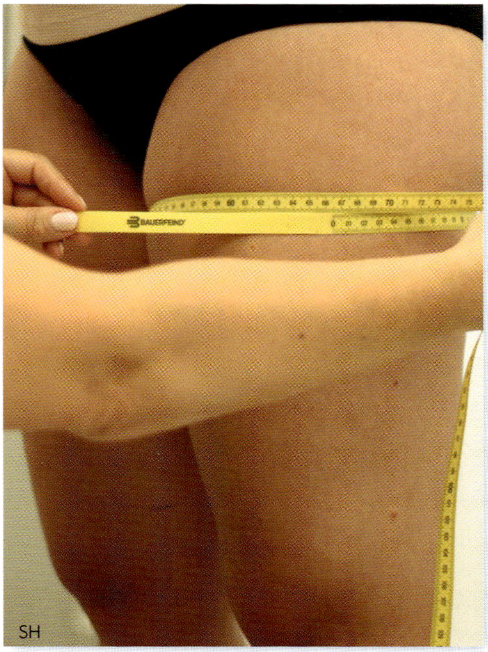

Wieso wird so stark auf Zug gemessen?

Es wird deshalb so stark auf Zug gemessen um

zu sehen wieviel Flüssigkeit im Gewebe eingelagert ist und wie sich diese unter Druck verdrängen lässt. Der Mittelwert zwischen diesem Zugmaß und dem locker gemessenen Hautmaß ist für den Hersteller maßgebend bei der Fertigung der Strümpfe.

Mein Arzt verschreibt mir keine Kompression. Könnte ich mir diese auch selbst kaufen, oder was soll ich in diesem Fall tun?

Die Strümpfe müssen von einem Arzt verordnet werden. Falls Ihr Arzt sich nicht bereit erklärt Ihnen eine Kompression zu verordnen, würde ich Ihnen raten einen anderen Arzt aufsuchen. Von einem Selbstkauf ist dringend abzuraten.

Trage ich die Kompression mit oder ohne Unterwäsche?

Mein persönlicher Rat ist, aus hygienischen Gründen, mit Unterwäsche. Aber tatsächlich ist es ohne besser, da mehr Kompressionsgestrick direkt auf die Haut wirkt. Bitte tragen Sie keine feinen Slips aus Seide oder Microfaser, da mit diesen das Leibteil abrutscht. Eine Unterwäsche mit hohem Baumwollanteil wäre das Beste.

Wie reinige ich meine Kompression richtig?

Bitte verwenden Sie auf gar keinen Fall einen Weichspüler. Das tägliche waschen ist unabdingbar. In Ihrem Sanitätshaus bekommen Sie spezielle Waschmittel, die auch für Ihre Wäsche mit Gummibündchen hervorragend geeignet sind. Bitte waschen Sie Ihre Kompression im Wäschenetz stets auf links in der Waschmaschine, nur dort wird die Versorgung hygienisch sauber und Hautschüppchen werden entfernt. Vergewissern Sie sich bei der Waschtemperatur im Etikett Ihres Strumpfes. Einige Versorgungen dürfen sogar in den Trockner (Schonprogramm).

Wie pflege ich meine Haut am besten, da diese unter der Kompression sehr trocken wird?

Eine sehr wichtige Frage wie ich finde. Die Haut trocknet durch den Druck auf die Haut und auf die Talgdrüsen über den Tag hin häufig aus. Ihre Haut pflegen Sie daher mit speziellen Pflegeprodukten, die Sie in Ihrem Sanitätshaus bekommen. Lassen Sie sich bitte diesbezüglich gut beraten. Abends dürfen Sie gerne Ihre eigenen, gewohnten Produkte verwenden. Aber auch hierfür gibt es Cremes in Ihrem Fachhandel. Durch diese spezielle Pflege werden Sie merken, dass Sie Ihre Kompression leichter anziehen können und diese nicht so leicht rutscht.

Haben Sie noch Tipps zum leichteren Anziehen?

Lassen Sie sich bitte von Ihrer Sanitätsfachverkäuferin, wenn Sie die erste Versorgung erhalten, gut erklären, worauf Sie beim Anziehen achten sollten. Es gibt spezielle Anziehhilfen, die Sie sich von Ihrem Arzt verordnen lassen können. Nach dem Duschen ist es besonders wichtig, sich gründlich abzutrocknen und sich hinterher mit Ihrer speziellen Pflege einzucremen. Achten Sie auch darauf, dass Ihre Fingernägel nicht eingerissen und nicht zu lang sind. Daher empfehle ich Ihnen spezielle Gummihandschuhe zur Anwendung.

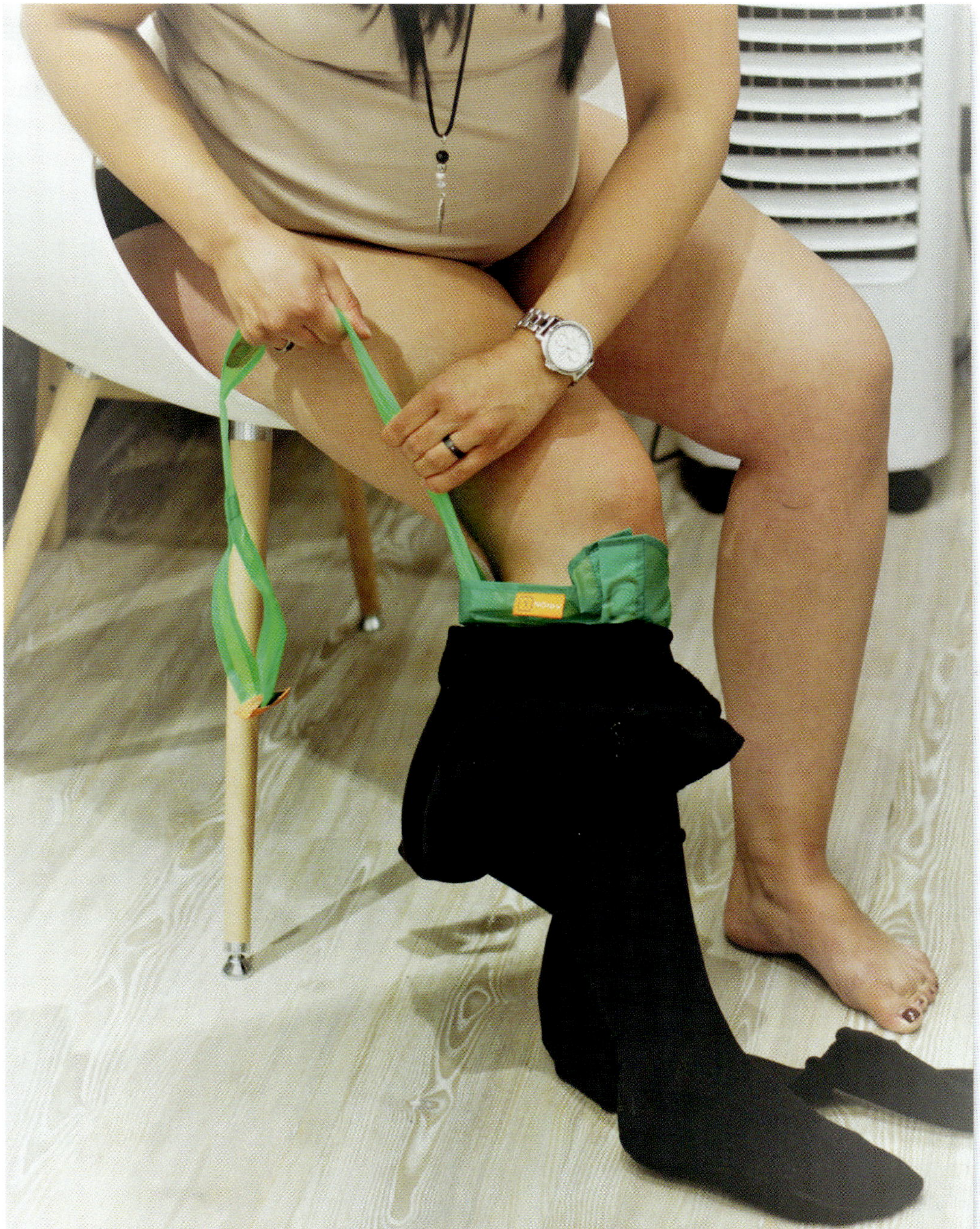

SH

↑ *Hier sehen Sie eine Anziehhilfe für die Beinkompression.*

Interessantes aus dem Sanitätshaus

Die Kompression reibt beim Laufen aneinander und macht dabei Geräusche. Haben Sie hierfür hilfreiche Tipps?

Es besteht die Möglichkeit auf den Innenseiten der Oberschenkel einen Futterstoff aufzusetzen. Nachteil: dieser kann bei kürzeren Kleidern auffallen.

Es gibt Strumpfbänder mit breitem Silikon, sog. Bandalettes , die man an beiden Oberschenkeln anbringen kann um Geräusche zu senken.

Unser Tipp

Gegen Geräusche beim Laufen kann es auch helfen eine einfache Seidenstrumpfhose über die Kompression zu tragen.

Gerade im Sommer kann es im Intimbereich in der Strumpfhose etwas schwitzig werden. Gibt es Tipps?

Hier rate ich einen Baumwollslip anzuziehen. Schweiß ist nicht nur unangenehm, sondern auch nicht ungefährlich. Verschwitzte Kleidung, die an der Haut klebt, schafft das perfekte Millieu für Pilze und Infektionen. Baumwollslips lassen die Haut atmen und transportieren den Schweiß besser ab. Einige Hersteller bieten auch Netzzwickel an, diese sorgen in diesem Bereich für mehr Atmungsaktivität.

Hilft mir das Sanitätshaus auch im Bezug auf einen Lymphomaten?

Ihr Sanitätshaus kann das Rezept über eine IPK, intermittierende pneumatische Kompression, mit Indikation und Begründung und einem Kostenvoranschlag bei Ihrer Krankenkasse einreichen. Es handelt sich hier um eine Einzelproduktverordnung!

Vor der Rezeptierung können Sie sich auch schon vorab im Sanitätshaus informieren, welcher Gerätetyp, welche Manschetten, usw. in Frage kommen könnten. Falls Sie Ihr Rezept bereits bei der Krankenkasse abgegeben haben, sucht die Krankenkasse für Sie ein Sanitätshaus in Ihrer Nähe, welches die Versorgung übernehmen soll.

Falls die IPK abgelehnt wird, bitte auf den Bescheid warten! In diesem steht die Ablehnungsbegründung und in der Regel auch die Rechtsbelehrung, Sie haben 4 Wochen Zeit um Widerspruch einzulegen.

Kompression im Alltag... Geht das auch modisch?

Ja! Die Kompression ist heutzutage nicht mehr vergleichbar mit der von früher, es gibt eine große Reichweite von Farben, Mustern und modischen Accessoires, hier kann sich jeder wiederfinden und auch mit Kleidern, Tüchern und Schmuck beliebig kombinieren.

Niemand muss sich verstecken oder gedeckte Farben tragen.

Ob beruflich im Büro zum Kleid, Rock oder Kostüm oder auch daheim, die Auswahl ist fast unbegrenzt. Für jeden und jeden Anlass ist hier etwas passendes zu finden.

Die Ära „Gummistrümpfe“ ist kein Vergleich zu der heutigen, sehr modernen, Versorgung!

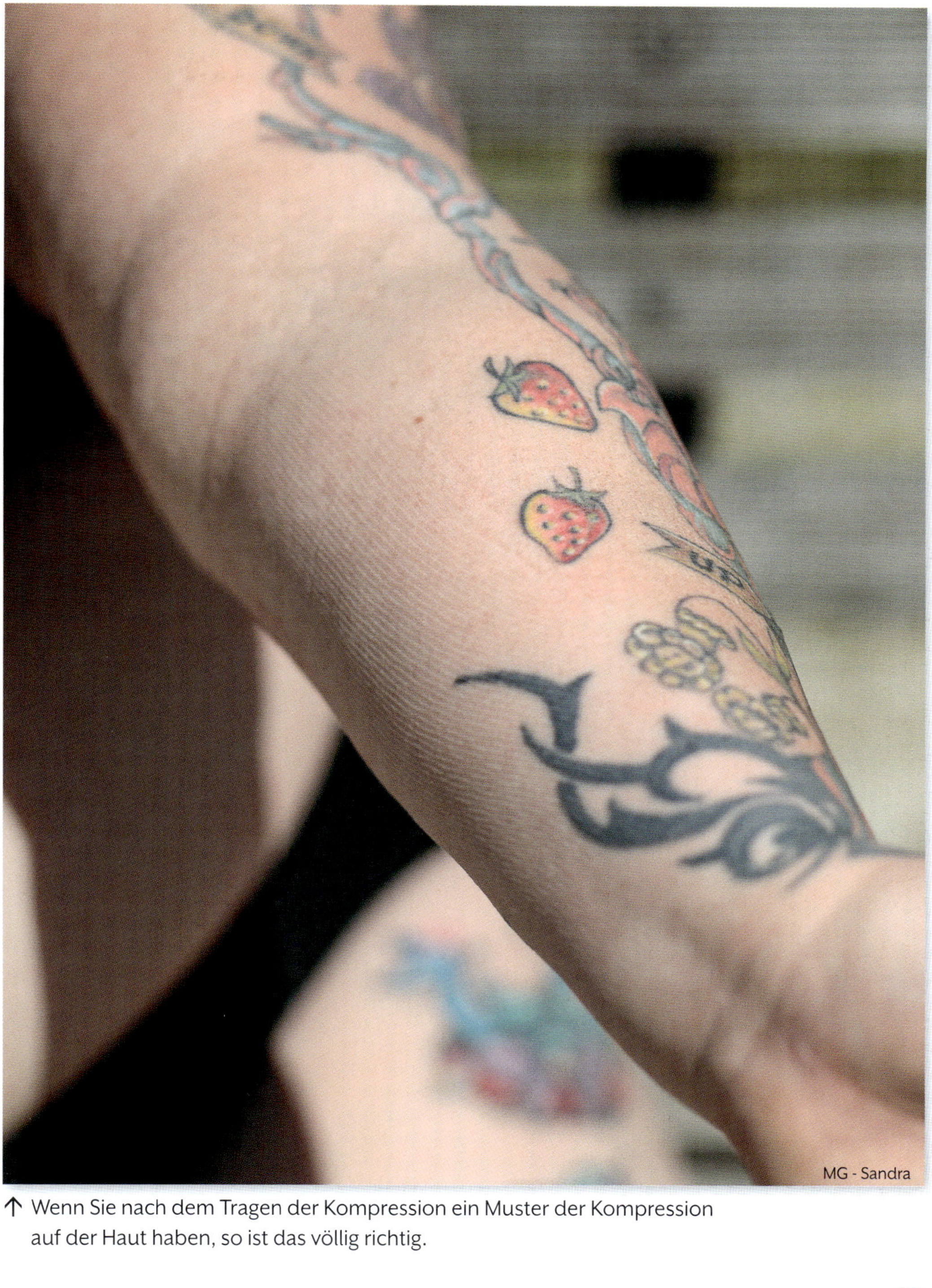

↑ Wenn Sie nach dem Tragen der Kompression ein Muster der Kompression auf der Haut haben, so ist das völlig richtig.

Anziehanleitung Armstrumpf

Wie ziehe ich meinen Armstrumpf richtig an, mit Hilfe des Armbutlers?

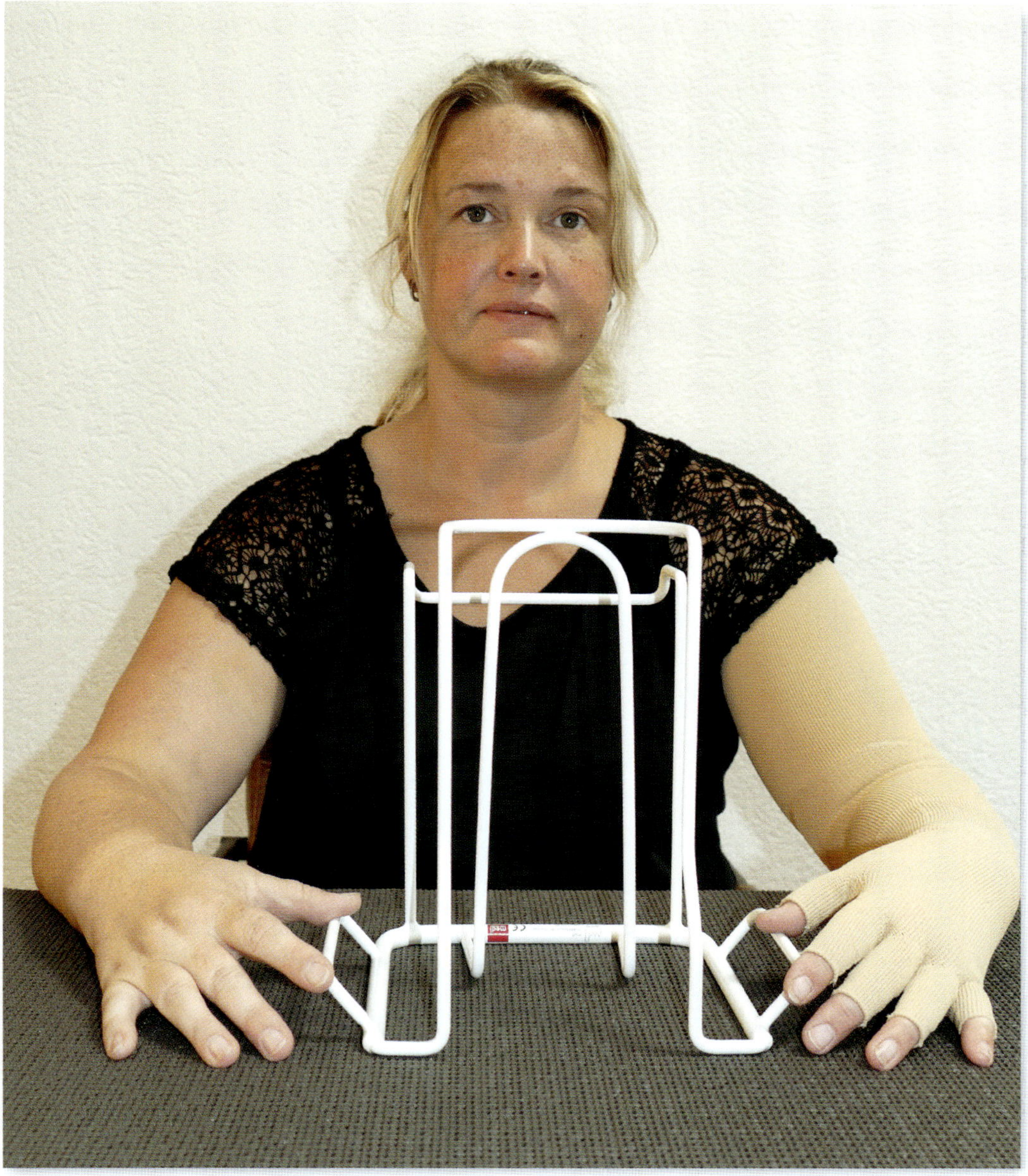

Der Armbutler vergrößert den Durchmesser, so dass Sie leichter in Ihren Armstrumpf kommen. Verwenden Sie den Armbutler auf einer rutschfesten Unterlage. Stellen Sie den Armbutler so hin, dass die geschlossene Seite des Standfusses zu Ihnen zeigt.

Anziehanleitung Armstrumpf

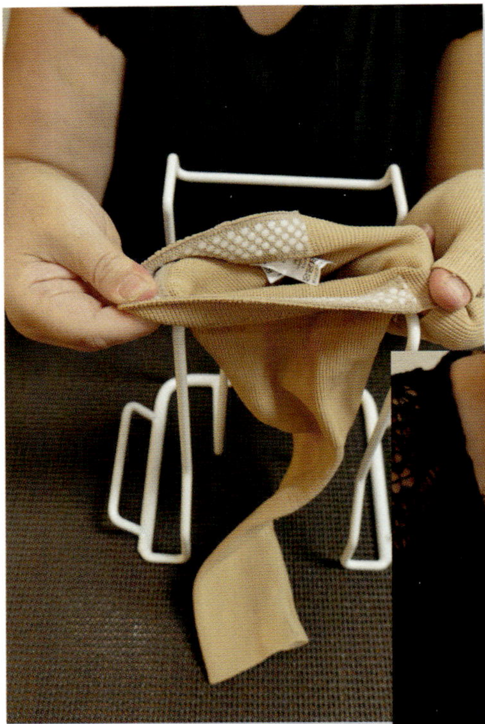

Wenn Sie den Armstrumpf an Ihren rechten Arm anziehen möchten, tragen Sie an der linken Hand einen Gummihandschuh (bitte Schmuck ablegen) zur Erleichterung des Anziehens.

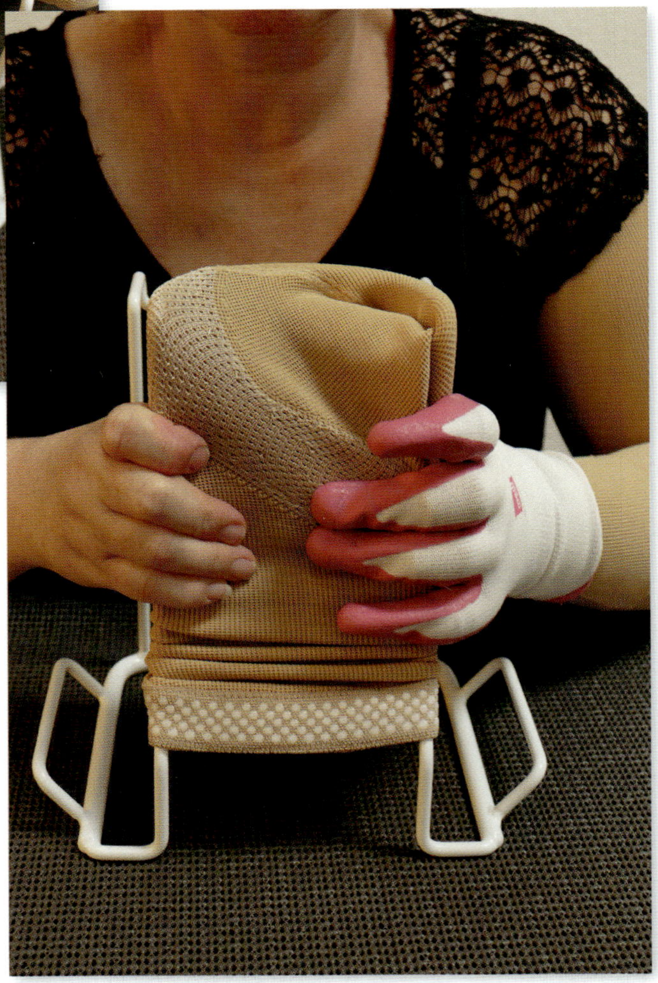

Jetzt stülpen Sie den Armstrumpf über den Rundbogen, bis Sie das untere Bündchen des Strumpfes sehen.

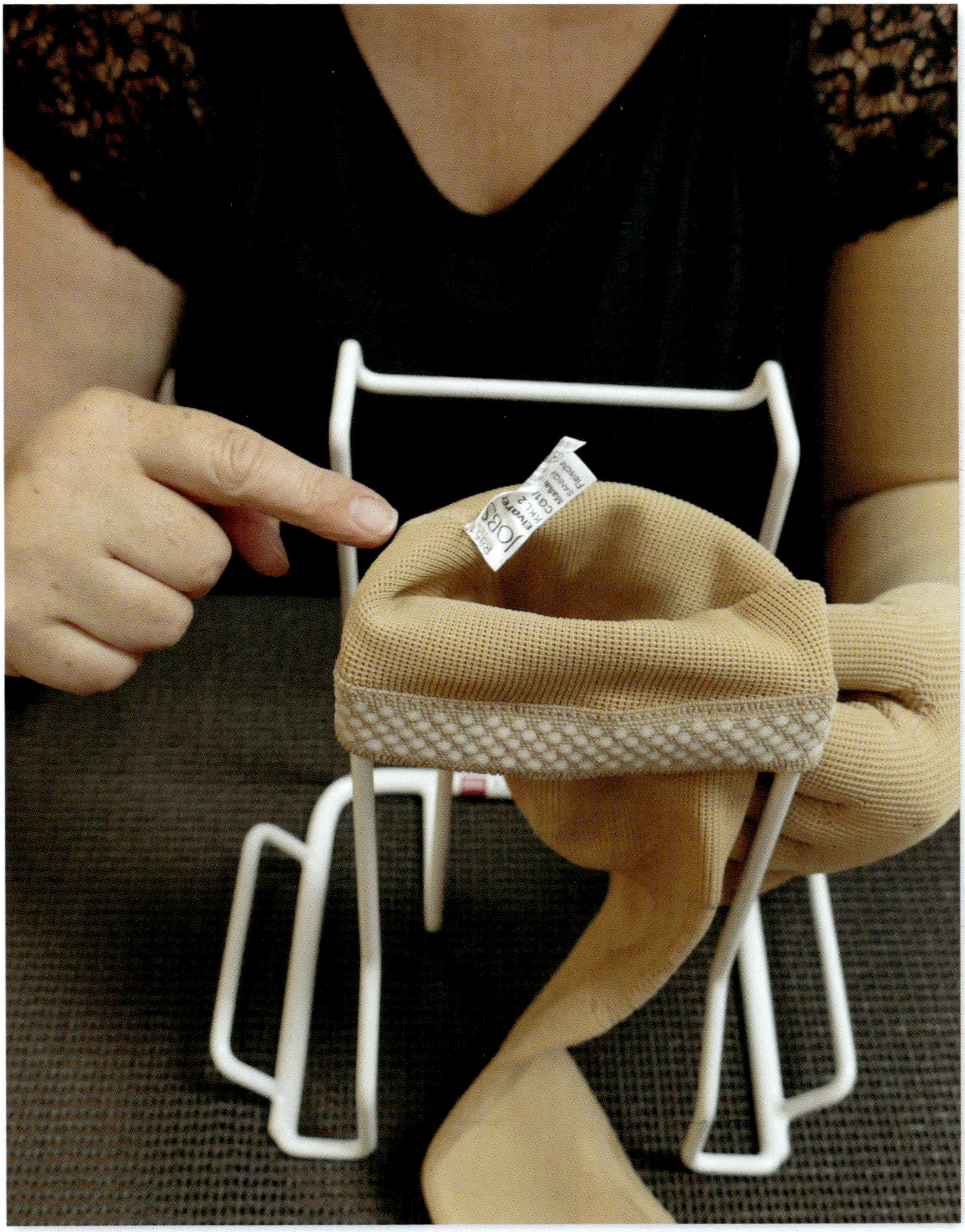

Achten Sie dabei darauf, dass die Naht des Armstrumpfes beim rechten Arm rechts außen bei etwa vier Uhr steht.

Anziehanleitung Armstrumpf

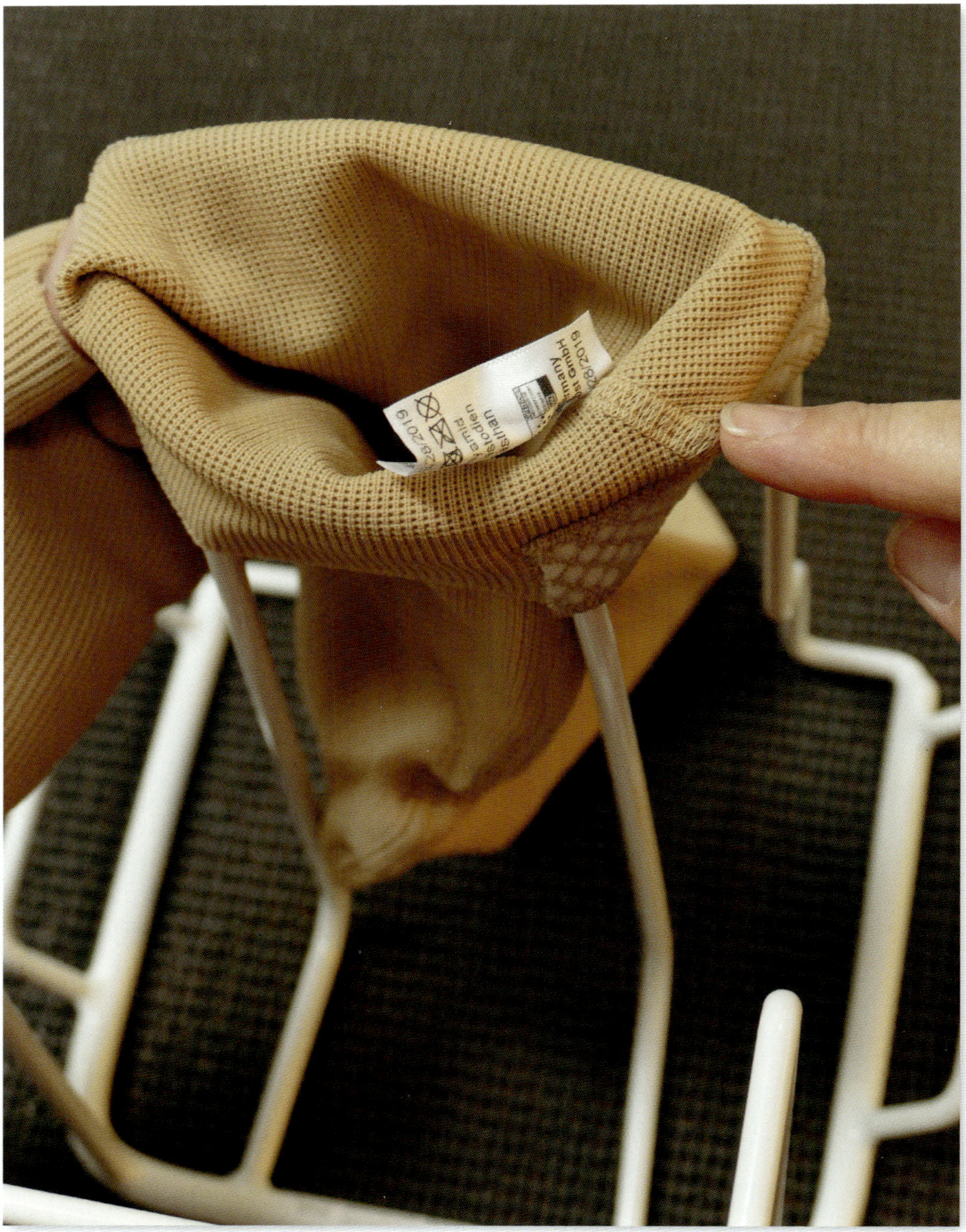

Beim linken Arm, steht die Naht links außen, bei etwa acht Uhr.

Anziehanleitung Armstrumpf

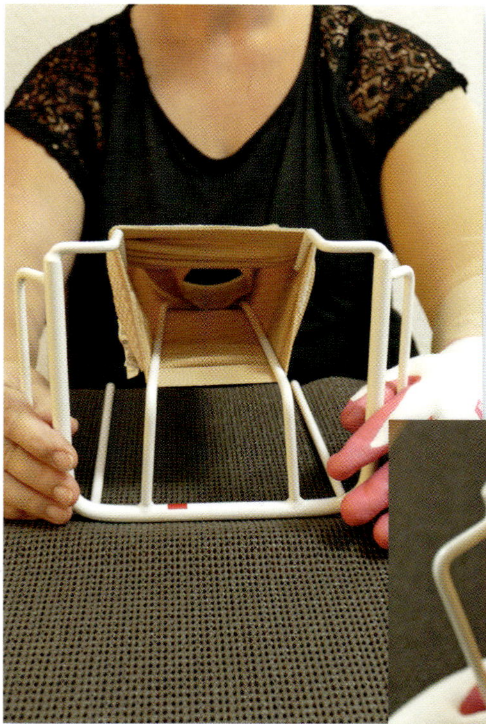

Nun legen Sie den Armbutler um und stabilisieren ihn an einem Tisch.

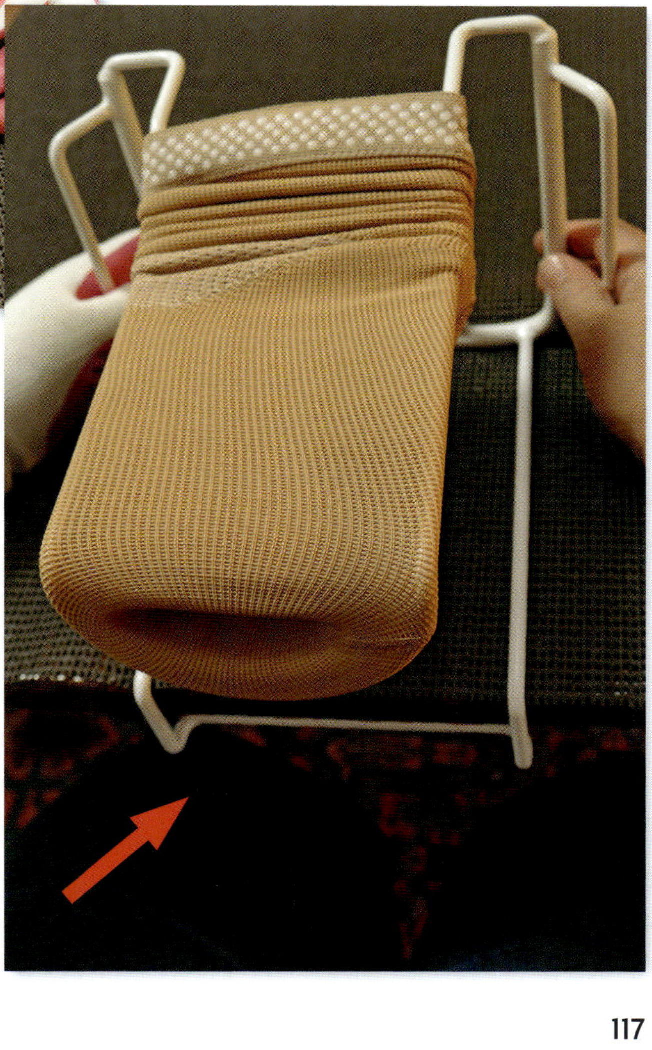

Anziehanleitung Armstrumpf

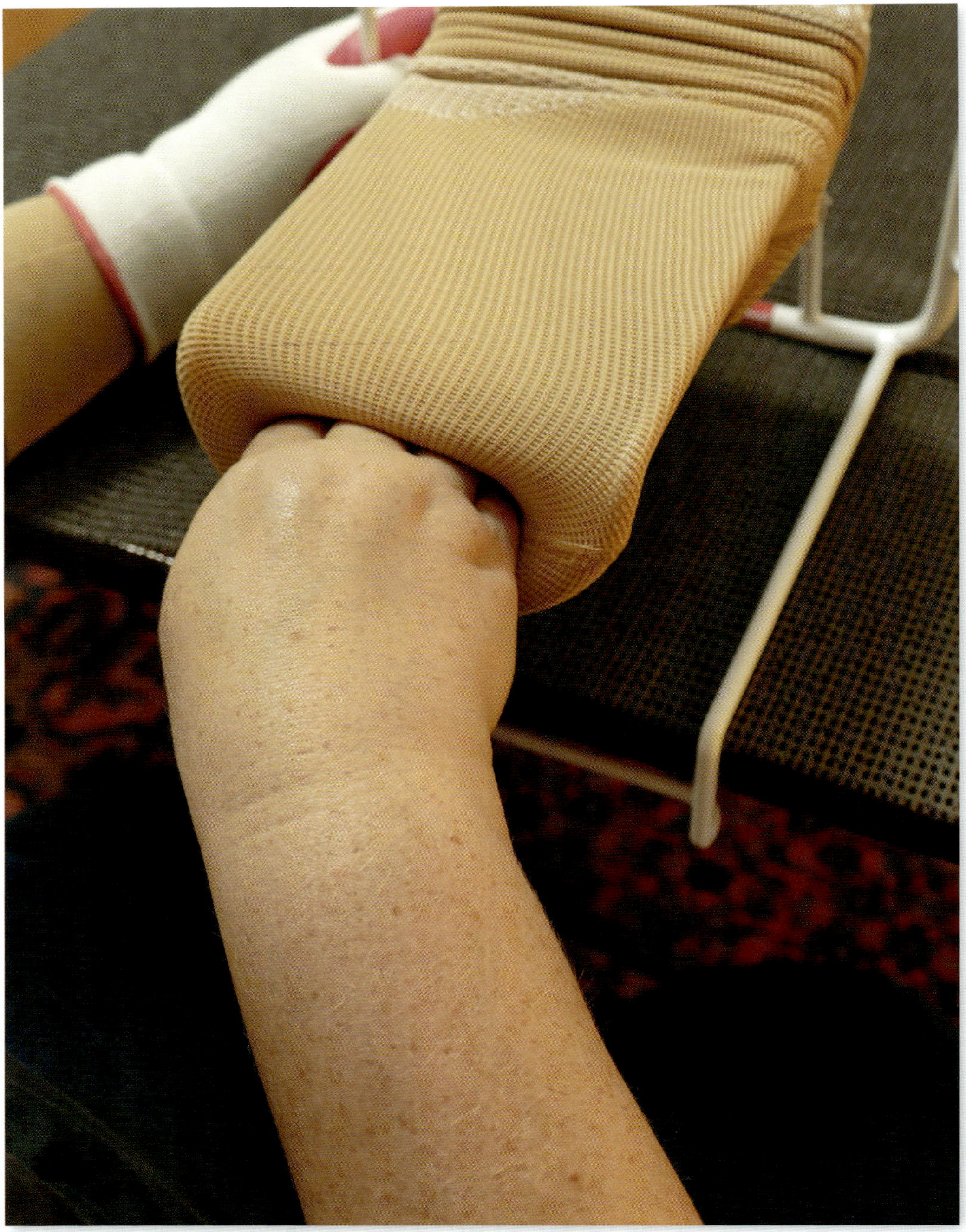

Führen Sie nun Ihren Arm in den Armstrumpf, mit dem Handrücken nach oben. Mit der anderen Hand halten Sie den Armbutler fest.

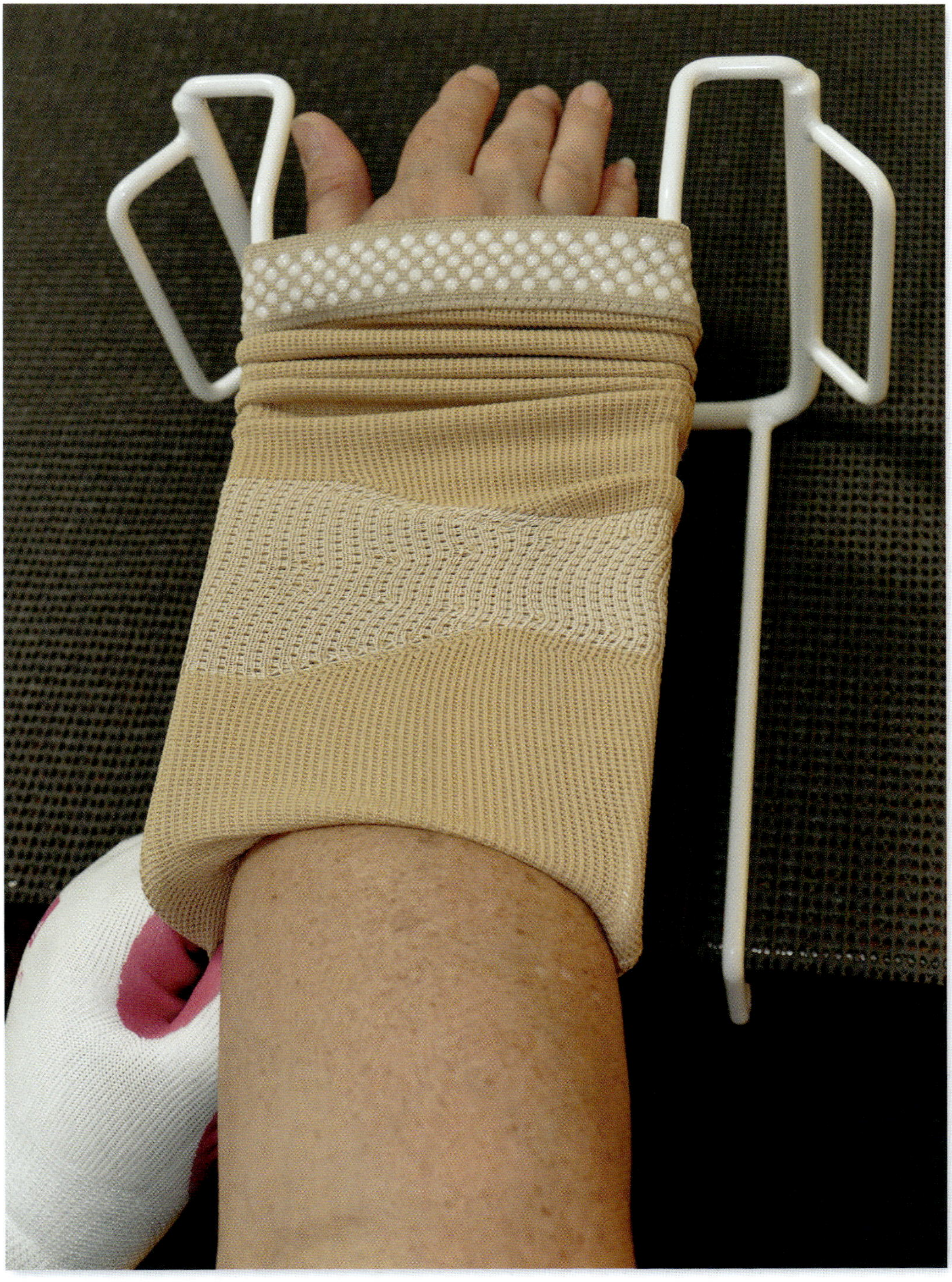

Anziehanleitung Armstrumpf

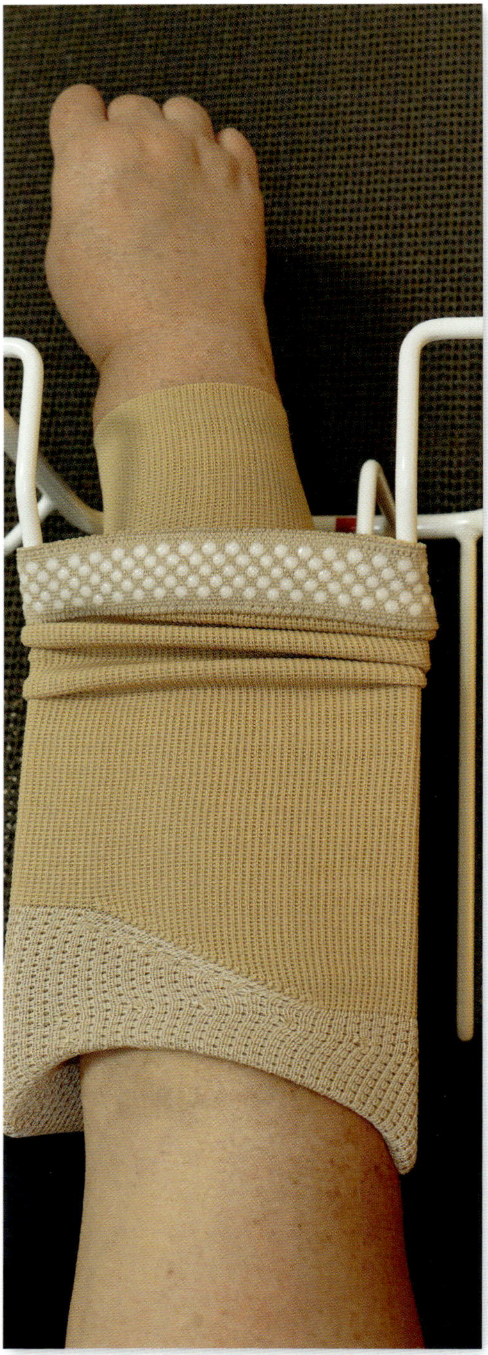

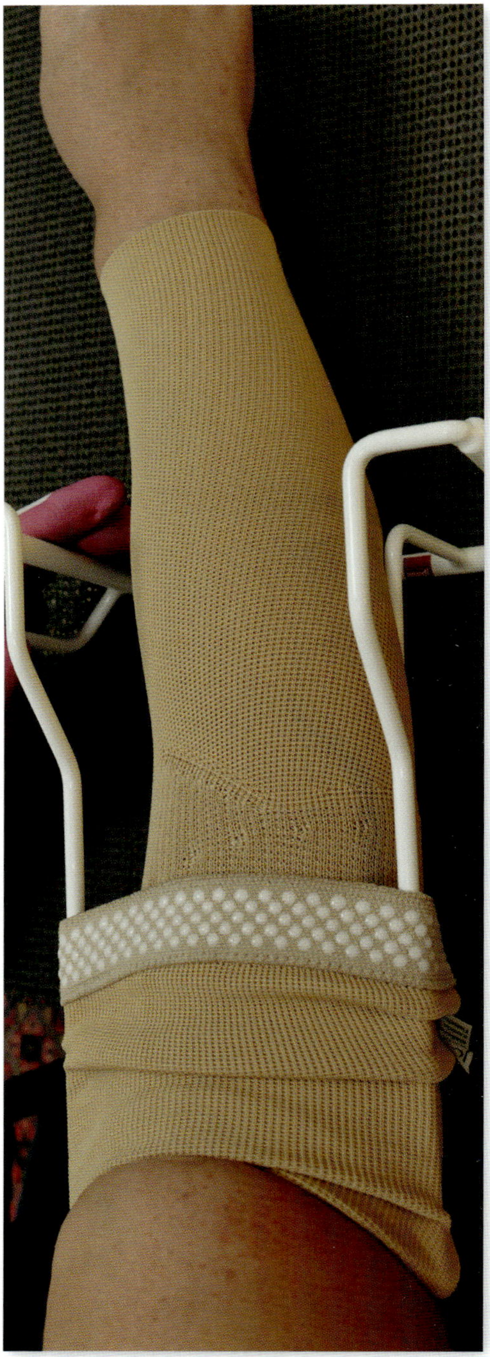

Soweit es Ihnen möglich ist, schieben Sie nun Ihren Arm hindurch.

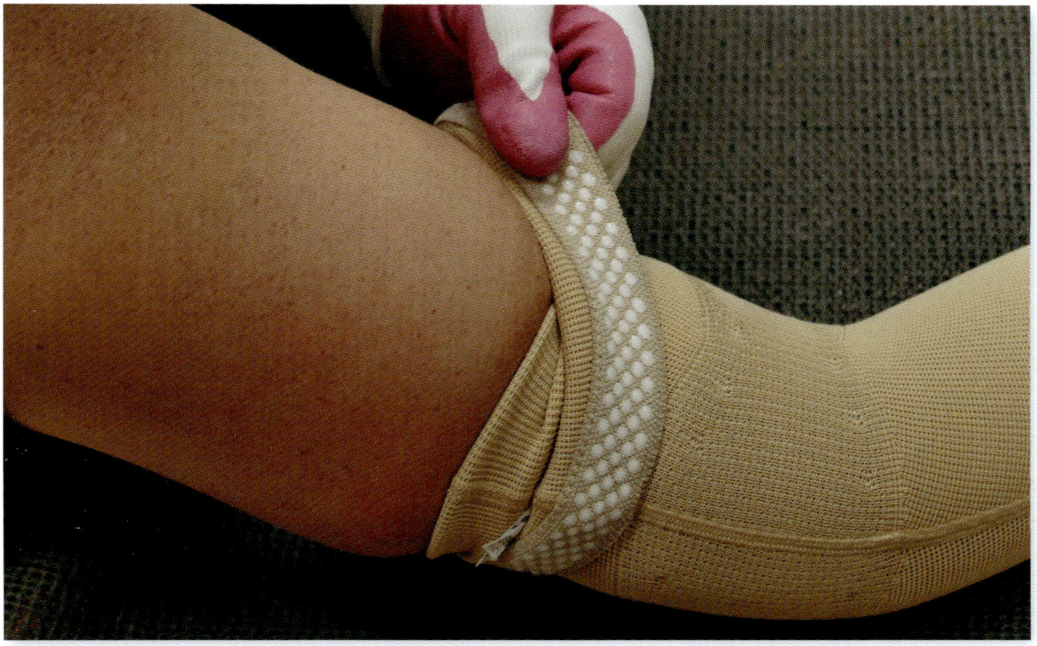

Nehmen Sie nun Ihren Arm aus dem Butler und legen Sie den Strumpf komplett an.

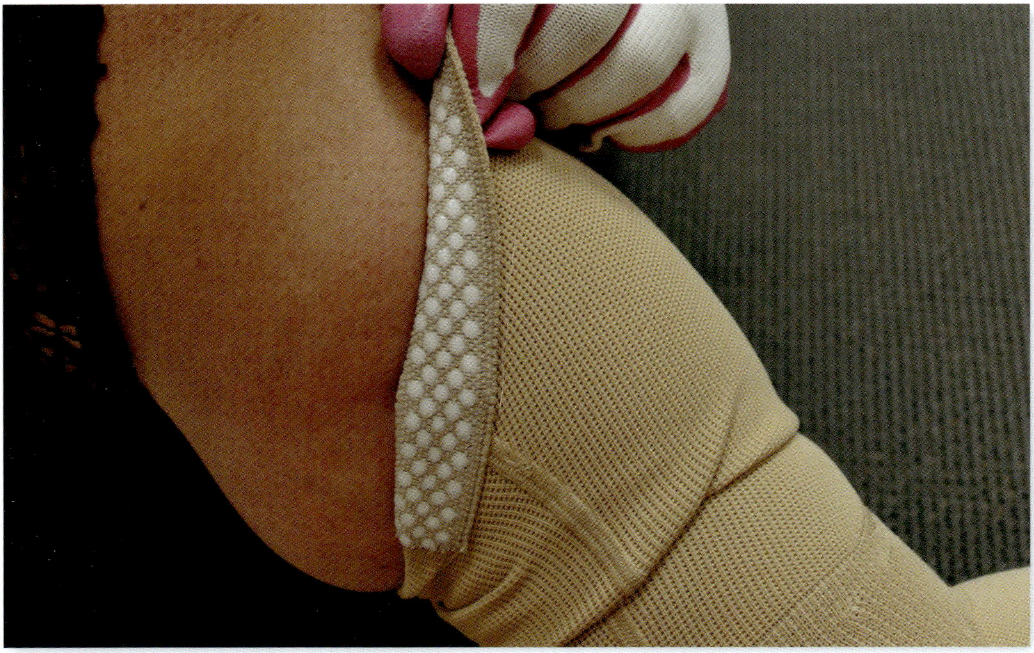

Der Strumpf sollte bis in dieAchseln reichen.

Anziehanleitung Armstrumpf

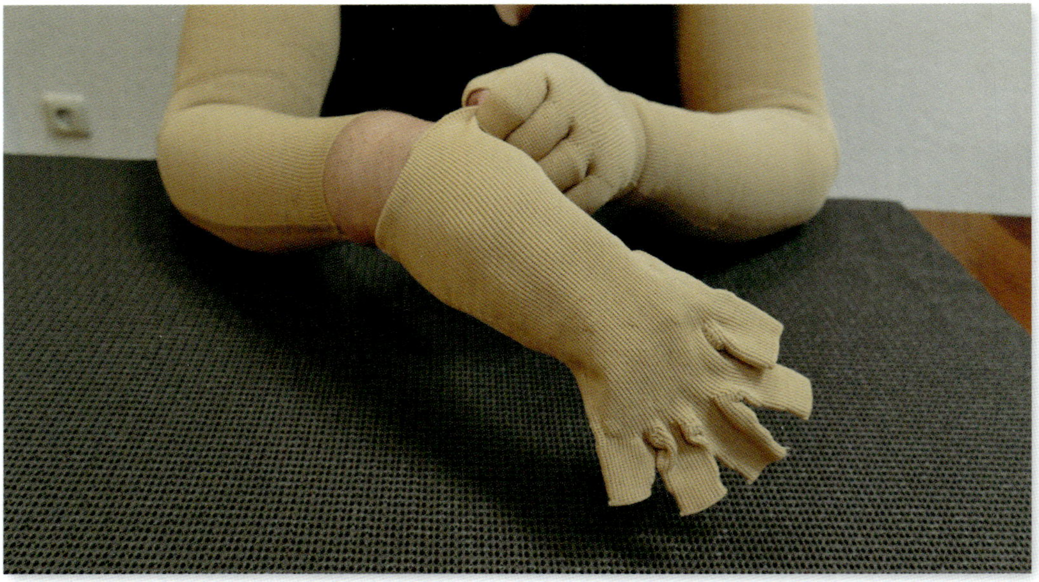

Bei einer zweiteiligen Versorgung, ziehen Sie anschließend sofort Ihre Handschuhe an.

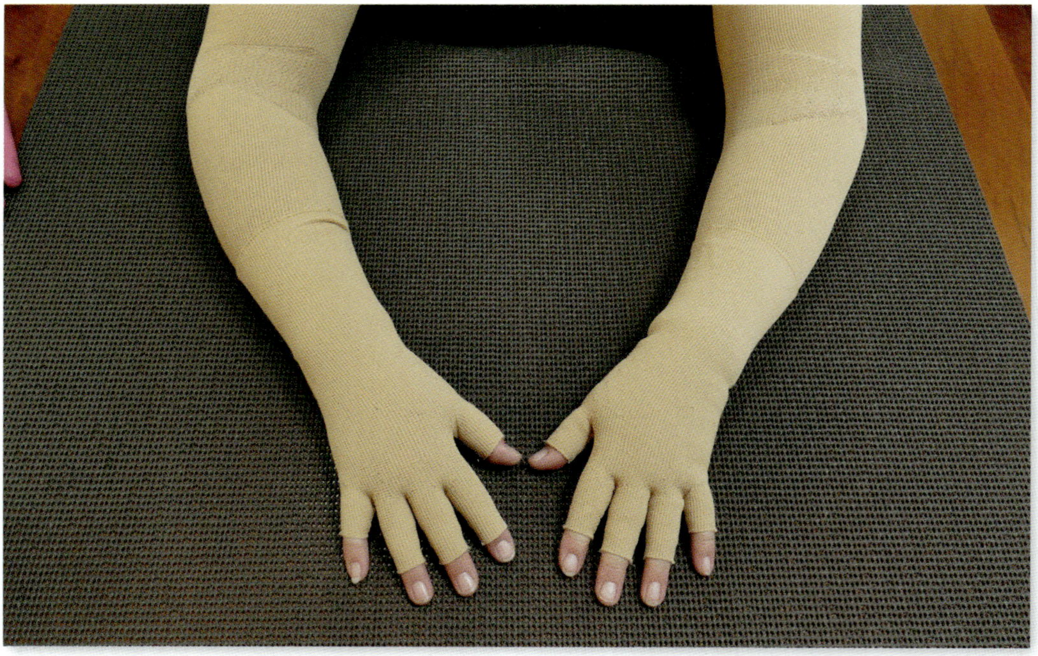

Am Ende sollten beide Arme perfekt bestrumpft sein, ohne jegliche Faltenbildung. Der Strumpf sollte so weit als möglich in die Achsel gezogen werden. Mit Hilfe des Gummihandschuhs können Sie den Strumpf glatt streichen.

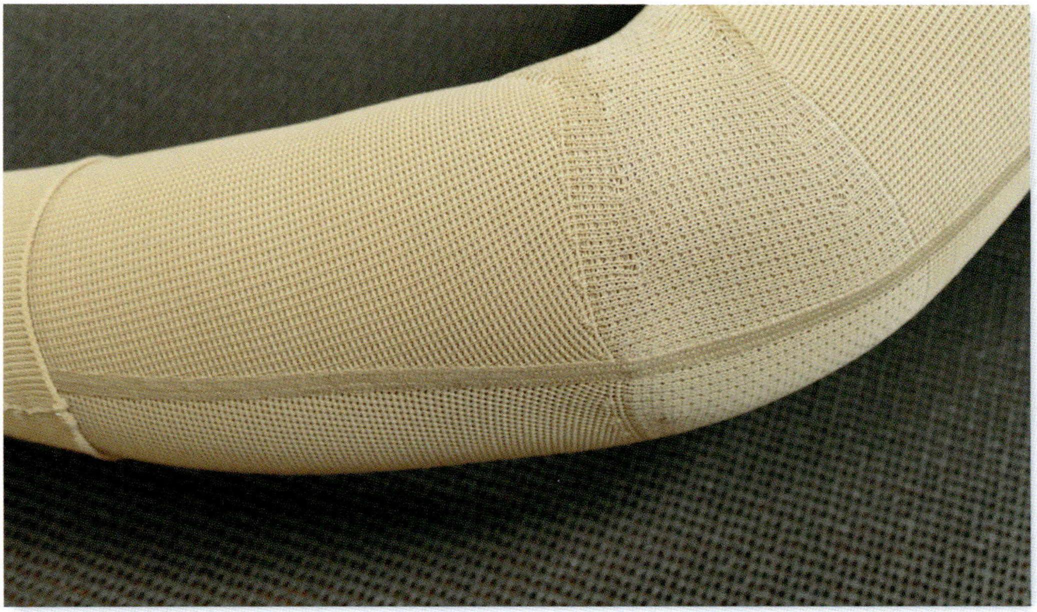

Die Naht sollte über den Ellenbogen verlaufen.

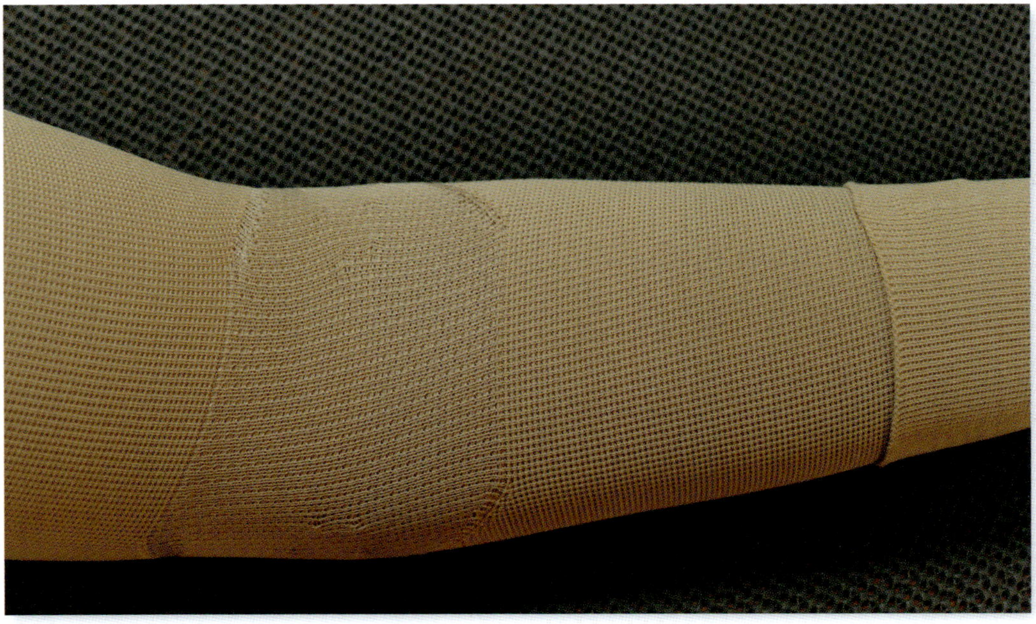

Hier gut zu sehen, die Komfortzone in der Ellenbeuge.

Die richtige Pflege der Kompressionsversorgung

✓ In der Waschmaschine waschen, da sich nur dort alle Hautschüppchen lösen können

✓ Tägliche Wäsche

✓ Im Wäschenetz

✓ Alle Reißverschlüsse und Häckchen verschließen

✓ Die Temperatur für die Waschmaschine finden Sie an Ihrer Kompression, normal wären 40 Grad im Schonwaschgang

✓ Keinen Weichspüler verwenden!

✓ Im Sanitätshaus gibt es spezielle Waschmittel für die Kompression

✓ Nach dem Waschen kann der Strumpf in ein Handtuch geschlagen und ausgedrückt werden

✓ Strumpf im nassen Zustand zurechtziehen und an der Luft trocknen lassen

✓ Vereinzelt lassen sich Kompressionsversorgungen im Wäschetrockner trocknen, dies sollten Sie aber vorher abklären (auf dem Etikett Ihrer Versorgung)

✓ Niemals auf der Heizung trocknen

Intermittierende Apparative Kompression

Tiefenoszillation

Kinesiotaping

Intermittierende Apparative Kompression

Autoren: Erik Küppers, Christian Lindauer, Eik Steinweg, Bösl Medizintechnik GmbH

Was ist die IPK?

Die Intermittierende Apparative Kompression (IPK) oder früher auch Apparative Intermittierende Kompression (AIK) genannt, hat seit den 1970er Jahren einen festen Bestandteil als physikalische Maßnahme in der Entstauungs- und Erhaltungsphase (KPE) von Ödemen. Im Rahmen der KPE unterstützt und ergänzt die IPK die Manuelle Lymphdrainage (MLD). In der medizinischen Praxis und in der Kommunikation zwischen Patienten wird die IPK auch oft umgangssprachlich als „Lymphomat"-Therapie bezeichnet. Dieser Begriff ähnelt sehr stark der Bezeichnung und Marke lympha-mat®, einem IPK Gerät der Bösl Medizintechnik, welches vorwiegend in der Heimtherapie eingesetzt wird.

Die IPK besteht aus einem Steuergerät mit integriertem Kompressor und Manschetten mit einzelnen Luftzellen, die um die Extremitäten gelegt werden. Das Steuergerät wird über Luftschläuche mit den Manschetten verbunden und Luft wird von dem Steuergerät in die Manschetten gepumpt. Die IPK folgt dem Grundprinzip das über eine einzustellende Zeit und Druckeinstellung am Steuergerät solange Luft sequentiell in die Manschetten gepumpt wird, bis der gewünschte Druck erreicht ist. Die mit Luft befüllten Manschetten üben Druck auf die darunter liegenden Extremitäten aus. Der Druck ist die therapeutische Einheit der IPK und wird in Millimeter Quecksilbersäule (mmHg analog zu den Kompressionsstrümpfen) ausgewiesen. Die zweite therapeutische Einheit der IPK ist die Therapiedauer (Zeit in Minuten). Die Manschetten werden dabei von distal nach proximal, von unten nach oben, befüllt. Ist der definierte Druck je Manschettenkammer erreicht, füllt sich die nächste darüber liegende Luftkammer. Ist der Druck in allen Kammern erreicht, wird nach einer festgelegten Pause der Druck durch Ablassen der Luft wieder abgesenkt. Nach kurzer Zeit beginnt dieser Kompressions- und Entlastungs-Zyklus neu. Dieser Vorgang wird während einer längeren Zeitdauer wiederholt. Dieser durch das Ein- und Ablassen der Luft produzierte pneumatische Effekt erzeugt einen sogenannten „Milkingeffekt" (1),

Steuergerät mit Manschetten (BMT)

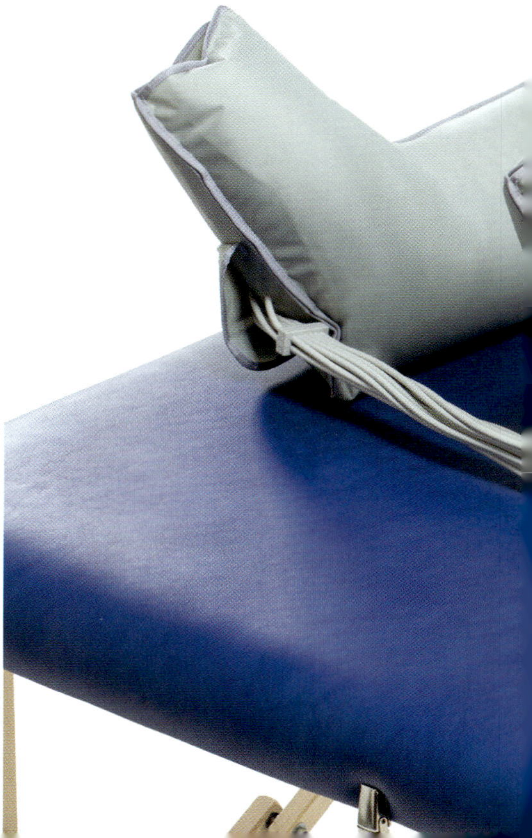

Intermittierende Apparative Kompression

welcher das Lymphsystem entstaut und positiven Einfluß auf die Durchblutung hat.

In der medizinischen Leitlinie (AWMF) wird für das Steuergerät ein „Mehrstufengerät“ (2) empfohlen. Die technische Lösung beinhaltet, dass jede einzelne der zwölf Kammern einer Manschette genau bis zum Zieldruck (z.B. 40mmHg) aufgepumpt wird. Dann erst folgt die nächste Luftkammer. Im Gegensatz dazu werden bei einem „einstufigen“ Gerät alle Luftkammern gleichzeitig befüllt. Im Bezug auf das Ödem zeigt die Studienlage in den Leitlinien, dass „Mehrstufensysteme wesentlich schneller zum Erfolg führen“ und „nach einmaliger Anwendung eine signifikant höhere Volumenreduktion“ (3) bewirken.

Im Gegensatz zum Kompressionsstrumpf ist der Anwender durch das Steuergerät in der Lage je nach Tagesform den Druck individuell zu regulieren. Natürlich darf die Behandlung nicht schmerzen, damit sich die Lymphgefäße nicht zusammenziehen. Viele Nutzer(innen) berichten: Durch die große, gleichmäßige Auflagefläche der Manschetten und den wellen-

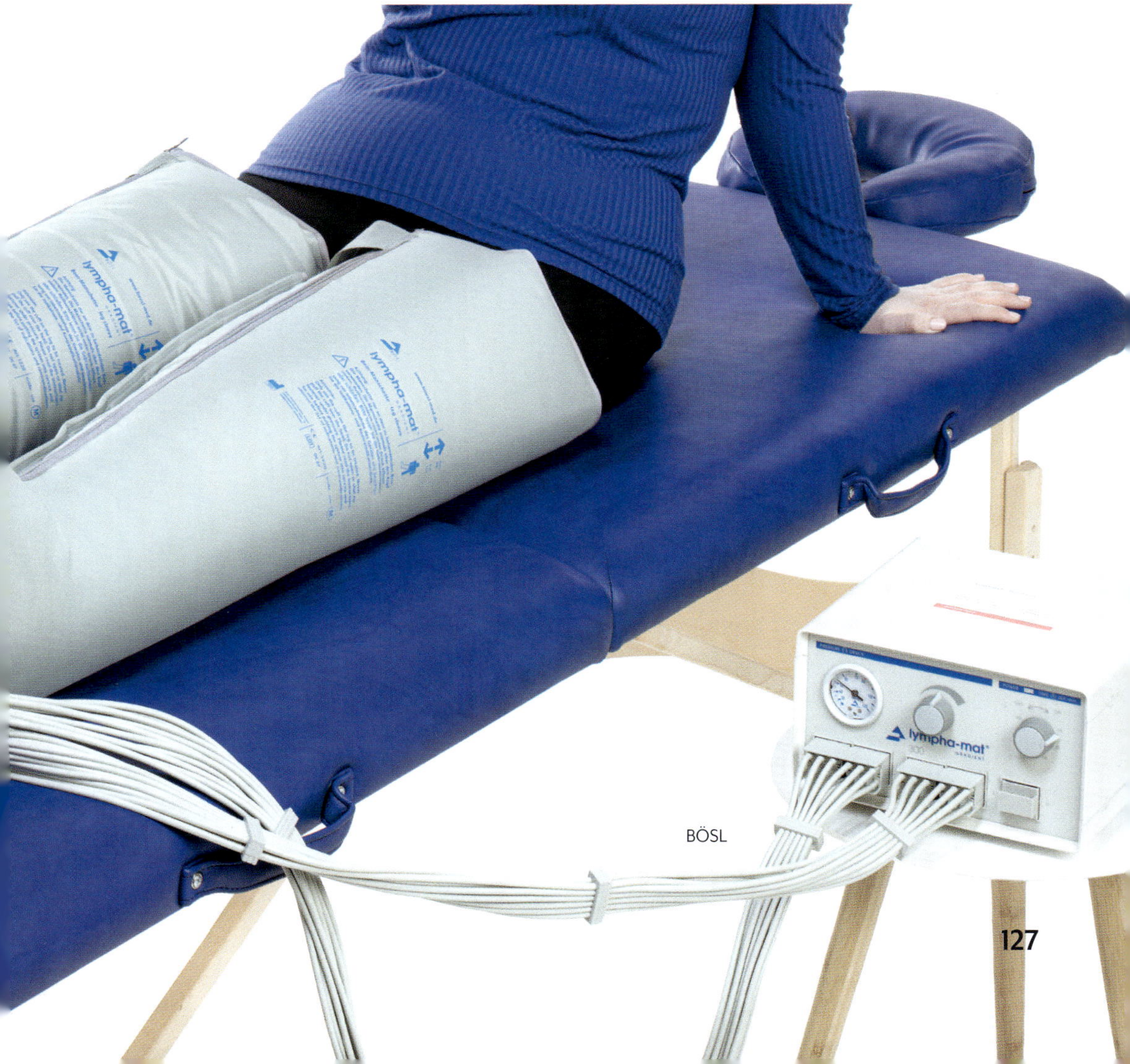

BÖSL

artig sich aufbauenden Druck kann ein relativ hoher Kompressionslevel ohne Missempfindung genutzt werden.

Ein Vorteil von druckgesteuerter Kompression ist folgender: Wenn es zu einer Umfangabnahme z.B. durch Gewichtsreduktion kommt, kann die gleiche Manschettengröße weiterhin verwendet werden. Egal wie groß der Umfang Ihres Beines ist: Die Manschette pumpt sich immer bis zum Zieldruck auf.

Bei manchen IPK-Geräten können mehrere Manschetten gleichzeitig angeschlossen und betrieben werden.

Es ist eine Vielzahl an Manschettenausführungen für obere und untere Extremitäten (Z.B. Beine Hose, Jacke, einteilige Jacke) erhältlich. Besonders wichtig bei Manschetten sind überlappende Luftzellen, damit die unter Druck mobilisierte Gewebeflüssigkeit ohne Unterbrechung von distal nach proximal abtransportiert werden kann.

Diese Überlappung verhindert sogenannte Pendelflüsse zwischen Luftzellen die nicht überlappend sind. Diese Staffelung der Luftkammern entspricht den übereinander angelegten Bindentouren mit Kurzzugbinden während der Entstauungsphase (KPE I).

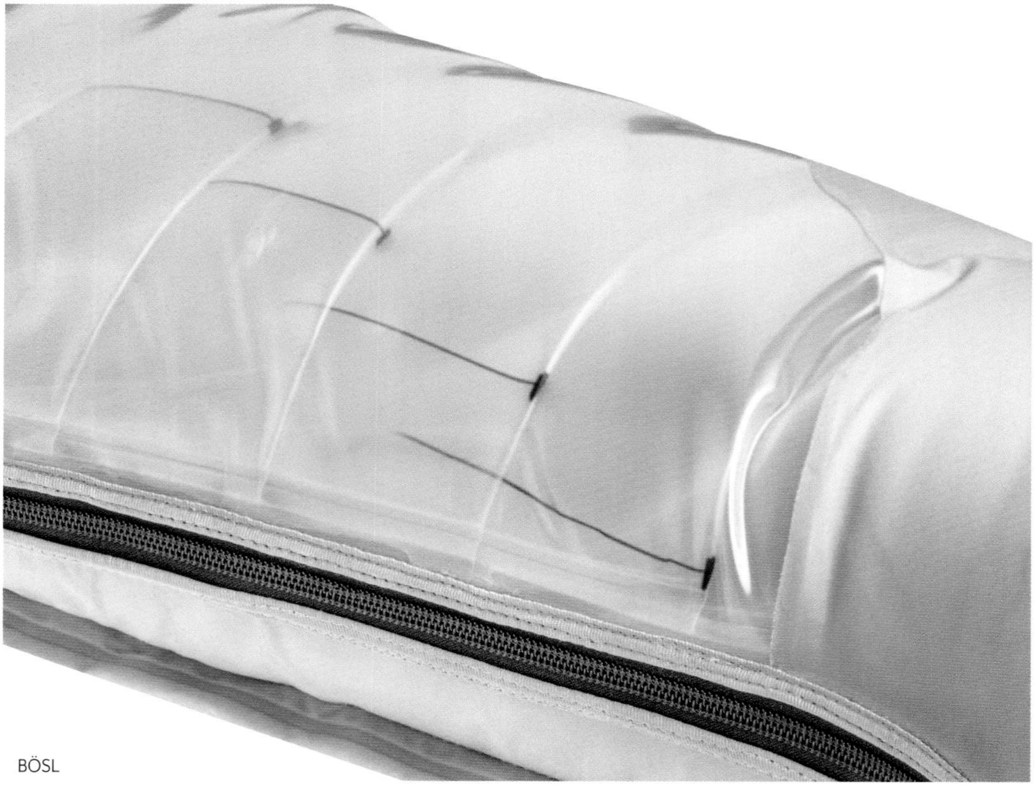

BÖSL

↑ Aufgeschnittene Beinmanschette mit überlappenden Luftzellen.

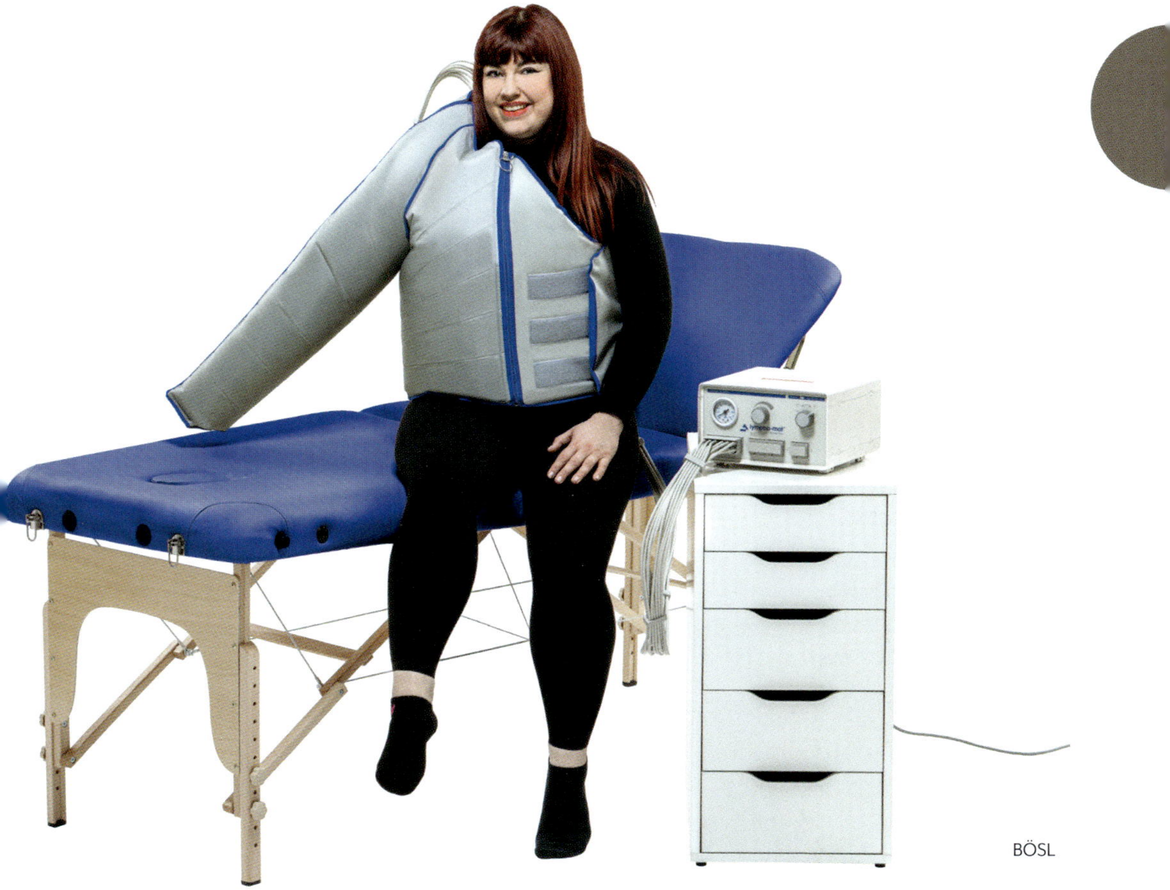

BÖSL

Zusätzlich sind bei einigen IPK Geräten Erweiterungssätze erhältlich, damit die Manschetten individuell an die Körperumfänge der Extremitäten angepasst werden können. Wichtig ist dabei, dass diese auch möglichst mit Luft gefüllt werden können, um eine vollumfängliche Kompression um die gesamte Extremität zu gewährleisten.

Die IPK ist eine aktive Form der Kompression und wird im klinischen wie ambulanten Umfeld zur Entstauung von verschiedensten Ödemen und Krankheitsbildern genutzt. Aus diesem Grund wird die IPK auch zunehmend in Klinken, Praxen und von Physiotherapeuten begleitend zur manuellen Lymphdrainage oder bei Rehabilitationsmaßnahmen eingesetzt. Da viele Ödemerkrankungen progredient verlaufen und das Selbstmanagement des Patienten eine tragende Therapiesäule innerhalb der KPE ist, kann die IPK auch für die Heimtherapie als Hilfsmittel verordnet werden. Dies ermöglicht dem Patienten eine ortsunabhängige Therapie und freie Zeiteinteilung bei der Anwendung der IPK.

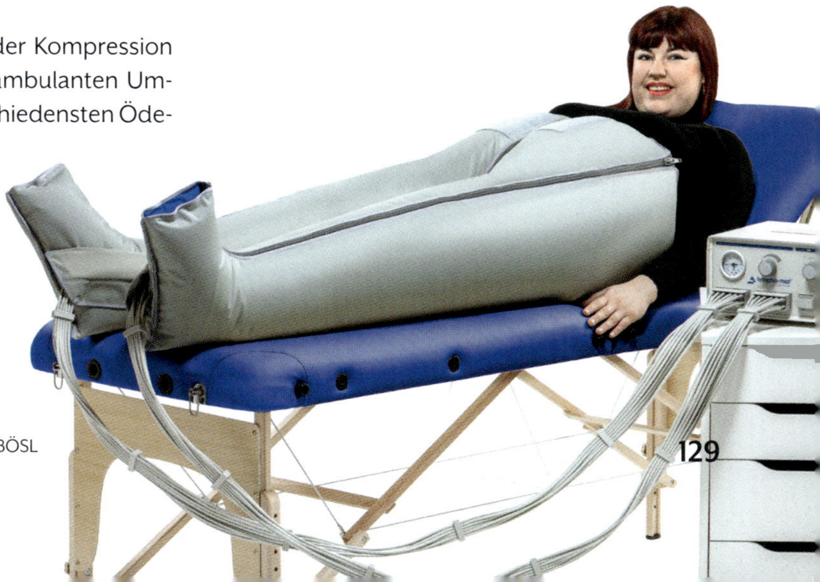

BÖSL

Die IPK bei der Behandlung des Lipödems

Die Therapie des Lipödems verfolgt mehrere Ziele: Auf der einen Seite soll die Schwellung entstaut werden: „Zwar ist die Volumenreduktion der konservativen Behandlung ... in der Regel eher gering (ca. 5-10%), jedoch kann auf diese Weise der Spannungs- und Druckschmerz in den Extremitäten reduziert werden." (4). Auf der anderen Seite soll sie den Druck- und Berührungsschmerz verringern: Die IPK unterstützt durch die Kompression die Zellversorgung und Entschlackung.

Falls sich „als Ursache der gesteigerten Schmerzwahrnehmung beim Lipödem [...] eine inflammatorisch bedingte Dysregulation von [...] Nervenfasern"(5) bestätigt, könnte dies die Erklärung für das von Nutzern beschriebenen Phänomen sein. Die Studie von Frau Dr. Anna-Theresa Lipp leistet zu diesem Ansatz einen wesentlichen Beitrag.(6). Zusätzlich wird angenommen, dass der Grund für die spontane Reduzierung des Schmerzes während der Therapie der sogenannte „Gate-Control-Effect" sein könnte. Dabei bewirkt der Druckreiz auf der Haut eine Verminderung der neuronalen Weitergabe der Schmerzinformation an das Gehirn.

Nach operativen Eingriffen der Liposuktion wird die IPK zur Schmerzlinderung und Beschleunigung der Heilung verwendet. Der Einsatz bei Liposuktionsanbietern wie Lipocura® von Dr. Michael Sauter bestätigt in der Praxis was die Leitlinie IPK zum posttraumatischen Ödem erklärt: „Sie reduziert das Ödem, vermindert präoperativ angewendet die Infektionsrate und verbessert die Weichteilheilung und die Schmerzhaftigkeit."(7)

Auf keinen Fall sollte die IPK in folgenden Fällen angewendet werden:

Bei nicht eingestellter Herzschwäche, ausgedehnten Venenentzündungen, Thrombose oder Thromboseverdacht. Auch bei akuter Wundrose (Erysipel), Phlegmone und Kompartmentsyndrom ist eine Therapie momentan nicht möglich. Bei schwerem, nicht eingestelltem Bluthochdruck und wenn der Körper die Lymphflüssigkeit nach Einsatz der IPK nicht abtransportieren kann, ist auch von der Therapie abzusehen.

Wie wird die IPK verordnet?

Zunächst findet eine sorgfältigen Indikationsstellung und ein Ausschluss der Kontraindikationen durch den Arzt statt. Im ersten Schritt würde der Mediziner erkennen, dass die Versorgung mit Kompressionsstrümpfen und manueller Lymphdrainage nicht ausreicht, um die gewünschte Verbesserung der Symptome zu bewirken. Dann kann eine Hilfsmittelverordnung durch ein Rezept erfolgen. Damit wendet sich die Patientin an einen Leistungserbringer (zum Beispiel ein qualifiziertes Sanitätshaus), welches den Kostenvoranschlag an die Krankenversicherung einreicht und die Versorgung und Einweisung oder eine sogenannte Teststellung mit dem IPK Hilfsmittel vornimmt.

Die Krankenversicherung prüft dann im Einzelfall, ob die Genehmigung der IPK (z.B. lympha-mat®) erteilt wird. Bei einer Ablehnung steht der Versicherten innerhalb von drei Wochen das Rechtsmittel des Wiederspruchs zur Verfügung. Die Begleitung eines erfahrenen Leistungserbringers durch den Versorgungsprozess für die IPK Heimtherapie ist ratsam.

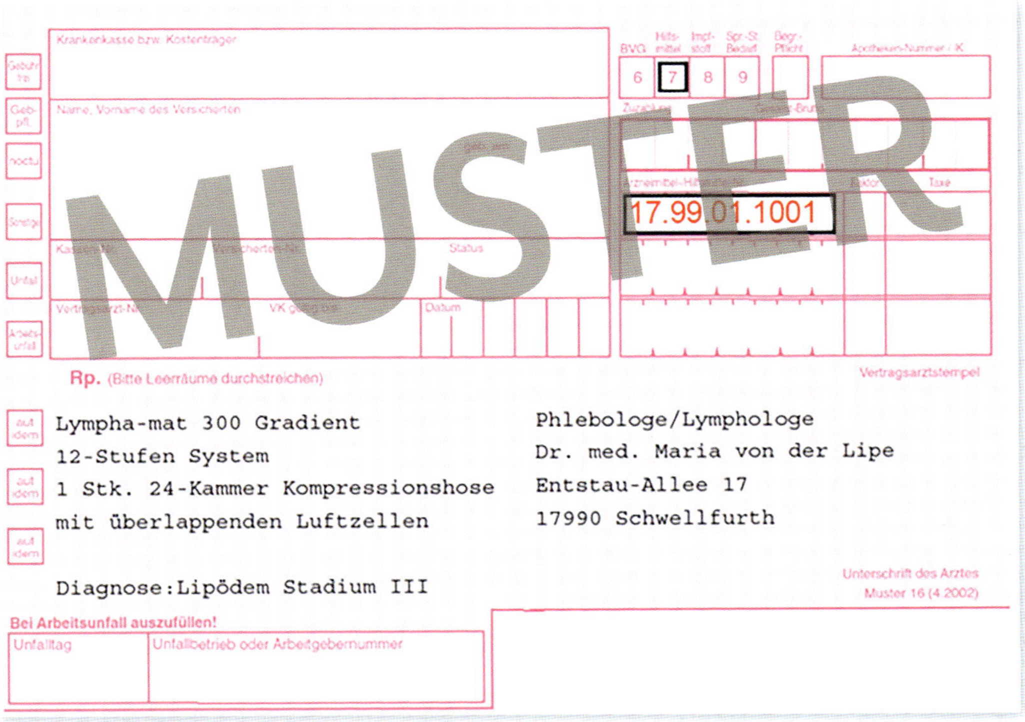

Krankenkasse bzw. Kostenträger
BVG | Hilfsmittel | Impfstoff | Spr.-St. Bedarf | Begr.-Pflicht | Apotheken-Nummer / IK
6 | 7 | 8 | 9
Gebühr frei | Geb.-pfl. | noctu | Sonstige | Unfall | Arbeitsunfall
Name, Vorname des Versicherten
geb. am
Arzneimittel-Hilfsmittel | Faktor | Taxe
17.99.01.1001
Kassen-Nr. | Versicherten-Nr. | Status
Vertragsarzt-Nr. | VK gültig bis | Datum

Rp. (Bitte Leerräume durchstreichen)

Vertragsarztstempel

aut idem

Lympha-mat 300 Gradient
12-Stufen System
1 Stk. 24-Kammer Kompressionshose
mit überlappenden Luftzellen

Diagnose:Lipödem Stadium III

Phlebologe/Lymphologe
Dr. med. Maria von der Lipe
Entstau-Allee 17
17990 Schwellfurth

Unterschrift des Arztes
Muster 16 (4.2002)

Bei Arbeitsunfall auszufüllen!
Unfalltag | Unfallbetrieb oder Arbeitgebernummer

MUSTER

Rezeptbeispiel ↑

IPK- Ein Erfahrungsbericht von Kati Schanz

Seit meiner Kindheit betreibe ich Leistungssport. Nach der Pubertät wurden meine Beine und Arme trotz täglichem Tischtennis-Training und einer ausgewogenen Ernährungsweise immer umfangreicher. Nach zwei Schwangerschaften hatte ich diverse Schübe und das Gewebe schmerzte zunehmend. Bis die Diagnose Lipödem gestellt wurde vergingen Jahre. Zuerst wurde mir von meinem Phlebologen empfohlen mit der konventionellen Therapie zu starten. Dies bedeutet in meinem Fall zweimal pro Woche manuelle Lymphdrainage und das Tragen von flachgestrickter Kompressionsbestrumpfung an Beinen, Armen und Händen. Mittlerweile habe ich bereits zwei Liposuktionen bei Lipödem hinter mir und habe mein Selbstmanagement weiter ausgebaut. Auf der Suche nach Möglichkeiten meine Lebensqualität zu steigern, bin ich auf die IPK gestoßen. Ich verbringe täglich 60 Minuten im lympha-mat® und kann auf diese Weise mein Gewebe entstauen und fühle mich wesentlich fitter. Durch die Entstauung verringern sich außerdem die durch das Lipödem verursachten Schmerzen. Das System kommt bei mir entweder während dem Mittagsschlaf meiner Kinder oder abends vor dem schlafen gehen zum Einsatz. Außerdem benutze ich die IPK zusätzlich im Bereich der Arme. Die Jackenmanschette war vor allem unmittelbar nach der Liposuktion an den Armen von großer Wichtigkeit und hat mir gerade in dieser Zeit sehr geholfen. Die Schwellungen hielten sich in Grenzen, sogar die blauen Flecken sind kaum zum Vorschein gekommen. An manchen Tagen benötigt mein Gewebe einen größeren Druck, als an anderen. Glücklicherweise kann ich den Druck selber regulieren und habe alles in allem die Möglichkeit die Therapie meinen Bedürfnissen anzupassen. Ein weiterer wichtiger Aspekt des Selbstmanagements ist die Bewegung in Kompressionsbestrumpfung. Mein tägliches Sportpensum beläuft sich auf ca. 90 Minuten. Hier integriere ich verschiedene Bewegungsformen. Derzeit schwinge ich einerseits viel auf dem Mini-Trampolin „bellicon", um den Lymphfluss anzuregen, andererseits mache ich Kräftigungsübungen – aber auch Ausdauertraining auf dem bellicon. Vor dem Sport lymphe ich mich stets an. Dieser Aspekt ist für meinen Körper besonders wichtig. Weitere Sportarten, die aus meinem Alltag nicht mehr wegzudenken sind, sind Seilspringen, Hula-Hoop und natürlich Tischtennis.

Ernährung bei Lipödem ist ein heiß umstrittenes Thema. Mein Körper springt am besten auf eine Low-Carb beziehungsweise in Intervallen ketogene Ernährungsform an. Diese ist besonders gut verträglich mit meinem Typ 1 Diabetes und hat außerdem in Verbindung mit dem Sport dazu geführt, dass ich insgesamt bereits ca. 70 kg an Gewicht verlieren konnte. Hautpflege sowie das regelmäßige Konsultieren entsprechender Ärzte gehören für mich ebenso zu einem guten Lipödem Selbstmanagement. Eine erhebliche Bereicherung ist der Austausch mit anderen Betroffenen, sowie das Verfassen von Beiträgen auf Social-Media-Kanälen. Man findet zu jeder Uhrzeit ein offenes Ohr und kann durch das Teilen seiner Geschichte gewisse Aspekte des Chronisch-Krank-Seins verarbeiten. Der Austausch in der Lipödem Community gehört für mich ebenso zu meinem Lipödem Selbstmanagement wie ausreichend Bewegung und alle weiteren Faktoren.

FAQ

Wie bekomme ich ein IPK Gerät als gesetzliche oder privat versicherte Person?

Die IPK ist eine anerkannte Form der Kompressionstherapie und kann vom Arzt als Hilfsmittel verordnet werden. Sogenannte Leistungserbringer (z.B. Sanitätshaus, medizinsicher Fachhandel) übernimmt dann die Versorgung des Patienten.

Kann die IPK nur in Kombination mit Lymphödem und nicht alleine für Lipödem verordnet werden?

Die IPK ist gemäß der medizinischen Leitlinie zur Lipödem Behandlung empfohlen.

Was macht die IPK?

Die IPK ist eine aktive Form der Kompression und wird ergänzend zu anderen Formen der Kompressionstherapie und KPE eingesetzt (Z.B MLD, Kompressionsstrümpfe) wenn die bisher genutzten Therapieformen nicht ausreichend sind und die chronischen Beschwerden und Schmerzen zunehmen.

Der Physiotherapeut ist nicht begeistert von der IPK, warum?

Die IPK ist eine Ergänzung zur MLD, kein Ersatz und muss immer im Einklang mit den restlichen Therapieformen der Behandlung stehen. Viele Physiotherapeuten nutzen heute die IPK auch begleitend zur MLD als Unterstützung.

Ist die IPK direkt nach Liposuktion überhaupt sinnvoll?

Dies muss individuell im Dialog mit Ihrem Arzt entschieden werden. Der physische und bio chemische Effekt der IPK auf den gesamten Organismus und damit auch auf die postoperative Begleiterscheinung nach der Liposuktion (zb Schwellung, Wundheilung) werden von Patienten positiv beurteilt.

Wie oft sollte die IPK angewendet werden?

Dies ist individuell zu entscheiden, eine Empfehlung stellt die medizinische Leitlinie zur IPK je nach Krankheitsbild und Ausprägung dar. Viele Lipödem Patienten nutzen die IPK 1-2 x am Tag für 30-60 Minuten.

Kann IPK Lymphdrainage ersetzen?

Die IPK stellt eine Ergänzung aber kein Ersatz zur IPK dar.

Bringt die IPK bei reinem Lipödem überhaupt etwas?

Die medizinischen Leitlinien zur Behandlung des Lipödems sowie sehr viele zufriedene IPK Patienten bestätigen den Nutzen dieser Therapieform beim Lipödem

Gibt es spezielle Rehakliniken zur Behandlung des Lipödems?

Lipödeme werden auch in Rehakliniken behandelt. Dies sind in der Regel lymphologische Fachkliniken.

Endnoten:

(1) https://www.awmf.org/uploads/tx_szleitlinien/037-007l_S1_Intermittierende-pneumatische-Kompression-IPK-AIK_2018-07.pdf: S10 „Mit den mehrkammerigen Manschetten [lässt sich] sowohl intermitierend, als auch sequentiell, d.h. fortlaufend von einer distalen zu weiteren proximalen Kammern, arbeiten (sogenanntes Milking).

(2) https://www.awmf.org/uploads/tx_szleitlinien/037-007l_S1_Intermittierende-pneumatische-Kompression-IPK-AIK_2018-07.pdf: S9 „Es sollen vorrangig Mehrstufengeräte eingesetzt werden“

(3) https://www.awmf.org/uploads/tx_szleitlinien/037-007l_S1_Intermittierende-pneumatische-Kompression-IPK-AIK_2018-07.pdf :S15 „IPK-Mehrstufensysteme sind rascher wirksam als Einstufensysteme beim primären und sekundären Beinlymphödem. Mehrstufensysteme bewirken nach einmaliger Anwendung eine signifikant größere Volumenreduktion“…“ jedoch führten Mehrstufensysteme wesentlich schneller zum Erfolg

(4) Deutsches Ärzteblatt | Jg. 117 | Heft 22–23 | 1. Juni 2020 S.400

(5)Deutsches Ärzteblatt | Jg. 117 | Heft 22–23 | 1. Juni 2020 S.398

(6)Bauer AT, von Lukowicz D, Lossagk K, et al. Adipose stem cells from lipedema and control adipose tissue respond differently to adipogenic stimulation in Vitro. Plast Reconstr Surg 2019; 144: 623–632.

(7)) https://www.awmf.org/uploads/tx_szleitlinien/037-007l_S1_Intermittierende-pneumatische-Kompression-IPK-AIK_2018-07.pdf: S13

Tiefenoszillation

Tiefenoszillation bei Lipödem und Liposuktionen

Die Therapieform Tiefenoszillation, auch unter den Namen DEEP OSCILLATION® oder HIVAMAT® bekannt, ist ein einzigartiges, patentiertes, nicht-invasives, nicht traumatisches Therapieverfahren, das bei Lipödem angewendet werden kann.

Durch die Nutzung von elektrostatischer Anziehung und Reibung versetzen Impulse das behandelte Gewebe in angenehme Schwingungen mit biologischer Tiefenwirkung. Für die Patientinnen bedeutet dies eine symptomatische Erleichterung.

Auch vor und nach Liposuktionen sowie in der plastischen Chirurgie wird die Tiefen-

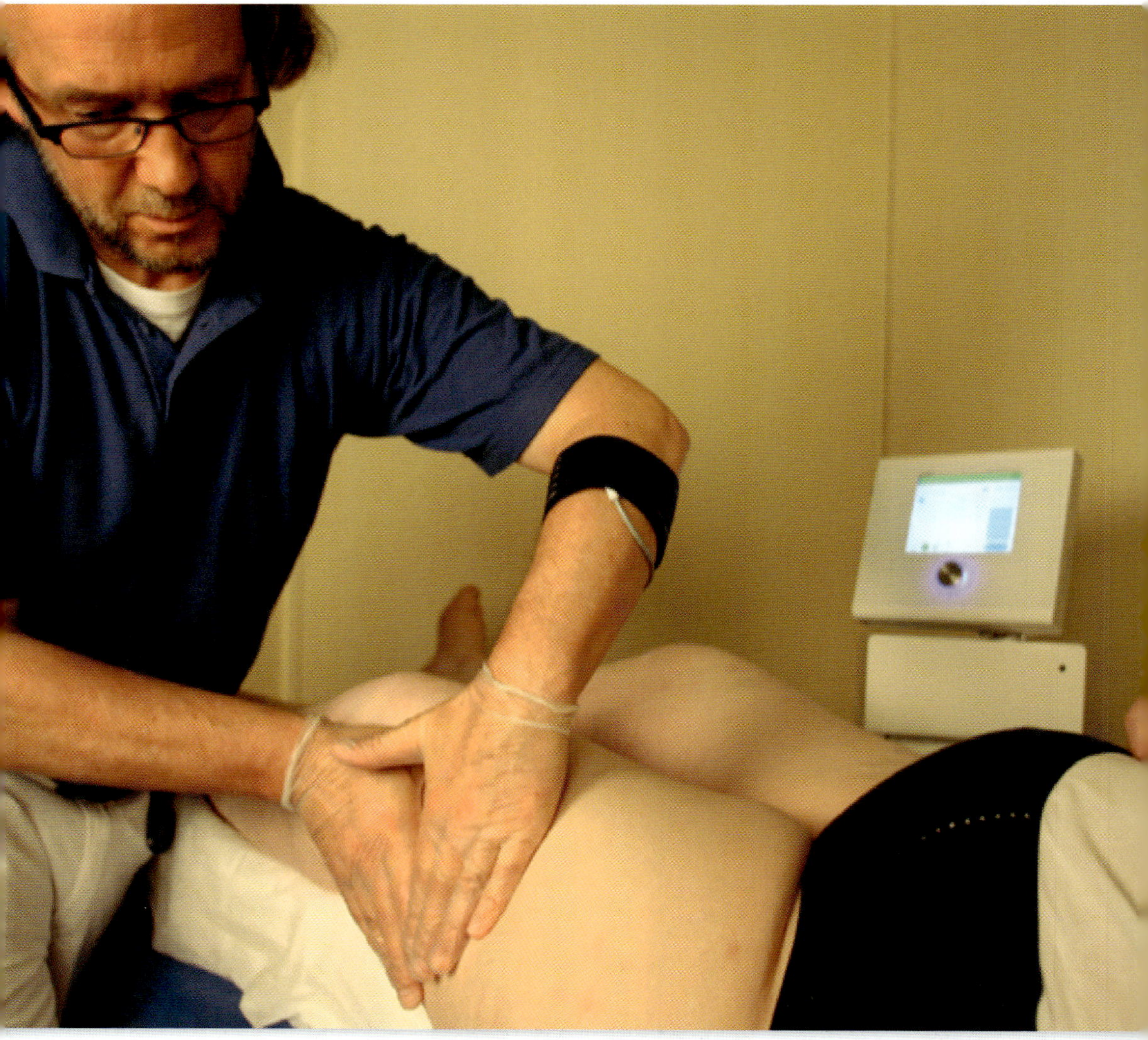

↑ *Therapeut Herr Prischtscheptschuk bei der Behandlung. (Foto Gründler)*

oszillation erfolgreich eingesetzt. Wie der Name schon sagt, gelingt es bei der Tiefenoszillation tief in das Gewebe einzudringen, wodurch insbesondere manuelle Lymphdrainagen nachhaltig ergänzt und intensiviert werden.

Die Behandlung findet entweder über einen vinylbeschichteten Handapplikator (der auch eine Selbstbehandlung ermöglicht) oder über die mit Vinylhandschuhen versehenen Hände des Therapeuten statt.

Die Tiefenoszillation unterscheidet sich völlig von anderen Behandlungsmodalitäten wie zum Beispiel Ultraschall, Stoßwellen oder anderen Vibrationstherapien.

Beim Lipödem wird die Tiefenoszillation zur Schmerzreduktion eingesetzt, auch Ödeme lassen sich sehr günstig beeinflussen.

Die Schmerzsymptomatik bei einem Lipödemen wird besonders durch „orthostatische Einlagerungen" (Lymphödem) in den Zellzwischenräumen verursacht.

Die Tiefenoszillation wirkt hier durch ihre Resonanzschwingungen lösend und dynamisierend. Lymphe wird mobilisiert, aufgewirbelt und verteilt, ihre Aufnahme (interstitielle Drainage) wird erleichtert und die Peristaltik (Bewegung) wird angeregt.

Die mechanische Aktivierung und Dynamisierung trägt zudem sehr effizient zur Auflösung der für Lipo-Lymphödeme typischen Verhärtungen im Gewebe (Fibrosen) bei.

Beim Einsatz vor Liposuktionen tragen die Resonanzschwingungen der Tiefenoszillation zur Auflockerung bzw. Aufweichung des fibrotischen Gewebes bei und verringern so die traumatische Wirkung des Eingriffs.

Die Menge an entferntem Fett erhöht sich, weniger Blutungen und Blutergüsse treten auf, postoperative Beschwerden werden verringert und die Regeneration wird beschleunigt.

Nach der Liposuktion wirkt die Therapie schmerzreduzierend, bewegungsfördernd und ödemreduzierend, zudem werden Wundheilungsprozesse gefördert.

Die Geräte der Tiefenoszillation stehen in Physiotherapiepraxen wie auch in den Rehabilitationsabteilungen diverser klinischer Einrichtungen. Eine Anschaffung ist je nach Gerätetyp ab ca. 2.500.- Euro möglich.

Die Tiefenoszillation ist leider keine Kassenleistung.

Leihgeräte sind jedoch erhältlich, wodurch Patientinnen sich zu Hause selbst behandeln oder das Gerät zu ihrem Therapeuten mitnehmen können.

Nach einer Einweisung ist die Behandlung einfach selbst durchzuführen. Besonders bei chronischem Schmerzgeschehen wird die Tiefenoszillation ergänzend zur Lymphdrainage wöchentlich mindestens zwei bis drei Mal empfohlen.

Nähere Auskünfte dazu und Adressen von Therapeuten erhalten Patientinnen direkt über PHYSIOMED.

www.physiomed.de

Kinesiotaping

Tapen ist modern und gerade im Sport ein wichtiges Therapiemittel geworden. Man sieht heute überall die „getapten“ Jogger, Radfahrer und sonstigen Freizeitsportler. Tapen ist cool! Aber Tapen ist auch eine wichtige und gute Ergänzung der Lymphdrainage, die bei einem Lipödem so hilfreich ist. Gerade nach einer Liposuktion ist der baldige Beginn einer guten Lymphdrainage ein wichtiger Faktor für einen schnellen Abtransport der Lymphe, eine Verbesserung der Schwellungen und vor allem für eine Reduzierung der Schmerzen.

Kinesiologisches Tapen, ein wichtiges Therapiemittel in der Sportmedizin, bei der durch Applikation des speziellen Tapes eine direkte Beeinflussung der Schmerzreflektoren in Haut, Muskulatur und Sehnen möglich ist. Gleichzeitig kommt es durch Einflussnahme auf die lokale Durchblutung und das Lymphsystem zu rascherer Ausscheidung von Ödemflüssigkeit im Gewebe. Die schönen bunten Tapes werden durch Physiotherapeuten angelegt. Vermehrt legen sich aber Betroffene selbst diese Tapes an. Dabei ist zu beachten, dass diese elastischen Tapes von guter und gleichbleibender Qualität sein sollen. In Sanitätshäusern sollten Sie die optimalste Beratung und beste Qualität an Tapes bekommen. Das Viskose- oder Baumwollmaterial ist geschmeidig und haftet sehr gut auf der Haut. Die Tapes sind in Längsrichtung elastisch, aber der Kleber auf der Rückseite ist wellenförmig angeordnet. So entsteht immer ein gewünschter Massageeffekt. Werden die Tapes feucht, dann ist dies gewollte Wellenform gut zu sehen. Durch diese Reaktion wird die Lymphe angeregt und fließt besser ab. Die Tapes gibt es in verschiedenen

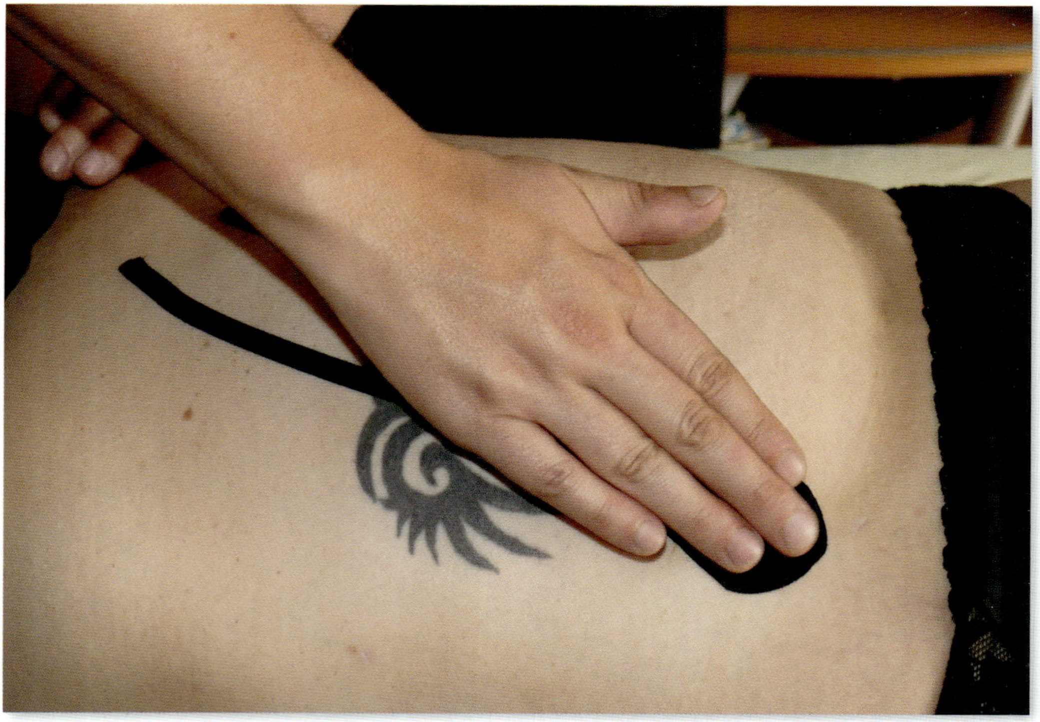

Farben, die in der Regel ihre Eigenschaften vermitteln sollen. So gelten rote Tapes als sehr aktiv in der Bewegung sind aber nach einer frischen Liposuktion vielleicht zu stark reagierend. Blau ist die Farbe, die schmerzstillend und abschwellend wirken soll. Gelbe Tapes regen den Lymphfluss an. Wichtig ist immer, dass die geraden Abschnitte der Tapes mit der Schere halbrund abgeschnitten werden, da sich die Ecken beim Tragen leicht ablösen könnten, was so vermieden wird. Siehe hierzu die Fotos.

Die Tapes können mehrere Tage getragen werden und dürfen ruhig nass werden. Am besten nach dem Baden oder Duschen einfach etwas trocken föhnen und wieder etwas mit den Fingern nachstreichen.

Die Wirkung von gut angelegten Tapes lässt sich in etwa mit einer Lymphdrainage vergleichen, jedoch muss klar sein, dass eine fachmännisch durchgeführte manuelle Lymphdrainage in der Sofortwirkung nicht zu vergleichen ist mit den Tapes. Die Tapes unterstützen aber den Reiz für die Muskulatur und die Lymphe während der gesamten Tragezeit und sind somit eine gute Ergänzung. Es währe also sinnvoll die Tapes direkt im Anschluß nach einer Lymphdrainage anzubringen.

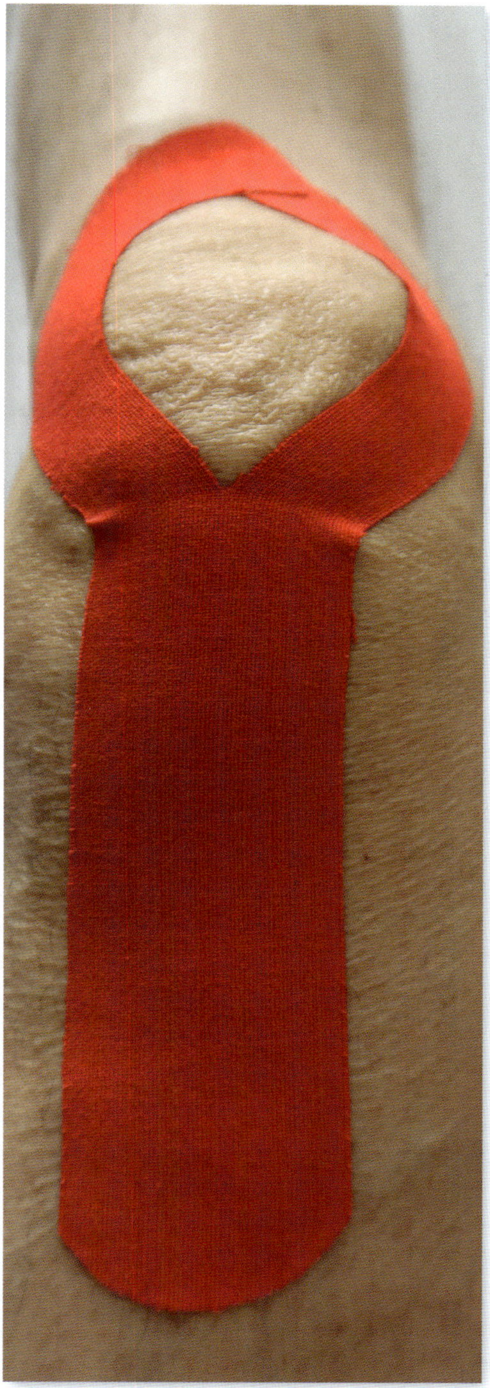

Unser Tipp

Um Tapes ohne Schmerzen wieder loszuwerden, empfiehlt es sich ein Bad zu nehmen. Nach ca. 10 Minuten lassen sie sich ohne das lästige Ziepen entfernen.

Lymphdrainage und Physiotherapie

Lymphdrainage und Physiotherapie

Mein Name ist Geneviéve Gottschlag, ich bin staatlich anerkannte Physiotherapeutin. Ich habe 2002 mein Staatsexamen erfolgreich absolviert. Seitdem habe ich zahlreiche Fortbildungen besucht, unter anderem 2004 die Fortbildung in der manuellen Lymphdrainage nach Vodder, und ich habe seit dieser Zeit sehr viele Erfahrungen in diesem Bereich sammeln können.

Während meiner Lymphdrainage Fortbildung habe ich von meiner eigenen Lipödem Erkrankung erfahren, an der ich rückblickend seit meiner Pubertät leide. Ich weiß bis heute nicht was mir lieber gewesen wäre. Ob ich aufatmen sollte, dass ich eine Krankheit habe und mich keine Schuld trifft. Oder ob jemand hätte sagen sollen, dass ich einfach konsequenter sein muss, und ich so mein Gewicht reduzieren könnte.

Ehrlich gesagt hat es mir erstmal den Boden unter den Füssen weggezogen, an einer fortschreitenden Krankheit zu leiden, bei welcher im schlimmsten Fall am Ende der Leiden ein Rollator oder Rollstuhl steht. Von der psychisch belastenden Komponente ganz zu schweigen, da man den Kampf gegen Windmühlen verlieren würde. Auch der Stempel, den wir Betroffenen von sogenannten Experten aufgedrückt bekommen, ist sehr belastend. Es bleibt immer so ein kleiner oder großer Vorwurf, dass man doch selbst schuld an seinem Übergewicht hat. Viele Arztbesuche waren auch als Fachfrau sehr demütigend und viele Tränen mussten fliesen, weil man sich so unverstanden fühlte. Zeitweise habe ich mich nicht mehr zum Arzt getraut. Es ist so traurig, dass wir Lipödem Betroffenen oft wegen unserer Krankheit belächelt werden und uns nicht bedarfsgerechte Versorgung und Therapie zukommt.

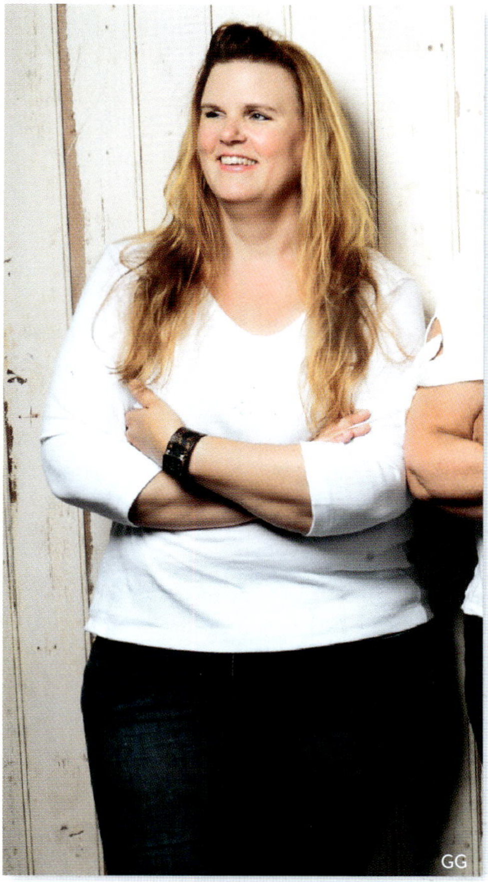

↑ Das bin ich vor den Liposuktionen.

Nun habe ich mich nach über 15 Jahren für die Liposuktion entschieden und ich muss sagen, dass es mir schon jetzt viel besser geht. Die dritte Liposuktion habe ich gut überstanden und eine vierte Liposuktion steht mir in Kürze noch bevor. Ich habe das Gefühl endlich gesund werden zu dürfen! Auch wenn ich noch nicht am Ende meines Weges angekommen bin, habe ich jetzt schon so viel Lebensqualität dazu gewonnen.

Ich hoffe, dass ich Betroffenen mit meinem Kapitel ein bisschen helfen und Mut machen kann.

Lymphdrainage und Physiotherapie

Kurze Theorie: Das Lymphsystem

Das Lymphsystem besteht aus

» den Lymphgefässen (Leitungen)
» Lymphknoten (Anlaufpunkte, in denen die Lymphe gefiltert wird)
» der Lymphe (Gewebswasser)

Auf Höhe des Herzens geht die Lymphe in den Blutkreislauf über und wird später über die Nieren ausgeschieden. Lymphe läuft sehr, sehr langsam durch unseren Körper und wird nur Tröpfchen für Tröpfchen abtransportiert. Zudem mag die sensible Lymphe es gar nicht gehetzt zu werden und der Therapeut muss sanft und sensibel auf sie eingehen.

Manchmal ist es so, dass der Körper es alleine nicht mehr schafft die Lymphe abzutransportieren und dann kommt es zu einem Lymphstau / Lymphödem/ Schwellung. An dieser Stelle kommt der Lymphdrainagetherapeut ins Spiel und kann den Abtransport unterstützen und somit das Lymphödem reduzieren oder zumindest so beeinflussen, dass die Schwellung nicht noch mehr zunimmt. Beim Lipödem wird davon ausgegangen, abschliessend ist es noch nicht geklärt, dass das Lymphsystem

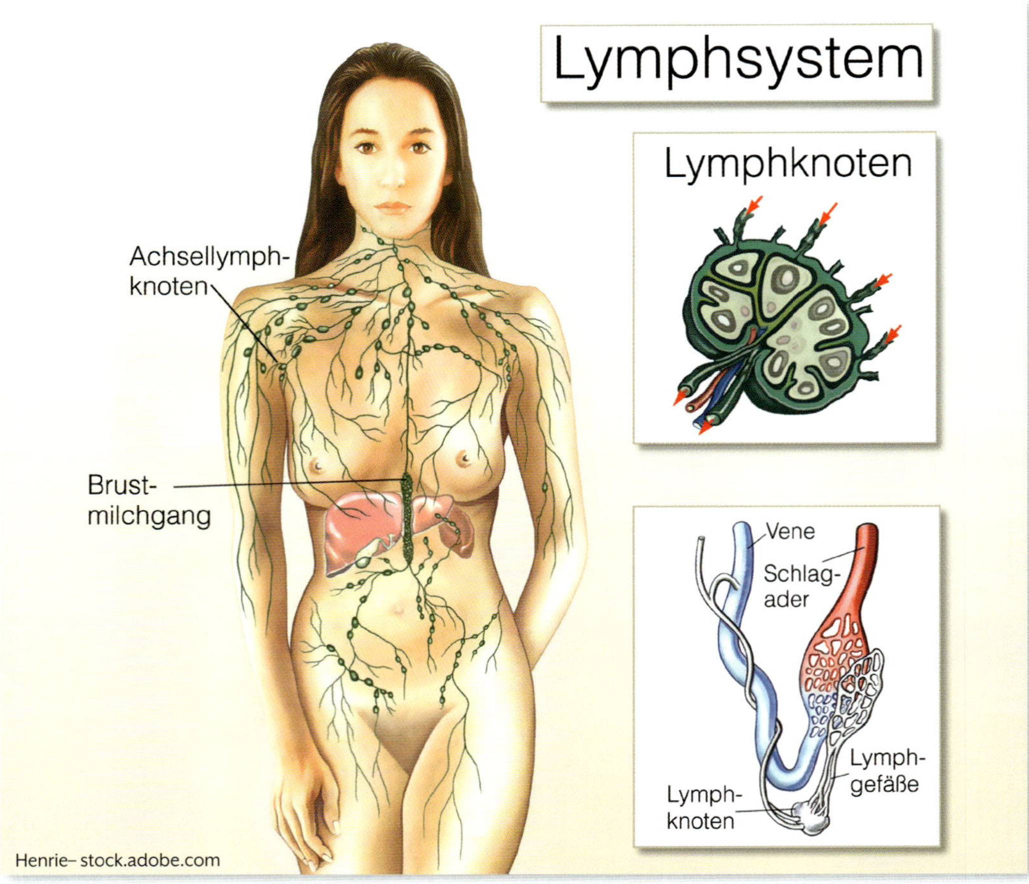

ständig überlastet ist. Bis zu einem gewissen Punkt kann der Körper dies kompensieren, aber irgendwann schafft er es nicht mehr und durch die ständige Überlastung kommt es zu einem zusätzlichen Lymphödem. Man nennt dies ein Lip- und Lymphödem. Meist zeigt es sich durch Schwellung / Ödem in den Füssen, auch begünstigt durch die Schwerkraft. Dies führt zu zusätzlichen Schmerzen, Spannungs- und Schweregefühl. Hier kann der Lymphdrainagetherapeut/in das träge und überlastete Lymphsystem mit sanften, speziellen Lymphdrainagegriffen unterstützen und Lymphödeme und Schmerzen reduzieren.

Bei einem ausschließlich „trockenen" Lipödem, also ohne zusätzliches Lymphödem, geht es darum das Lymphödem zu vermeiden und die Schmerzen und das Spannungs- und Schweregefühl zu lindern.Die Lymphdrainage hat einen Einfluss auf unser zentrales Nervensystem und hat dadurch schmerzlindernde Wirkung.

Was bedeutet eigentlich Lymphdrainagetherapeut/in?

Um die Fortbildung zum Lymphdrainagetherapeut machen zu können, ist eine abgeschlossene Ausbildung zum Masseur, Physiotherapeuten oder Mediziner erforderlich. Danach kann manuelle Lymphdrainage in einer etwa vierwöchigen Fortbildung in speziellen Instituten, z.B. Földi, Vodder, Asdonk erlernt werden. Nach bestandener Prüfung können die Massage- oder Physiotherapiepraxen mit den Krankenkassen abrechnen. Fast in jeder Praxis wird die manuelle Lymphdrainage (MLD) angeboten, da der Bedarf, alleine durch viele Krebs-Patienten, die die Therapie benötigen, sehr hoch ist. Leider gibt es auch einige Praxen, die Therapeuten einsetzen, denen diese Fortbildungen fehlen. Dies ist nicht zulässig. Am besten fragt ihr nach, wo der Therapeut seine Fortbildung gemacht hat und sagt, dass ihr darauf besteht von einem Therapeuten behandelt zu werden, der die Zusatzqualifikation hat.

Wie sieht eine „richtige" manuelle Lymphdrainage aus und was sollte sie beinhalten?

Patienten berichten mir, und auch aus meiner eigenen Erfahrung kann ich dies bestätigen, dass jeder Therapeut anders behandelt. Dies liegt zum einem daran, dass jeder ein anderes Institut besucht hat und zum anderen, jeder seinen eigenen Stil durch Erfahrung entwickelt. Dies ist auch kein Problem, so lange die Grundprinzipien eingehalten werden, z.B. dass man die Haut maximal verschieben muss, die Therapie am Hals beginnt und langsam und sanft arbeitet.

Eine manuelle Lymphdrainage beginnt immer am Hals. Dort befindet sich der höchste Punkt des Lymphsystems und da die Lymphe, wie schon erwähnt, sehr langsam fließt und träge ist, muss man erstmal die Lymphe anregen, damit sie anfängt zu fließen.

Unser Tipp

Nach einer Lipödem Diagnosestellung durch einen Phlebologen, kann Ihnen Ihr Hausarzt Lymphdrainage verschreiben. Sie erhalten als Erstversorgung maximal sechs Behandlungseinheiten mit jeweils 45 bis 60 Minuten.

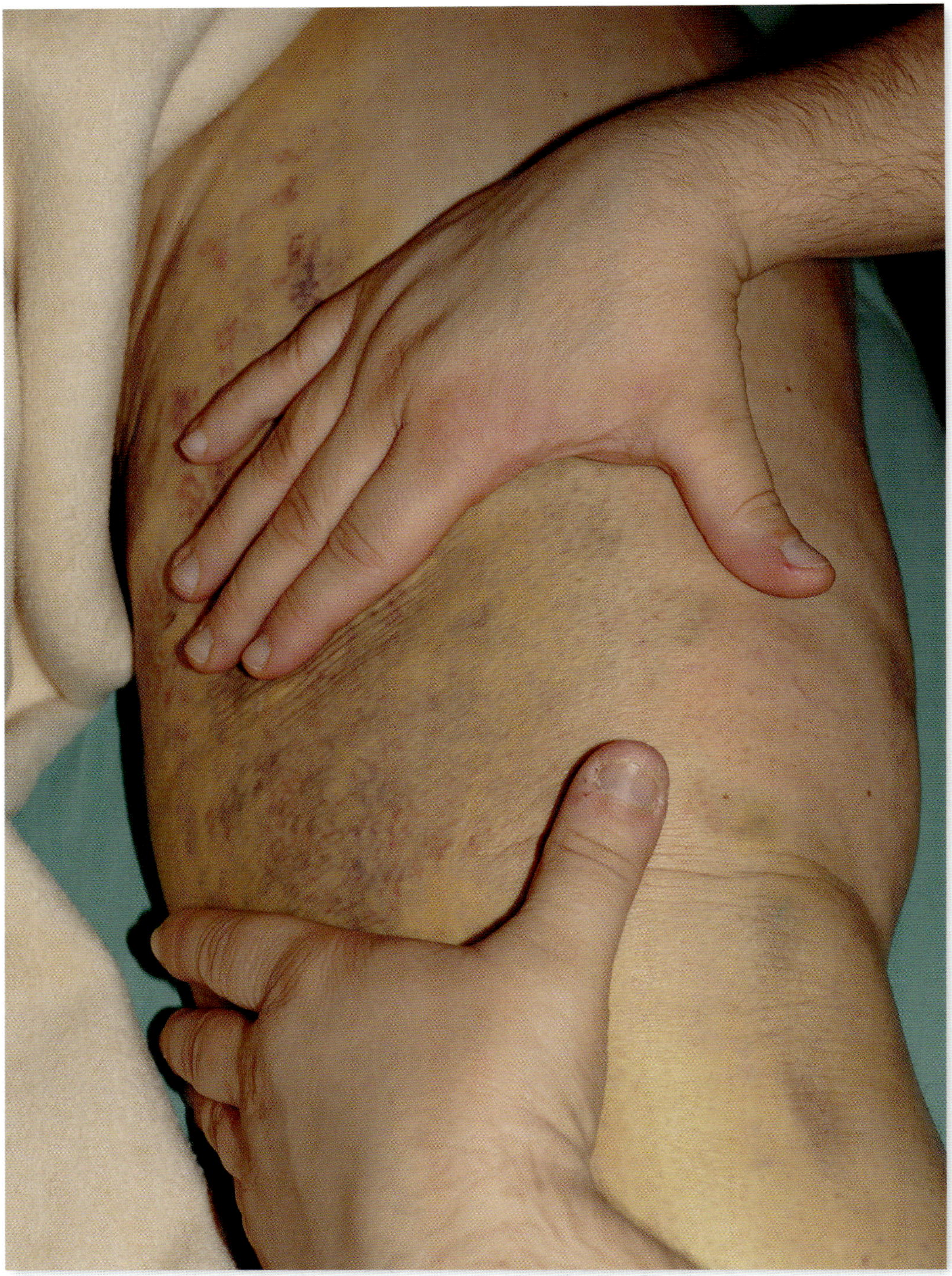

Ablauf einer Beinbehandlung:

1. Halsbehandlung
2. Bauch / Bauchtiefdrainage (Hauptlymphstamm)
3. Leiste
4. Oberschenkel
5. Unterschenkel
6. Fuß
7. Zehen

Ablauf einer Armbehandlung:

1. Halsbehandlung
2. Brustkorb vorne und hinten
3. Achsel
4. Oberarm
5. Unterarm
6. Hand
7. Finger

Leider gibt es immer wieder Therapeuten/innen, die den Ablauf nicht einhalten und z.B. direkt am Bein beginnen. Dies ist nicht richtig und sollte angesprochen werden. Das Lymphsystem muss vorbereitet / angeregt werden. Zuerst muss Platz geschaffen werden für die anzuregende Lymphflüssigkeit. Ein gutes Zeichen, dass die Lymphdrainage wirkt (muss aber nicht vorkommen) sind Müdigkeit, Bauchgeräusche, die auftreten, und dass nach der Lymphdrainage die Toilette aufgesucht werden muss.

Jeder Therapeut/in freut sich, wenn man geduscht und nicht eingecremt zur Therapie kommt. Die Creme wirkt wie ein Kleber und der Therapeut kann die Haut nicht mit seinen Händen verschieben, was extrem wichtig ist bei der Lymphdrainage.

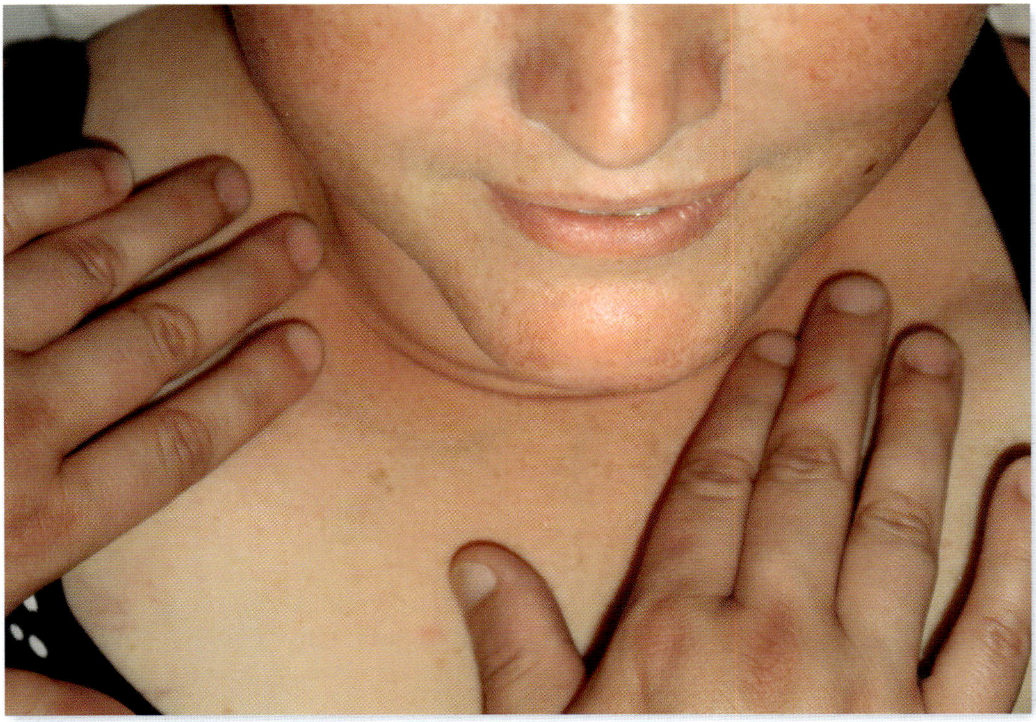

↑ *Immer mit dem Hals beginnen*

Lymphdrainage und Physiotherapie

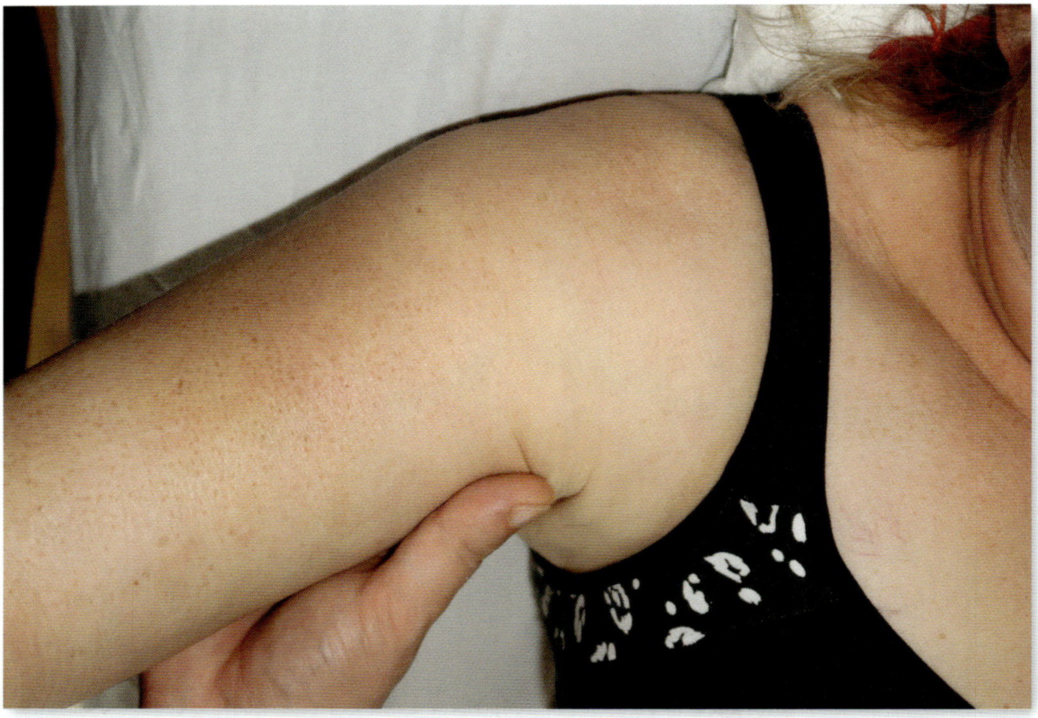

↑ *Zur Achsel hinarbeiten*

Wie lange dauert eine Lymphdrainage ?

Es gibt die Möglichkeiten Lymphdrainage in
» 30 Minuten
» 45 Minuten
» 60 Minuten
vom Arzt verordnen zu lassen. Sinnvoll ist bei uns Lipödembetroffenen 45/ 60 Minuten behandelt zu werden.

30 Minuten Behandlungen sind für Patienten gedacht, die beispielsweise einen Fuß gebrochen haben und wo nur ein Bein behandelt werden muss.

Bei einem Lipödem ist die 30 Minuten Einheit nicht ausreichend.

Hilft die Lymphdrainage bei Lipödemschmerzen?

Lymphdrainage fördert den Rückfluss der Lymphe, nimmt somit das Spannungs- und Schweregefühl. Somit wirkt die Lymphdrainage schmerzlindernd. Auch weil sie Einfluss auf das zentrale Nervensystem (Sympatikus/Parasympatikus) hat, dies kann der Körper nicht selbst steuern. Die meisten Menschen empfinden dadurch die Lymphdrainge als sehr angenehm und werden müde.

Unterscheidet sich die Lymphdrainage nach einer Liposuktion, von einer „normalen“ Lymphdrainage ?

Nein, die Behandlung bleibt gleich. Nur,dass

der Therapeut/in noch etwas sensibler mit dem operierten Bereich umgeht und mehr Augenmerk auf die Hämatome legt.

Wann sollte mit der Lymphdrainage nach einer Liposuktion begonnen werden und wie oft in der Woche sollte diese durchgeführt werden?

Ich denke es ist sinnvoll, und ich habe es selbst auch so praktiziert, am zweiten Tag nach der Operation mit der ersten Lymphdrainage zu beginnen.

Zudem würde ich in den ersten zwei bis drei Wochen nach OP die Therapiefrequenz auf drei bis viermal die Woche hochsetzen und danach wieder auf ein bis zweimal die Woche zurückkehren. Es hängt immer davon ab wie viel Schwellung / Lymphödem vorhanden ist und schon vor der OP vorhanden war und wie viel Therapie man vor der OP hatte.

Wenn nach einiger Zeit festgestellt wurde, dass man keine wesentlichen Probleme mit Schwellungen und Lymphödemen mehr hat, könnte über ein Absetzen der Lymphdrainage nachgedacht werden. Das Ganze ist sehr individuell zu beurteilen. Ich kann euch nur raten auf euren Körper zu hören, er wird euch sagen was ihm guttut.

Ist es ein Problem die ersten Tage nach einer Liposuktion mit Kompression zu behandeln, da diese wegen Schmerzen nicht ausgezogen werden kann?

Eigentlich ist eine Lymphdrainage nur richtig, wenn sie ohne Kompression durchgeführt wird, da man die Haut in der Strumpfhose nicht verschieben kann. Versucht also die Kompression auszuziehen, und der Therapeut hilft sicherlich auch die Kompression wieder anzuziehen. Ist der Schmerz zu groß, kann auch von der Norm abgewichen werden. Aber fachlich gesehen ist dies zu vermeiden.

Ist eine Lymphdrainage bei einer chirurgischen Straffung überhaupt möglich?

Ja, und ich halte es sogar für sehr wichtig. Jede Narbe ist eine Barriere für die Lymphe und es werden bei der Straffung auch Lymphgefäße zertrennt.

Es wird auch überschüssige Haut entfernt und deshalb braucht der Körper, durch einen sensiblen einwirkenden Therapeuten/in Hilfe, um den Lymphfluss anzuregen. Wahrscheinlich kommt es zu starken Schwellungen, die durch die Lymphdrainage reduziert werden können. Vernarbungen werden ebenfalls reduziert.

Ich bin unglücklich mit der Auswahl meines Physiotherapeuten/ in / Lymphdrainagetherapeuten/ in , kann ich während den Behandlungen problemlos in eine andere Praxis wechseln?

Wenn es gar nicht geht, ist ein Rezept abzubrechen und ein neues Rezept von dem behandelnden Arzt auszustellen.

Vielleicht ist es aber möglich intern in der Praxis zu einem anderem Therapeuten zu wechseln, um das Rezept zu Ende bringen zu können. Vielleicht passt es mit diesem neuen Therapeuten.

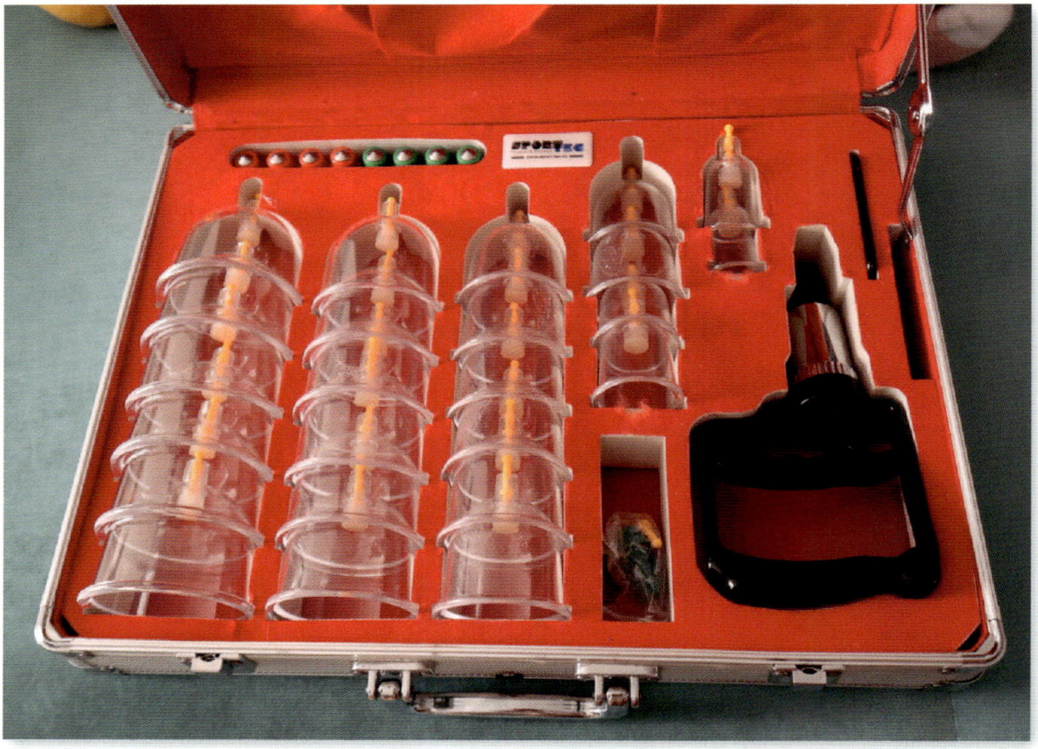

Ist Schröpfen bei Lipödemschmerzen eine Möglichkeit ?

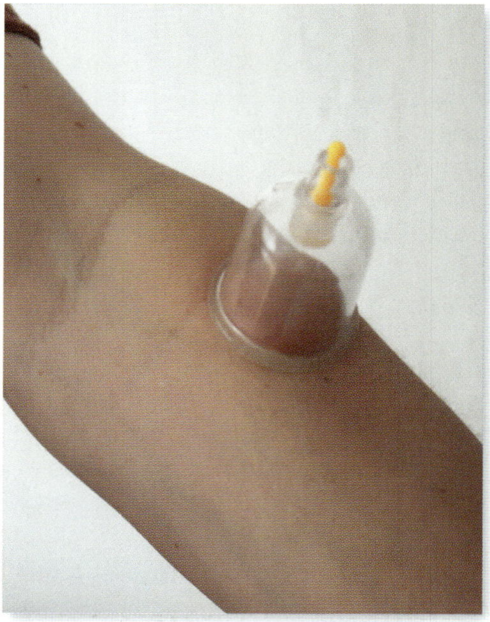

Ist nicht pauschal zu beantworten, weil jeder Körper anders reagiert. Der eine kann sich gut mit dieser Methode und der nächste mit jener Methode helfen. Es gibt nicht „das“ Patentrezept. Ich kann immer nur raten in seinen Körper zu hören, was ihm guttut.

Ich persönlich halte die Schröpfmethode für zu schmerzhaft. Schröpfen reduziert die Lymphödeme leider nicht.

Eher im Gegenteil, weil Schröpfen die Durchblutung fördert und dadurch entsteht auch mehr Lymphe und somit entstehen mehr Schwellungen.

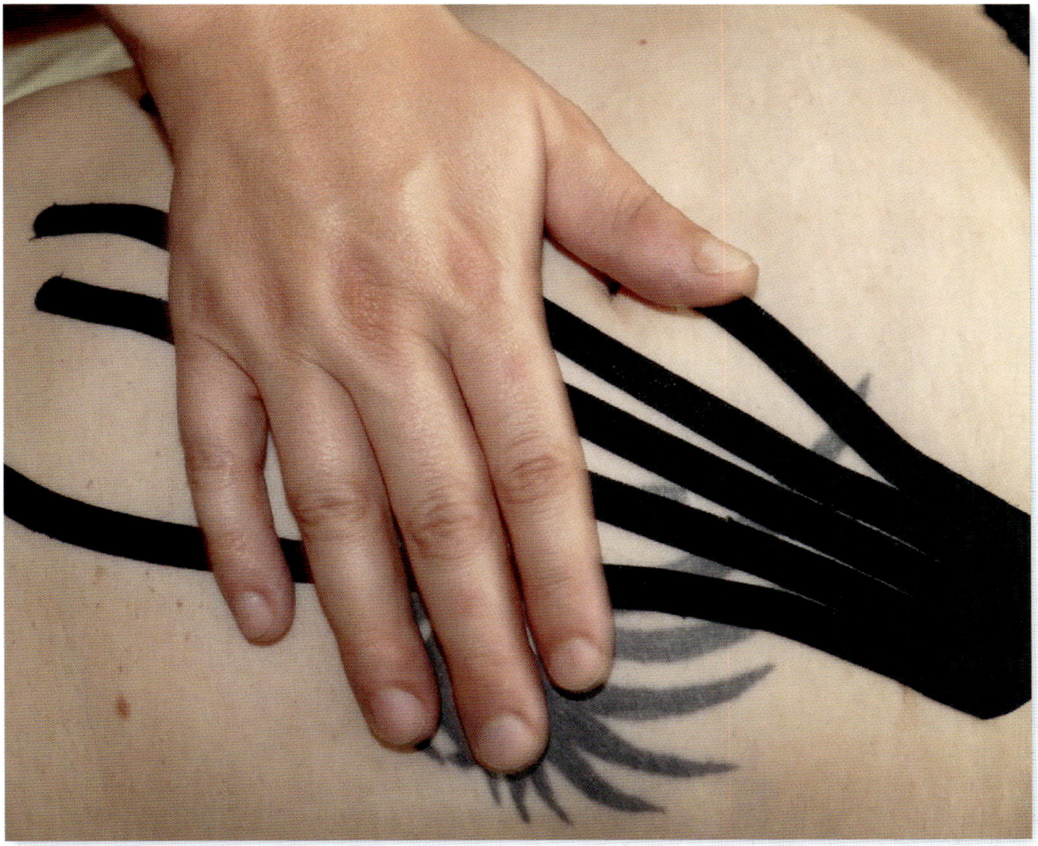

↑ *Tapen am Bauch*

Kann Tapen / Kinesiotape hilfreich sein bei Lipödem Schmerzen nach einer Liposuktion ?

Kann dies jeder Therapeut ?

Hier gilt wieder es auszuprobieren. Ein Tape kann hilfreich sein. Viele Betroffene empfinden es als angenehm.
Den Lymphabfluss fördert es.
Viele Physiotherapiepraxen haben Therapeuten, die die Fortbildung absolviert haben und sie bieten Kinesiotape als Zusatzleistung an.

Wenn ich ständig Kompression trage und Lymphdrainage habe, arbeitet mein Lymphsystem dann überhaupt noch von alleine?

Das ist eine sehr umstrittende Frage. Die allgemeine Meinung ist, dass bei einer Lipödem Diagnose, sofort eine Kompression verordnet wird. Ich denke, dass dies differenziert zu beurteilen ist.

Handelt es sich um ein reines Lipödem ohne zusätzliches Lymphödem („trockenes" Lipödem) finde ich, dass nicht unbedingt eine

Lymphdrainage und Physiotherapie

Kompression nötig ist. Außer die Betroffene empfindet weniger Schmerzen, Spannungs- und Schweregefühl durch die Kompression. Ansonsten habe ich durch meine Erfahrung erlebt, dass das Hautbild schlechter wird und das Lymphsystem ein wenig an Funktion verliert und sich zu sehr auf die Kompression verlässt.

Wenn die Betroffene an einem Lipödem und Lymphödem leidet, dann benötigt sie leider dauerhaft eine Kompressionsversorgung, da das Lymphsystem durch die ständige Überbelastung leider irgendwo einen Schaden genommen hat und Unterstützung braucht. Nach einer Liposuktion ist erstmal eine Versorgung durch Kompression von Nöten, da durch die OP viel Schwellung / Ödem vorhanden ist und somit kann diese schneller reduziert werden. Bei der Lymphdrainage bin ich der Meinung, dass das Tragen einer Kompression nicht dazu führt, dass das Lymphsystem nicht mehr arbeitet. Die Menge an Lymphe, die durch die Lymphdrainage mobilisiert wird ist nicht so groß. Die Lymphe fließt nur Tröpfchen für Tröpfchen ab. Es ist mehr ein „Anschubsen" des Lymphsytems die Arbeit wieder aufzunehmen.

Tipps bei Lipödemschmerzen (alles individuell zu betrachten)

» Schwimmen, durchs Wasser gehen, Aquafitnesssportarten z.B. Aquajogging, Aquaaerobic, Aquazumba, Aquacycling und so weiter. Alle Wassersportarten können helfen den Schmerz zu reduzieren. Spannungs- und Schweregefühle reduzieren sich und wirken wie eine kleine Lymphdrainage. Viele Betroffene berichten, dass ihnen Bewegung im Wasser genau so viel bringt wie eine Lymphdrainage.

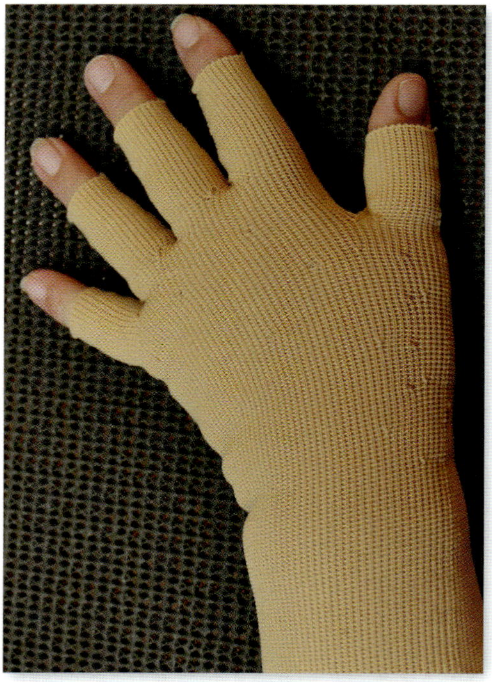

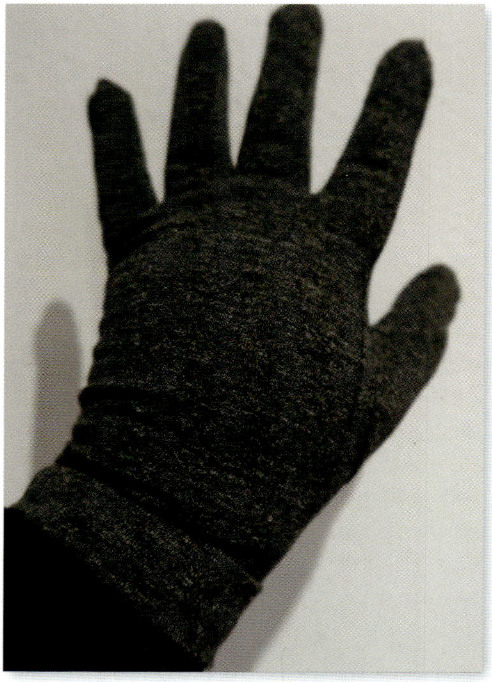

↑ *Arthrose- oder Kompressionshandschuhe, frühzeitig angezogen nach der OP, können Schwellungen verringern.*

» Beine in Ruhephasen hochlegen, z.B. auf ein Venenkissen.

„Ein Bach fließt auch nicht bergauf."

» kühlen
» Kompressionsversorgung tragen
» aktiv sein
» einen Sport / Aktivität finden, der einem Spaß macht wie beispielweise walken, wandern, Fitness. Es gibt so viele Möglichkeiten. Auch hier heißt es wieder, in den Körper hören, was einem gut tut, was Spaß macht. Bewegung hilft auch gegen die Depression und die Hilflosigkeit. Lasst es nicht zu, dass das Lipödem den Kampf gewinnt. Wenn man so gar nichts macht, wird es auf Dauer nur schlechter, sowohl physisch als auch psychisch.

Tipps bei Schmerzen nach der Liposuktion (alles individuell zu betrachten)

» Wechsel zwischen leichten Spaziergängen und Hochlagerung der Beine/ Arme mit Kühlung.
» Muskel-Venen-Pumpe: Füße mit Zehen kräftig Richtung Nase ziehen und wieder zurückstrecken. Etwa dreimal zehn Wiederholungen, diese Übung dient auch zur Thromboseprophylaxe.
» Schwimmen, durchs Wasser gehen, Aquajogging (wenn möglich), Wasserdruck nimmt hier auch wieder den Schmerz und fördert den Rückfluss.
» Bei Arm-OP eine Schüssel mit Wasser füllen und die Arme rein legen und die Hände öffnen und schließen (Fäden müssen dafür entfernt sein und Wunden reizlos sein).
» Verordnete Schmerzmittel nehmen.
» Nicht unter Druck setzen lassen, die Liposuktion ist ein großer Eingriff und der Körper braucht einige Zeit für die Heilung, man spricht von einem Heiljahr.
» Sport mit großer Erschütterung erstmal vermeiden (Joggen, Rennen).
» Bei Arm OP Arthrose Handschuhe tragen oder Kompressionshandschuhe anfertigen lassen.
» Bei großer Schwellung in Händen oder Füßen ein Stück Schaumstoff (ca. 1-2 cm stark) so zurecht schneiden, dass man das Stück unter die Kompression an den Fuß- bzw. Handrücken legen kann. Das Stück Schaumstoff wirkt durch Bewegung wie eine Massage und reduziert das Ödem.

Ich kann sagen, dass nach den OP´s mit diesen Tipps vieles besser geht. Die Belastungsfähigkeit steigt und es fällt vieles leichter. Aktivitäten machen wieder viel mehr Spaß. Es wird der Grundstein gelegt sich wieder wohler in seinem Körper fühlen zu dürfen und nicht mehr in seinem Körper gefangen zu sein.

Mein Nachwort

Wir Lipödem Betroffene dürfen nicht aufgeben zu kämpfen, dass wir eine bedarfsgerechte Versorgung bekommen und die Liposuktion endlich als Kassenleistung von den Krankenkassen getragen wird, und wenn es für die Betroffene überhaupt in Frage kommt den Weg der operativen Therapie gehen zu können. Wir werden schon viel zu lange hingehalten und verunsichert. z.B. damit, dass das Lipödem nach der Liposuktion sowieso wieder kommt. Dies stimmt nicht. Es ist seit einer Ewigkeit bekannt, wenn auch nicht bewiesen und so habe ich es auch gelernt und andere Therapeuten haben dies mir bestätigt, dass die einzige Therapie, die wirklich hilft, die Liposuktion ist, um uns von den krankhaft entartenden Fettzellen zu befreien.

Lymphdrainage und Physiotherapie

Dass ausreichende Studien dazu fehlen, ist denen geschuldet, die unsere Krankheit immer noch als ein Stiefkind der Medizin behandeln. Ich denke, wenn Männer an dieser Krankheit leiden würden, sähe es ganz anders aus mit dem Fortschritt in der Forschung. Auch wage ich zu behaupten, dass es den Verantwortlichen, für die Anfang 2020 beginnenden Studie zur Wirksamkeit der operativen Therapie, Corona ganz gelegen kam.

Für die konservative Therapie, die aus Lymphdrainage und Kompressionsversorgung besteht, gibt es erstaunlicherweise auch keine Studie zur Wirksamkeit der Therapie und sie wird dennoch von den Krankenkassen bezahlt. Die wie sicherlich bekannt, auf Dauer viel teurer für die Krankenkassen ist, als die meist einmalige operative Therapie.

Auch wenn es „nur" ein Therapieversuch ist, finde ich, dass uns dieser zustehen sollte. Es gibt viel Therapieversuche in der Medizin, bei denen die Wirksamkeit noch nicht bewiesen ist.

Wichtig ist die Wahl eines guten und erfahrenen Operateurs, und dass alle Lipödemzellen entfernt werden, denn wenn die krankhaft entartenden Fettzellen nicht mehr da sind, können sie auch nicht wiederkommen,

Auch die Aussage, dass die OP nichts bringt und das Lipödem sowieso wieder kommt , ist nicht nur falsch, sondern auch für mich unverständlich. Wir haben in der Medizin so viele Rezidive (wiederkehrend) wie beispielsweise Krampfadern oder Bandscheiben OP´s, wo irgendwann die Narben an der Wirbelsäule so entarten, dass sie die gleichen Probleme verursachen wie der Bandscheibenvorfall vorher auch, der wahrscheinlich mit einer konservativen Therapie besser ausgeheilt wäre. Um nur zwei Beispiele zu nennen. Auch frage ich mich, warum jemand, der eine ganz „normale" Adipositas hat, die Möglichkeit hat eine Magenverkleinerung oder ein Magenband zu bekommen. Nach einem sicherlich harten Weg durch die vielen Belastungen einer Adipositas, werden diese Operationen von der Krankenkasse bezahlt, obwohl es hier auch genügend Rezidive gibt. Ich möchte niemanden verurteilen und in Frage stellen, da jeder sein Päckchen zu tragen hat und Hilfe durch die bestmögliche Therapie haben möchte. Ich möchte auch gar nicht irgendeine Krankheit verurteilen, aber wir als Betroffene möchten auch bedarfsgerechte Versorgung durch die Möglichkeit der Liposuktion, die uns schon viel zu lange verwehrt wird. Ich möchte einfach nur ein Stück Gerechtigkeit.

In der Fortbildung wurde damals gelehrt, dass eine Lipödem Betroffene eher verhungert, als dass sie die Lipödemzellen verringern und abnehmen könnte. Ich finde dies sehr erschreckend und es wird uns oft gesagt, nimm erstmal ab und mach mehr Sport. Ich verstehe nicht warum auch die sogenannten Experten es immer noch nicht verstanden haben, dass Lipödemzellen resistent gegen Sport und Diät sind. Ich möchte gar nicht wissen, wie viele Betroffene, auch durch so eine Aussage, essgestört wurden. Mir bleibt es unbegreiflich, warum die Krankenkassen lieber die Begleiterkrankungen in Kauf nehmen und diese bezahlen z.B. Arthrosen der Gelenke, besonders der Knie, mit wahrscheinlicher Versorgung von künstlichen Gelenken, begleitender Adipositas, psychischen Erkrankungen und so weiter und so weiter anstatt die Liposuktion in den Heilmittelkatalog aufzunehmen.

Hautprobleme beim Lipödem

Krampfadern beim Lipödem

Hautprobleme beim Lipödem

Die Haut ist unser größtes Körperorgan. Deshalb hätte sie unbedingt mehr Aufmerksamkeit verdient. Meistens schauen wir alle nicht zuerst auf unser Gesicht, wenn es um die Haut geht?

Aber unser gesamter Körper ist mit Haut überzogen. Die Hautoberfläche eines Erwachsenen ist ungefähr zwei Quadratmeter groß und das ist ganz schön gigantisch.

Ein gigantisches Biotop für Bakterien, Viren, Pilze und Parasiten. Davon möchten wir eigentlich nichts hören, doch die Haut ist oft auch eine der vernachlässigsten Körperpartien von uns Menschen.

Was man nicht sieht, weil mit Kleidung bedeckt, fällt aus der Beobachtung.

Die Haut ist unsere Schutzmauer gegen gefährliche Eindringlinge. Sie besitzt einen Säureschutzmantel, der durch seinen sauren pH-Wert automatisch viele Krankheiten abwehren kann. Sie schützt aber auch gegen Hitze, Kälte oder UV-Strahlen. Durch Schwitzen und Verdunstung regelt sie auch den Elektrolythaushalt des Körpers.

Wir wollen den Aufbau der Haut nicht so ausführlich besprechen, denn dazu wären viele Seiten an Text erforderlich. Im Wesentlichen besteht die Haut aus drei Schichten. Von oben nach unten sind dies die Epidermis (Oberhaut) die Lederhaut und die Unterhaut.

Der wichtigste Job der Epidermis ist uns vor Eindringlingen aller Art von außen zu beschützen. Kommt es zu Entzündungen auf der Epidermis, dann bilden sich viele kleine Schuppen, die uns dann auch auffallen. Wird die falsche Creme benutzt wird der Schuppenbefall noch verstärkt und irgendwann der Hautarzt gefordert sein.

Körperfalten ein Problem beim Lipödem

Für die Epidermis sind die schönen Fettfalten der Lipödem Patientin ganz besondere gefährdete Orte. Reizvoll und zugleich gefährlich, denn in diesen luftarmen, dunklen und somit lauschigen Orten fühlen sich Krankheitserreger besonders wohl. Hier trifft Haut auf Haut und Luft ist kaum vorhanden in den Achselhöhlen, Pofalten oder unter den schönen runden Brüsten. Hier vermehrt „es“ sich ganz ungeniert.

Die Haut ist wie abgedichtet, erst recht wenn Sie auch noch eine Kompression tragen und die austretende Körperfeuchtigkeit und der Schweiß dienen als Reizstoffe. Besonders der Hefepilz Candida albicans freut sich über solche Feuchtbiotope. Normalerweise ist der pH-Wert auf der Haut so um 5,0, also schön sauer und ungünstig für Eindringlinge.

Durch die Situation in den vielen Hautfalten verändert sich der pH- Wert in den alkalischen Bereich, was die natürlich Abwehrbarriere zusammenbrechen lässt. Frauen mit Lipödem sind somit besonders in den Hautfalten sehr anfällig für Hautprobleme. Wird jetzt der Fehler gemacht mit falschen, weil alkalischen Seifen zu reinigen wird alles noch schlimmer.

Übrigens ist die Pofalte, der meist gefährdete Ort in dieser Beziehung was die Hautpflege angeht. Wie überall am Körper ist eigentlich übertriebenes Waschen und dann noch mit falschen Seifen oder Duschlotionen kontraproduktiv.

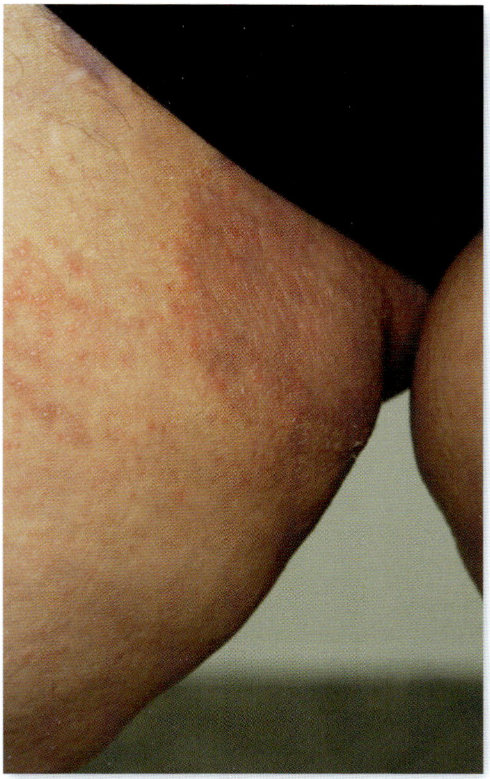

↑ *Pilzinfektion zwischen den Oberschenkeln*

Deshalb hier einige Tipps für die Pflege von Körperfalten:

Verwenden Sie saure und synthetisch hergestellte Waschsubstanzen mit einem idealen pH-Wert um 5,5. Klassisch hergestellte Seifen haben immer mehr alkalische Werte. Diese sind ungünstig. Lassen Sie keine Synthetikkleidung an Ihre Falten. Baumwolle wäre hier der gewünschte Favorit! Trockenföhnen nach dem Duschen ist besser als trocknen mit dem Badetuch.

Eine Zinkpaste ist die beste „Creme" für betroffene Hautfalten, denn sie wirkt antientzündlich und saugt Feuchtigkeit auf.

Die richtige Pflege beim Tragen der Kompression

Durch das Tragen der Kompression trocknet die Haut aus. Die Haut ist eingepackt und kann nicht atmen, viele Hautschüppchen lösen sich ab. Deshalb ist die tägliche Reinigung der Kompression unabdingbar.

Vor allem nach dem Ausziehen der Kompression sind pflegende, reiche Hautcremes sehr wichtig, damit die Haut glatt und gepflegt wird. Abends können Sie Ihre gewohnten Pflegeprodukte benutzen, die ruhig auch etwas fetter sein können. Eventuell ist es vor dem eincremen gut die losen Hautschüppchen mit einem rauen Handschuh abzureiben.

Bevor die Kompression morgens wieder angezogen wird empfiehlt es sich keine fetten Cremes zu verwenden, da sonst die Kompression an der Haut kleben bleibt und das Anziehen zur Qual wird. Besser ist es dann eine leichtere Creme mit einem Anteil von drei bis fünf Prozent an Urea zu verwenden. Urea zieht sehr schnell ein.

Die Kompressionshersteller bieten auch spezielle Cremes dafür an.

Ernährung – Haut – Lipödem

Ernährung ist einfach Versorgung des Körpers mit Nahrung. Ernährung hat nicht direkt mit Essenslust zu tun. Die Lust geliebte Leckereien zu verspeisen hängt auch mit unserem Seelenleben zusammen. Bei einem Lipödem ist das Thema Übergewicht immer permanent vorhanden und erzeugt ein schlechtes Gewissen. Immer wieder hören betroffene Frauen, dass sie Diät machen müssen, um ihr Lipödem in den Griff zu bekommen. Leider hat es sich immer noch nicht komplett, selbst unter Fachärzten, herumgesprochen, dass das Lipödem eine Krankheit ist, die man durch Hungern und Diäten nicht aufhalten kann.

Unsere heutige Nahrung hat einen deutlichen Mangel an Mikronährstoffen. Dies ist der Fall weil unsere Lebensmittel fast alle zu einer Industrienahrung degradiert wurden. Die meisten Nahrungsmittel werden heute industriell verändert, raffiniert, erhitzt, mit Geschmacks- und Konservierungsstoffen, sowie schädlichen Farbstoffen angereichert und eigentlich für uns wertloser gemacht.

Es fehlen uns heutzutage einfach die wichtigsten Vitamine, Spurenelemente, Mineralstoffe, essentielle Fettsäuren und sekundäre Pflanzenstoffe. Viele dieser genannten Stoffe haben starke Auswirkungen auf unsere Haut. So wirkt sich beispielsweise ein Zinkmangel sehr stark auf unsere Haut aus.

Durch die Gedanken über unsere Haut, kommt man als Lipödem Patientin unweigerlich zum Thema sinnvolle Ernährung bei Lipödem. Hierzu empfehlen wir unser im gleichen Verlag erschienenes Buch „Rohkost mit Beschiss".

Hautstrapaze Liposuktion

Bei einer Liposuktion entstehen Stressfunktionen für die operierte Haut. Kommt es bei einer Diät zu starkem Gewichtsverlust, dann wird die Haut genauso strapaziert wie bei einer Liposuktion, die ja auch einen erheblichen Gewichtsverlust an den operierten Körperteilen erzeugt.

Die Kanülen, die bei einer Liposuktion ins Gewebe eingeführt werden, erzeugen dünne Tunnel im Fettgewebe und es entstehen neue Verbindungen zwischen den jetzt „entfetteten" Muskelpartien und der Haut. Während der Abheilung ziehen sich diese faserigen Verbindungen zusammen und die Haut nimmt wieder ihre ursprüngliche Position ein. Bei Patientinnen mit einer guten Hautelastizität erzeugt deshalb eine Liposuktion keine zu großen Hautfalten. Beim Einsatz einer Laserstraffung wird der Vorgang der Rückbildung noch beschleunigt und die Faltenbildung deutlich verringert. Bei einer Liposuktion wird das äußere Hautbild sogar bei vorher vorhandenen Speckröllchen verbessert, weil diese anschließend verschwunden sind.

Sogar bei einer schwachen Hautelastizität überwiegt in der Regel die Verbesserung eines faltigen Hautbildes.

Eine Problemzone beim Lipödem ist oft der Bauch. Und immer wieder taucht die Frage nach einer Verbesserung der schlaffen und durchhängenden Haut am Bauch auf. Ist an der Bauchpartie relativ viel Lipödemfett vorhanden kann dieses schwere Fett entfernt und das Durchhängen deutlich verbessert werden.

Wichtig ist bei der Liposuktion am schlaffen Bauch, dass die Hautelastizität gut ist. So seltsam es klingt ist, dass bei zu wenig subkutanem Fett am Bauch die Liposuktion keine befriedigende optische Verbesserung bringen kann.

Die Haut des Unterbauches und des Oberbauches verhalten sich nach einer Liposuktion unterschiedlich. Gerade bei älteren Patientinnen erscheint die Haut des Unterbauches nach einer Liposuktion gleichmäßiger als die Haut des Oberbauches.

Immer wieder aktuell sind auch Fragen nach einer Narbenbildung im Anschluss an Liposuktionen. Die Technik von Liposuktionen hat sich in den letzten Jahren verbessert. Erfahrene Ärztinnen und Ärzte kommen mit feinsten Schnitten bei der Liposuktion aus.

Somit sind auch die möglichen Narben so klein, dass sie später eigentlich nicht mehr sichtbar sein werden. Bei der Verwendung von Mikrokanülen verschwinden die Narben. Nur bei großen Kanülen sind Narben sichtbar und vor allem dann, wenn die Patientinnen einen dunklen Hautteint haben. Es können zwei Arten von Narben unterschieden werden. Zum einen die echten Narben und zum anderen Hautverfärbungen an den Einstichstellen, sogenannte Dyschromien, die sowohl hell als auch dunkel von der Haut abstechen können. Doch in der Regel sind Narben von einer Liposuktion so klein, dass sie fast völlig unsichtbar sind oder nur sehr schwer zu entdecken. Als Patientin müssen Sie sich darüber keine großen Gedanken machen.

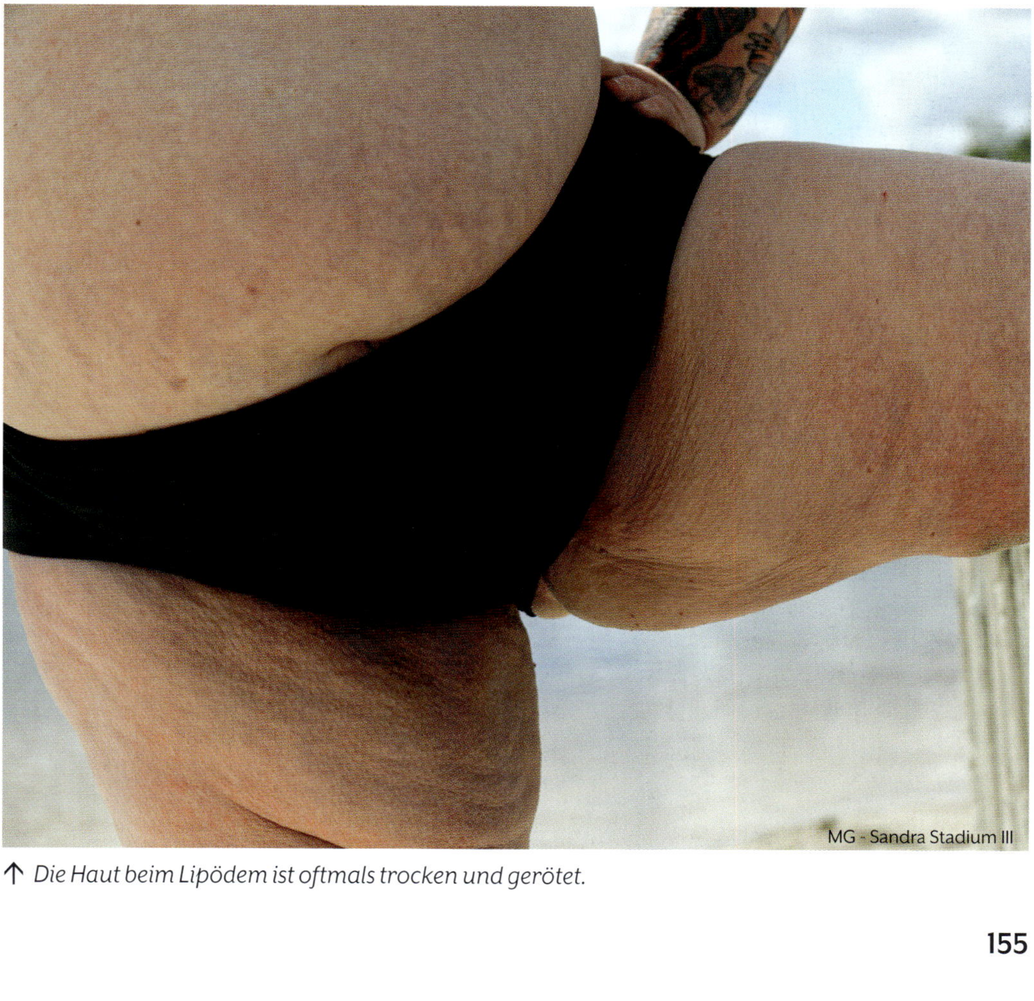

↑ *Die Haut beim Lipödem ist oftmals trocken und gerötet.*

Krampfadern beim Lipödem

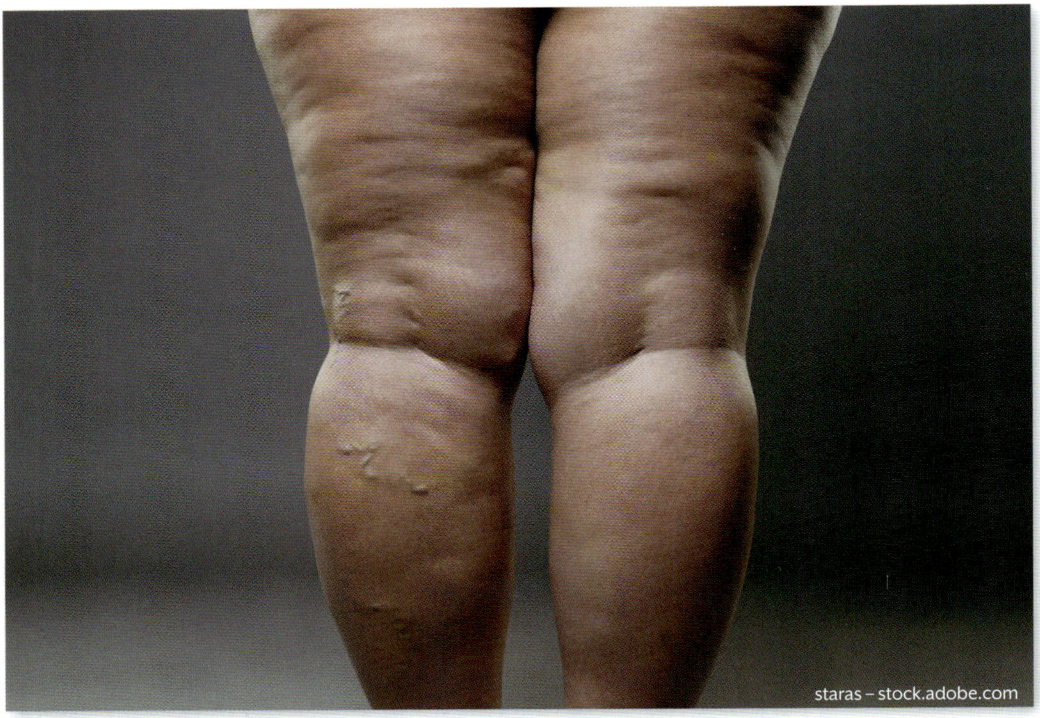

staras – stock.adobe.com

Was haben Krampfadern mit einem Lipödem zu tun?

Sehr viel, denn meist sind die Symptome sehr ähnlich. Bei einer Varikose, also Krampfader Problemen, haben Patientinnen oft ein unangenehmes Spannungsgefühl. Müde und schwere Beine sind ein weiteres Problem und oft beginnen die Beine zu jucken. Ähnliche Symptome kennen wir auch bei einem Lipödem.

Da Krampfaderprobleme fast schon eine Volkskrankheit sind, ist es wichtig bei einem Verdacht auf ein Lipödem sich die Beine auf Krampfadern untersuchen zu lassen.

Frauen werden sowieso etwa doppelt so häufig von Krampfadern geplagt, wie Männer. Deshalb ist eine solche Untersuchung in jedem Falle ein guter Ratschlag. Die Arterien befördern das sauerstoffreiche Blut vom Herzen zu den Organen und durch die Venen fließt dieses Blut wieder zurück. Oberflächliche Venen sind in der Haut und im Unterhautfettgewebe, diese sind für uns weniger interessant. Es sind die tiefen Beinvenen, die zwischen den Muskeln verlaufen und rund 90 % des Blutes von den Beinen zurück zum Herzen transportieren. Die Venen haben Venenklappen, die verhindern, dass das Blut zurückfließt. Hier kann es zu Ausfällen der Funktion kommen und dann sackt das Blut nach unten und es bilden sich nach und nach Krampfadern.

Die feinen Besenreiser und die netzartigen, feinen Hautvenen bereiten uns keine Sorge bei einem Lipödem. Das sind erst einmal mehr

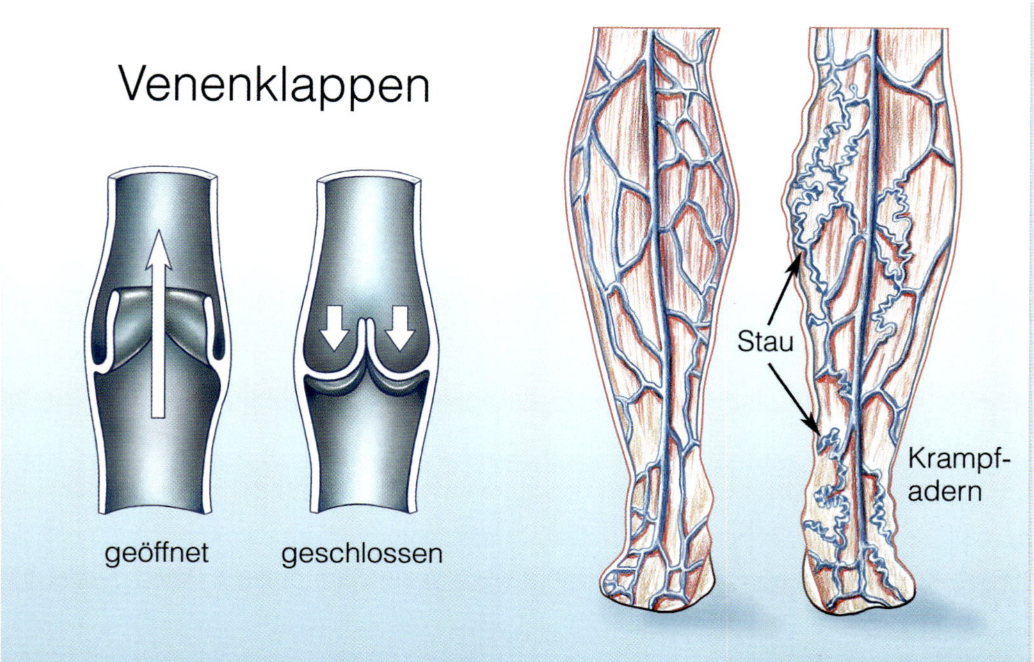

Henrie – stock.adobe.com

die Schönheit störenden feinen Varizen, um die sich aber ein Facharzt oder eine Fachärztin auch kümmern wird. Zumindest ansprechen sollten Phlebologen diese Probleme bei einer genauen Untersuchung.

Wenn Sie sich einer Liposuktion unterziehen müssen wird Ihre Ärztin oder Arzt, welche die Liposuktion durchführen, Sie darauf aufmerksam machen eine phlebologische Untersuchung zu machen. Dies ist in der Regel auch eine normale Kassenleistung.

Untersucht wird mit einem sogenannten Doppler, einer farbkodierten Duplexsonografie, also mit Ultraschall.

Keine Angst die Untersuchung ist absolut schmerzfrei. Allerdings sollte eine gründliche Untersuchung schon mindestens fünfzehn Minuten oder länger dauern.

Werden tiefe Varizen festgestellt, müssen diese vor einer Liposuktion entfernt werden.

Es ist deshalb wichtig, dass Sie eine entsprechend lange Wartezeit zwischen einer Krampfaderentfernung und einer Liposuktion der Beine einplanen.

Eine Rundstrick-Kompression, wird oft bei Krampfadern verordnet, hilft bei einem Lipödem nicht wirklich, deshalb sollte falls ein Rezept geplant ist, gleich eine Flachstrick-Kompression verordnet werden.

Krampfadern beim Lipödem

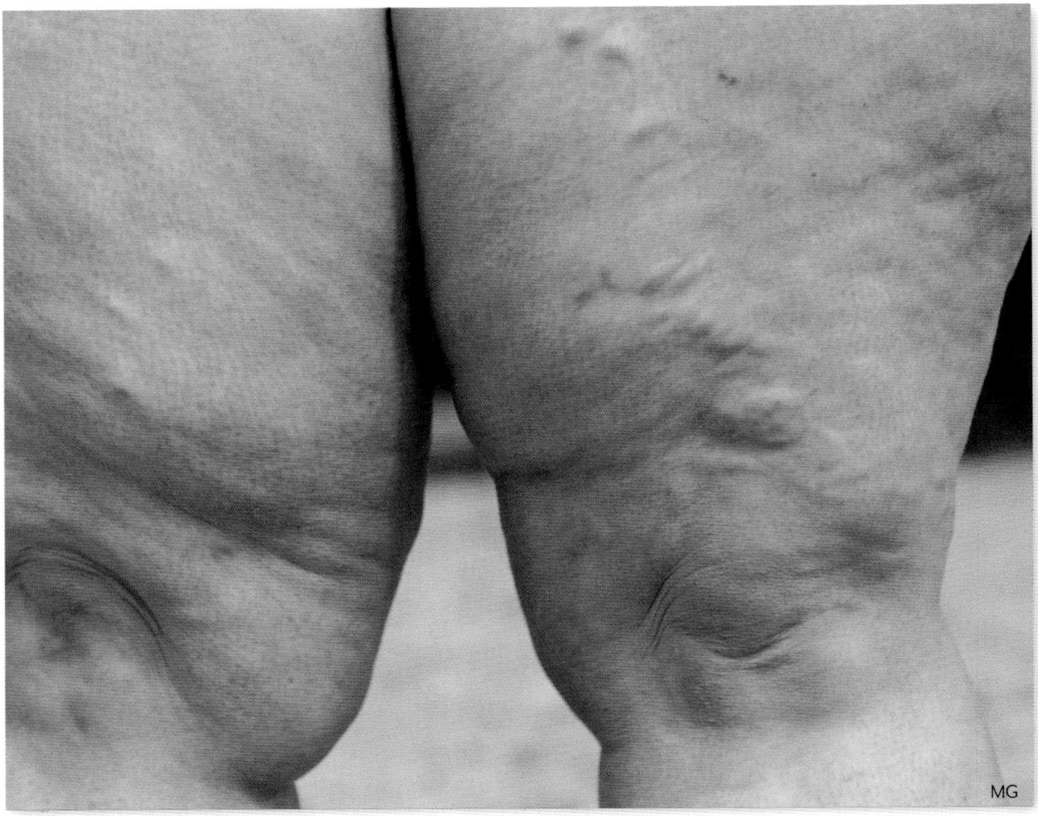

Um die geschwollenen Beine eines Lipödems zu schonen, muss auch eine entsprechend schonende Krampfadern Operationstechnik zum Einsatz kommen. Bevorzugt werden dabei Radiofrequenz- oder Lasersonden, bei denen die Krampfadern praktisch verkocht werden.

Die Problematik bei der Liposuktion wäre das Verletzen einer solchen massiven Krampfader. Was dann zu starken Blutungen führen könnte, die dazu führen würde, dass die Liposuktion abgebrochen werden muss auf Grund des starken Blutverlustes. Mit diesem unschönen Problem sollten Sie es nicht zu tun bekommen. Deshalb unbedingt bald untersuchen lassen! Und unbedingt darauf achten, dass manche Krampfadern sehr tief liegen und bei einer einfachen Begutachtung kaum zu erkennen sind.

Ausserdem währe es auch schade, wenn Sie nach der Liposuktoin schlangere Beine haben, aber diese mit Krampfadern übersäht sind.Gerade bei Patientinnen mit einem Lipödem ist es schwierig wegen der Fettmasse tiefer liegende Krampfadern zu erkennen. Wenn Sie Schmerzen durch Krampfadern vermuten, weisen Sie die untersuchende Ärztin oder den Arzt nochmals besonders darauf hin, dass Sie öfter Schmerzen haben und eine sehr genaue Untersuchung notwendig ist.

Krampfadern beim Lipödem

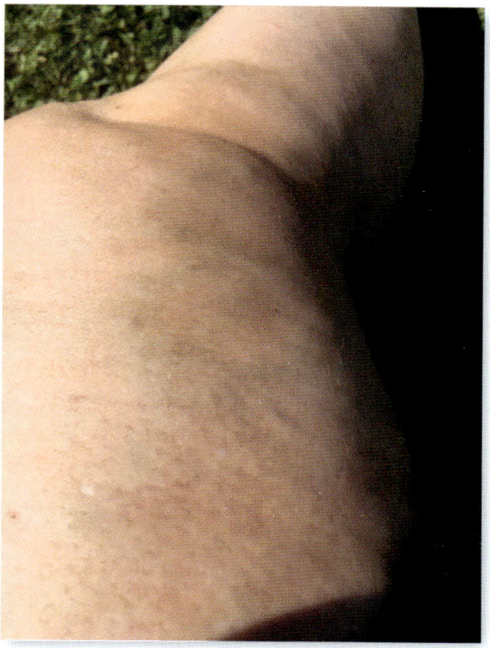

Bei einem ausgeprägten Lipödem sind die Krampfadern nur schwer zu erkennen, da diese durch die Fettmassen verdeckt werden. Deshalb ist eine Untersuchung durch einen Spezialisten unumgänglich.

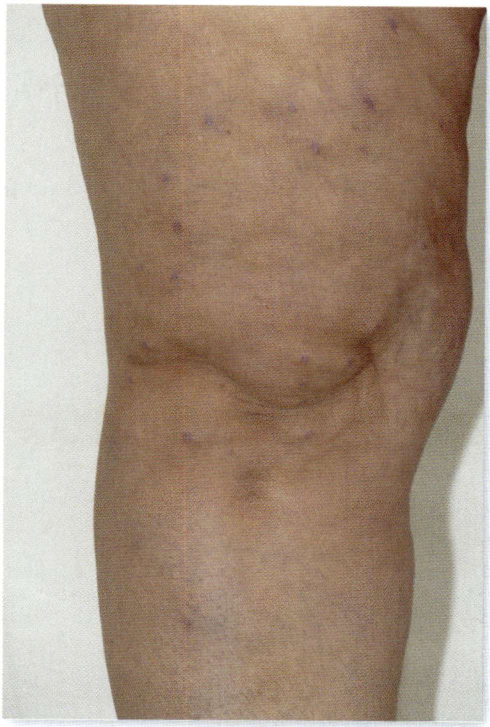

Hier sind die Narben nach einer Krampfader OP zu sehen, diese sind aber nach ein paar Monaten kaum noch zu erkennen.

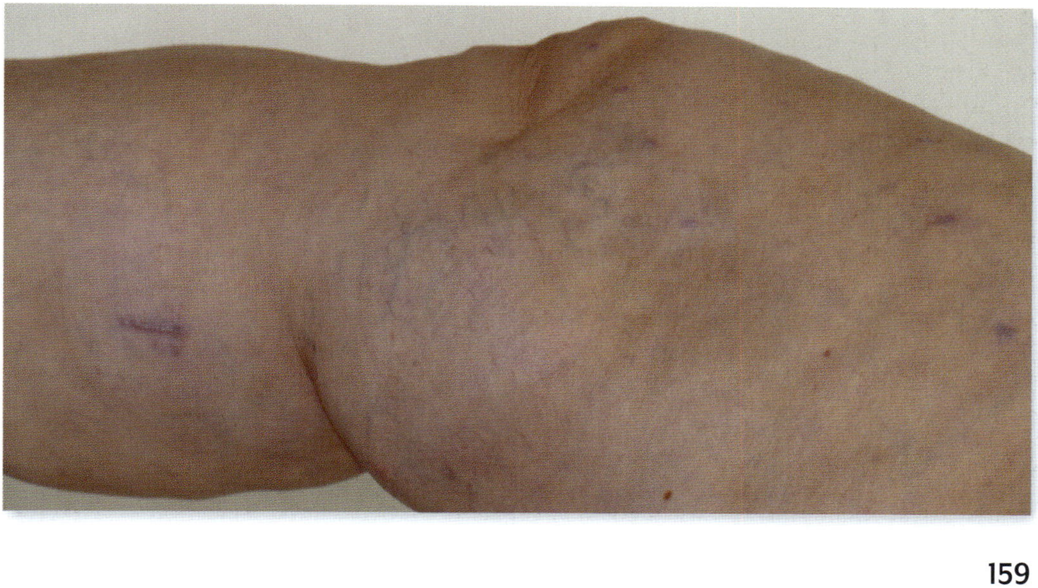

Fragen rund um die Liposuktion

Ist es richtig, dass die Liposuktionen jetzt von der Krankenkasse übernommen werden?

Nein, diese werden nur in bestimmten Fällen übernommen und dies auch nur zunächst bis zum 31. Dezember 2024.

Es gelten bestimmte Voraussetzungen für eine mögliche Kostenübernahme:

» Es liegt ein Lipödem Stadium III vor.
» Der BMI liegt unter 35.
» Bei einem BMI bis 40 muss zusätzlich eine Behandlung des Übergewichtes stattgefunden haben und diese muss nachweislich therapieresistent sein.
» Die Beschwerden konnten 6 Monate vor Indikationsstellung durch die konservative Therapie nicht gelindert werden.
» Mehr als drei Liter reines Fettgewebe pro Eingriff darf nur abgesaugt werden, wenn die postoperative Nachbeobachtung über zwölf Stunden gesichert ist.
» Es muss gesichert sein, dass die Patientin an einer übermäßigen Fettgewebsvermehrung mit überhängenden Gewebanteilen von Haut und Unterhaut und einem Druck- oder Berührungsschmerz im Weichteilgewebe der betroffenen Extremitäten leidet, wobei Hände und Füße nicht betroffen sind.
» Berechtigt zur Indikationsstellung und Durchführung der Liposuktion, zulasten der Krankenkassen, sind Fachärztinnen und Fachärzte für plastische, rekonstruktive und ästhetische Chirurgie, sowie andere operativ tätige Fachärztinnen und Fachärzte, wenn sie die im Beschluss genannten Anforderungen erfüllen.
» Vor dem ersten Eingriff muss einen Operationsplanung erfolgen und die Liposuktion muss zusätzlich dokumentiert werden.

Heißt das bei einem BMI über 40 besteht keine Chance auf Übernahme?

Im Beschluss heißt es: Eine Liposuktion mit einem BMI über 40 sollte nicht stattfinden. Und sollen heißt nicht müssen. Also versuchen Sie es, stellen Sie einen Antrag auf Übernahme. Weisen Sie nach, dass alle Ihre Versuche an Gewicht zu verlieren aussichtslos waren.
(siehe auch Seite 282)

Was ist der Unterschied zu einer Schönheits-OP?

Der wesentliche Unterschied liegt in der Aggressivität der Absaugung. Beim Lipödem wird radikal bis zu einer „normalen" Dicke der Fettschicht abgesaugt, um ein erneutes Wuchern der kranken Fettzellen zu verhindern. Es sollen alle kranken Fettzellen abgesaugt werden.

Bei einer Schönheits-OP geht es um die Formung einer schönen Silhouette. Es muss nicht darauf geachtet werden, dass kranke Fettzellen abgesaugt werden.

Im übrigen spricht man auch bei einer Schönheits-OP von einer Liposuktion. Denn Liposuktion bedeutet einfach nur Fettabsaugung. Beim Lipödem spricht man von einer **Liposuktion beim Lipödem**.

Auf was soll ich achten bei der Operateur Auswahl?

Heutzutage können Sie sich gut in Communities schlau machen und Erfahrungsberichte bereits behandelter Patientinnen lesen. In erster Linie sollte man den Operateur bei einer Erstberatung nach seiner Erfahrung und einer speziellen Ausbildung in diesem Bereich befragen, bzw.

sollte dies bereits auf dessen Homepage ersichtlich sein. Sie sollten sich nach dem ersten Gespräch ausreichend Zeit lassen, um alles auf sich wirken zu lassen und sich ganz in Ruhe die Frage nach dem Vertrauen zu dem Arzt und seinem Team stellen. Hier sollten Sie einfach auf das eigene Bauchgefühl hören. Habe ich mich in der Praxis wohlgefühlt? Wurde auf meine Person eingegangen und hat man meine Fragen ausreichend beantwortet? Konnte ich mit dem Operateur selbst sprechen, oder nur mit einem Assistenzarzt. Es ist auf jeden Fall zu empfehlen, dass Sie vorab Ihre Fragen stichpunktartig aufschreiben, um aufgrund von Aufregung während des Gesprächs nichts zu vergessen.

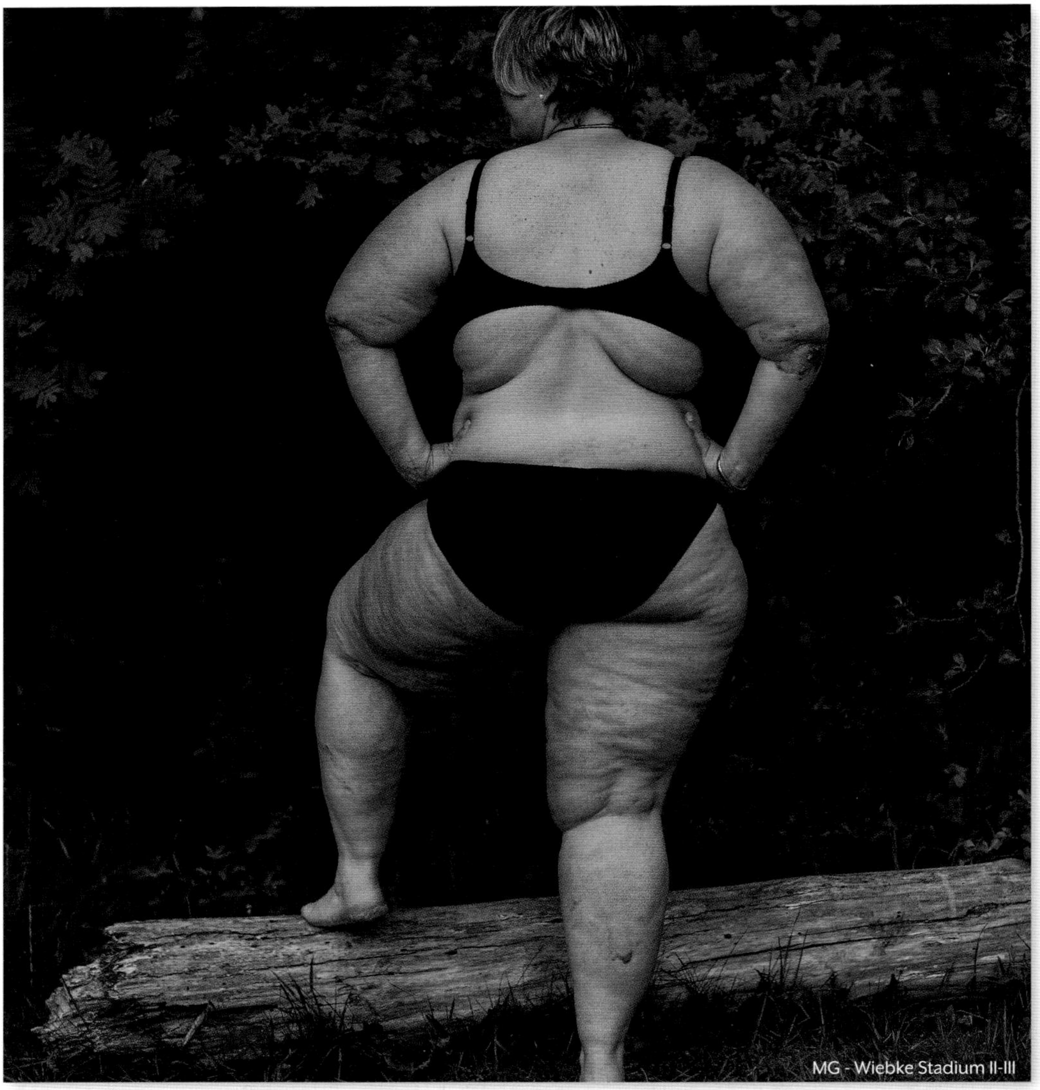

↑ *Bei einem vorliegenden Stadium III, ist ein BMI von 35 nur schwer zu erreichen.*

Fragen rund um die Liposuktion

Welche Untersuchungen macht ein Operateur vor der Liposuktion?

Bei der Erstberatung werden unterschiedliche Untersuchungen in der Praxis durchgeführt (Inspektion, Tastbefund, Pinch-Test zur Feststellung der Elastizität). Zudem gibt eine Ultraschall-Diagnostik Aufschluss über Fettschichtdicke, Strukturveränderungen und Beschaffenheit des Gewebes.

„Body-Maß-Index“ (BMI), „Waist-Hip-Ratio“ (WHR) sowie „Waist-Height-Ratio“ (WTR) werden festgestellt und die Umfänge der Extremitäten gemessen. Ein 3D-Scan hilft, Volumenänderungen nach einer Liposuktion darzustellen. Fotoaufnahmen sind wichtiger Bestandteil der Vorher-Nachher-Dokumentation. In manchen Fällen empfiehlt sich ein Ganglabor um bereits bestehende Fehlstellungen der Beine zu dokumentieren.

Welche Unterlagen sollten für die Erstberatung mitgenommen werden?

Es sollten möglichst alle vorliegenden Vorbefunde und Unterlagen über vorausgegangene Fettabsaugungen, Medikamentenliste und Allergiepass mitgebracht werden.

Macht ein Erstberatungsgespräch auch während der Schwangerschaft Sinn?

Sicher kann auch während der Schwangerschaft eine Beratung stattfinden. Allerdings ist zu dieser Zeit keine konkrete Angabe über die Anzahl der OPs möglich. Eine Operation sollte erst nach dem Stillen erfolgen, im Regelfall frühestens 6-8 Monate nach Geburt des Kindes.

Kann die konservative Therapie die Liposuktion ersetzen?

Eine konservative Therapie kann in Einzelfällen ein Fortschreiten der Erkrankung verhindern. Eine wirkliche Besserung kann aber ohne Operation normalerweise nicht erreicht werden. Eine Liposuktion hat einen kurativen Ansatz. Dies bedeutet, dass die Erkrankung an den Arealen, die konsequent und gründlich abgesaugt wurden, nicht wieder auftreten sollte.

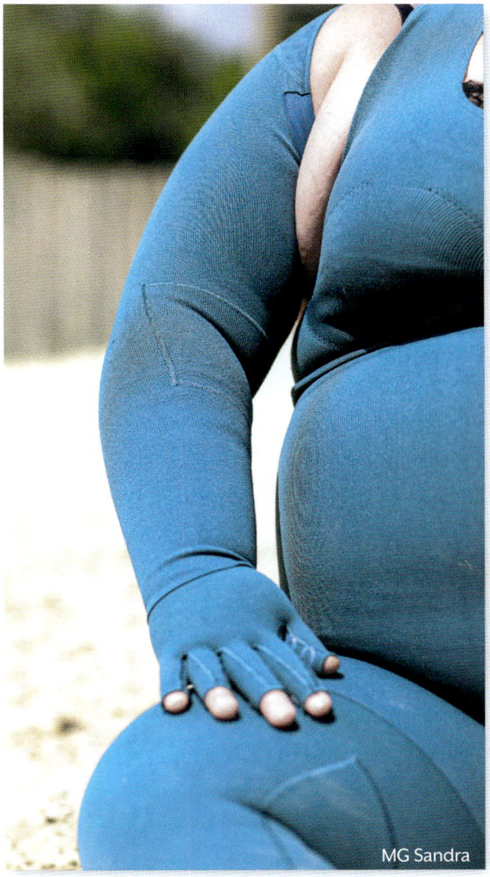

MG Sandra

↑ *Oft berichten Patientinnen, dass ihnen die Kompression der betroffenen Stellen gut tut und die Schmerzen dadurch leichter werden.*

Fragen rund um die Liposuktion

Ist die Erkrankung heilbar?

Leider nein. Das Lipödem wird nur an den abgesaugten Stellen mit hoher Wahrscheinlichkeit nicht erneut auftreten.

Es kann jedoch nicht verhindert werden, dass das Lipödem an bisher unbehandelten Stellen ebenfalls auftritt. Beispielsweise kann es nicht verhindert werden, dass nach Absaugen der Beine die Arme in Zukunft ebenfalls betroffen sind. Es hilft dann wiederum nur eine erneute Absaugung an den neu betroffenen Arealen durchzuführen. Das Lipödem ist nicht heilbar! Eine Liposuktion nimmt allerdings etwas von dem Leidensdruck.

Kann das Lipödem nach einer OP wieder kommen?

Ja, wenn zu wenig, und ungründlich gesaugt wurde. Es ist wichtig, dass alle krankhaften Fettzellen entfernt werden, um eine erneute Wucherung dieser zu vermeiden. Nach den derzeitigen wissenschaftlichen Erkenntnissen gehen wir davon aus, dass letztlich alle Fettzellen die gleiche genetische Information haben. Daher ist eine Unterscheidung zwischen gesunden und erkrankten Fettzellen so nicht möglich.

Das Wichtigste ist, die Fettschicht so stark zu reduzieren, dass selbst bei Vergrößerung der verbliebenen Fettzellen ein Zurückkommen weitgehend ausgeschlossen werden kann. Es wird aber nicht „leergesaugt", denn das Fehlen einer dünnen Fettschicht würde ein Verkleben der Haut mit der darunterliegenden Muskelschicht verursachen, welches anderweitige schwerwiegende Probleme hervorrufen kann. Generell können sich die wenigen belassenen Fettzellen nach einer Liposuktion wieder vermehren oder vergrößern. Eine erneute Zunahme der Fettschicht kann neben der Grunderkrankung Lipödem unter andrem auch alimentär bedingt sein, hormonelle Einflüsse oder bisher unbekannte Gründe haben.

Einer dieser genannten Gründe könnte dafür verantwortlich sein, warum nach einer Liposuktion die Patientinnnen eine erneute Zunahme auch verbunden mit Beschwerden an den schon operierten Arealen bemerken. Grundlegend sind Experten der Auffassung, dass wenig belassene Fettzellen nicht mehr zu einem Lipödem führen. In der Regel bleiben die operierten Areale konstant, wenn radikal gesaugt wurde, denn Sie haben eine determinierte Anzahl an Fettzellen, welche sich im Laufe Ihres Lebens nur vergrößern oder verkleinern. Wenn diese nun durch eine Liposuktion auf ein optimales Minimum reduziert wurden, wird sich das Lipödem mit hoher Wahrscheinlichkeit nicht mehr bemerkbar machen an den abgesaugten Stellen. Trotzdem sollte ein konstanter gesunder Lebenswandel gewahrt werden, um das Langzeitergebnis zu erhalten.

Wandert das Lipödem an andere Stellen nach der Liposuktion?

Das Lipödem wandert nicht, wenn eine „Umverteilung" stattfindet. Es werden nur die Areale sichtbar, an welchen die Veranlagung des Lipödems von Anfang an vorhanden war.

Kann sich jede Frau operieren lassen?

Wie bei jeder OP sollte vorher auf die Vor-

erkrankungen geschaut werden. Zudem ist eine Liposuktion sehr belastend für den Körper, was für Patientinnen im fortgeschrittenen Alter sehr belastend sein könnte und deswegen sollte zusammen mit dem Chirurgen abgewogen werden. Eine generelle Altersbeschränkung, abgesehen von der Volljährigkeit, existiert nicht. Die Patientinnen sollten sich gesund, fit und belastbar fühlen, da hochvolumige Absaugungen (>4l) für den Körper sehr anstrengend sein können.
Grundsätzlich ist ein ausführliches Vorgespräch mit individueller Beratung des Operateurs unersetzlich, ob eine Liposuktion in dem persönlichen Fall medizinisch sinnvoll ist. Auch bei sehr starkem Lymphödem, ist eine Liposuktion erstmal nicht so einfach und es sollte genau geprüft werden ob eine Liposuktion möglich ist. Bei Organschäden, bei welchen eine Narkose nur schwer möglich ist, sollte ebenfalls der Nutzen einer OP abgewogen werden.

Ich habe zusätzlich ein Lymphödem, erschwert dies eine Liposuktion?

Falls zusätzlich zum Lipödem ein Lymphödem vorliegt, muss interdisziplinär im Einzelfall entschieden werden, ob eine Liposuktion den Zustand verschlechtern kann oder eine Verbesserung zu erwarten ist.

Welche Untersuchungen sind vor einer Liposuktion sinnvoll?

Grundsätzlich hilfreich sind die Überprüfung der Schilddrüsenwerte (TSH, T3, T4) und des Entzündungswertes (CRP), eine Diabetes-Abklärung und eine gründliche Venenuntersuchung zur Abklärung des Lipödems.

Gibt es weitere wichtige Untersuchungen für die Operation?

Die allgemeinen OP- und Narkose-Vorbereitungen (Labor, EKG) werden in der Regel vom Hausarzt durchgeführt. Hier kann es auch wichtig sein, weitere Dinge, die operations- bzw. narkoserelevant sind (wie Herz-, Lungenerkrankungen, Gerinnungsstörungen), auszuschließen. Außerdem sollte im Vorfeld eine begleitende Venenerkrankung ausgeschlossen oder bereits vor der Liposuktion, falls notwendig, behandelt werden. Dies erfolgt durch einen Venenfacharzt.

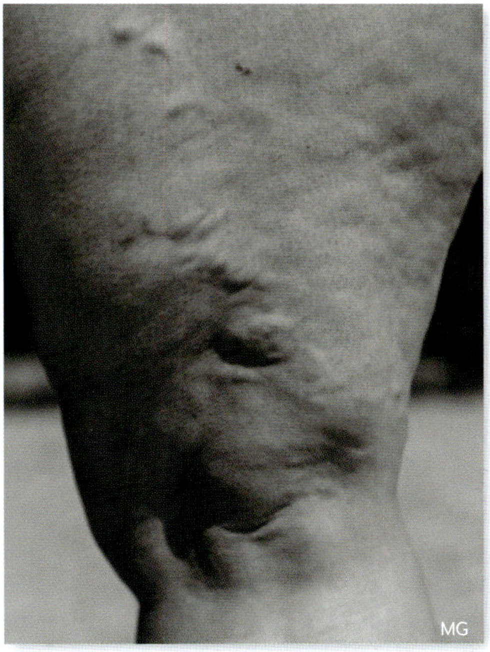
MG

Warum muss ich Krampfadern vor den Liposuktionen behandeln lassen?

Grundsätzlich sollte jedes Venenleiden vor der Liposuktion abgeklärt werden. Phlebo-

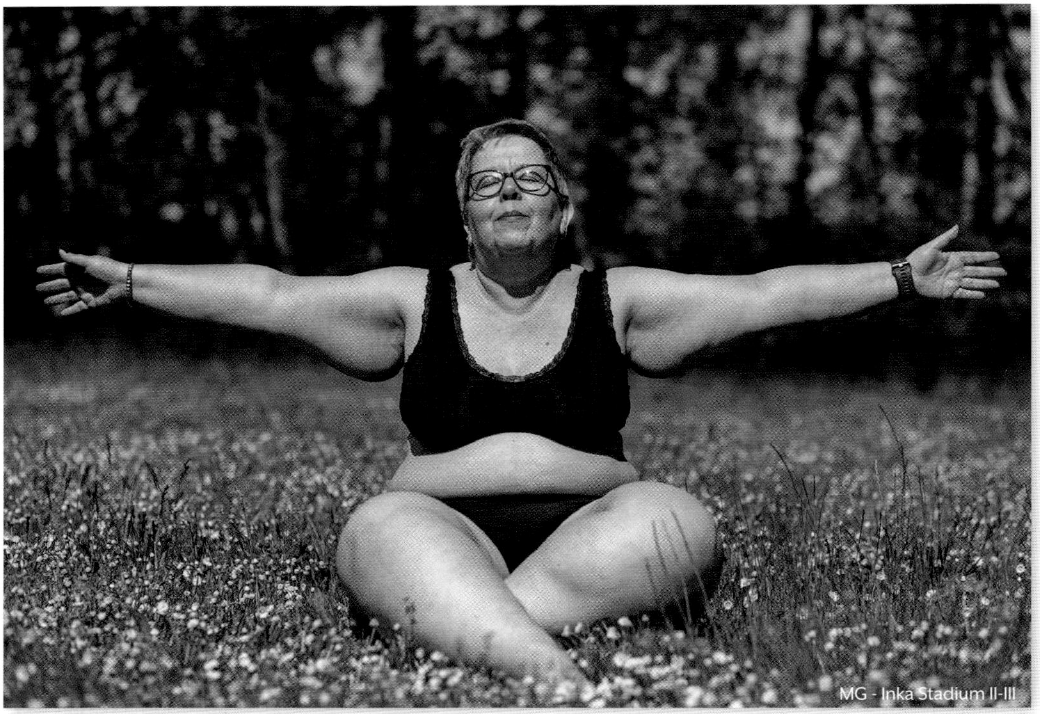

↑ *Das Lipödem kann auch erst in den Wechseljahren ausbrechen.*

logen operieren gerne vor einer möglichen Liposuktion die Krampfadern, da es für diese nach einer erfolgten Liposuktion schwieriger ist, diese zu behandeln.

Zudem ist es so, dass Krampfadern bei einer Liposuktion leicht verletzt werden können und diese sehr stark bluten bei einer Verletzung. Dies erschwert die Liposuktion ungemein und kann zu einem Abbruch der Liposuktion führen, wegen des erhöhten Blutverlustes.

Sollte ich mich vor oder nach einer geplanten Schwangerschaft operieren lassen?

Es empfiehlt sich eine Liposuktion vor der Schwangerschaft, da die Hormonumstellung in der Schwangerschaft einen neuen Schub des Lipödems auslösen könnte. Eine Behandlung im Vorfeld dient zum Schutz vor einer deutlichen Verschlechterung des Befundes in der Schwangerschaft.

Wann sollte man operieren, wenn man in den Wechseljahren ist und Hormonschwankungen hat?

Experten sind der Ansicht, je früher man operiert desto besser. Wechseljahre und die damit einhergehenden Hormonschwankungen können das Lipödem verschlechtern. Wenn man sich danach operieren lässt, ist der Umfang natürlich bereits größer, das Gewebe beanspruchter und gegebenenfalls das Ergebnis schlechter.

Welche Techniken bei der Liposuktion gibt es und welche ist besser?

WAL (Wasserstrahl-assistierte Liposuktion), PAL (power assisted liposuction oder Vibrationsliposuktion), TLA (Tumeszenz Lokal Anästhesie), Ultraschall Vaser, 3D Liposuktion

Im Laufe der Zeit haben sich die WAL, PAL und TLA Methode etabliert und sind bei einer Liposuktion angesagt.

PAL = Es wird durch millimeterkleine Stichinzisionen die Tumeszenzlösung (Natriumchlorid, Natriumbicarbonat und Adrenalin) eingespritzt, diese reichert sich in den Fettzellen an. Die Lösung benötigt etwa eine Stunde Einwirkzeit, dann kann mit einer stumpfen Vibrationskanüle mit schnell vibrierender Spitze leichter abgesaugt werden. Die Vibration bewirkt eine Auflockerung des Gewebes und ein Aufbrechen der abzusaugenden Fettzellen. Diese Methode ist äußerst schonend zu den Lymphgefäßen und Venen.

Es können große Mengen abgesaugt werden (meist 10 % des Körpergewichtes der Patientin). Im Anschluss wird sofort die Kompression angezogen, um Ödeme zu verhindern. Die PAL Technik wird in Vollnarkose durchgeführt.

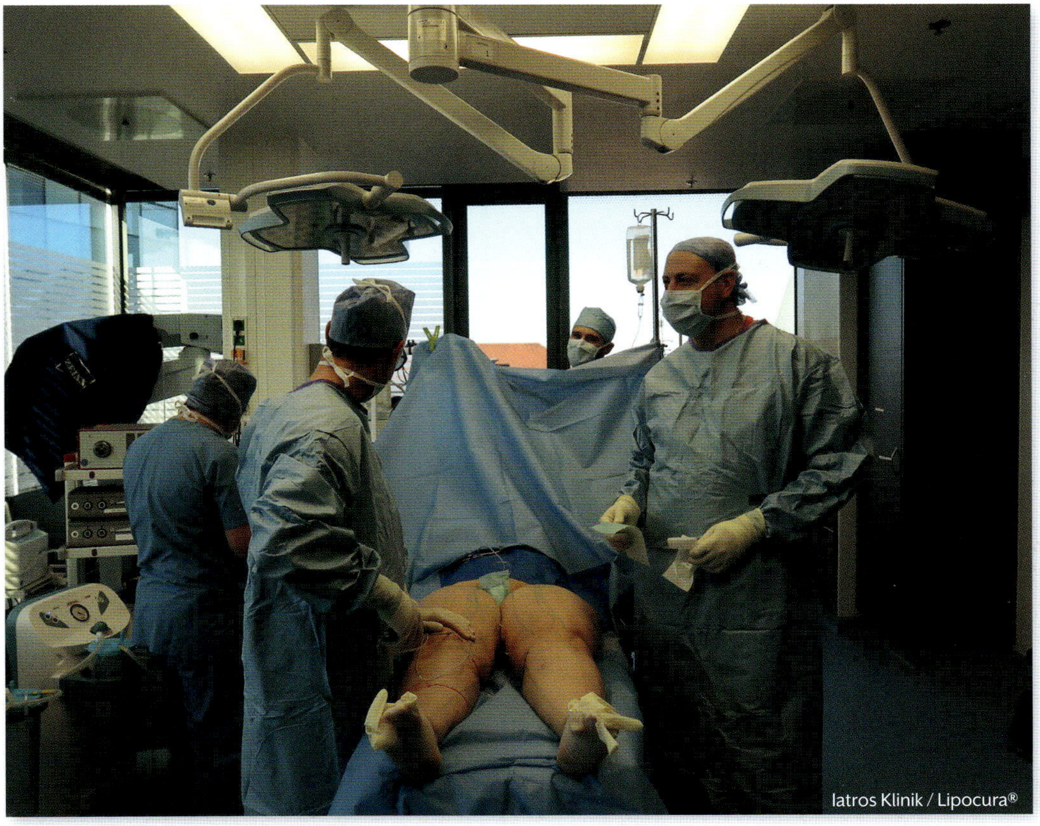

↑ *Hier eine Operation mit der PAL Technik.*

Fragen rund um die Liposuktion

TLA = Die TLA Technik ist die älteste Technik und wurde in den 80ern erstmals in Deutschland eingeführt. Die Tumeszenzlösung (Natriumchlorid, Natriumcarbonat, Adrenalin und ein Lokalanästhetikum) wird in einem hohen Volumen in den Körper, mittels einer Kanüle, eingespritzt. Die zu operierenden Areale werden mit der Tumeszenzlösung prall gefüllt, zum Teil geschieht dies auch mit mehreren Kanülen gleichzeitig. Diese Lösung muss nun für etwa eine Stunde einwirken, das heißt die Tumeszenzlösung dringt in die Fettzellen ein und kann dann mit Hilfe von Vibrationskanülen nach dieser Einwirkzeit zusammen mit dem gelösten Fett abgesaugt werden. Der Nachteil dieser Technik ist der Inhalt von Lokalanästhetikum in der Tumeszenzlösung und die lange Einwirkzeit der Lösung. Durch die lange Einwirkzeit kann der Körper das Lokalanästhetikum resorbieren und es besteht die Gefahr, dass dieses an anderen Stellen wirkt, wie etwa dem Herzen. Diese Technik wird in Teilnarkose durchgeführt.

WAL = Es wird eine spezielle Kanüle verwendet, die an ihrem vorderen Ende einen pulsierenden fächerförmigen Wasserstrahl in das Gewebe sprüht (lange Einwirkzeiten entfallen hier) und somit die Fettzellen aus dem Unterhautzellverband herauslöst. Bindegewebsstrukturen, Nerven, Blut- und Lymphgefäße werden vom Wasserdruck zur Seite geschoben und sind damit vor Verletzungen geschützt. Anders als bei den anderen Methoden, werden hier die zu behandelnden Extremitäten nicht zum Anschwellen gebracht. So sieht der Operateur noch während der OP die Ergebnisse der Absaugung und kann besser reagieren. Mit der WAL können größere Mengen Fett als mit der TLA abgesaugt werden, da hier keine großen Mengen Lokalanästhetikum gebraucht werden. Das Gemisch aus Wasser und Fettzellen wird sofort von seitlich an der Kanüle angebrachten Öffnungen abgesaugt. Die Kanüle hat in ihrem Inneren zwei Röhren, eine für die Flüssigkeitszufuhr der Tumeszenzlösung, die andere für die Absaugung. Die WAL Methode wird in der Regel unter Vollnarkose oder Teilnarkose mit örtlicher Betäubung durchgeführt.

Woher weiß ich welche Operationstechnik für mich am besten geeignet ist, bzw. kann man sagen, welche besser ist?

Grundlegend ist jede Operationstechnik nur so gut, wie sie in den Händen des Chirurgen angewendet wird. Daher ist die Auswahl der geeigneten Einrichtung und dessen Chirurgen elementarer, als sich primär an der Operationstechnik zu orientieren. Denn eine langjährige Spezialisierung auf Lipödem-Chirurgie und deren tägliche Praktizierung sollte auf eine routinierte sichere Arbeitsweise schließen lassen. Auf die unterschiedlichen Methoden soll im weiteren Verlauf noch eingegangen werden.

Der zweite Aspekt zielt auf die Narkoseform ab sowie auf die ambulante oder stationäre Durchführung. Geht man davon aus, dass gerade beim Lipödem in der Mehrzahl der Fälle große Mengen Fett zu entfernen sind, bestehen aber hier natürlich auch Mengenbeschränkungen pro Eingriff. Bis zu 4l Fett können entsprechend der Leitlinie unter ambulanten Umständen abgesaugt werden. Alles was darüber hinaus geht, sollte dringend unter stationären Verhältnissen durchgeführt werden. Es sollte das Ziel jedes Chirurgen sein, die erforderliche Eingriffsanzahl für die Patientin so gering wie möglich zu halten. Daher ergibt das

Konzept hochvolumiger Liposuktionen angepasst an die jeweilige Belastbarkeit des Patienten Sinn, bei denen 6-8l Fettgewebe pro Eingriff entfernt werden. Je nach Konstitution der Patientin sind in Sonderfällen auch Liposuktionen bis zu 10l Fettgewebe möglich. Diese auch „Megasuktion" genannten Eingriffe lassen sich ausschließlich unter Vollnarkose und stationären Verhältnissen verantwortungsvoll durchführen. Die Sicherstellung einer ärztlichen Überwachung sowie das Vorhalten einer intensivmedizinischen Infrastruktur bei Auftreten von Komplikationen, muss dringend gegeben sein. Dank modernster Narkosetechniken sind die Eingriffe heutzutage wesentlich verträglicher als noch in den 80er Jahren. Der damalige Trend lag im ambulanten Operieren unter örtlicher Betäubung (Tumeszenzanästhesie), um belastende Narkosen einzusparen. Untersuchungen aus dieser Zeit von Hanke und Coleman 1999 (Hanke, C.W., Coleman, W.P. (1999). Morbidity and mortality related to liposuction. Questions and answers. Dermatol Clin 17 (4), 899-902) beschreiben die erhöhte Rate an Komplikationen und Todesfällen bei der Anwendung einer Kombination aus Tumeszenzanästhesie (örtliche Betäubung) mit Analgesie intravenös (Dämmerschlaf).

Der Benefit einer Vollnarkose liegt nebst der völlig schmerzfrei durchführbaren Liposuktion auch im Verzicht auf die örtlichen Betäubungsmittel samt deren potentiell toxischen Nebenwirkungen. Unter diesen Gesichtspunkten kann man die Durchführung einer Megasuktion in Vollarkose mit stationärer Überwachung bis zum Folgetag als die sinnvollste Methode ansehen. Durch Berichterstattungen von Patientinnen, die bereits zuvor eine Liposuktion in örtlicher Betäubung erlebten, lassen sich die Qualen, der in einem gewissen Prozentsatz leider dann trotzdem schmerzhaften Eingriffe, sehr bildlich nachvollziehen. Es wird argumentiert, den Muskeltonus der wachen Patientin zu benötigen, um ein gutes Ergebnis zu erzielen. Diese Argumentation ist medizinisch wie ethisch schwer nachvollziehbar.

Die Weiterentwicklungen der Absaugtechniken aus den 80er Jahren, die sich vorrangig in der heutigen Lipödem-Chirurgie etabliert haben, stellen neben der immer noch verwendeten TLA-Technik, die neuere PAL-Technik dar. Seit 1999 auch auf dem deutschen Markt ist die WAL-Technik. Wissenschaftliche Untersuchungen zeigen keine eindeutige Überlegenheit der verschiedenen Techniken untereinander.

Dennoch bietet die unterstützende PAL-Technik (Power assisted liposuction) folgende entscheidende Vorteile: Vorab wird im Gegensatz zu der WAL-Methode das Fettgewebe mit einer größeren Menge Tumeszenzlösung (Kochsalzlösung, Adrenalin, Pufferlösung) aufgelockert. Zudem verbessert das schnelle Vibrieren der stumpfen Absaugkanüle entscheidend das schonende Herauslösen der Fettzellen aus dem Gewebeverbund. Ein nicht unerheblicher Anteil der mechanischen Arbeit wird dem Operateur dabei abgenommen. In geübten Händen kann somit eine gründlichere und effektivere Absaugung erzielt werden. Verkürzung der OP-Zeiten bedeutet für die Patientin kürzere Narkosezeiten, geringeres Auskühlen auf dem OP-Tisch sowie auch ein niedriger Narkosemittelbedarf. Nebst der effektiveren Arbeitsweise sieht man vergleichend zu den anderen Techniken ein deutlich gleichmäßigeres Absaugergebnis. Nicht unerwähnt bleiben soll der zusätzliche mechanische Reiz der Vibrationskanüle auf das Bindegewebe. Denn dieser Reiz trägt zu einer additiven Hautstraffung bei und somit zu einem ästhetischeren Erscheinungsbild.

Fragen rund um die Liposuktion

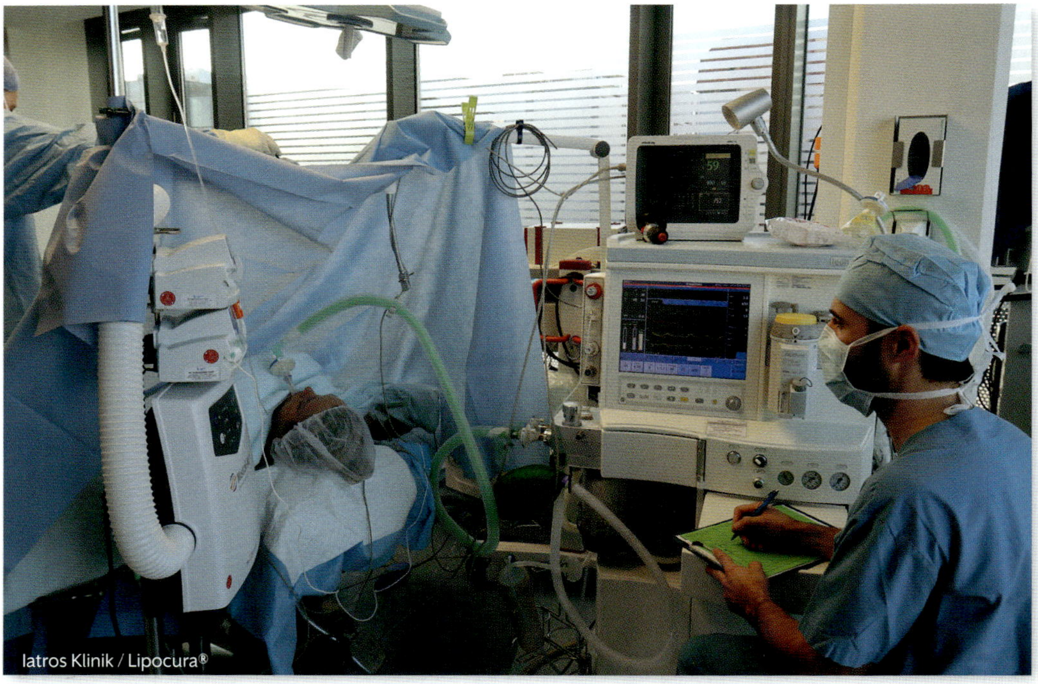

PAL Liposuktion in Vollnarkose ↑

Was sind die Vorteile einer Vollnarkose?

In einer Liposuktion unter Vollnarkose kann sehr viel mehr Fett entfernt werden, als unter örtlicher Betäubung. Dies gilt besonders für Eingriffe, bei denen die Beine komplett behandelt werden sollen und nicht beispielsweise in einer Sitzung die Oberschenkelaußenseite und in einer weiteren der Kniebereich.

Hinzu kommt, dass beim Lipödem meist große Mengen Fett entfernt werden, was sich im Rahmen einer Vollnarkose leichter gestaltet. Außerdem kann auf das örtliche Betäubungsmittel verzichtet werden, welches in großen Mengen schädlich wäre. Durch genaue vorherige Anzeichnung kann eine sehr präzise und ästhetisch ansprechende Korrektur erreicht werden.

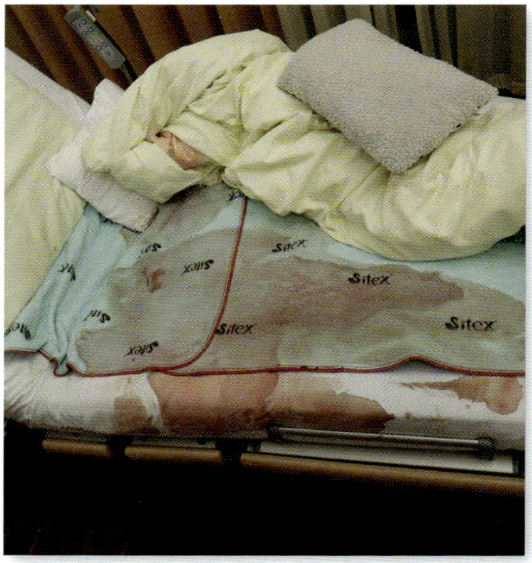

↑ *Durch das offenbleiben der Einstichstellen, können Blut, Lymphflüssigkeit und Reste der Tumeszenzlösung auslaufen und müssen nicht von Körper abgebaut werden. Deshalb sieht ein Bett in der ersten Nacht durchaus so aus.*

Warum saugen manche Operateure nur geringe Mengen und andere wiederum 10 Liter und mehr?

Das Ziel einer Liposuktion beim Lipödem ist die krankhaft verdickte Fettschicht auf eine möglichst dünne Fettschicht zu reduzieren. Hierbei bewegt sich der Operateur auf einem schmalen Grad, eine optimale Schichtdicke zu saugen. Zuviel an Ort und Stelle abzusaugen hinterlässt ein „übersaugtes" Erscheinungsbild, welches ästhetisch unansehnlich und funktionell beeinträchtigend sein kann. Jedoch nicht gründlich genug zu saugen, ist auf der anderen Seite für die Beherrschung der Lipödem-Erkrankung und deren langfristigen Verlauf von Nachteil. Man kann sagen, je gründlicher gesaugt wird, desto weniger wahrscheinlich ist das Auftreten eines Rezidivs (Wiederauftreten der Erkrankung).

Bei der Planung der OPs sollte vorab individuell geschätzt werden, wieviel Volumen zu entfernen sein wird. Mit dieser Kenntnis können die Areale abgegrenzt werden, die pro Sitzung gründlich abgesaugt werden können. Gänzlich abzuraten ist von einem Vorgehen überall mehrfach kleine Mengen abzusaugen. Mit jeder Liposuktion werden Vernarbungen im Gewebe gesetzt, die eine erneute Saugung im gleichen Gebiet deutlich erschwert. Aus diesem Grund sollte jedes Areal idealerweise nur einmal gründlich abgesaugt und Überlappungen so gering wie möglich gehalten werden.

Die schlussendlich zu erzielende Absaugmenge hängt von vielen Faktoren ab:

- Konstitution der Patientin (Körpergewicht, Vorerkrankungen, Belastbarkeit)
- Operatives Setting (Klinik vs. Eingriffsraum/ Praxis, Vollnarkose vs. örtliche Betäubung, stationäre vs. ambulante Versorgung, Absaugtechniken, Ausbildung und Expertise des Operateurs)
- Struktur des Fett-Bindegewebes (weiches gut zu saugendes Fett vs. Fibrosierung durch das Lipödem, eventuelle Vernarbung durch Vor-OPs)
- Intraoperativer Verlauf (Kreislaufstabilität, Compliance der Patientin, Technik, Reaktion des Gewebes auf die Saugung, Blutungsneigung)
- Verwendung geeigneter Operationsinstrumente. Mit Vibration kann z. B. meist mehr in gleicher Zeit gesaugt werden, da es weniger belastend für Patientin und Operateur ist.

Kann der Operateur während der Liposuktion krankes Fett von gesundem unterscheiden?

Leider nein, kein Operateur kann isoliert nur das Lipödem-Fett absaugen. Die Absaugung muss gründlich, man spricht auch von radikal, sein. Das heißt der Operateur muss bis zu einer gesunden Dicke der Fettschicht saugen, um möglichst alle krankhaften Fettzellen zu entfernen. Das Ziel muss eine optimale Schichtdicke der Fettzellen sein.

Neuere Untersuchungen lassen Rückschlüsse zu, dass eine genetische Anlage kombiniert mit bestimmten hormonellen Situationen zu einer Lipödemerkrankung an gewissen Arealen führen kann.

Der therapeutische Ansatz ist daher nicht, krankhaftes von gesundem Fett zu unterscheiden, sondern die vorhandene verdickte Fettschicht so zu reduzieren, dass selbst eine Verdickung der übrigen Fettschicht nicht mehr zu Beschwerden führt. Der Operateur versucht also, eine möglichst dünne Fettschicht zu hinterlassen, ohne die Funktion des Fettes als Verschiebeschicht und unter Berücksichtigung der ästhetischen Mindestanforderungen, zu gefährden.

Es gilt, je weniger Fettzellen belassen werden, desto stabiler der Langzeitbefund.

Wieso werden bei manchen Chirurgen die Einstichstellen nicht vernäht und bleiben offen?

Durch die kleinen Einstichstellen, die ohne Probleme offen bleiben können, fließt Wundflüssigkeit ab, sowie auch Tumeszenzlösung und Blut. Dies erleichtert es dem Körper diese Flüssigkeiten nicht selbst abbauen zu müssen.

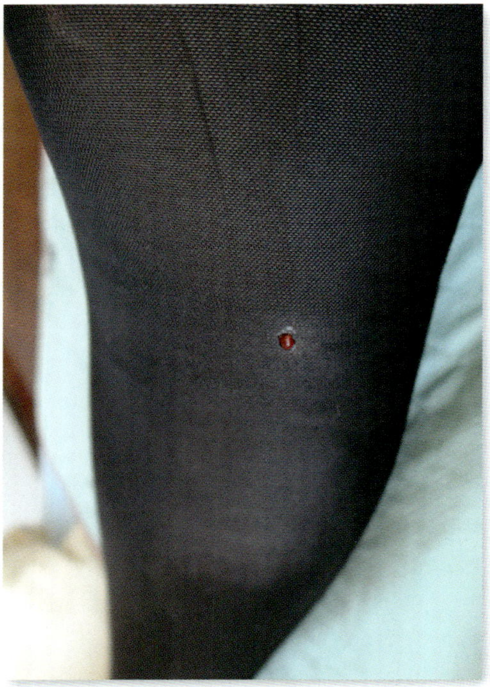

↑ *Blut und Wundflüssigkeit läuft durch das Mieder ab.*

Welche Möglichkeiten der narbenlosen Hautstraffung gibt es?

Die Haut kann anhand zweier Methoden narbenlos gestrafft werden. Zum einem mit dem sogenannten Surgical Needling, zum anderen mit einem Lasersystem. Diese beiden Verfahren werden unter Vollnarkose in gleicher Sitzung mit der Liposuktion durchgeführt. Vorteil hierbei ist, dass keine weitere OP angesetzt werden muss und somit sowohl eine Kosten- als auch Zeitersparnis für die Patientin besteht.

Neben dem beschriebenen Lasersystem gibt es eine zweite Methode, die Haut narbenlos zu straffen. Das sogenannten Surgical Needling wird ebenfalls wie die Laserstraffung unter Vollnarkose in gleicher Sitzung mit der Liposuktion durchgeführt.

Beim Surgical Needling werden tausendfach punktförmige Minimalblutungen mittels Nadel-Rollers ausgelöst. Die Blutungen wirken wie ein Informationsvermittler: Sie geben den Hautzellen das Signal zur Ausschüttung von Wachstumsfaktoren und zur Produktion von Kollagen. Körpereigene Regenerationsmechanismen werden in Kraft gesetzt, um neue Hautbestandteile zu bilden. So können z.B. auch tiefe und großflächige Narben behandelt werden. Das Endergebnis braucht allerdings etwas Zeit. Bis die natürlichen Erneuerungsprozesse der Haut vollständig abgeschlossen sind und das Surgical Needling seine maximale Wirkung erreicht hat, vergehen einige Monate. Dieses Vorgehen ist ideal zur Behandlung von Hautschäden wie Narben, Dehnungsstreifen und dergleichen. Die Straffung ist mehr ein Nebeneffekt und lässt sich in der Regel besser mit dem Laser erreichen. Beide Verfahren können auch kombiniert werden.

Wie funktioniert eine Laserstraffung?

Viele Jahre existierte bei Hauterschlaffung nach Liposuktion nur die Möglichkeit der chirurgischen Hautstraffung. Häufig musste dann eine erneute Operation durchgeführt werden, die mit längeren Ausfallzeiten und teilweise unschönen Narben an den Oberschenkelinnen- und Oberarminnenseiten verbunden war. Nicht selten folgten Korrektureingriffe, um ein ästhetisch ansprechendes Ergebnis zu erzielen. Dank neuster Lasertechnologien können heutzutage enorme Erfolge bei der Straffung erzielt werden: Ganz ohne zusätzliche Narben, ohne verlängerte Ausfallzeit und erneute Operation. Die Laserbehandlung wird in derselben Operation im Anschluss an die Liposuktion unter Vollnarkose durchgeführt. Das Ziel dieser Behandlung ist, die Neubildung von Kollagen und Elastin anzuregen, um die Haut sowie das Bindegewebe der Unterhaut zu straffen. Mit dieser Technik kann eine effektive Haut- und Gewebestraffung erzielt werden, was eine Fettabsaugung allein nicht bieten kann.

Dazu wird eine dünne Laserfaser unter die Haut eingeführt und die Energie punktgenau an das Gewebe abgegeben. Zur Optimierung der Wirkung nutzt man bis zu drei verschiedene Wellenlängen, um das bestmögliche Ergebnis zu erzielen. Die Straffung wird in erster Linie über eine Gewebeerwärmung erreicht. Ein Messfühler soll Überhitzungen blockieren und somit Verbrennungen vermeiden. Die Position der Lichtleitfaser wird dabei ständig mittels durchscheinendem Pilotstrahl kontrolliert.

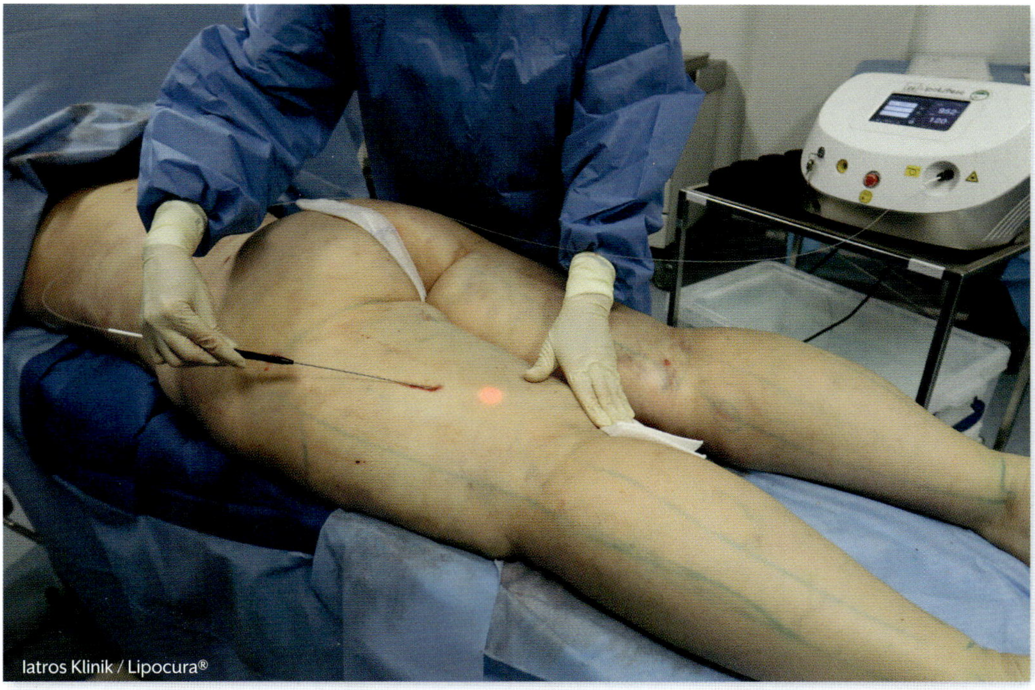

↑ *Bei der Laserstraffung geht der Operateur durch die bereits bestehenden Einstichstellen. So entstehen keine weiteren Narben.*

Fragen rund um die Liposuktion

Die Laserbehandlung bietet den großen Vorteil, dass der Eingriff minimalinvasiv und über die bereits durch die Fettabsaugung vorhandenen Öffnungen erfolgt. Das bedeutet, es treten keine zusätzlichen Narben auf. Mit Hilfe der dünnen Laserfaser kann das erschlaffte Bindegewebe und die Unterhaut gezielt gestrafft werden. Gesunde Hautschichten müssen also nicht zerstört werden. Dieses schonende Verfahren macht es daher möglich, nahezu alle Körperareale zu straffen, bei denen man eine Hauterschlaffung nach einer Liposuktion erwartet oder die sich im Vorfeld schon zeigt. Besonders schöne Ergebnisse wurden bereits am Rumpf, Gesäß und Bauch erzielt. Ebenso anwendbar für diese Straffungsmethode sind die Unterschenkel oder Unterarme, da an diesen Zonen chirurgische Straffungen nicht üblich sind.

Die Laserbehandlung bedarf keiner speziellen Nachbehandlung. Wie bei der Liposuktion schwillt das behandelte Gewebe vorübergehend an und verhärtet sich. Nach dem Eingriff sollte aufgrund der durchgeführten Liposuktion mindestens sechs Wochen eine Kompressionsbehandlung erfolgen. Auf diese Weise wird das Gewebe entlastet und kann abschwellen. Lymphdrainage kann den Heilungsverlauf zusätzlich beschleunigen.

Auf die Frage hin: „Was kann ich mir von der Laserstraffung erwarten?" lautet die Antwort: „ Soviel wie Ihre Haut an Regeneration und Kollagen-Neubildung möglich macht." Eine genaue Vorhersage, wieviel Straffung letztendlich erreicht wird, lässt sich schwer treffen und hängt von vielen individuellen Faktoren (z.B. Alter, Veranlagung, Lebensweise, Ernährung, Nikotin, Sonnenexposition) ab. Aus Laborversuchen kennt man eine ca. 30%ige Zunahme des Kollagengehalts in der Haut.

Nach einem gewissen Soforteffekt ist das endgültige Ergebnis nach sechs bis zwölf Monaten zu sehen, denn solange braucht der Körper, um die neuen Kollagen- und Elastin-Fasern aufzubauen. Für die Patientin bedeutet die alternative Straffung mittels Laser im besten Fall, dass eine chirurgische Haut- und Gewebestraffung nicht mehr notwendig ist. Aufgrund der zahlreichen Vorteile wird dieser Methode meist den Vorzug gegeben, wann immer es medizinisch sinnvoll ist. Ist das Straffungsergebnis durch die minimalinvasive Maßnahme nicht ausreichend, kann eine chirurgische Straffung später zusätzlich durchgeführt werden.

Info am Rande: Nach einer Laserstraffung kann die Haut bis zu fünf Wochen nach dem Eingriff brennen, wie nach einem starken Sonnenbrand.

Wann sehe ich das Ergebnis der Laserstraffung?

Bis die Kollagenfasern sich neu bilden und ein Straffungseffekt entsteht, dauert es mindestens sechs Monate und der Prozess kann bis zu 18 Monate dauern. Je nach biologischem Alter, Ernährungszustand und vielem mehr.

Kann nach einer Laserstraffung noch eine chirurgische Straffung erfolgen?

Eine chirurgische Operation zur Haut- und Gewebestraffung ist eine endgültige Lösung mit bleibenden Narben. Aus diesem Grund sollten Sie alternativen Straffungsmethoden wie Needling oder Laser stets den Vorzug geben. Ist das Straffungsergebnis durch die minimalinvasiven Maßnahmen nicht ausreichend, kann man einen chirurgischen Eingriff auch später durchführen.

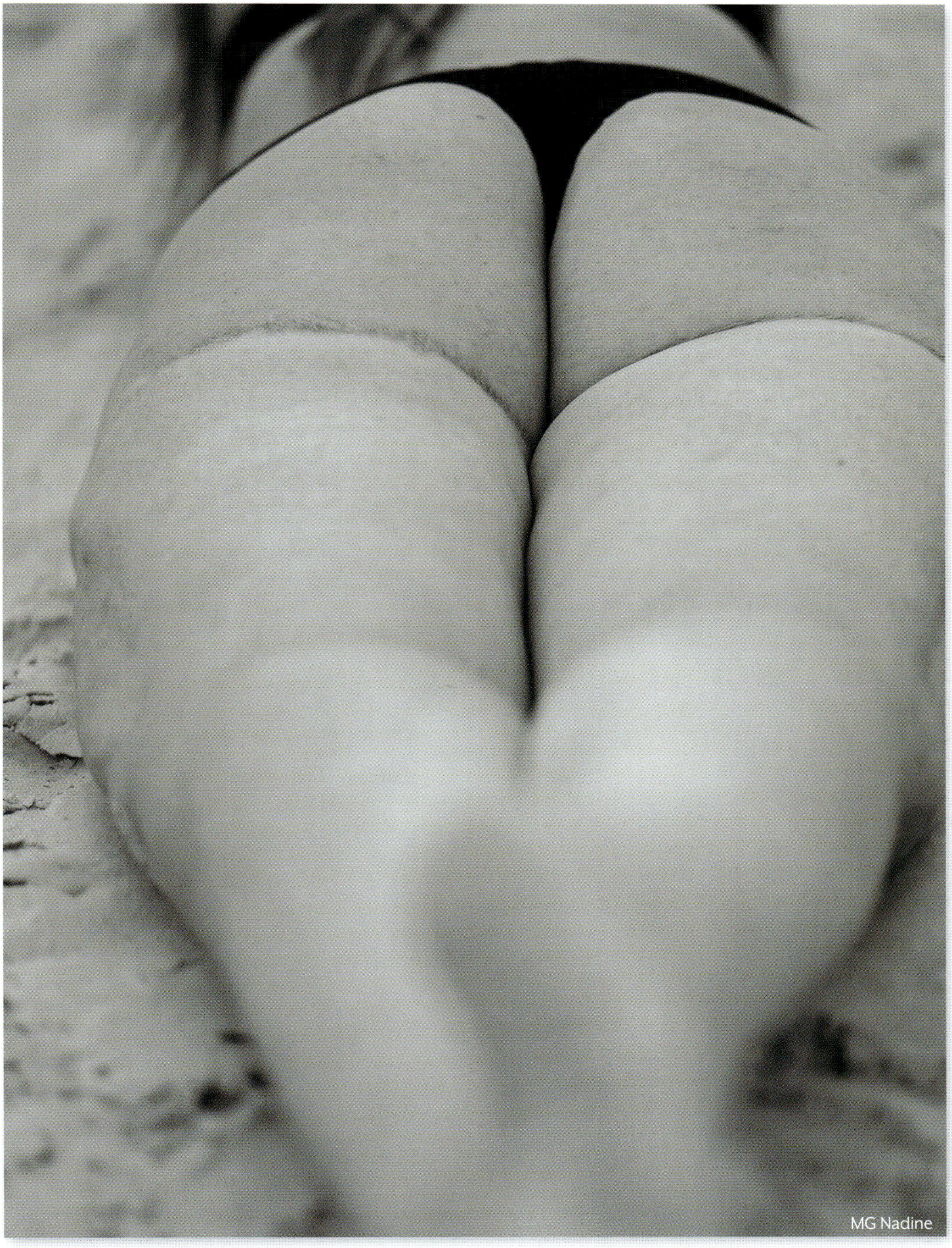

↑ *Durch eine chirurgische Hautstraffung sind bleibende Narben unausweichlich.*

Fragen rund um die Liposuktion

Wann muss eine chirurgische Hautstraffung durchgeführt werden?

Durch die Laserbehandlung direkt im Anschluß an die Liposuktion kann eine chirurgische Hautstraffung auch bei schlechter Hautqualität in den meisten Fällen vermieden werden. Es kommt jedoch bei sehr ausgeprägten Befunden vor, dass nach der Liposuktion ein erheblicher Hautüberschuss verbleibt und eine chirurgische Hautstraffung erforderlich wird. Die Faltenbildung der überschüssigen Haut kann neben der ästhetischen Beeinträchtigung, insbesondere an den Oberschenkelinnenseiten, auch zu Hautirritationen und entzündlichen Hautveränderungen führen. Ob ein operationsbedürftiger Hautüberschuss auftritt, hängt von verschiedenen Faktoren wie der Hautbeschaffenheit, dem Umfang der Liposuktion, dem Alter der Patientin und genetischen Einflüssen ab. In der Regel wird nach der Liposuktion der Heilungsverlauf über mehrere Monate abgewartet und bei nicht ausreichender Schrumpfung der Haut die Indikation zur chirurgischen Hautstraffung gestellt.

Wie wird die chirurgische Hautstraffung durchgeführt?

Frühestens ein halbes Jahr nach der Liposuktion sollte bei bestehendem Hautüberschuss die Straffungsoperation erfolgen. Zur Schonung der Lymphbahnen wird die chirurgische Hautstraffung mit einer Ausdünnung des Gewebes kombiniert. Vor der Operation in Vollnarkose wird das Ausmaß der überschüssigen Haut bestimmt und das zu entfernende Hautareal an den Innenseiten der Oberarme, der Oberschenkel oder des Bauchs angezeichnet. Hierbei ist darauf zu achten, einerseits ausreichend Haut für einen effektiven Straffungs-

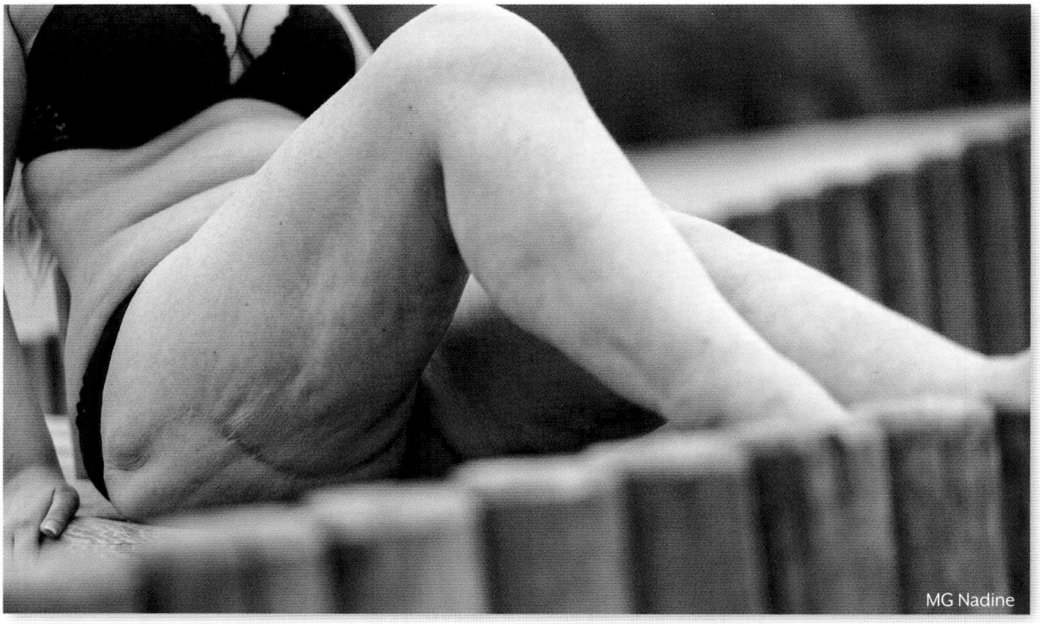

↑ *Um hängende Hautlappen zu vermeiden, kann eine chirurgische Hautstraffung sinnvoll sein.*

erfolg zu entfernen, andererseits jedoch eine zu große Spannung der Narbe zu vermeiden. Die Schnittführung wird in einen möglichst unauffälligen Bereich gelegt und es wird so narbensparend wie vom Befund her möglich vorgegangen.

Als erster Schritt der Operation erfolgt an der Innenseite der Oberarme, der Oberschenkel oder des Bauchs eine nahezu vollständige Absaugung des Fettgewebes unter der Haut im angezeichneten Exzisionsbereich. Anschließend wird die verbliebene überschüssige Haut entfernt. Durch dieses Vorgehen werden Lymphbahnen und auch kleinere Blutgefäße weitgehend erhalten. Die Wunde wird mit selbstauflösenden Fäden verschlossen, die nicht entfernt werden müssen, und mit einem Spezialpflaster abgedeckt. Am Ende der OP wird die Kompressionskleidung angelegt, die zur Unterstützung von Wundheilung und Straffungsergebnis sechs Wochen, Tag und Nacht, getragen werden soll. Körperliche Belastungen und Sport sollten für sechs Wochen vermieden werden.

Was ist Surgical Needling?

Um ein ästhetisch ansprechendes Gesamtbild zu erzielen, kann im Rahmen der Liposuktion die Haut mit Surgical Needling gestrafft werden. Dabei handelt es sich um eine hautregenerierende und -straffende Therapie. Für die Patientinnen heißt das, dass die Struktur und das Erscheinungsbild der Haut verbessert wird. Ein weiterer Pluspunkt der Methode ist, dass Sie nicht mit bleibenden Nebenwirkungen oder Risiken rechnen müssen. Es handelt sich um eine natürliche Korrekturmethode. Von dem hautverbessernden Eingriff sehen Sie wenige Zeit nach der Behandlung außer einer Verbesserung des Erscheinungsbildes nichts mehr.

Die Wirkung des Surgical Needling beruht darauf, körpereigene Regenerationsmechanismen in Kraft zu setzen und neue, gesunde Hautbestandteile zu bilden – insbesondere das Protein Kollagen, welches Ihrer Haut Festigkeit und Elastizität verleiht. Das Endergebnis braucht allerdings etwas Zeit. Sie dürfen daher nicht mit einem unmittelbaren Eintritt der gewünschten Verbesserung rechnen. Bis die natürlichen Erneuerungsprozesse der Haut vollständig abgeschlossen sind und das Surgical Needling seine maximale Wirkung erreicht hat, vergehen einige Monate.

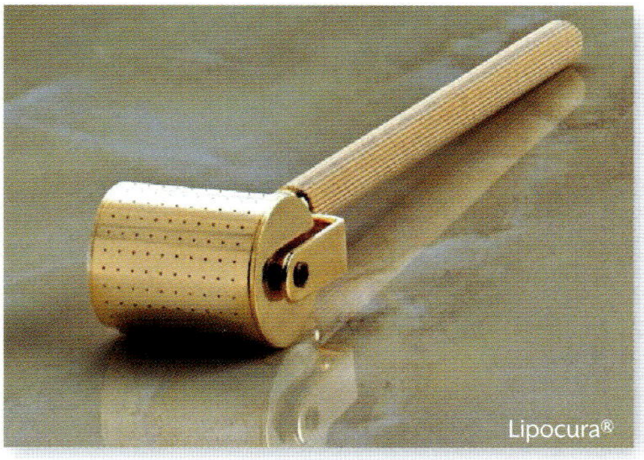

Lipocura®

Um die Regenerationsprozesse auszulösen, werden beim Surgical Needling tausendfach punktförmige Blutungen erzeugt. Die Blutungen wirken wie ein Informationsvermittler: Sie geben den Hautzellen das Signal zur Ausschüttung von körpereigenen Wachstumsfaktoren und zur Produktion von Kollagen. So können auch tiefe und großflächige Narben behandelt werden. Beim Surgical Needling wird mit ganz feinen Nadeln gearbeitet und somit verschließt sich die Haut augenblicklich wieder und die Blutung lässt nach, sobald die Behandlung abgeschlossen ist.

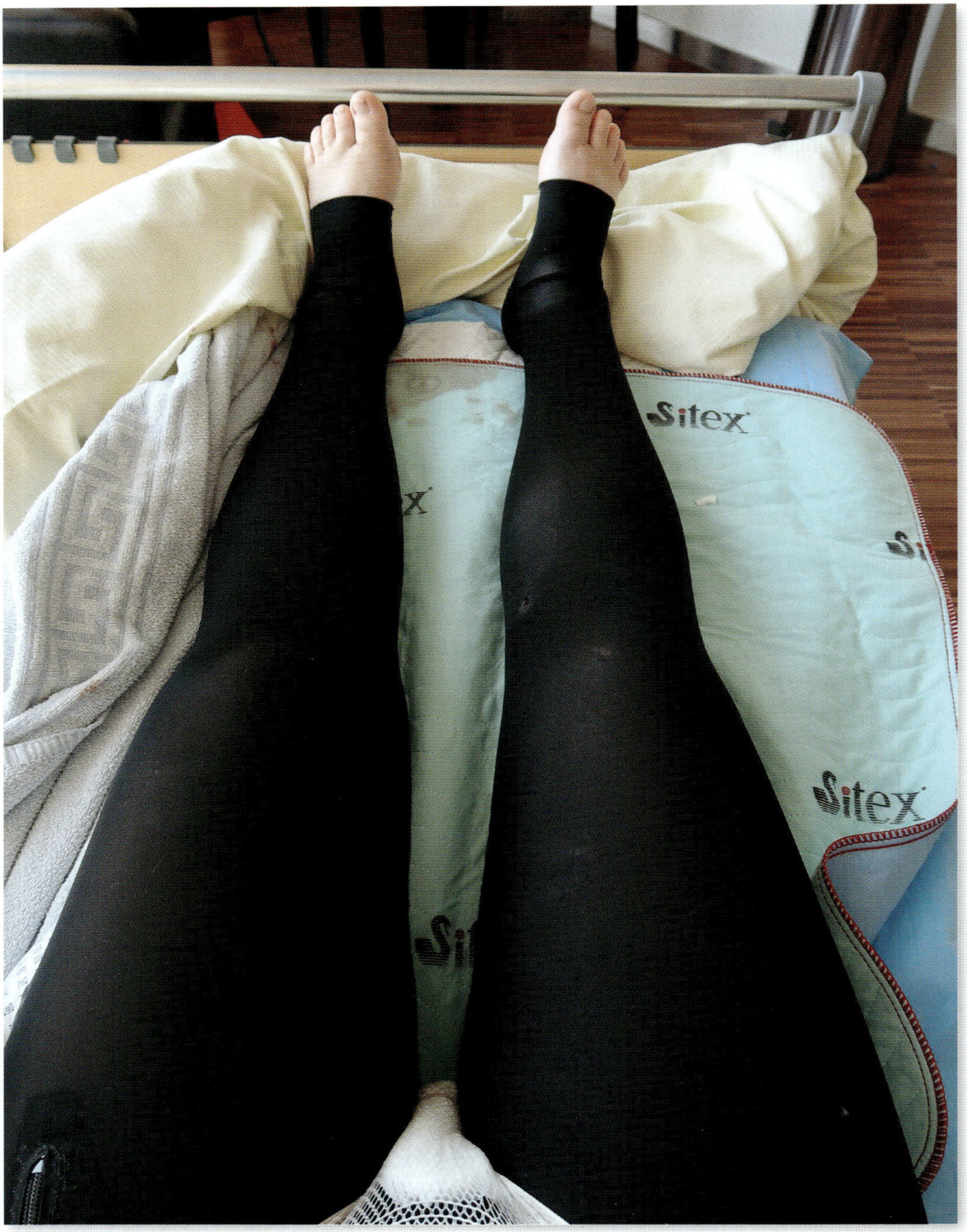

↑ *Oft bekommen Sie noch während der Vollnarkose Ihr Kompressionsmieder oder einen Druckverband angezogen.*

Die ausgelöste Blutung führt zu keinen Komplikationen oder anhaltenden Schmerzen.

Allerdings können sich in den ersten Tagen nach der Behandlung die Folgen dieser Blutung und die beabsichtigten Heilungsreaktion auf Ihrer Haut zeigen. In der Regel ist die Haut nach einem Surgical Needling stark gerötet und etwas geschwollen.

Gut zu wissen: Da es sich um einen natürlichen Eingriff handelt, kann ein Surgical Needling so oft wie gewünscht wiederholt werden. Voraussetzung ist, dass die Haut zwischen zwei Eingriffen genügend Zeit hatte sich zu regenerieren.

Benötige ich nach der Heilungsphase noch meine Kompression?

Die Notwendigkeit, nach der ersten Heilungsphase weiterhin Kompressionsbestrumpfung zu tragen, richtet sich nach den individuellen Gegebenheiten:

Die Heilungsphase ist bei jeder operierten Patientin unterschiedlich lang. Manche können die Kompression bereits nach sechs bis acht Wochen ausziehen. Hingegen kann die Abschwellphase wie auch die Hautregeneration mehrere Monate bis zu einem Jahr andauern. Nach dieser Zeit können fast alle Patientinnen die Kompression ablegen. Sollte aber weiterhin eine ausgeprägte Schwellneigung bestehen, so empfiehlt es sich, die Kompression fortzuführen. Häufig kann aber schon nach relativ kurzer Zeit auf eine geringere Kompressionsklasse oder sogar Stützklasse umgestellt werden. Oft reichen auch Kniestrümpfe mit Stützklasse drei anstelle eines langen Mieders.

Das Ziel einer Liposuktion ist es auch, dass Sie diese nicht mehr benötigen. Nur leider kann dies nicht garantiert werden. Meistens ist es auch so, dass sie nicht mehr getragen werden muss.

Allerdings werden Sie feststellen, dass Sie die Kompression vereinzelt noch brauchen, wie etwa bei langen Reisen, oder speziell Flugreisen, langen Wanderungen, oder an Tagen an denen Sie viel Stehen müssen.

Im Falle eines zusätzlich vorliegenden Lymphödems, kann auch in Zukunft vermutlich nicht auf die Kompression versichtet werden.

Benötige ich eine Folgekostenversicherung?

Über die Möglichkeit, eine sogenannte „Folgekostenversicherung" abzuschließen, werden Patientinnen im Rahmen des Beratungsgesprächs aufgeklärt.

Einige Versicherungen bieten z.B. die Kostenübernahme für einen ästhetischen Korrektur-Eingriff an. Dies ist im speziellen Fall aber sicherlich problembehaftet, da eine Abgrenzung ästhetischer Defizite hinsichtlich Verursacher schwierig ist.

Eine Erschlaffung der Haut zum Beispiel wird den Versicherer eher nicht dazu bringen, eine Straffung zu bezahlen. Hingegen kann eine unvorhergesehene medizinisch notwendige Folgebehandlung nach einer Liposuktion übernommen werden. Das kann ein verlängerter stationärer Aufenthalt oder ähnliches sein. Insgesamt ist die Inanspruchnahme einer solchen Versicherung nach Liposuktion sehr selten.

Fragen rund um die Liposuktion

Muss man immer vor der OP bezahlen?

Nicht immer, aber es ist durchaus üblich Operationen vor dem geplanten Eingriff zu bezahlen.

Gibt es Liposuktionen auch ambulant?

Ja durchaus. Allerdings hängt die Möglichkeit einer ambulanten Behandlung auch immer maßgeblich von Ihrem Ausgangsbefund und Ihrer Konstitution ab. Nicht bei jeder Patientin ist ein ambulanter Eingriff möglich.

Ein Vorteil bei einer OP in Teilnarkose ist, dass Sie „helfen" können. Bedeutet falls Sie sich umdrehen müssen, oder das Bein angewinkelt werden soll.

Werden beide Arme/Beine gleichzeitig gemacht?

Um ein bestmöglich symmetrisches Ergebnis zu erzielen, sollten die Liposuktionen an den Beinen wie auch Armen jeweils links und rechts an den gleichen Arealen durchgeführt werden. Eine einseitige Behandlung führt bei großen Liposuktionen zu kuriosen Verformungen. Eine suffiziente Kompressionstherapie ist auch nicht möglich, da ja eine Extremität schon deutlich dünner ist als die andere und das ist ja auch die die komprimiert werden muss.

Welcher zeitliche Abstand sollte zwischen einzelnen Liposuktionen eingehalten werden?

Dazu haben die operierenden Chirurgen unterschiedliche Meinungen, in jedem Fall sollte die Zeit zwischen den OPs sechs Wochen nicht unterschreiten. Die Zeit kann sich jedoch von Patientin zu Patientin unterscheiden, je noch körperlicher Konstitution. Vor den OPs ist ein Blutbild unumgänglich, bei diesem sieht der Anästhesist wie fit Sie sind und ob sich Ihr Körper von der vorherigen OP gut erholt hat.

Wie kann ich vor der OP mein Gewebe weich machen?

Tragen Sie unbedingt Ihre Kompression, das hilft schon ungemein. Soweit es Ihnen möglich ist, wären mehrere Lymphdrainage-Sitzungen gut, oder wenn Sie einen Lymphomaten haben diesen zu benutzen.

Zudem ist jeglicher Sport im Wasser sehr erfolgsversprechend.

Was kann ich als Vorbereitung zur OP machen, um mich optimal vorzubereiten?

Grundlegendes wie körperliche Fitness, gesunde ausgewogene Ernährung und ausreichend Schlaf lässt einen belastbar in die OP gehen. Ist eine Medikamenteneinnahme aufgrund von Begleiterkrankungen (wie beispielsweise Bluthochdruck oder Diabetes mellitus) notwendig, sollte die Patientin mit dem Hausarzt abklären, ob sie hinsichtlich einer Lipödem-Liposuktion optimal eingestellt ist. Bei Fragen oder Unsicherheiten diesbezüglich kann ein frühzeitig geführtes Narkosevorgespräch mit dem Anästhesisten hilfreich sein.

Falls ein Eisenmangel bekannt ist, wäre es sinnvoll, die Eisenspeicher mittels Eisentabletten oder Eiseninfusion aufzufüllen. Auch hierbei steht der Hausarzt bzw. Operateur beratend zu Seite.Im Planungsgespräch mit dem Operateur ist zu klären, ob eine Spezialmieder-Anfertigung notwendig ist.

Lipödem-Liposuktionen sind in der Regel kreislaufbelastende Eingriffe. Im Vorfeld sollte sichergestellt sein, dass die Patientin am Folgetag der OP aus der Klinik abgeholt werden kann und in den ersten Tagen zu Hause nicht auf sich alleingestellt ist. Sie benötigt unter Umständen Unterstützung bei alltäglichen Verrichtungen. Bei einer weiten Heimreise kann eine zusätzliche Übernachtung in der Klinik oder einem nahegelegenen Hotel nützlich sein.

Wann sollte ich zum Amtsarzt, damit dieser mir die medizinische Notwendigkeit bestätigt?

Die Abklärung durch den Amtsamt muss auf jeden Fall vor dem geplanten Eingriff stattfinden.

Was kann ich machen, wenn der Amtsarzt mir die medizinische Notwendigkeit nicht bestätigt?

Man sollte mit dem behandelnden Arzt sprechen und die Diagnose Lipödem erneut von anderer Seite überprüfen lassen. (Ausführliches dazu finden Sie im rechtlichen Teil dieses Buches)

Ich fühle mich krank, kann ich trotzdem operiert werden?

Wenn Sie sich krank fühlen und eigentlich zu Hause im Bett bleiben würden, dann sind Sie nicht operationsfähig. Eine Lipödem-Liposuktion, bei der große Fettmengen abgesaugt werden, ist ein belastender Eingriff für den Körper.

Daher werden nur fitte und belastbare Patientinnen operiert. Eine milde Erkältung ohne Krankheitsgefühl stellt hingegen kein Problem dar. Die Operationsfähigkeit ist vorab in jedem Fall mit dem Operateur sowie mit dem Anästhesisten im Narkosegespräch zu klären.

Gibt es Komplikationen während einer Liposuktion?

Wie bei allen Operationen können trotz hoher Qualitätsstandards auch bei einer Liposuktion Komplikationen auftreten. Eine großvolumige Fettabsaugung (Liposuktion großer Fettmengen >4 Liter) sollte mit einem speziell geschulten Team in Vollnarkose und in Anwesenheit eines erfahrenen Narkosearztes durchgeführt werden. In jedem Fall sollte eine stationäre Versorgung in derselben Klinik erfolgen. Dies ist die sicherste Art, diese Form der Operation durchzuführen.

Etwaige Probleme oder Nebenerscheinungen können sofort adäquat behandelt werden. Während der Operation selbst sind bei einem erfahrenen Operationsteam keine Komplikationen zu erwarten.

Beschrieben sind aber die Perforation von inneren Organen, die meist auf eine unsachgemäße Behandlung zurückzuführen ist.

Kann es nach der Operation Komplikationen geben?

Trotz aller Vorsicht kann es in Einzelfällen zu folgenden Problemen und Komplikationen kommen:

» Übelkeit
» Kreislaufprobleme
» Dellen, Beulen und Unregelmäßigkeiten

Fragen rund um die Liposuktion

- » Hauterschlaffung
- » Asymmetrie
- » Über- oder Untersaugung

Brauche ich die ersten Tage zu Hause Unterstützung?

Prinzipiell ist man einen Tag nach der OP mobil. Allerdings kann es gerade in den ersten drei bis zehn Tagen zu Kreislaufproblemen kommen. Daher wäre für die ersten Tage nach der OP eine Unterstützung zu Hause anzuraten.

Lassen sich die Liposuktionen mit Kleinkindern vereinbaren?

Diese Frage lässt sich nicht allgemein beantworten, da es immer vom individuellen Betreuungsaufwand der Kinder abhängig ist. Da man in der Regel ab dem Tag nach dem Eingriff wieder eingeschränkt mobil ist, ist die Kinderbetreuung in den meisten Fällen durch die Patientin selbst möglich. Viele Patientinnen sind die ersten Tage noch kreislaufschwach durch die Narkose sowie Volumenverschiebungen bei großen Liposuktionen und leiden unter Schmerzen. Zwar berichten einige Mütter, dass der Stress mit den Kindern hilft, sich von den Schmerzen abzulenken, eine Unterstützung (auch wenn nur auf Abruf) ist aber in jedem Fall zumindest für eine Woche empfehlenswert.

Kann ich mich vor den Liposuktionen tätowieren lassen?

Es wird geraten, sechs Monate vor einer Liposuktion kein Tattoo stechen zu lassen. Vor einer Liposuktion sollte man den Körper pflegen und jegliche zusätzliche Belastung für den Körper vermeiden.

Unser Tipp

Nach den überstandenen Liposuktionen könnten Sie eine Mutter-Kind-Kur beantragen. Dort finden Sie Hilfe um die Strapazen zu vergessen und wieder auf die Beine zu kommen, vor allem psychisch. Kostenlose Hilfe gibt es auf: www.muki-kurberatung.de

Auch können kleine Einstiche nach der Saugung mit einem Tattoo kaschiert werden.

Wenn die Patientin schon tätowiert ist, kann im Gegenzug bei dem Setzen der Einstiche darauf geachtet werden, keine unnötige Beeinträchtigung des Bildes zu verursachen.

Was ist, wenn ich am OP-Tag meine Periode habe?

Klar, dazu machen sich Frauen Gedanken. Aber das brauchen Sie nicht. Geben Sie dem Personal Bescheid am OP-Tag.

Vor der OP erhalten Sie meist ein OP-Höschen in welches Sie eine Binde einlegen und nach der OP wachen Sie mit einer frischen Binde auf, bzw. wenn Sie Teilnarkose haben können Sie sich selbst versorgen.

Soll ich mich rasieren für die OP?

Nein, das ist nicht nötig. Im Gegenteil, durch die frisch rasierten Beine und das Tragen der Kompression rund um die Uhr kann es zu einwachsenden Haarfollikeln kommen, welche sich leicht entzünden. Sollte bei Ihnen eine chirurgische Straffung vorgenommen werden und diese eine Rasur nötig macht, wird dies vom OP-Personal übernommen.

Muss ich meine Gelnägel entfernen für die OP?

Meist ist es so, dass Anästhesisten gerne beide Zeigefinger frei haben möchten, um die Sauerstoffsättigung überprüfen zu können während der OP. Oft reicht es auch diese beiden Nägel kurz zu feilen.

Allerdings wäre es auch zu Überlegen die Gelnägel abzunehmen, gerade wenn Sie eventuell noch nicht so sehr geübt sind Kompression zu tragen und anzuziehen. So haben Sie vielleicht ein besseres Gefühl in den Händen.

Wie lange vor der OP darf ich essen?

Dies sollten Sie mit Ihrer Klinik besprechen. In der Regel reichen 6 Stunden, viele Narkoseärzte bestehen allerdings auf 12 Stunden.

Wie lange vor der OP darf ich trinken?

Bis zu 2 Stunden vor der Narkose darf der Patient klare/partikelfreie Flüssigkeit trinken.

Darf ich ein Bonbon lutschen oder Kaugummi kauen vor der OP?

Bei Bonbons und Kaugummi wird ebenfalls empfohlen 8 Stunden vor der OP keines davon zu genießen, da diese einen erhöhten Speichelfluss bewirken.

Darf ich vor der OP rauchen?

Sie sollten ab vier Stunden vor OP das Rauchen unterlassen. Durch das Rauchen wird die Magensäureproduktion angeregt und somit denkt der Magen er sei nicht nüchtern. Der Magen ist durch das Rauchen gefüllt und somit sind Übelkeit, Erbrechen und Kreislaufbeschwerden wahrscheinlich nach der OP.

Muss ich Schmuck/Piercings entfernen vor der OP?

Wie bei jeder anderen OP, sollte jeglicher Schmuck abgelegt werden, vor allem bei Vollnarkose. Am besten nehmen Sie diesen schon zu Hause am Vortag ab. Dazu zählen natürlich auch alle Arten von Piercings. Falls Sie befürchten, dass Ihr Piercing in dieser Zeit zuwachsen könnte, können Sie sich beim Piercer für diesen Fall spezielle Piercings aus Teflon einsetzen lassen.

Bei einer Teilnarkose obliegt es dem jeweiligen Anästhesisten, Sie sollten Rücksprache halten.

Ich habe Migräne vor der OP, kann ich eine Migränetablette nehmen?

Jegliche Einnahme von Medikamenten sollten Sie unbedingt vorher mit Ihrem Anästhesisten abklären. Sollten Sie öfter an Migräne leiden, sollten Sie dies unbedingt beim Vorsorgegespräch erwähnen und danach fragen.

Kann ich ein Nasenspray benutzen vor der OP, weil ich zum Beispiel wegen Allergie keine Luft bekomme?

Eine unmittelbare Anwendung vor dem Eingriff hat durchaus einen positiven Effekt auf die Atemwege und somit auch auf die Beatmung während der Narkose.
Eine bedarfsweise Benutzung des Sprays ist also kein Problem. In jedem Fall ist aber der Anästhesist darüber zu informieren.

Fragen rund um die Liposuktion

Wird während der Liposuktion ein Katheter gelegt?

Generell wird kein Katheter gelegt. Nach längeren Operationen besteht aber die Möglichkeit, der Patientin in der Aufwachphase den unangenehmen Harndruck ersparend, eine Einmalkatheterisierung durchzuführen.

Ist nach einer OP in der Genesungsphase vermehrtes Trinken angebracht?

Viel Trinken ist wichtig, um eine Thrombose zu vermeiden und um den Kreislauf zu stabilisieren. Zwei bis drei Liter Flüssigkeit täglich ist ein übliches Mindestmaß.

Den Heilungsverlauf unterstützend wirken Kräuterblut oder andere eisenhaltige Säfte (für den Hämoglobinwert = Anzahl roter Blutkörperchen) und isotonische Getränke mit Elektrolyten (Zitronensaft, Orangensaft, Kokoswasser).

Viel trinken ist ebenfalls sehr wichtig, um das Gewebe nach der Operation zu spülen. Verbliebene Rückstände an eiweißreicher Flüssigkeit können sich so lösen. Falls das nicht eingehalten wird, können sich diese Rückstände verfestigen und dauerhaft im Gewebe verbleiben.

Wann kann ich mit dem endgültigen Ergebnis rechnen?

Man spricht vom Heilungsjahr. Es ist so, dass es bis zu einem Jahr dauern kann, bis der Körper sich neu eingespielt hat, bis der Lymphfluss wieder einwandfrei funktioniert und alle Schwellungen weg sein sollten.

Ab wann darf die Kompressionswäsche ausgezogen werden, um zu duschen?

In den ersten Tagen nach der Operation können Sie mit dem Mieder duschen und es danach trockenföhnen oder mit Hilfe eines Handtuchs trocknen.

Die Kompressionswäsche kann ab dem zweiten Tag für eine kurze Dusche ausgezogen werden. Je nach Befinden und Mobilität kann man nach 2 Tagen ohne Mieder duschen. Es ist unbedingt anzuraten, zunächst nur in Anwesenheit einer weiteren Person zu duschen: der Kreislauf könnte Probleme bereiten. Es sollte nicht zu lange und zu heiß geduscht werden. In der ersten Woche empfiehlt sich ein Duschhocker.

Das Kompressionsmieder sollte nach den ersten Tagen einmal ausgezogen und gründlich gewaschen werden. Es wird empfohlen, das Mieder beim ersten Waschgang zweifach zu waschen. Hierbei sollten Sie unbedingt die Einstellung an der Waschmaschine beachten, damit die elastischen Fasern nicht zerstört werden.

Darf ich das Mieder nach dem Waschen feucht anziehen oder muss dies komplett trocken sein? Hemmt ein feuchtes Mieder den Heilungsverlauf der Wunden?

Sie können das Mieder im feuchten Zustand aus- und anziehen. Das funktioniert sogar meist besser, als mit einem ganz trockenen Mieder. Es ist ratsam, sich dabei hinzulegen, da die fehlende Kompression aufgrund der Blutumverteilung zu Kreislaufproblemen füh-

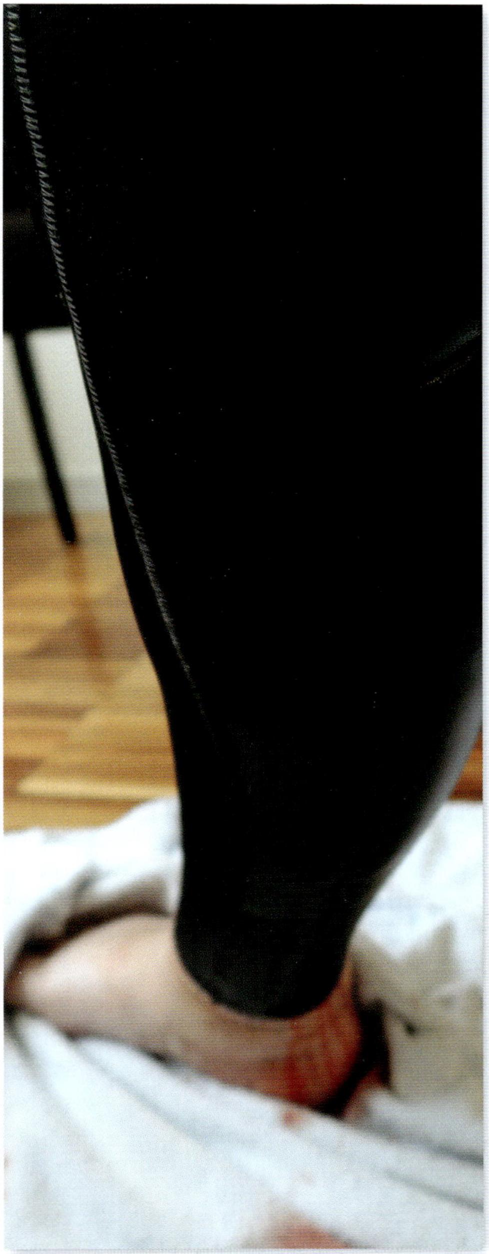

↑ *Es empfiehlt sich die Kompression am zweiten, spätestens dritten Tag auszuziehen und zu waschen. Da sich durch die Operation einiges an Körperflüssigkeiten darin gesammelt hat.*

ren kann. Ein feuchtes Mieder hemmt nicht den Heilungsverlauf. Sobald die Wunden nur noch wenig nässen, kann man sie mit einem Pflaster bekleben, um unangenehme Verklebungen mit dem Mieder zu vermeiden.

Wann kann ich wieder Arbeiten gehen?

Nun, das kommt auch auf die Art Ihrer Tätigkeit an. Stehen oder sitzen Sie viel? Arbeiten Sie ganztägig oder nur halbtags? Können Sie ohne Probleme Pausen einlegen? Am zehnten Tag ist meist der Schwellungshöhepunkt, danach sollte es wieder aufwärts gehen. Gut wäre es, wenn Sie in Ihrer Arbeit Abwechslung hätten, das heißt auch mal sitzen könnten oder auch mal ein Stück gehen könnten. Pauschal kann man es also nicht sagen, aber manchmal muss es leider einfach wieder weitergehen.

Wann kann ich wieder Auto fahren?

Meist geht dies nach etwa fünf Tagen schon wieder, allerdings kommt es auch auf die operierten Areale an. Nach einem Eingriff mit Vollnarkose ist es erst nach Ablauf von 48 Stunden erlaubt aktiv am Straßenverkehr teilzunehmen.

Wann kann ich wieder Sport machen?

Die ersten zwei Wochen sollte kein Sport betrieben werden, um dem Körper ausreichend Zeit für die Regeneration zu geben. Empfohlen wird sechs Wochen nach OP keinen Sport zu machen. Anders ist es mit Schwimmen gehen, dies können Sie sofort machen, wenn die Krusten an den Einstichstellen abgefallen sind. Allerdings auch hier nicht übertreiben!

Fragen rund um die Liposuktion

Ein paar leichte Bahnen schwimmen wirken wie eine gute Lymphdrainage.

Nach 6 Wochen sollten Sie selbst einschätzen wie es Ihnen geht und was Ihnen an Sport guttut. Beginnen Sie langsam! Crosstrainer oder Radfahren ist gut für das Lymphsystem und kann langsam gesteigert werden.

Durch Sport können Sie im Prinzip nichts „kaputt" machen, Sie riskieren höchstens Schwellungen.

Sollen bestimmte Sportarten nach der OP nicht ausgeführt werden?

„Vibrationssportarten" wie Joggen, Zumba, Trampolin, sowie den Kreislauf belastende Sportarten sollten, zumindest die ersten sechs Wochen, vermieden werden. Spezielle Vibrationsplatten (Powerplate usw.) sind direkt nach der OP weniger empfehlenswert, können aber später nach und nach benutzt werden.

Wann kann ich wieder Baden?

Baden in der Badewanne oder im Schwimmbad können Sie nachdem Ihre OP-Wunden komplett zu sind und die Krusten abgefallen sind. Allerdings sollten Sie darauf achten, dass Sie nicht zu heiß baden oder auch in einer Therme auf die Temperatur des Wassers achten. Noch ist ihr Kreislauf nicht stabil und Sie könnten Probleme bekommen, wenn Sie zulange in zu warmem Wasser schwimmen.

Wann kann ich wieder in die Sonne gehen?

Um eine Verfärbung der Narben zu vermeiden, sollten Sie die ersten drei Monate komplett auf Sonne an den operierten Stellen verzichten. Danach sollten Sie für ein Jahr Sonnencremes mit sehr hohem Lichtschutzfaktor auf die Narben auftragen.

Wann kann ich wieder verreisen?

Die ersten Wochen sollten Sie längere Reisen möglichst vermeiden. Das lange Sitzen ist sehr anstrengend und fördert eine mögliche Thrombose. Auf eine Flachstrickkompression sollten Sie auf gar keinen Fall verzichten. Nach Möglichkeit, wie etwa im Zug oder Flieger, sollten Sie so viel wie möglich aufstehen und Übungen wie die Venenpumpe machen. Gehen Sie auf Zehenspitzen, was übrigens auch im Sitzen geht und wippen Sie dabei vor und zurück. Strecken Sie im Sitzen die Beine aus und kreisen Sie die Füße in beide Richtungen. Aus der gleichen Position die Füße kräftig nach vorne unten drücken und dann wieder zurückziehen. Im Allgemeinen ist es besser wenn Sie mindestens drei Monate abwarten bis Sie wieder verreisen.

Wie schlimm ist es einen längeren Abstand zwischen den OPs zu haben?

Grundsätzlich ist dies überhaupt kein Problem. Zwischen den OPs sollte ein Minimum an Zeit von sechs Wochen liegen. Dies ist die Zeit, die der Körper unbedingt benötigt, um sich wieder zu regenerieren. Wenn die Zeit aber länger ist, spielt dies überhaupt keine Rolle. Es ist nur so, dass Sie bedenken müssen, dass es durch die verschiedenen operierten Areale am Körper zu „komischen" Proportionen kommt. Wenn Sie zum Beispiel Rückseite mit den Unterschenkeln operieren lassen, haben Sie nach wie vor die typischen Lipödem Oberschenkel. Dies kann schwierig werden bei der Kleidungsauswahl oder aber auch beim Besuch im Schwimmbad.

Kann sich durch die OP die Periode verschieben?

Ja, die Periode kann sich verschieben. Zum einen fällt der Östrogen-Spiegel nach der Liposuktion erstmal steil ab, da das Östrogen im krankhaften Fett gespeichert wurde.
So kommt einiges durcheinander und es dauert, bis der Körper sich wieder einspielt.

Zum anderen braucht der Körper durch die Liposuktionen sehr viel Energie und konzentriert sich zunächst auf die Heilung. Bei einem längeren Ausbleiben der Periode, sollten Sie allerdings Ihren Gynäkologen aufsuchen.

Kann ich mich krankschreiben lassen nach der OP?

Dies ist leider nur möglich, wenn Ihre Liposuktion von Ihrer Krankenkasse übernommen wurde. Dann schreibt Sie der Operateur krank. Bei einer Liposuktion, die Sie selbst bezahlt haben, gibt es diese Möglichkeit nicht. Sie müssen sich leider Urlaub nehmen, oder Sie suchen sich einen flexiblen Arzt.

Was kann ich meinem Körper Gutes tun nach den OPs?

Direkt nach der OP empfiehlt sich eine basische Ernährung, um die Entzündungsreaktionen im Körper so gering wie möglich zu halten. Durch die Liposuktion und die gegebenen Narkose- und Schmerzmittel ist der Körper sauer eingestellt.
Im Internet findet man Tabellen mit den jeweiligen PRAL-Werten der Lebensmittel. Der PRAL-Wert gibt an, wie hoch die Säurebelastung für den Körper ist. Also je niedriger der Wert, desto besser für den postoperativen Verlauf.

Eine Woche vor und nach der OP sollte kein Kurkuma oder Ingwer eingenommen werden, da beide Gewürze blutverdünnend wirken.

Zwei bis sechs Wochen keine Diuretika (= entwässernde Mittel, gilt auch für Brennnesseltee) nach der OP verwenden. Die Schwellungs- und Schmerzzeit kann sich sonst verlängern.

Um den Kreislauf wieder bestmöglich zu stabilisieren, sollte viel getrunken werden. Unterstützend für den Heilungsprozess wirken auch Kräuterblut (für den Hämoglobinwert = Anzahl roter Blutkörperchen) und isotonische Getränke mit Elektrolyten (Zitronensaft, Orangensaft, Kokoswasser). Auf Alkohol sollte in den ersten Wochen verzichtet werden.

Welche Nachsorge ist sinnvoll?

Lymphdrainage. (Mindestens 3 x die Woche, dann 2 x die Woche und das sofort nach der Liposuktion). Kompression durch Mieder oder später Flachstrick (6 Wochen mindestens Tag und Nacht). Viel Trinken. Baden gehen.

Info am Rande: Nach einer Liposuktion kontrolliert in den Bauch atmen, dies wirkt schon wie eine leichte Lymphdrainage.

Wie oft sollte ich Lymphdrainage haben nach der OP?

1. – 2. Woche: 3x
2. – 4. Woche: 2x
ab 5. Woche: 1x

Es gilt allerdings so oft wie möglich Lymphdrainage zu erhalten. Sollten vermehrt Schwellungen auftreten ist eine höhere Frequenz empfehlenswert.

Brauche ich die Lymphdrainage und Kompressionsbehandlung unbedingt nach der Liposuktion?

Um ein schnelleres Abheilen zu gewährleisten und um die Schmerzen zu vermindern wäre die Lymphdrainage sehr ratsam. Leider ist es nun einmal so, dass die Lymphdrainage oft nicht von der Krankenkasse übernommen wird und dies zusätzlich zu den OP-Kosten hinzukommt.

Allerdings gab es auch Zeiten wo eine Lymphdrainage nach der OP nicht möglich war. Wir denken an Corona. Damals haben viele Physiotherapeuten mit Videos zur Selbstanleitung für die Lymphdrainage weitergeholfen. Dies kann einen ausgebildeten Lymphtherapeuten natürlich nicht ersetzen.

Die Lymphdrainage ist neben der Kompression ein essentieller Bestandteil der OP-Nachsorge. Nach jeder Fettabsaugung reagiert das Gewebe mittels Schwellung und Verhärtung. Es gilt, diese nach einer Fettabsaugung möglichst gering zu halten und den Körper in der Abheilphase zu unterstützen.

Das unmittelbar nach der Liposuktion angelegte Kompressionsmieder soll das Einbluten der Wundfläche möglichst gering halten. Außerdem unterstützt es das Wiederanlegen der Gewebeschichten. Die professionell durchgeführte Lymphdrainage mobilisiert die Schwellung aus dem operierten Körperteil und regt den Lymphabfluss an. Wir unterscheiden die manuelle Lymphdrainage durch einen geschulten Therapeuten von der apparativen intermittierenden Lymphdrainage, dh. mehrkammerige Druckmanschetten.

Die frisch operierte Patientin sollte sich idealerweise in den ersten Wochen zwei bis dreimal wöchentlich manuell lymphen lassen. Je nach Ausmaß und Rückgang der Schwellung kann diese dann nach Absprache mit dem Therapeuten und Arzt hinsichtlich der Häufigkeit angepasst werden.

Je nach Verfügbarkeit eines Therapeuten könnte nach sechs bis acht Wochen wahlweise auch auf die apparative Lymphdrainage gewechselt werden. Erklärtes Ziel einer Lipödem-Absaugung sollte sein, auf die Lymphdrainage genauso wie auf Kompression in absehbarer Zukunft nach der Operation verzichten zu können.

Wer verschreibt mir Lymphdrainage für eine Anwendung nach der OP?

In den meisten Fällen ist die Lymphdrainage eine Selbstzahlerleistung, speziell wenn auch die Operationskosten schon selbst übernommen werden mussten. Bei Übernahme der Eingriffskosten durch die Krankenkasse stehen die Chancen allerdings gut, dass auch die Kosten für die Lymphdrainage übernommen werden. Dann rezeptiert der Hausarzt oder ein mitbehandelnder Facharzt im besten Fall die Lymphdrainage.

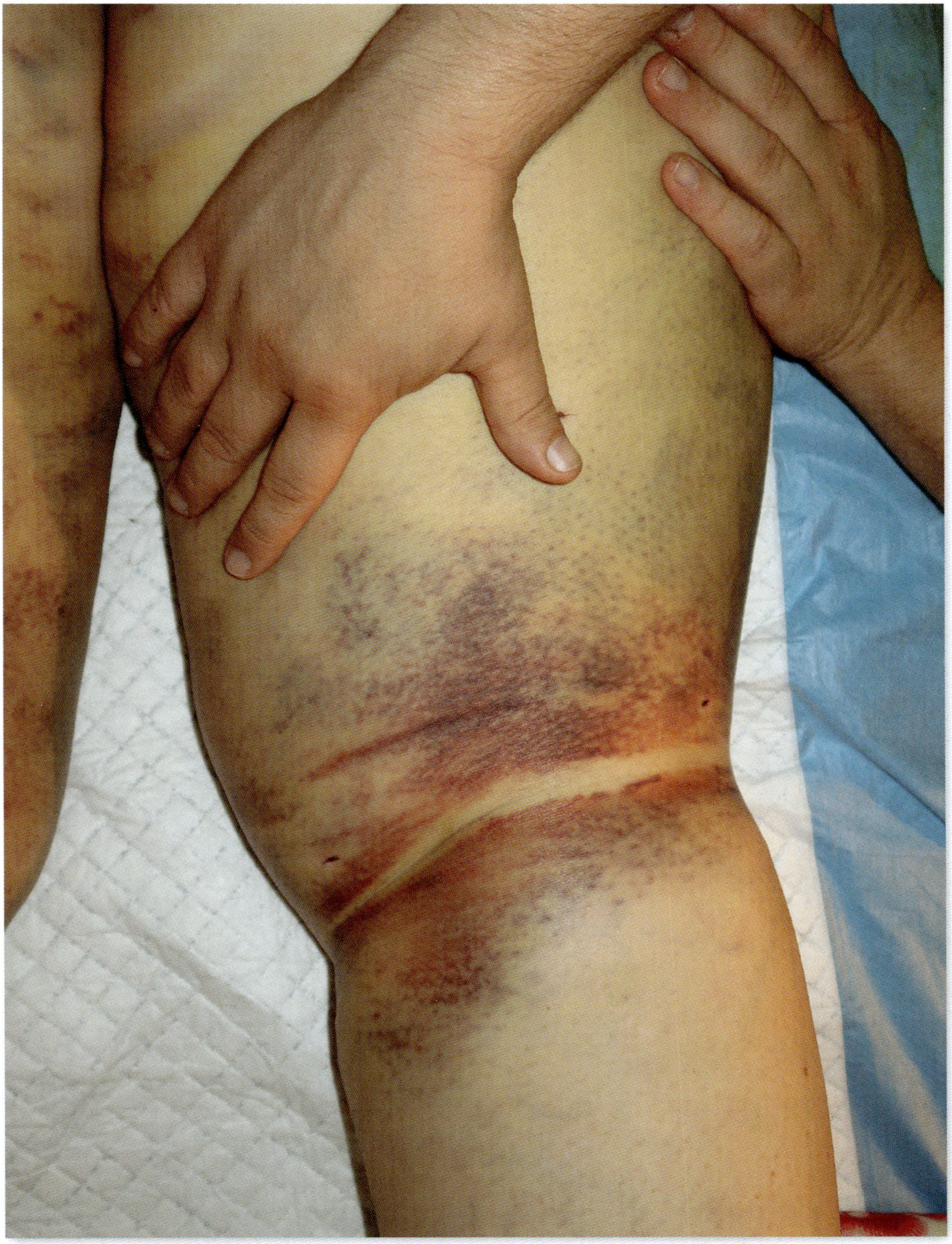

↑ *Mit der Lymphdrainage so schnell als möglich beginnen nach der Liposuktion.*

Wie sieht eine gute Lymphdrainage aus?

Professionell ausgeführte Lymphdrainagen wirken sich positiv auf die Heilung aus und verkürzen die Regenerationszeit nach der Liposuktion. Zudem haben sie einen schmerzlindernden Effekt. Idealerweise sollte daher möglichst frühzeitig nach dem Eingriff mit der Lymphdrainage begonnen werden. Die Behandlung sollte in der ersten Zeit durch qualifiziertes Fachpersonal und spezialisierte Lipödem- oder Lymphtherapeuten ausschließlich manuell, d.h. mit den Händen und ohne den Einsatz von Lymphdrainagegeräten, ausgeführt werden. Der sanfte Druck auf das Gewebe begünstigt die Aufnahme der postoperativen Gewebeschwellung in die Lymphbahnen. Die leichte Dehnung des Gewebes regt die glatte Muskulatur der Lymphgefäße zum Abfließen mittels Kontraktion an. Von zentraler Bedeutung ist das richtige Maß an Druck, denn zu leicht wie auch zu kräftig wirken sich kontraproduktiv aus. Zunächst werden die zentralen Lymphknotenstationen angeregt, um anschließend den Lymphfluss aus immer körperferneren Arealen zu mobilisieren.

Mein Physiotherapeut möchte einen Kompressionsverband nach der Lymphdrainage anlegen, was ist dabei zu beachten?

Der Physiotherapeut sollte als Unterlage unter den Binden Schaumstoff auflegen, beim Wickeln genügend Binden verwenden (das können durchaus mehr als zehn sein pro Bein). Es ist wichtig, dass das ganze Bein gewickelt wird und nicht nur bis zum Knie, ansonsten staut sich die Lymphflüssigkeit. Am Abschluss soll-

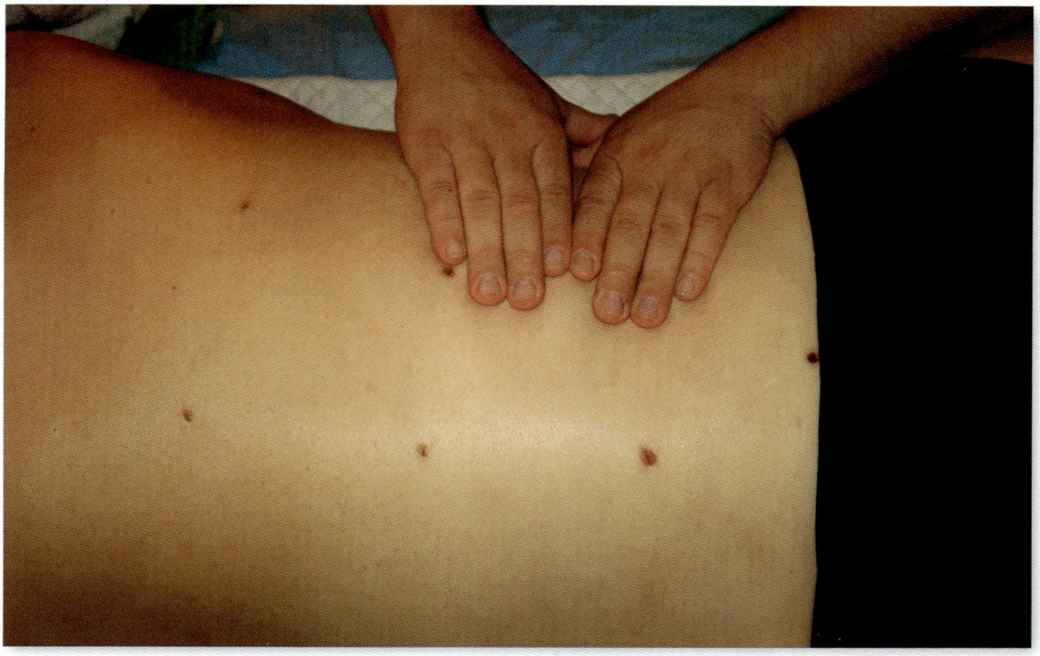

↑ *Lymphdrainagen bringen Erleichterung, da sie den Körper unterstützen Lymphflüssigkeit abzubauen.*

ten keine Schwiegermutter Klammern verwendet werden, wegen der Verletzungsgefahr.

Da Sie durch die Wickelung sehr steif werden und die Bewegung eingeschränkt ist, nicht Auto fahren! Die Versicherung würde im Falle eines Schadens nicht bezahlen.

Physiotherapeuten sind in der Regel geübt im Anlegen eines Kompressionsverbandes. Der Verband hat den Vorteil einer besseren Kompression, so lange er gut sitzt. Meist ist das aber nicht länger als bis zum nächsten Morgen der Fall. Ist der Verband verrutscht, entstehen häufig Stauungen gewisser Areale. Das sollte vermieden werden; ein Wechsel zur Kompressionshose ist dann sinnvoll.

Wie lange wird empfohlen die Kompression zu tragen nach der OP?

Von Operateur zu Operateur gibt es dazu unterschiedliche Meinungen. Zu empfehlen ist es allerdings unbedingt diese sechs Wochen für 24 Stunden, also Tag und Nacht zu tragen. Danach obliegt die Kompression Ihrem eigenen Gefühl, ob Sie diese dann komplett weglassen möchten, oder erstmal nur nachts oder stundenweise anlegen.

Ist es besser möglichst bald in die Flachstrick-Kompression nach der OP zu wechseln, falls ich ein OP-Mieder bekommen habe?

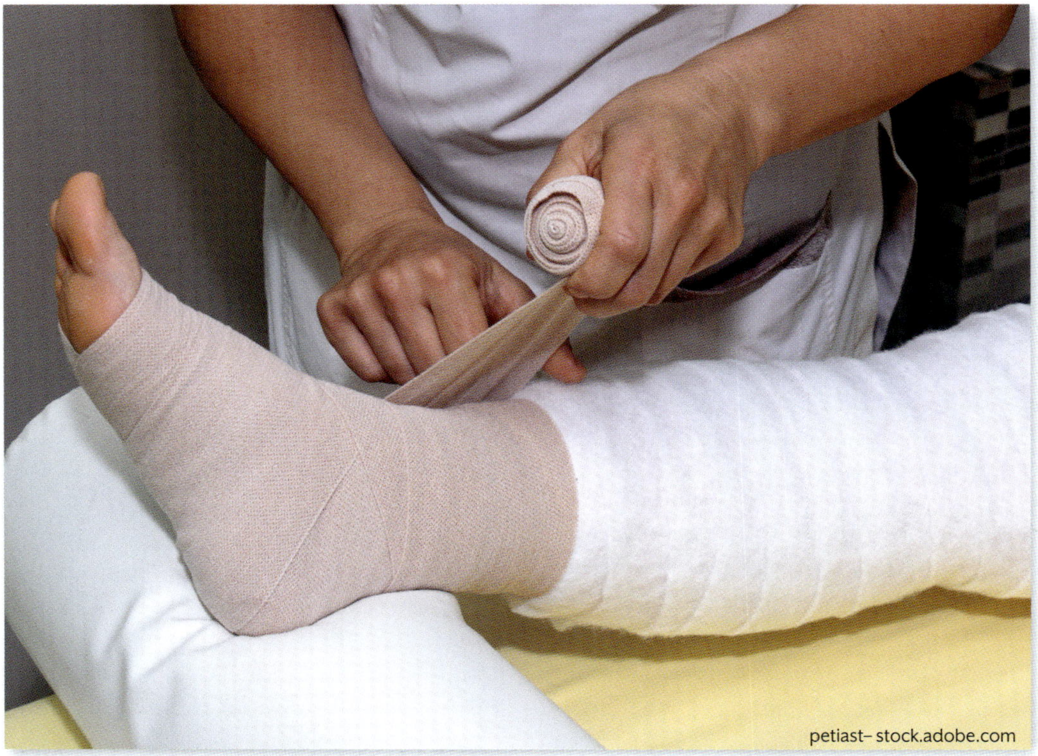
petiast– stock.adobe.com

↑ *Es ist wichtig, dass das komplette Bein gewickelt wird, da es sonst zu Stauungen kommt.*

Fragen rund um die Liposuktion

Es wird empfohlen erst in die Flachstrick-Kompression zu wechseln, sobald der Schwellungshöhepunkt (dieser ist etwa um den zehnten Tag Post-OP) überwunden ist. Eine zu starke Kompression durch die Flachstrick Kompression unterdrückt die Schwellung zu sehr.

Diese ist aber wichtig, wenn auch lästig, für den richtigen Abtransport von Wundflüssigkeit und Tumeszenzlösung, sowie von Eiweißen. Ansonsten würde das operierte Gewebe zu sehr verkleben und verhärten. Nach dem Schwellungshöhepunkt können Sie ohne weiteres in Ihre Flachstrick-Kompression wechseln.

Mein OP-Mieder/Kompression ist inzwischen zu groß, was kann ich machen?

Sollte sich die Kompressionswäsche zunehmend weiten, kann diese an der Innen- oder Außennaht abgenäht werden. Wichtig hierbei ist, dass die Naht immer nach außen gelegt wird, um Druckstellen zu vermeiden.

Wo kann ich mir ein Ersatzmieder bestellen, welche Firmen gibt es?

Es gibt verschiedene Firmen, in verschiedenen Preiskategorien: Lipoelastic, Marena, ETO. Bauchgurte gibt es bei diversen Shops, aber auch in Ihrem Sanitätshaus.

Habe ich nach den OPs Anrecht auf eine neue Kompressionsversorgung, oder zwischen einzelnen OPs?

Bei mittelgradiger Beanspruchung gewährleisten die medizinischen Kompressionsstrümpfe grundsätzlich eine Wirksamkeit für ein halbes Jahr.

Daraus ergibt sich eine grundsätzliche Notwendigkeit von zwei Versorgungen im Jahr. In Einzelfällen ist auf Antrag auch eine Mehrfachausstattung von je einer Wechsel-Versorgung pro Halbjahr medizinisch notwendig.

Da durch eine Liposuktion beim Lipödem nicht immer hinterher auf die Kompression verzichtet werden kann, benötigen Patientinnen in einem gewissen Prozentsatz der Fälle weiterhin Kompressionstherapie.

Aus krankheitsbedingten Gründen oder Eingriffen (z. B. Formänderung des Beins) können neue Kompressionsstrümpfe auch schon früher als nach sechs Monaten notwendig sein. Daher kann ein Arzt ein neues Rezept ausstellen.

Liegt zwischen einzelnen OPs ein längerer Zeitraum, kann es unter Umständen auch sinnvoll sein, dazwischen einen neue Kompressionsversorgung zu beantragen.

Ich habe nach der OP keinen Appetit, ist das normal?

Ja, das kann sein und pendelt sich nach etwa vier Wochen wieder ein. Oft schmeckt das Essen auch fad und einfach anders.

Ich habe nach der OP verstärkt Herzklopfen, ist das normal?

Dieses Phänomen kann man besonders bei hochvolumigen Liposuktionen beobachten. Das Herz kompensiert den Blut- und Flüssigkeitsverlust durch die OP. Aber dies ist primär kein Grund zur Sorge. Der Körper füllt den Blutgehalt in den darauffolgenden Tagen bis Wochen wieder auf. Eine orale Eiseneinnahme unterstützt die Nachbildung der Blutzellen.

Besonders wichtig ist eine ausreichende elektrolythaltige Flüssigkeitszufuhr, um das Kreislaufsystem zu unterstützen.

Wenn mir ein Liter Lipödem-Fett abgesaugt wird, entspricht dies auch einem Kilo Gewichtsverlust?

Fett hat eine geringere Dichte als Wasser.
1 Liter Fett wiegt ca. 900 - 940 Gramm.

Zudem besteht das Aspirat (Überbegriff dessen, was bei der Liposuktion abgesaugt wird) niemals zu 100 % aus reinem Fett. Bei jeder Liposuktion werden anteilig auch Tumeszenzflüssigkeit und Blut mit abgesaugt. Im Durchschnitt kann man sagen enthält 1l Aspirat etwa 800 - 900 ml Fett. Dies kann jedoch in Einzelfällen, zum Beispiel bei schwer abzusaugenden Lipödemen, geringer ausfallen.

Außerdem kommt es als Folge der Liposuktion zu Flüssigkeitseinlagerungen (und einer dementsprechenden Anschwellung) sowie zu einer Vernarbung der restlichen Fettgewebsschicht.

Eine Vernarbung bedeutet bindegewebige Umwandlung, welche ebenfalls spezifisch schwerer ist als Fettgewebe.

Von Erfahrungsberichten therapierter Patientinnen, die gerne wieder sportlich aktiv sind, kennt man den vermehrten Muskelaufbau. Dieser bedeutet ebenso eine Gewichtszunahme, da Muskelgewebe schwerer ist.

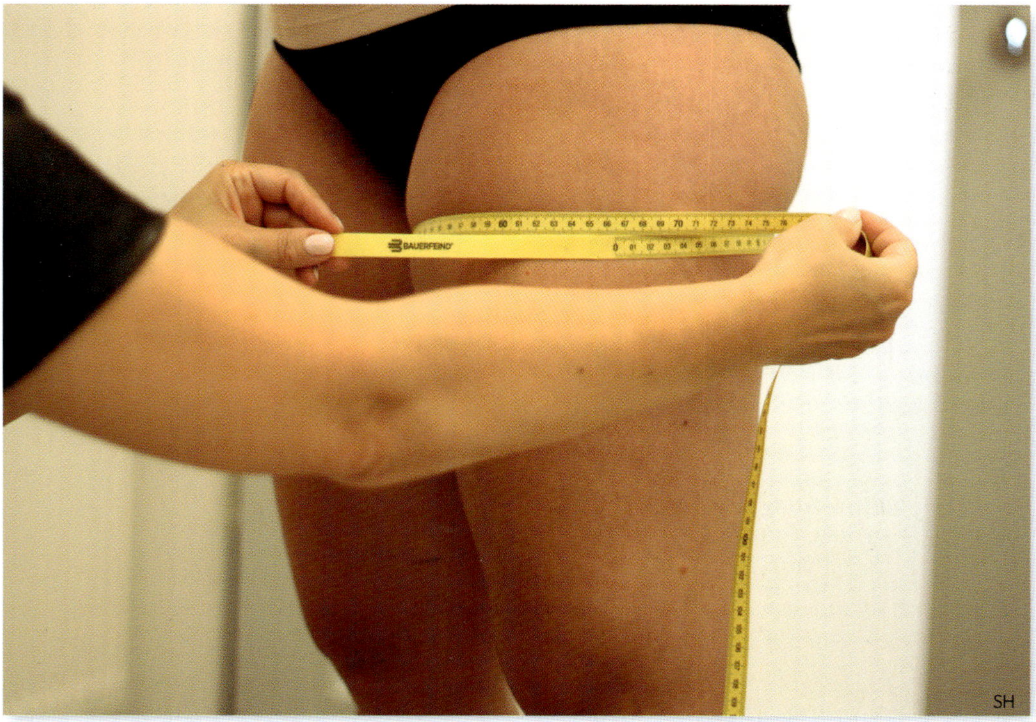

↑ *Durch Umfangsveränderungen haben Sie Anspruch auf eine neue Kompression.*

Fragen rund um die Liposuktion

Alles in Allem können oben genannte Effekte dem erhofften Gewichtsverlust entgegenwirken. Den Benefit einer Liposuktion sieht man großteils nicht auf der Waage sondern vielmehr in der deutlich spürbaren Umfangsverkleinerung, welches die Patientinnen bei der Kleiderwahl merken und in der Wiederherstellung natürlicher Köperproportionen.

Bei welchen Auffälligkeiten nach der OP sollte ich lieber zum Arzt gehen?

Im Rahmen des Beratungsgesprächs wird die Patientin über die typischen Folgen einer Liposuktion aufgeklärt. Völlig normal ist das Auftreten einer Schwellung mit Gewebeverhärtung, Ausbildung von zum Teil ausgeprägten Blutergüssen sowie auch muskelkaterähnlichen Schmerzen.

Gehen die Beschwerden aber deutlich darüber hinaus z.B. im Fall von ausgeprägter Kreislaufschwäche, Auftreten unklarer Rötungen, Entzündungen oder Wundheilungsstörungen wird empfohlen, Kontakt zum Arzt aufzunehmen. Faustregel: Lieber einmal zu viel Rücksprache halten, als etwas zu verpassen.

Hat die Reduzierung von so großen Fettmengen einen Einfluss auf den Körper?

Neben der Verbesserung der äußeren Form, der gewonnen Beweglichkeit und der allgemeinen Entlastung des Körpers, wie auch der Gelenke, ändert sich der gesamte Stoffwechsel. Fettgewebe ist ein hormonaktiver Bestandteil des Körpers, das heißt, im Fettgewebe sind Bestandteile, die Einfluss auf viele Steuerungsprozesse im Körper haben.

Als Folge einer großen Fettminderung kann sich also eine deutlich erhöhte Aktivität, reduzierter Hunger, leichteres Abnehmen und insgesamt eine Leistungssteigerung zeigen.

Meine Knöchel/Füße laufen voll, was kann ich tun?

Versuchen Sie es mit der Muskelvenenpumpe. An eine Wand stellen und mit den Händen abstützen. Auf die Zehenspitzen stellen und wieder zurück. Immer wieder hin und her wippen. Hochlagern ist ganz wichtig! Ab und zu kalt abspülen. Viel trinken ist wichtig! Vielleicht auch mal Brennessel Tee versuchen, dieser hilft beim Entwässern (erst nach sechs Wochen Post-OP).

Seit den OPs habe ich mit unreiner Haut zu kämpfen, kann das durch die Liposuktion kommen?

Durch die OPs ist Ihr Körper geschwächt und kämpft an allen Fronten, so kann es durchaus sein, dass die Haut leidet. Zudem ist eine Liposuktion auch ein Eingriff in den Hormonhaushalt der Frau, also auch kein Wunder, wenn die Haut sich meldet. Es dauert bis sich alles wieder einspielt. Geduld ist gefragt und das kann schon mal ein Jahr dauern.

Ich habe das Gefühl meine Brust wächst seit der Liposuktion, kann das sein?

Im Rahmen der Lipödem-Behandlung ist oft eine Zunahme der Brustgröße teilweise sogar um mehrere Körbchengrößen zu beobachten. Dies kann einerseits an einer veränderten hormonellen Situation liegen, häufig aber eben auch durch eine Umverteilung bedingt sein.

Als Gegenmaßnahme könnte mit dem Operateur eine Liposuktion im Bereich der Brust besprochen werden. Dies führt häufig sogar ohne Straffung zu einem sehr guten Ergebnis.

Man liest oft, dass nach den Liposuktionen der Bauch anschwillt, woran liegt das?

Dies ist oft zu beobachten und kann an zwei Dingen liegen. Zum einen könnte es an einer falschen oder zu engen Kompression liegen, die den Lymphabfluss nicht richtig gewährleistet. Die Flüssigkeit staut sich im Gewebe unterhalb des Miederbundes. Dies kann auch Auswirkungen auf die Beine haben. Zum anderen kann es zu einem späteren Zeitpunkt auch durch die bereits erwähnte Umverteilung bedingt sein.

Ist die Schwellung im Inneren des Bauches, so kann dies ebenfalls an einer schlechten Kompression liegen, ebenso aber auch an der Ernährung. In jedem Fall sollte man hier Hilfe bei einen Arzt suchen, um das Problem weiter einzugrenzen.

In der Praxis beobachtet man relativ häufig eine sogenannte Umverteilung des Fettgewebes. Das heißt, wenn z.B. die Extremitäten gesaugt wurden, verdickt sich plötzlich der Bauch, die Hüften, der Po oder die Brust.

Alle Lipödempatientinnen sollten besonders konsequent auf ihre Ernährung achten, auch und gerade nach der Liposuktion. Wenn es trotzdem zu einer Umverteilung kommt, so hilft eine Absaugung in den betroffenen Arealen.

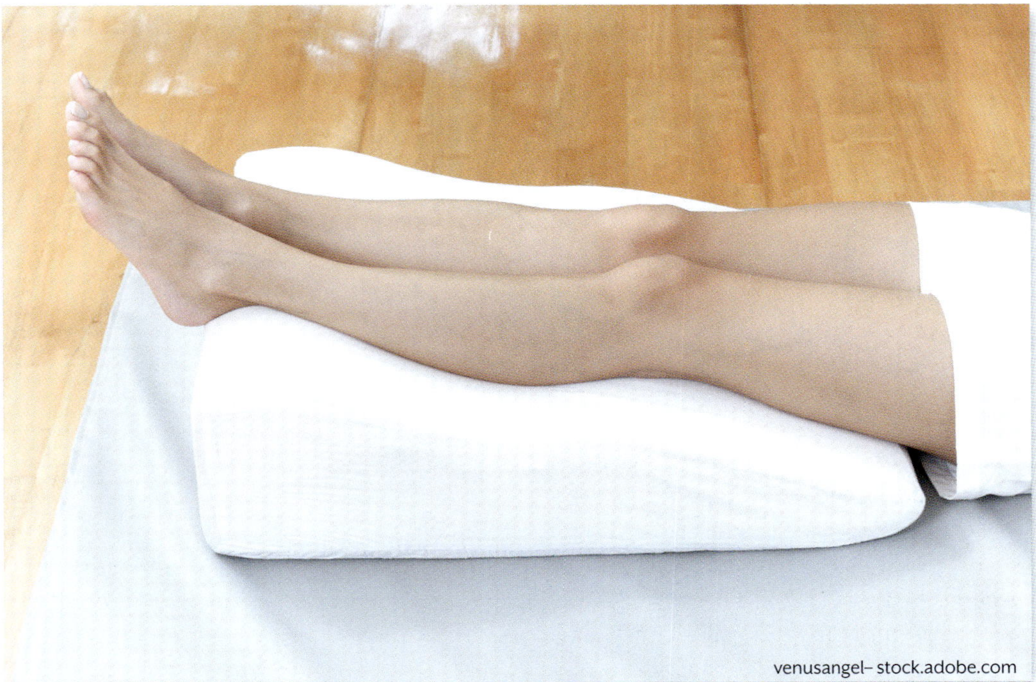

venusangel– stock.adobe.com

↑ *Mit Hilfe eines Venenkissen können Sie Ihre Beine optimal hochlagern.*

Fragen rund um die Liposuktion

Mein Arm ist auch Wochen nach der Liposuktion noch sehr fleckig, woran liegt das?

Nach der Liposuktion können durchaus erst einmal Seitenunterschiede festzustellen sein. Was jetzt deutlicher nach der Abschwellphase sichtbar wird, ist die narbige Veränderung des Unterhautgewebes. Dies zeigt sich in dieser leichten Verfärbung. Diese Verfärbung sollte sich über die weiteren Monate bis Jahre wieder selbständig zurückbilden.

Was ist eine Rektusdiastase?

Liposuktion überstanden, aber der Bauch bleibt? Dies kann auch an einer Rektusdiastase liegen.

Durch eine vorhergende Schwangerschaft und die dadurch entstandene Dehnung des Bauches wird der Spalt zwischen den geraden Bauchmuskeln größer. Oft bildet sich dieser Spalt nach der Geburt nicht wieder ganz zurück und dadurch bleibt der Eindruck eines dicken Bauches.

Es gibt die Möglichkeit dies durch eine Operation zu beheben. Vielleicht kann Ihr Liposuktions-Chirurg Sie darüber informieren und eventuell sogar gleich mit operieren.

Unser Tipp

Bei einem stationären Aufenthalt in der Klinik, können Sie, durch entsprechende Aufzahlung, eine zweite Nacht in der Klinik dazubuchen. Dies kann vielleicht sinnvoll sein bei einer weiten Heimreise oder wenn zu Hause kleine Kinder auf Sie warten.

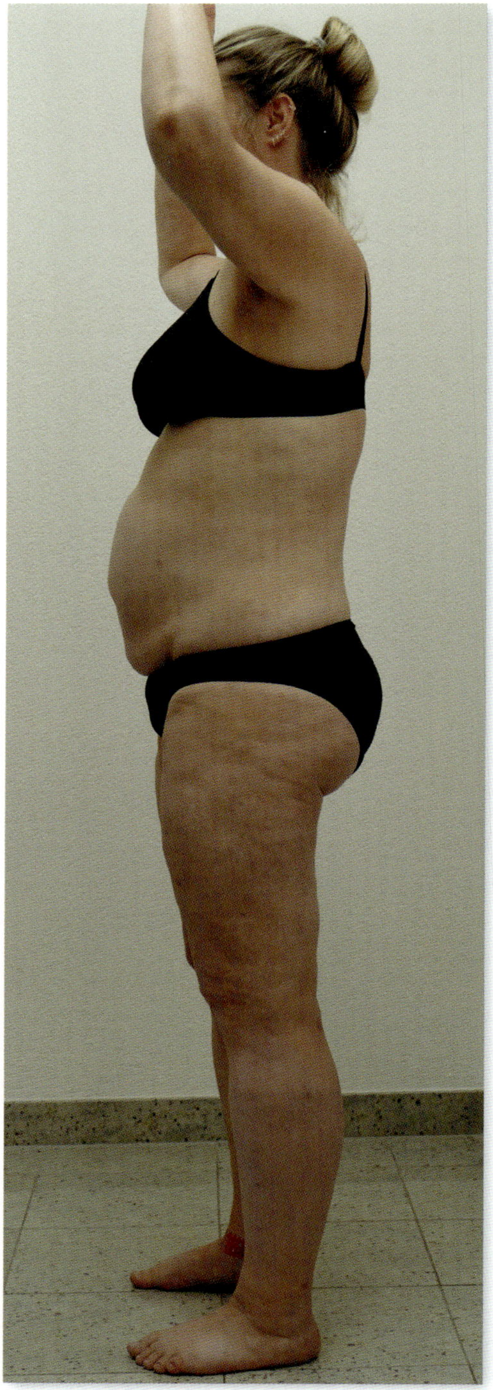

Durch zwei vorangegangene Schwangerschaften kam es in diesem Fall zu einer ↑ Rektusdiastase, diese ist nur durch eine zusätzliche Operation zu behandeln.

Wann kann ich nach der Liposuktion an eine Schwangerschaft denken?

Man sollte dem Körper auf jeden Fall sechs Wochen Zeit zur Regeneration lassen und dann kann man langsam planen. Sollte es innerhalb dieser sechs Wochen zu einer Schwangerschaft kommen, ist dies auch nicht so schlimm. Denn der Körper sieht sich wohl selber im Stande eine Schwangerschaft wieder zu ertragen, andernfalls würde er dies nicht zulassen.

Könnte es sein, dass ich nach den Liposuktionen weniger Wasser einlagere?

Durchaus, denn man geht davon aus, dass die Verminderung der Schwellneigung postoperativ eine Folge der Verkleinerung des epifaszialen Raumes ist. Deshalb kann nach der Absaugung, in vielen Fällen eine vollständige Beschwerdefreiheit erzielt werden. Dies hängt jedoch von der individuellen Ödemneigung ab. Das heißt, wenn zusätzlich ein Lymphödem besteht, müssen Sie eventuell auch nach der Liposuktion die konservative Therapie in Anspruch nehmen. Meistens jedoch dann in einem deutlichen reduzierten Umfang.

bilderzwerg- stock.adobe.com

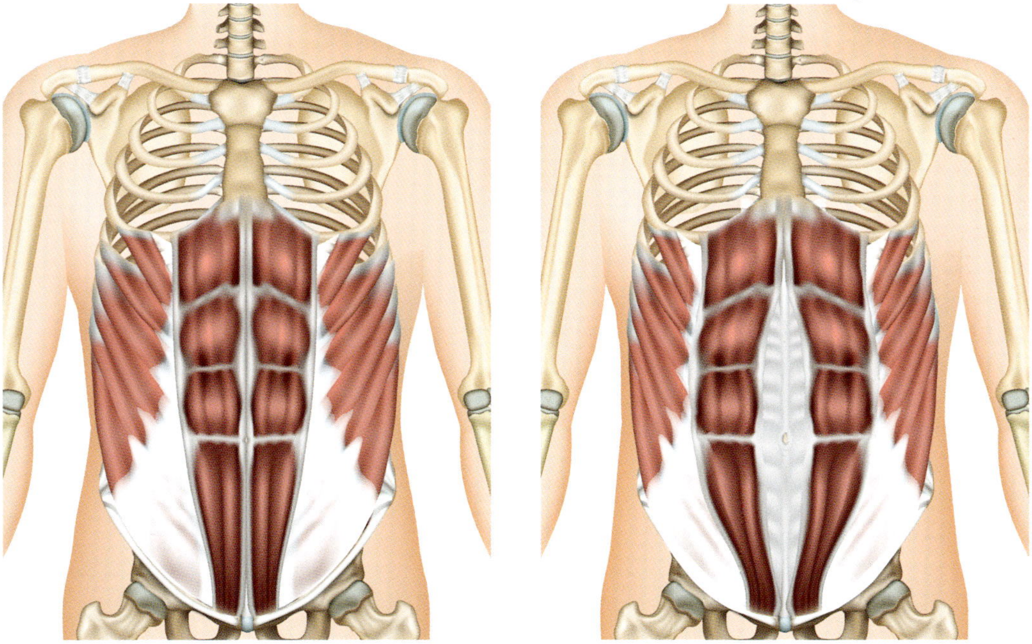

Normale Bauchmuskulatur

Rektusdiastase - Auseinanderstehen der geraden Bachmuskeln im Bereich der Linea Alba (größer 2 cm)

↑ *Zeichnung einer Rektusdiastase*

Fragen rund um die Liposuktion

Kann das Lipödem nach einer Fettabsaugung an den gleichen Stellen erneut auftreten?

Bei sorgfältiger Absaugung der Areale wird sich mit hoher Wahrscheinlichkeit kein Lipödem mehr manifestieren. Allerdings bedeutet eine Absaugung nicht, dass man über seinen Kalorienbedarf essen sollte, da dies eine erneute Gewichtszunahme ermöglicht. Die neuen Fettanlagerungen können dann aber meist durch eine Diät wieder reduziert werden.

Ist es richtig, dass man entferntes Lipödem Fett an anderen Stellen wieder einsetzen kann am Körper?

Ja, die autologe Fetttransplantation, das heißt das Umsetzen von Fettgewebe an ein und demselben Körper, ist eine vielerprobte und seit vielen Jahrzehnten bewährte Methode.

Der körpereigene „Baustoff Fettgewebe" lässt sich idealerweise z.B. für Korrekturen von Kontur-Unregelmäßigkeiten oder Brustvergrößerung verwenden. Der entscheidende Nachteil einer Abstoßungsreaktion durch Einbringen eines Fremdkörpers entfällt dabei. Die Technik der Eigenfett-Verpflanzung funktioniert bei Lipödem-Patientinnen ebenso gut wie bei Nichtbetroffenen.

Die Leidtragenden durchlaufen im Vorfeld meist zahlreiche Abmagerungskuren mit dem frustrierenden Ergebnis, das Gewicht an nicht gewünschten Stellen zu verlieren, wie z.B. im Gesicht und an der Brust. Der Wunsch nach einem „Wiederauffüllen" kann sehr elegant mit einer Lipödem-Absaugung kombiniert werden.

Allerdings weiß man heutzutage leider immer noch sehr wenig über die Krankheitsentstehung und die Veränderungen der Lipödem-Fettzellen.
Die Erfahrung anhand mehrerer hundert Fetttransplantationen bei Lipödempatientinnen zeigt aber, dass sich das transplantierte Fettgewebe genauso verhält wie bei Nicht-Lipödempatientinnen.

Was ist, wenn ich mehrere OPs benötige, aber lediglich eine finanziell möglich ist, sollte ich diese eine OP trotzdem machen?

Ja, denn schon diese eine OP wird ihr Leben drastisch verändern und verbessern. Sprechen Sie mit Ihrem Operateur welche Areale operiert werden sollten, bzw. sollten Sie natürlich die schmerzhaftesten Stellen bevorzugen.

Warnen muss man vor einer Operation, die dann alle Bereiche abdeckt und überall nur „anbehandelt". Danach kann es zu einem Rezidiv kommen und die Situation ist nach der Saugung unter Umständen schlechter als vorher.

Nach der Liposuktion schmerzen nach wie vor die Waden?

Dies kann mitunter an einer verkürzten Wadenmuskulatur liegen.

Frauen haben dieses Problem gerne, durch das Tragen von High Heels. Diese Muskelverkürzungen kann man durch Übungen leicht selber verbessern. Besprechen Sie dies mit Ihrem Operateur, allerdings muss es nicht immer am Lipödem liegen.

Was bedeutet Buccal Fat Removal?

Es handelt sich hier um eine Entfernung der Wangenfettkörper, dem sogenannten Buccal Fat. Dabei handelt es sich nicht um krankhaftes Lipödem Fett. Wenn Sie die typischen Hamsterbacken entwickelt haben und zusätzlich noch an Symptomen wie einem Schweregefühl der Backen oder auch ständiges Beißen auf die Wangeninnenseiten leiden, wäre ein Buccal Fat Removal zu überlegen. Meist erfolgt diese OP in lokaler Narkose, dabei wird der Fettkörper von innen aus der Mundhöhle entfernt.

Zu unterscheiden ist dieser Vorgang allerdings von einer Liposuktion bei Lipödem an den Backen.

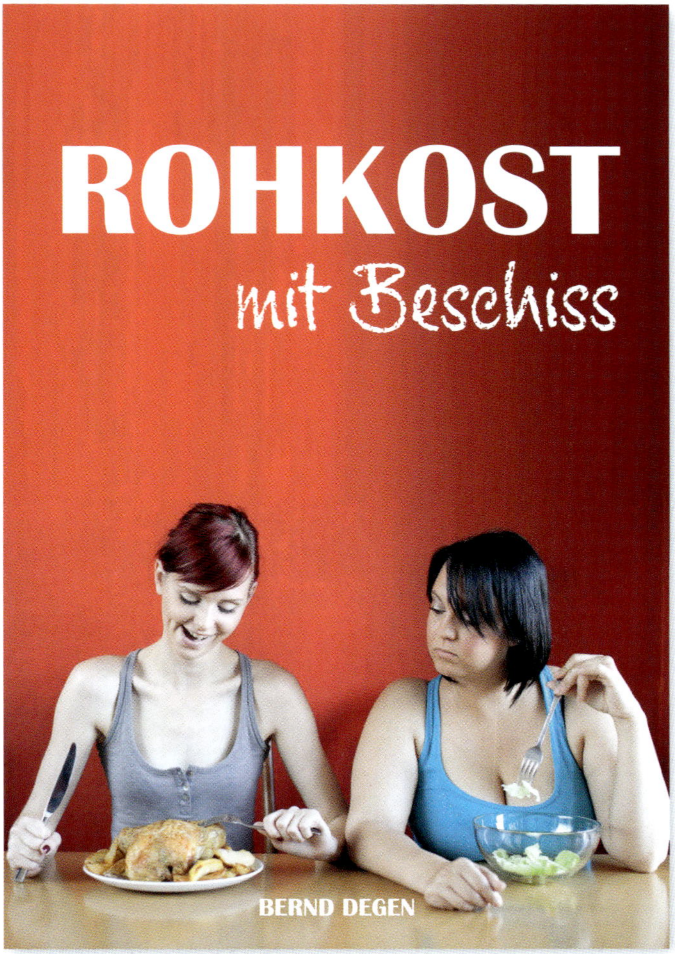

Unser Ratgeber „Rohkost mit Beschiss" bietet eine perfekte Unterstützung zur gesunden Gewichtsreduktion."

Unsere kräftige Hühnersuppe

Einer kräftigen Hühnerbrühe werden fantastische Wirkungsweisen nachgesagt. Wird nicht in vielen klassischen Edelwestern dem tapferen Helden, der schwer leidend niederliegt, von der schönen Hauptdarstellerin einige Löffel dieses Labsals eingeflößt und schon nach wenigen Tagen besteht der Held seine schwerste Prüfung im einsamen Duell mit dem bösen Schurken.

Wir haben eine Hühnerbrühe für Sie gekocht, damit Sie nach einer Liposuktion schnell wieder zu Kräften kommen. Hier unser Rezept für mindestens sechs kräftige Portionen!

<u>Zutaten:</u>

1 Suppenhuhn oder alternativ ein Maishähnchen mit ca. 1,5 bis 2,0 kg Gewicht.

1 große Zwiebel

1 kleine Stange Lauch

1 Viertel einer Sellerieknolle

3 mittelgroße Karotten

1 kleinere Petersilienwurzel

1 kleineres Stück frischen Ingwer

2 Lorbeerblätter

1 Teelöffel Pfefferkörner

5 zerdrückte Wacholderbeeren und einen EL Salz

Kräuter nach Belieben wie Petersilie, Thymian, Estragon und Basilikum

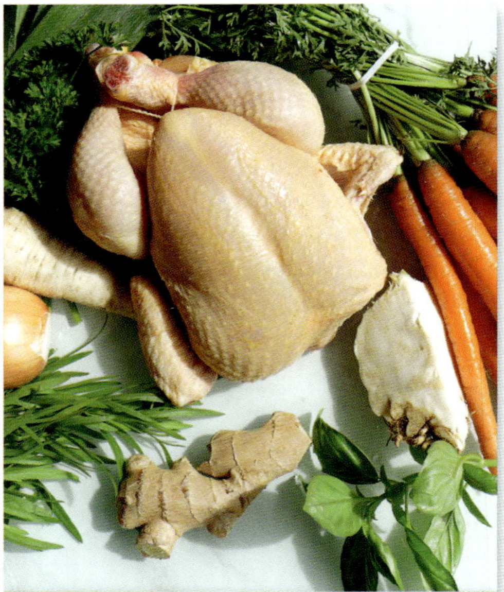

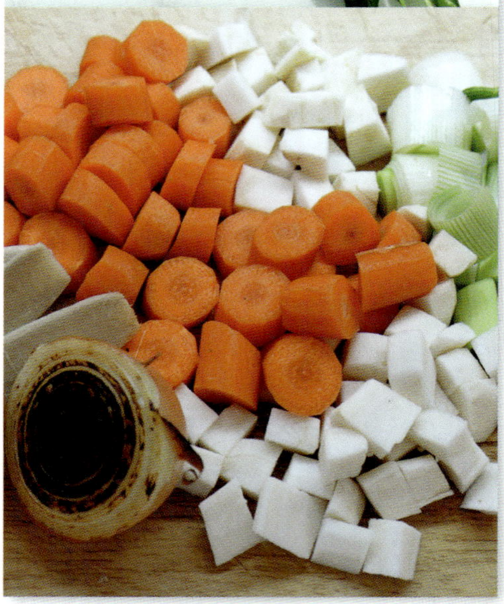

Die Zwiebel halbieren und in einer Pfanne ohne Fett dunkel rösten. Ergibt später, zusammen mit der braunen Schale, eine schönere Farbe der Brühe und Geschmack. Gemüse in Würfel schneiden, Ingwer abschälen und etwas zerkleinern.

Unsere kräftige Hühnersuppe

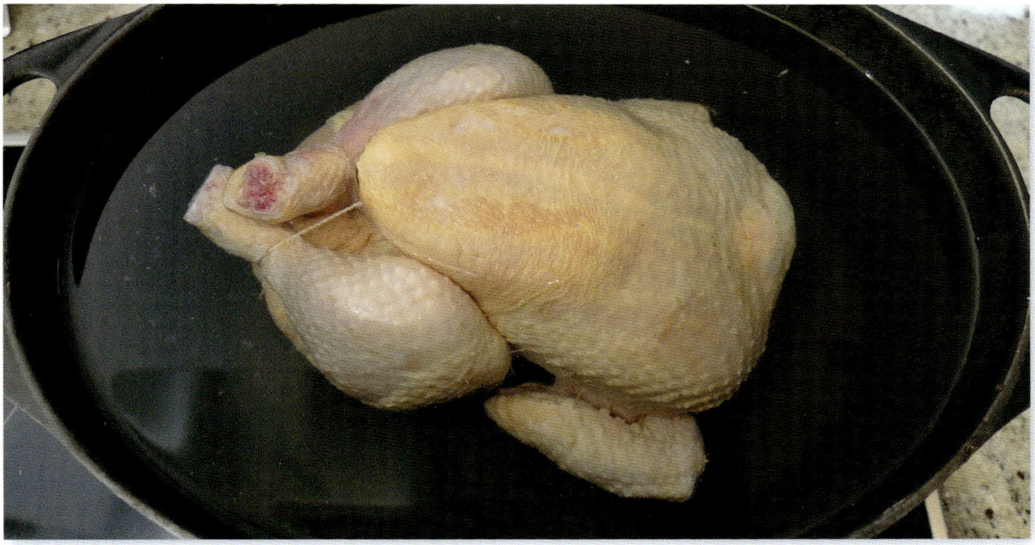

Das Huhn mit kaltem Wasser abwaschen und in einen großen Topf mit kaltem Wasser legen.Die heilsame Wirkung der Hühnersuppe ist dem Eiweißstoff Cystein zu verdanken. Dieser Stoff ist nur in kaltem Wasser löslich, deshalb unbedingt kalt ansetzen und sehr langsam erhitzen.

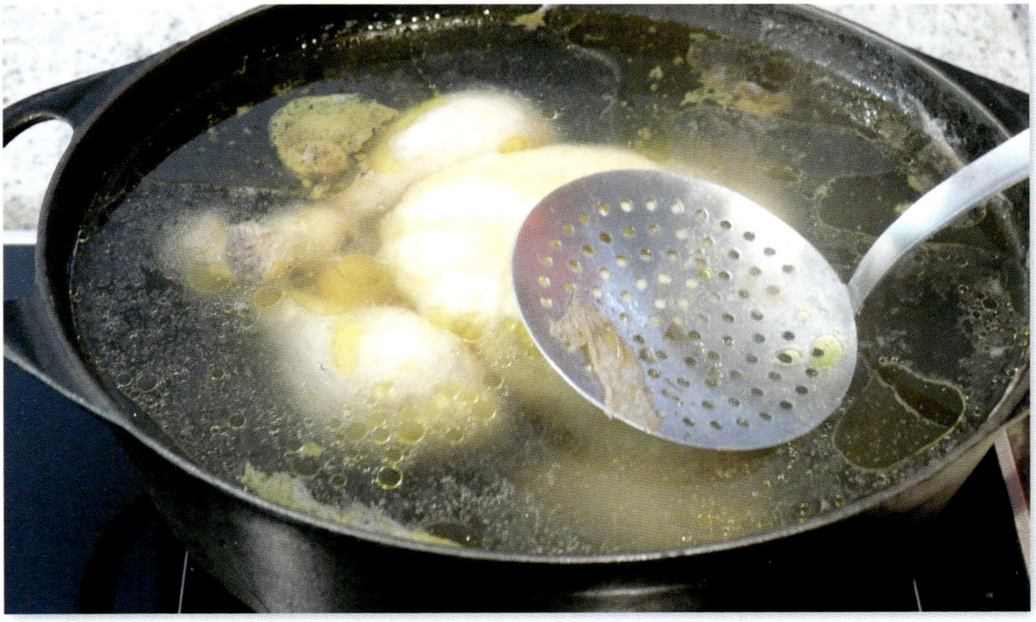

Sobald das Wasser zu sieden beginnt bildet sich etwas dunkler Eiweißschaum auf der Wasseroberfläche. Dieser wird einfach mit einem Sieblöffel abgeschöpft. Der Schaum schadet nicht, ist aber unschön.

Unsere kräftige Hühnersuppe

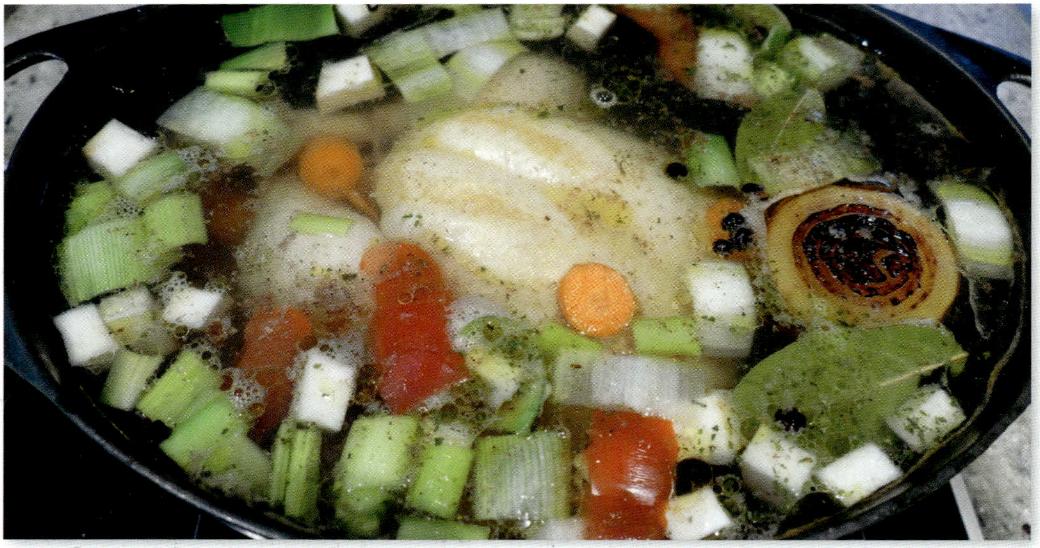

Jetzt das Gemüse und die Gewürze zugeben und das Suppenhuhn, je nach Größe etwa zwei bis maximal drei Stunden auf kleiner Flamme garkochen. Die Brühe soll nicht stark kochen. Ein Maishähnchen hat eine kürzere Garzeit von etwa eineinhalb Stunden.

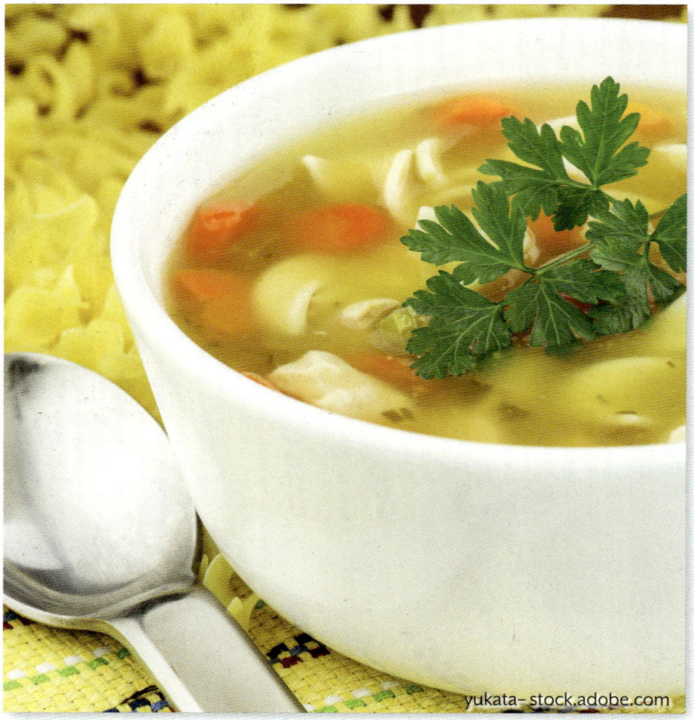

yukata– stock.adobe.com

Nach dem Garen das Huhn aus der Brühe nehmen, etwas abkühlen lassen und das Fleisch von den Knochen lösen. Die Haut wird meist entfernt. Fleisch in Stücke schneiden und später als Suppeneinlage oder auch für ein Frikassee, Curryhuhn oder einen Geflügelsalat verwenden.

Die Brühe durch ein Sieb passieren. Das Gemüse ist ausgelaugt und hat seinen Zweck als Gewürzstoff erfüllt. Restliches Gemüse und weitere Gemüseeinlagen in der Brühe als Einlage kurz bissfest kochen. Nudeln als mögliche Einlage besser separat kochen, da sonst die Brühe trüb wird.

Chirurgische Hautstraffung

Chirurgische Hautstraffung

Durch die Entnahme von Volumen an Armen, Beinen oder Rumpf kommt es grundsätzlich erstmal zu einer Erschlaffung der umgebenden Haut. Das Ausmaß ist in erster Linie von dem Umfang der Saugung und der Hautqualität abhängig. Die Retraktion der Haut -das heißt das eigenständige Zusammenziehen- hängt ebenso von dem Hautüberschuss, der Hautqualität und auch von der Operationstechnik ab. Zusätzliche Maßnahmen wie Laser können die Straffung sehr günstig beeinflussen. Ist dies alles aber nicht ausreichend, um ein funktionell und ästhetisch zufriedenstellendes Ergebnis zu erzielen, so ist die letzte aber gleichzeitig effektivste Straffungsform die chirurgische Straffung.

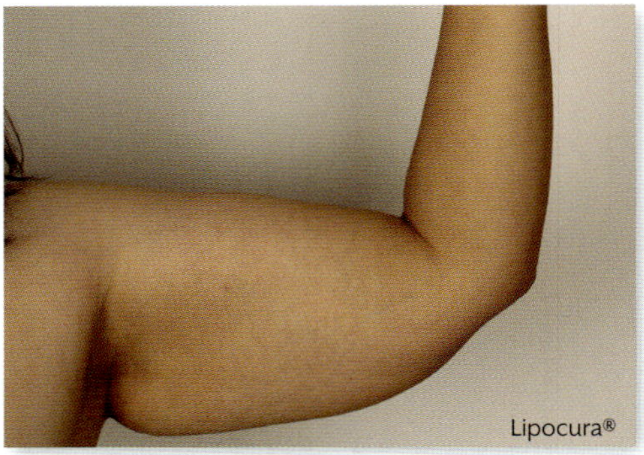

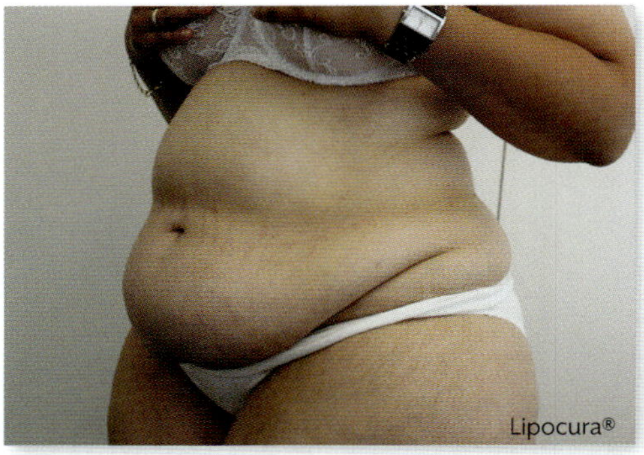

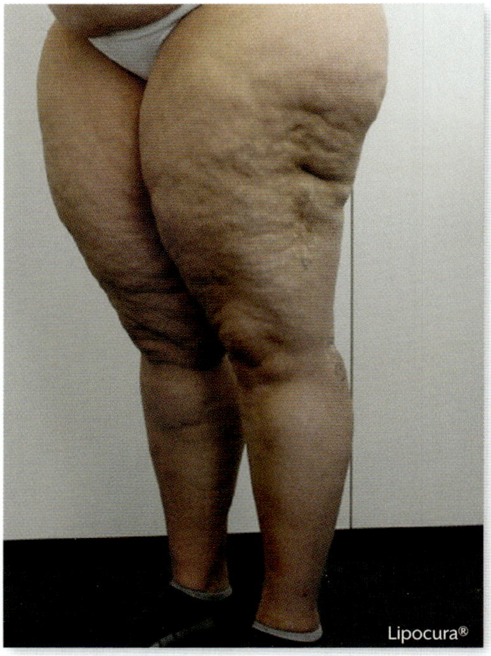

Bei der chirurgischen Straffung wird die überschüssige Haut an Armen, Beinen oder Rumpf entfernt. Die individuellen Variationen sind hier sehr groß und für jeden Eingriff muss das individuelle Chancen-Risikoprofil berücksichtigt werden.

Gerade in Bezug auf das Lipödem gibt es spezielle Straffungstechniken, um den Lymphabfluss nicht weiter zu gefährden und trotzdem sehr gute Ergebnisse erzielen zu können.

Zur Schonung der Lymphbahnen wird die chirurgische Hautstraffung meist mit einer Fettabsaugung kombiniert. Der Eingriff findet in Vollnarkose und unter stationären Bedingungen statt. Zunächst wird das Ausmaß der überschüssigen Haut bestimmt und das zu entfernende Hautareal angezeichnet.

Hierbei ist zu beachten, einerseits ausreichend Haut für einen effektiven Straffungserfolg zu entfernen, andererseits jedoch eine zu große Spannung auf die Narbe zu vermeiden. Die

Bei diesem schweren Ausgangsbefund wäre eine chirurgische Straffung anzuraten. ↑

Schnittführung wird in einen möglichst unauffälligen Bereich gelegt und die Narbe so kurz wie möglich gehalten.

Als erster Schritt erfolgt an der Innenseite der Oberarme, der Oberschenkel oder am Bauch eine nahezu vollständige Absaugung des Fettgewebes unter der Haut im angezeichneten Exzisionsbereich. Anschließend wird die verbliebene überschüssige Haut entfernt. Durch dieses Vorgehen bleiben Lymphbahnen und auch Blutgefäße sowie Nerven nahezu komplett erhalten. Die Wunde wird mit selbstauflösenden Fäden verschlossen und mit einem Verband abgedeckt. Nach einer Straffungsoperation ist die Kompression zur Unterstützung von Wundheilung und Ergebnis für mindestens 6 Wochen ratsam.

Sollte bei der Bauchstraffung auch oberhalb des Nabels ein starker Hautüberschuss vorliegen, so muss ggf. eine Straffung mit Versetzung des Nabels erfolgen. Dann kann nach ausreichender Präparation auch der Oberbauch gestrafft werden. Je nach Befund sollte hier in einem getrennten Eingriff vorher schon die Fettschichtdicke durch Liposuktion reduziert werden. Bei ausgeprägtem viszeralem Fett ist nach anderen Möglichkeiten zu suchen, dieses zu reduzieren. Grundsätzlich kann aber z.B. auch eine Rektusdiastase, das heißt ein Auseinanderweichen der geraden Bauchmuskulatur (wie es häufig nach Schwangerschaften vorkommt), in diesem Eingriff korrigiert werden.

Vorübergehende Folgen unmittelbar nach der Operation sind Hämatome sowie Wundschmerzen. Diese sind in der Regel gut mit Schmerzmitteln zu behandeln. Auch ein Spannungsgefühl ist nach der Operation zu erwarten. Dieses kann mehrere Wochen anhalten. Gefühlsstörungen und Empfindlichkeit im Bereich der Narben sind ganz gewöhnlich und klingen in der Regel mit der Zeit ab.

Bei sehr ausgeprägten Lipödem-Befunden verbleibt nach mehrschrittiger Liposuktion meist ein übermäßiger Hautüberschuss und das sogenannte „Chirurgische Bodylift“ stellt die Ultima Ratio dar.

Maßgeblich betroffen sind neben den Oberschenkeln und Oberarmen auch die Körperstamm-Partien Bauch, Brust und Gesäß/Hüfte. Das zirkuläre Bodylift stellt allerdings einen sehr belastenden Eingriff dar. Für ein schonendes Vorgehen geht man in sicher durchführbaren und gut verträglichen Einzelschritten vor.

Teilweise können auch Körperbereiche kombiniert miteinander gestrafft werden. Das komplette Bodylift wird somit auf möglichst wenige, aber für die Patientin noch gut verträgliche, Operationen aufgeteilt. Entsprechend wie bei allen chirurgischen Straffungsoperationen sollte auch das Bodylift frühestens ein halbes Jahr nach den Liposuktionen erfolgen. Die Eigenstraffung der Haut sollte immer abgewartet werden.

Das Vorgehen beim Bodylift ist grundsätzlich so wie bei den anderen Straffungen auch. Nach sorgsamer Anzeichnung werden die Narben so kurz wie möglich und an unauffälliger Position geplant. Das Bodylift ist Patientinnen mit ausgeprägtem Volumenverlust und stark reduzierter Hautelastizität vorbehalten. Trotz feinster Techniken sind die Narben ausgedehnt, der Effekt bei starkem Hautüberschuss ist aber entsprechend beeindruckend.

Chirurgische Hautstraffung

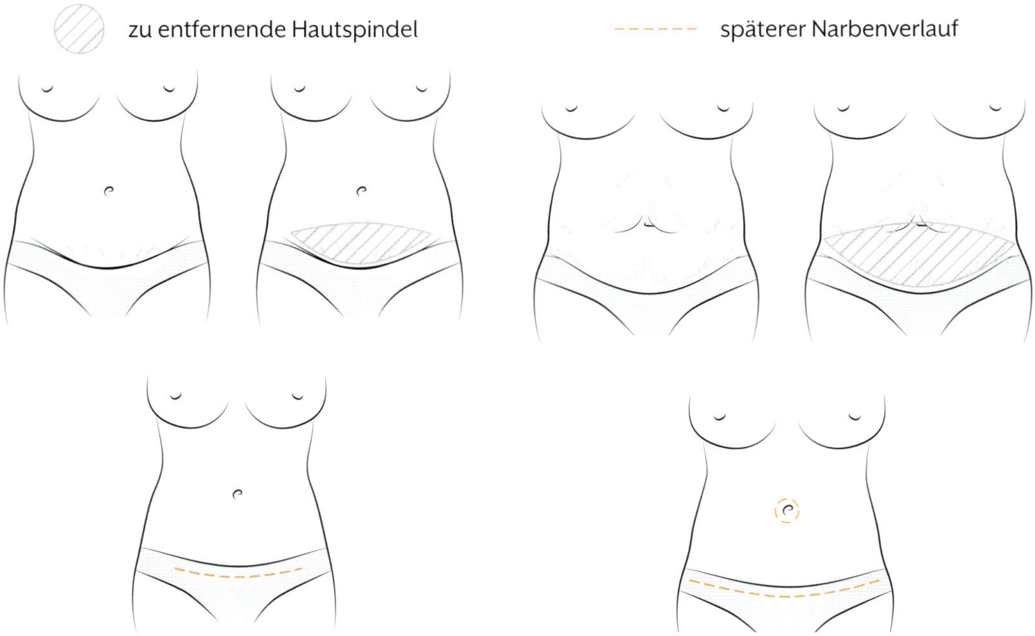

Mini-Bauchdeckenstraffung bei Hautüberschuss am Unterbauch.

Klassische Bauchdeckenstraffung mit Nabelversetzung.

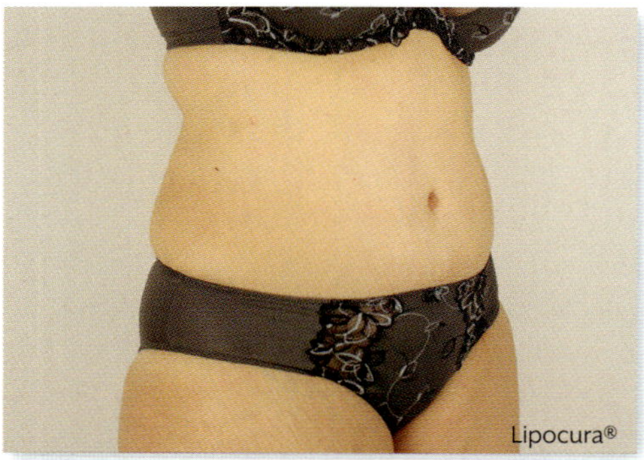

Zumindest in Kleidung kann hier eine normale Körperform ohne Hautüberschüsse erreicht werden.

Mögliche Risiken sind Wundheilungsstörungen, Wundinfektionen und Durchblutungsstörungen der gestrafften Haut oder des Nabels (im Falle einer Nabelversetzung bei einer Bauchdeckenstraffung). Hier spielen Faktoren wie beispielsweise die verzögerte Heilung bei Diabetikerinnen, Raucherinnen und Patientinnen mit Blutgerinnungsstörungen eine Rolle. Nach einer Abdominoplastik (Bauchdeckenstraffung) ist eine Ansammlung von Wundflüssigkeit unter der Bauchdecke möglich, die in seltenen Fällen eine Punktion erfordert.

Im Gespräch vor der Operation werden die möglichen Risiken und das zu erwartende Ergebnis ausführlich besprochen. Das Risiko von Asymmetrien und Hautunregelmäßigkeiten mit Dellen kann durch gute OP-Planung und Erfahrung des Operateurs erheblich verringert werden. Dennoch kann es in manchen Fällen dazu kommen, dass die Narbe nicht ganz symmetrisch verläuft oder sich an den Rändern kleine Gewebeüberschüsse bilden.

Chirurgische Hautstraffung

Skizzen von Dr. Lukowicz, Lipocura®

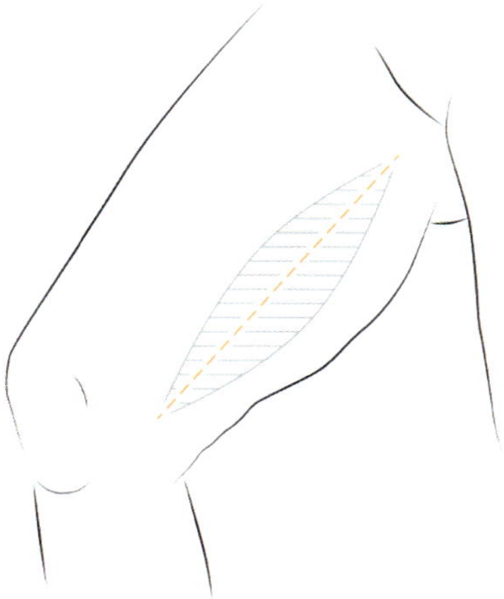

Hautspindel wird nach präoperativem Anzeichnen entfernt.

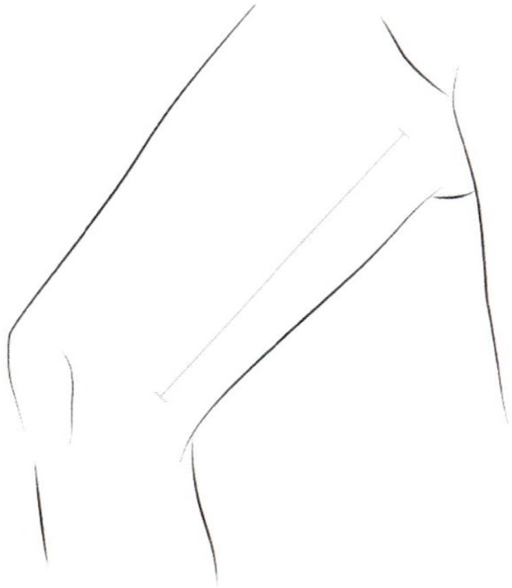

Verlauf der Narbe nach chirurgischer Hautstraffung.
- keine Fäden sichtbar -

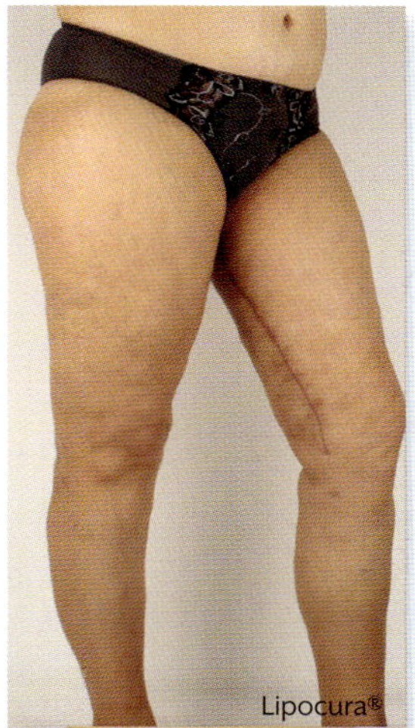

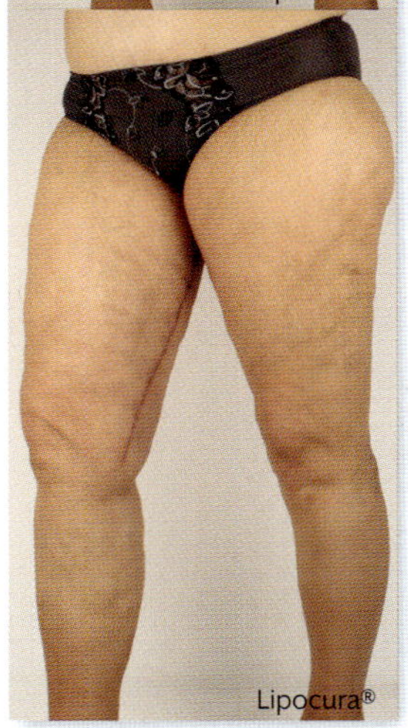

Operiert von Dr. Lukowicz, Lipocura®

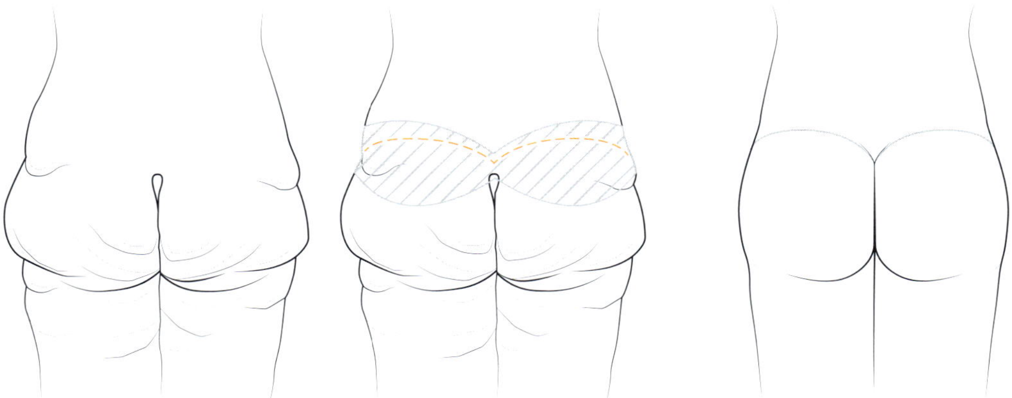

Chirurgische Hautstraffung

Skizzen von Dr. Lukowicz, Lipocura®

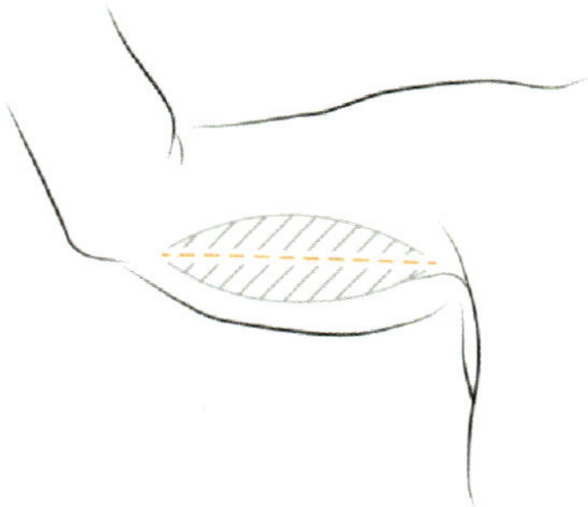

Hautspindel wird nach präoperativem Anzeichnen entfernt.

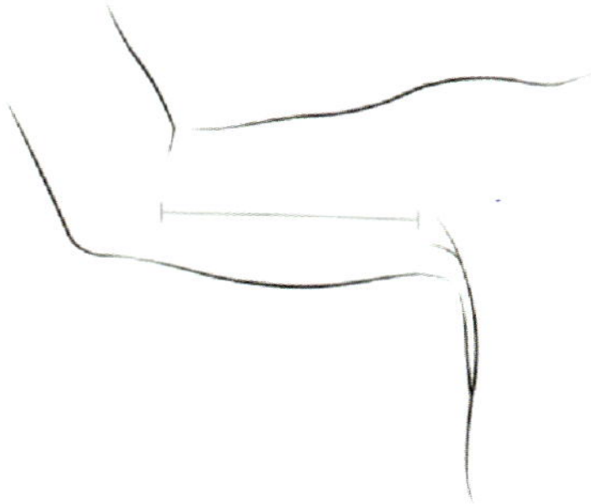

Verlauf der Narbe nach chirurgischer Hautstraffung - keine Fäden sichtbar -

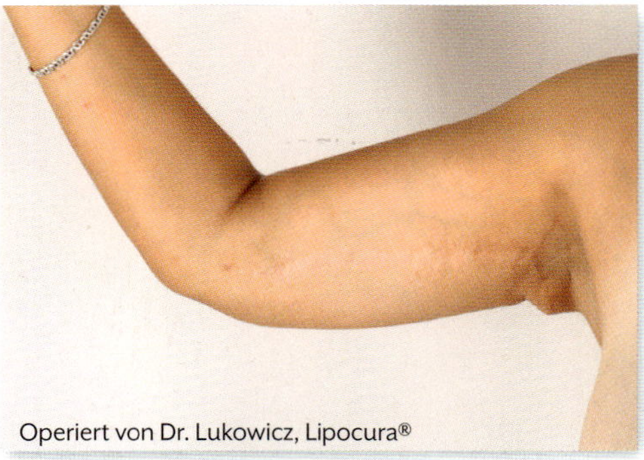

Operiert von Dr. Lukowicz, Lipocura®

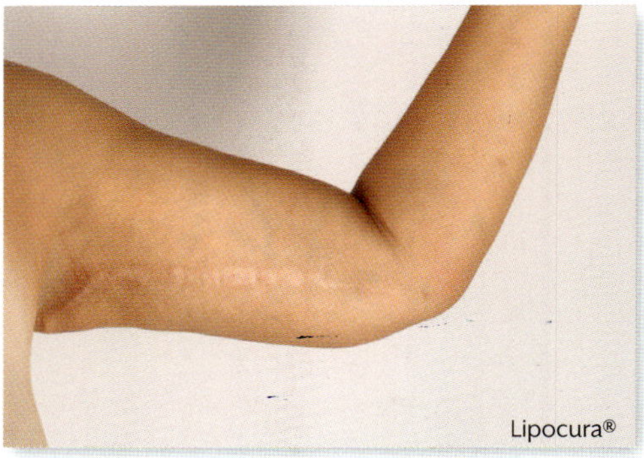

Lipocura®

In Einzelfällen kann nach wenigen Monaten ein kleiner, ambulanter Korrektureingriff der Narbe sinnvoll sein.

Nach einer chirurgischen Straffung kann man nach vier bis fünf Wochen mit leichtem Sport (z.B. Walking) beginnen.

Höhere Kreislaufbelastungen sollten aber in der Anfangszeit vermieden werden. Je nach beruflicher Tätigkeit und abhängig vom Umfang der Operation ist man nach zwei bis drei Wochen wieder arbeitsfähig.

Das endgültige Ergebnis der Operation ist nach frühestens sechs Monaten ersichtlich. Die Narben sollten mindestens ein Jahr vor Sonneneinstrahlung geschützt bleiben.

Unser Tipp

Im Sanitätshaus gibt es sogenannte ScarPads, Silikonauflagen für Narben. Damit die Narben schöner verheilen.

Besorgungen vor einer Liposuktion

Es handelt sich bei dieser Liste nur um gesammelte Tipps.
Diese Tipps können keinen Arztbesuch ersetzen.

» Eisenpräparat (Eine Stunde vor dem Essen einnehmen und nicht in Kombination mit anderen Medikamenten, außer eventuelles Vitamin C)
» Curetin, direkt nach der Liposuktion. Enthält spezielle Nährstoffe zur Wundheilung, unterstützt den Gewebeaufbau
» Lymphpads aus dem Sanitätshaus (kann der Hausarzt verschreiben). Zum Unterlegen bei störenden Nähten des OP-Mieders oder um Verhärtungen aufzulockern
» Damenbinden, Wattepads zum Unterlegen oder
» Compeed Blasenpflaster
» Kompressionssocken, günstig online zu kaufen. Bei anschwellenden Füßen
» Arthrose Handschuhe, bei anschwellenden Händen (am besten ohne Fingerspitzen)
» Knetball bei anschwellenden Händen
» Strohhalme zur Erleichterung beim Trinken, nach einer Arm-Liposuktion
» Stillkissen für ein bequemeres Liegen
» Venenkissen zum Hochlagern der Beine
» Vitamin B12 für die Zellteilung. Gegen das Jucken der Haut. Ausgelöst durch die Schädigung der Nerven
» Vitamin D mit K2 zur Unterstützung des Heilungsprozesses
» Arnica C30 Globuli (5 x 5, drei Tage vor OP beginnen), zur Unterstützung der Wundheilung gegen Schwellungen und Blutergüsse
» Arnika Salbe gegen Schwellungen
» Traumeel Salbe (nicht auf die Einstichstellen!) oder Tabletten (bereits eine Woche vor OP beginnen mit der Einnahme, unter der Zunge zergehen lassen) gegen Blutergüsse und Prellungen
» Heparinsalbe oder -gel zum besseren Abheilen der Hämatome und Verhärtungen
» Selbsttest Eisenmangel
» Rotbäckchen Saft mit Eisen oder Floradix
» Kräuterblutsaft
» Korodin Tropfen für den Kreislauf
» Bi-Oil oder Kelofibrase für die Pflege der Narben
» Johanniskrautöl für die Narbenpflege
» Narbenroller

Besorgungen vor einer Liposuktion

- Bromelain Tabletten (wie z. B. Bromelain POS, Bromelain von fair & pure oder Wobenzym), erst **nach** absetzen der Thromboseprophylaxe einnehmen
- Lymphdiaral Tropfen oder auch als Salbe für den besseren Lymphfluss (Achtung bei Schilddrüsenproblemen nicht in der Halsgegend anwenden)
- Magenschutz (wie z. B. Pantoprazol oder Omep)
- Damenurinal, die OP-Mieder haben zwar eine Hygieneöffnung, aber vielleicht fällt es so leichter
- Weiche Toilettensitzerhöhung
- Octenisept zum desinfizieren der Einstichstellen
- Melatonin zum besseren Schlafen (Verschreibungspflichtig!)
- Schwamm am Stock zur Erleichterung beim Duschen
- Malerunterlage fürs Auto bei der Heimfahrt und für das Bett oder Couch
- Retterspitz für Wickel gegen Schwellungen. Einfach ein Geschirrhandtuch in Retterspitz eintauchen und auflegen. Nicht auf offene Stellen!
- Traubenzucker
- Matratzenschoner
- Getrocknete Aprikosen (enthalten viel Eisen)
- Gittertapes für die Narben
- Eventuell Ersatzmieder (Second Hand auf Facebook in der Gruppe: Kompressionskleidung bei Liposektion Flohmarkt Kauf und Verkauf)
- Einmalwaschlappen
- Schnell einziehende Creme. Zum Eincremen nach dem Duschen, wenn die Einstichstellen zu sind
- Einmalunterlagen für Toilettensitze, da Sie sich mit Ihrem OP-Mieder mit Hygieneöffnung auf öffentliche Toiletten setzen
- Für die Arm-Liposuktion vorher schon Armkompression verschreiben lassen, vor allem Handschuhe und zudem auch eine Anziehhilfe
- Nordic Walking Stöcke, können nach der Arm-OP helfen, dass die Arme nicht so runterhängen beim Gehen und das Blut in die Hände läuft
- Bademantel
- Kühlpacks
- Wäschenetz für das Waschen der Kompression

Dies ist eine von uns erstellte Liste und freilich braucht nicht jeder alles davon. Sie sollten sich einfach das für Sie Sinnvolle herauspicken.

Keine Angst vor der Vollnarkose

Bilder aus dem OP-Saal

Keine Angst vor der Vollnarkose

Die Vollnarkose am Beispiel Lipocura ® München

Vor der Operation:

Die Patientin kommt ca. zwei Stunden vor dem geplanten Eingriff in die Klinik und wird dort vom Personal empfangen. Auf der Station kann anschließend das Zimmer bezogen werden. Das Prämedikations-Gespräch mit dem Narkosearzt hat mindestens 24-48 Stunden zuvor in der Klinik stattgefunden. In dem Gespräch wurde die Patientin detailliert über die Narkoseform und den OP-Ablauf aufgeklärt. Wichtig ist, dass keine offenen Fragen bleiben und man unbeschwert und möglichst angstfrei in den OP-Tag starten kann. Die Nüchternheit (sechs Stunden vor OP keine feste Nahrung, zwei Stunden vor OP keine flüssige Nahrung) ist ein enorm wichtiger Beitrag der Patientin, ohne diesen der Eingriff zur Sicherheit nicht stattfinden darf.

Auf dem Zimmer hat die Patientin die Möglichkeit, ihre Tasche auszupacken (Wertsachen bitte zu Hause lassen) und in Ruhe anzukommen. Die Stationsschwester legt den Venenzugang und ist vor dem Eingriff sowie danach stetige Ansprechpartnerin für Wünsche oder Fragen.

Nachdem sich die Patientin umgezogen hat, kommt der Operateur zum finalen Gespräch und zur Anzeichnung der zu behandelnden Areale. Wichtig ist, dass auf Hautcreme am OP-Tag und am Tag zuvor verzichtet wird, da diese das Anzeichnen erschwert.

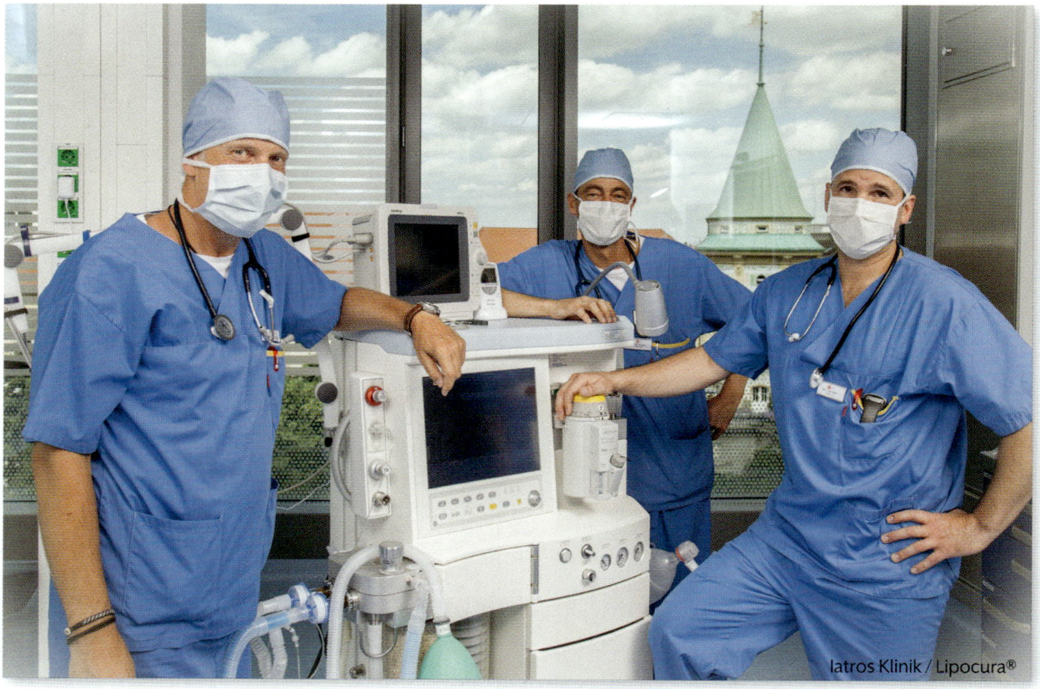
Iatros Klinik / Lipocura®

↑ Bei einer Vollnarkose ist immer ein Narkosearzt anwesend. Hier die Leiter der Iatros Klinik: Dr. med. Christoph Schmitt-Hausser, Dr. Michael Kasper, Dr. med. Javier del Valle (v.l.n.r.).

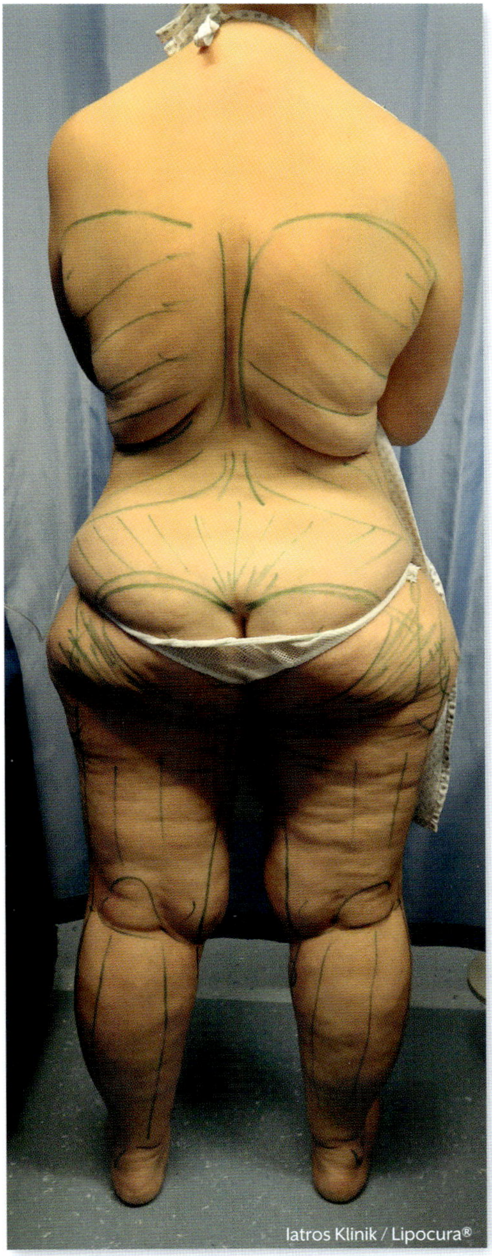

↑ Vor der Liposuktion zeichnet sich der Operateur die zu operierenden Areale genau an. Sie erhalten ein OP-Höschen, OP-Hemd und eine OP-Haube.

Im OP-Raum:

Vom OP-Pfleger bzw. der OP-Schwester wird man in den Operationsraum begleitet.

Hier wird der Anästhesist nun die Narkose einleiten. Er ist während der gesamten Operation an der Seite der Patientin und für die Beobachtung der Schlaftiefe und Stabilisierung der Vitalfunktionen verantwortlich. Die Einleitung erfolgt über den Venenzugang ummittelbar vor dem Eingriff.

Viele Patientinnen berichten über sehr angenehme Träume während des Eingriffs durch das Narkosemittel. Man befindet sich nun in einem Tiefschlaf. Um die Atmung zu unterstützen, wird nun ein Beatmungsschlauch gelegt. Das Legen sowie das Ziehen dieses Schlauches wird von der Patientin nicht wahrgenommen. (Eventuell verspürt man nach dem Eingriff ein leichtes Halskratzen.)

Nach der OP:

Nach Abschluss der Operation wird die Narkose sanft ausgeleitet und die Patientin wird in den Aufwachraum begleitet, um in Ruhe zu sich zu kommen. Die Vitalfunktionen und die Körpertemperatur werden hier weiterhin überwacht.
Prophylaktisch wurden vorab bereits Medikamente gegen Schwellung, Schmerzen und Übelkeit verabreicht, um das Aufwachen so komfortabel wie möglich zu gestalten. Wenn sich sie Patientin dementsprechend fit fühlt, kann sie auf ihr Zimmer begleitet werden. Neben den Stationsschwestern ist auch ein Arzt rund um die Uhr in der Klinik anwesend, um einen möglichst schmerzarmen postoperativen Verlauf zu gewährleisten.

Keine Angst vor der Vollnarkose

Typische Ängste:

In der Praxis werden meist ähnliche Ängste vor einer Narkose geschildert. Die wohl größte Angst ist, dass man während des Eingriffs wach wird bzw. etwas spürt und sich nicht bemerkbar machen kann.

Diese Angst ist allerdings unbegründet, da die Tiefe des Schlafes pausenlos durch den Narkosearzt überwacht wird. Einer Abflachung der Narkosewirkung kann dementsprechend sofort entgegengewirkt werden. Außerdem werden bei der Narkose einer Lipödem-Fettabsaugung keine Muskelrelaxanzien verabreicht. Rein theoretisch könnte man sich also während einer Operation bewegen und bemerkbar machen.

Wichtig ist, die Ängste vorab anzusprechen. Die Praxis zeigt, dass eine detaillierte Schilderung über den Narkoseablauf durch den Anästhesisten der Patientin durchaus zu mehr Vertrauen verhelfen kann und die Ängste trotz des nicht vermeidbaren Kontrollverlustes mildert. Schreiben Sie sich Ihre Fragen vor dem Narkosegespräch mit dem Anästhesisten zu Hause auf, damit Sie ihm alle Frage stellen können und nichts vergessen.

Die Vollnarkose im Allgemeinen und speziell beim Lipödem:

» Eine Lipödem-Liposuktion in Beisein einer Anästhesie („Ihrem Anwalt" während der OP) durchzuführen ist das sicherste Vorgehen für Sie.

» Hierzu sind Sie nüchtern (sechs Stunden vorher keine Nahrung, zwei Stunden vorher kein Wasser).

» Sie erhalten einen Venenzugang und darüber die Einleitung der Narkose, welche oft tolle Träume macht. Bei einer Arm-Liposuktion wird der Zugang am Fuß gelegt.

» Von da an, bekommen Sie nichts mehr mit von dem Eingriff und unnötiger Stress wird Ihnen erspart.

» Ihr Körper „schläft" so tief, dass er „vergisst" selber zu atmen. Aus diesem Grund erhalten Sie eine Beatmung. Das ist immer so bei einer Allgemeinanästhesie; es gibt keine Light-Anästhesie.

» „Sie bekommen nur eine kleine Maske!", oder „Sie bekommen eine minimal-invasive Narkose" sind reine Verkaufsversprechen.

» Ihre Atemwege werden gesichert mittels Tubus (ITN) oder Larynxmaske (LAMA).

» Das Angenehme ist, dass Sie weder merken wie der Schlauch reinkommt, noch rauskommt; eventuell haben Sie ein Halskratzen hinterher.

» Ihr Anästhesist ist immer an Ihrer Seite am Kopfende und ist verantwortlich für Ihre Sicherheit! Er garantiert für stabile Vitalfunktionen während des gesamten Eingriffs.

» Es gibt zwei Besonderheiten bei einer Lipödem-Liposuktion: Hohe Volumenverluste durch hohe Aspiratvolumina (= Absaugvolumen; zwischen sechs bis zehn Liter) und hinzu kommt die Auskühlung Ihres Körpers während des Eingriffs.

» Der Anästhesist betreut die notwendige Volumentherapie und das Temperaturmanagement. Er steuert kontinuierlich die Narkose, d.h. Kontrolle über Tiefe und Länge des Schlafs.

» Nach Beendigung des Eingriffs wachen Sie ruhig und kontrolliert noch im OP-Saal auf.

» Anschließend werden Sie in den Aufwachraum zum Ausschlafen und zur Erholung gefahren, bis Sie fit genug sind für Ihr Zimmer. Auch hier ist eine weitere Überwachung durch Monitore gewährleistet.

» Auf diese Weise kann der Eingriff so komfortabel wie möglich für den Patienten gestaltet werden. Unterstützend erhalten Sie Medikamente gegen Schwellung, Übelkeit und Schmerz.

» Somit erfolgt der Eingriff „Stationär“:
Ein Arzt ist 24 Stunden im Haus; jederzeit besteht die Möglichkeit Maßnahmen gegen Schmerzen, Übelkeit, oder Kreislaufschwäche zu ergreifen.

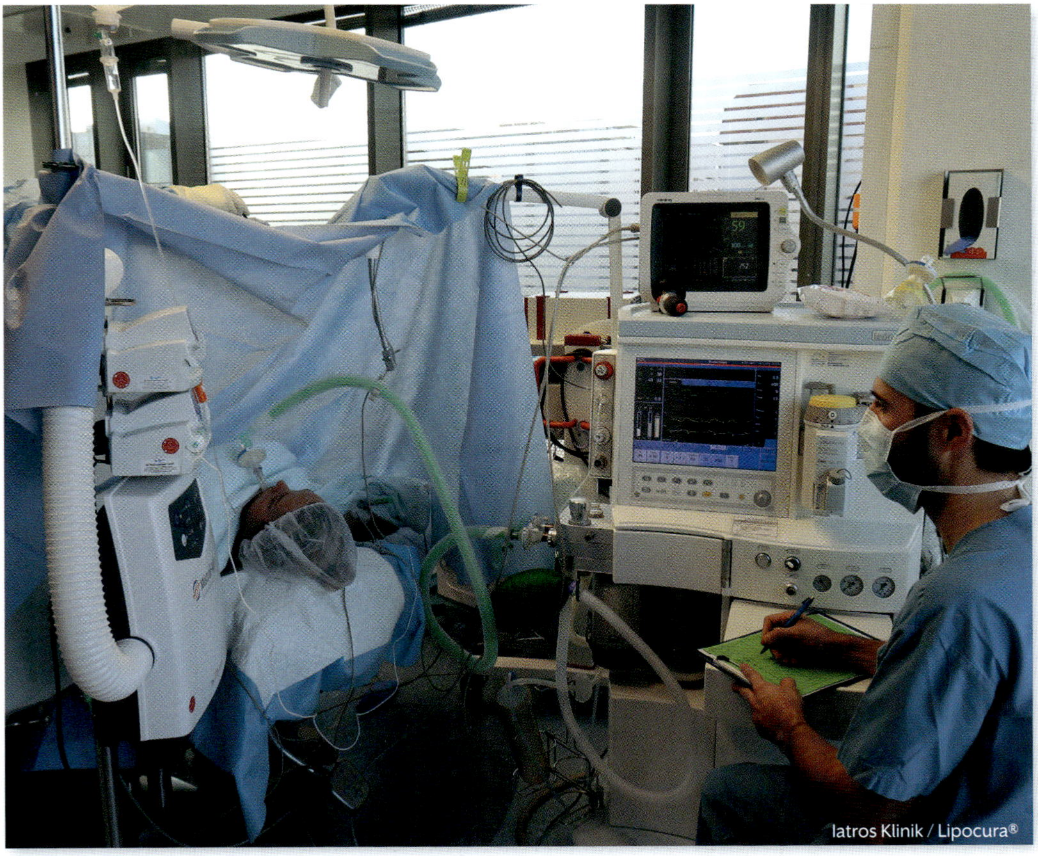
Iatros Klinik / Lipocura®

↑ Während der Liposuktion in Vollnarkose werden Sie von einem Anästhesisten überwacht. Hier wird mit Hilfe eines Tubus beatmet. Dadurch kann es nach der Operation zu leichten Halsschmerzen kommen.

Bilder aus dem OP-Saal

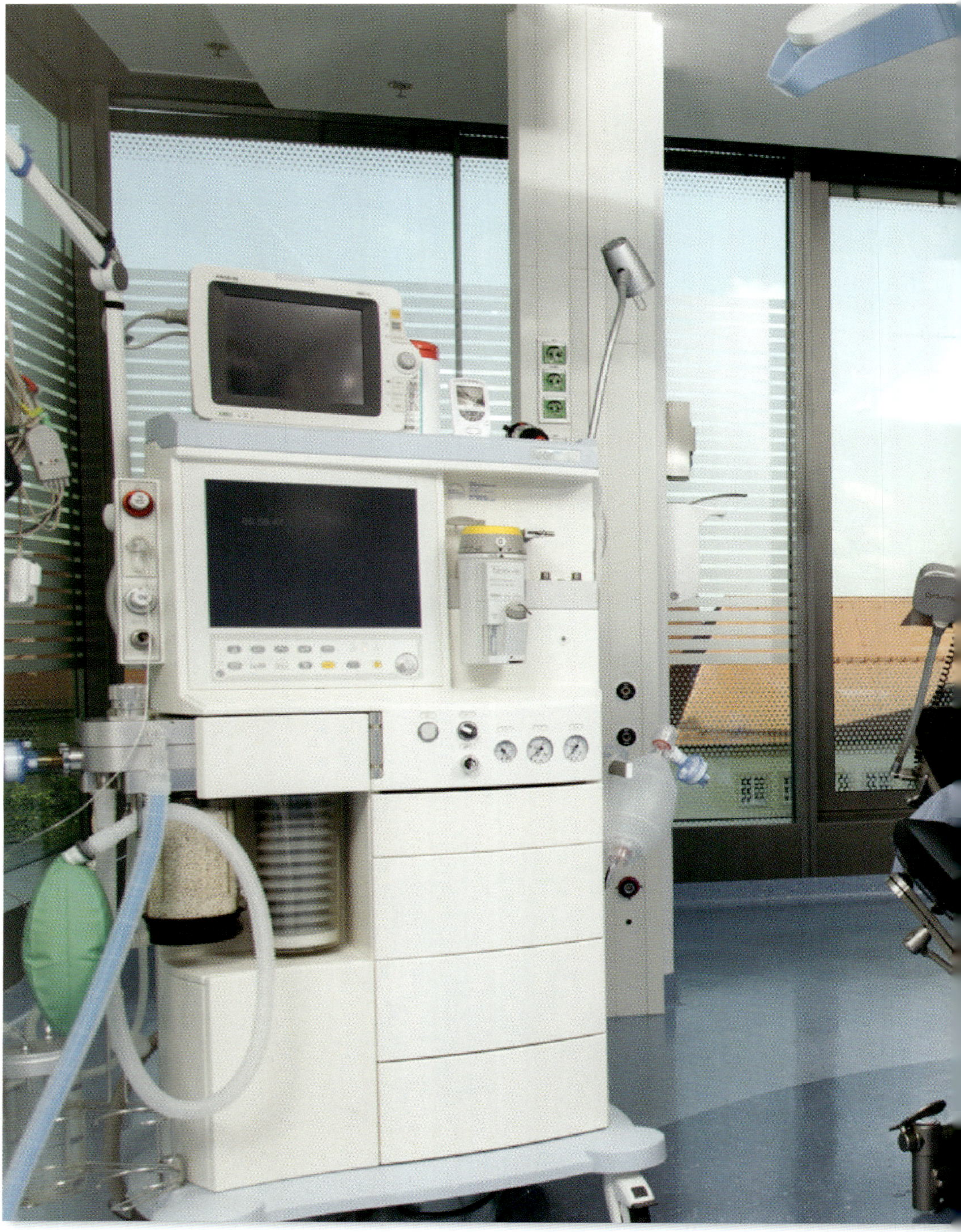

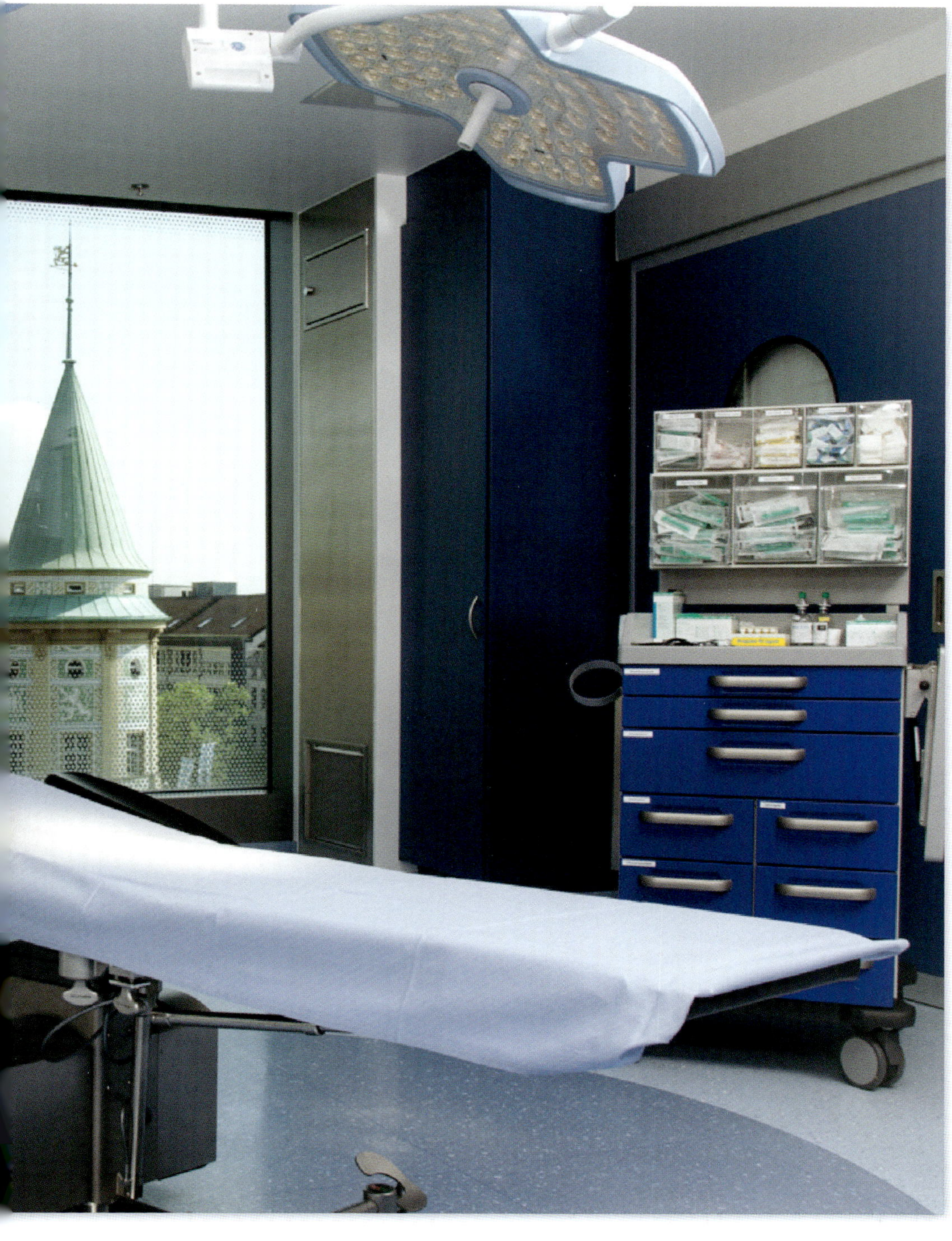

↑ Hygiene ist das A und O einer Liposuktion. Hier ein OP-Saal der Iatros Klinik in München.

Bilder aus dem OP-Saal

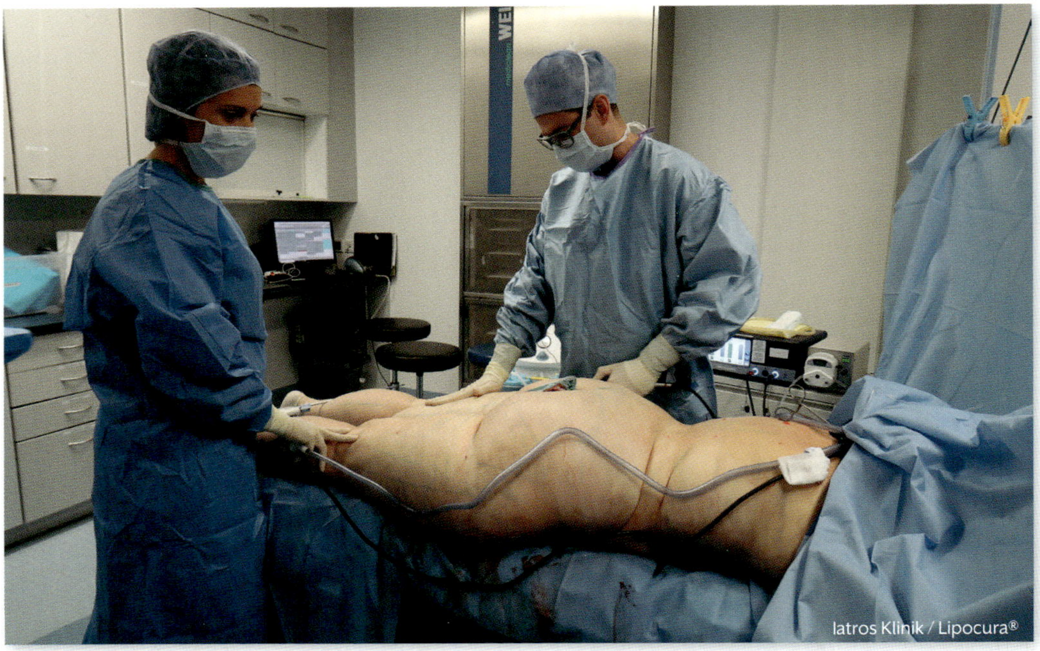

↑Sobald die Narkose wirkt, werden kleinste Schnitte so platziert, dass sie möglichst unauffällig sind. Dann wird von Dr. Michael Sauter von Lipocura® die Tumeszenzlösung injiziert, mit Hilfe der OP-Schwester Mona Schulmeister.

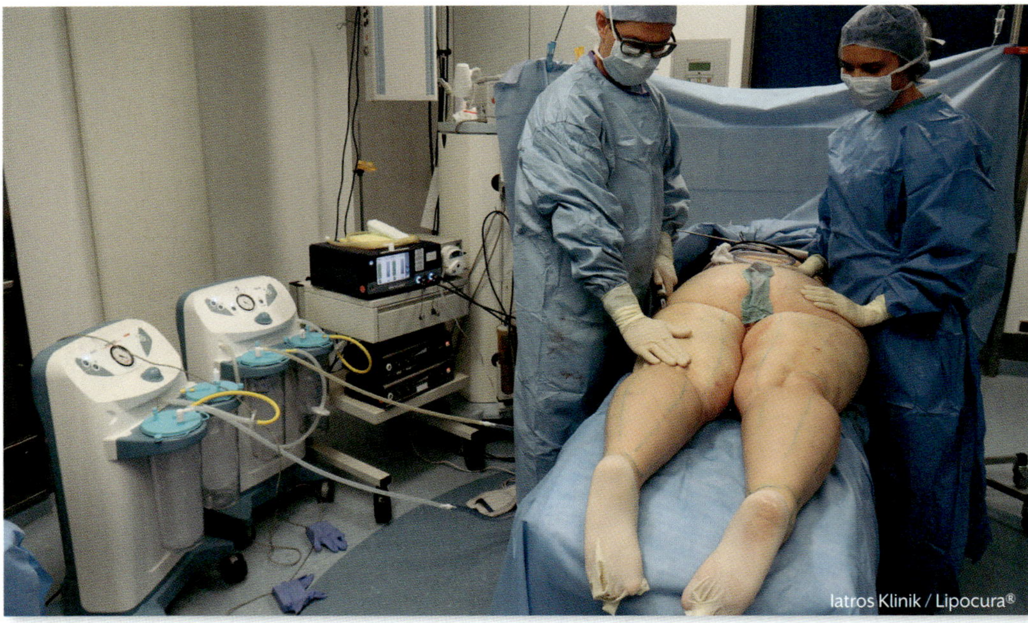

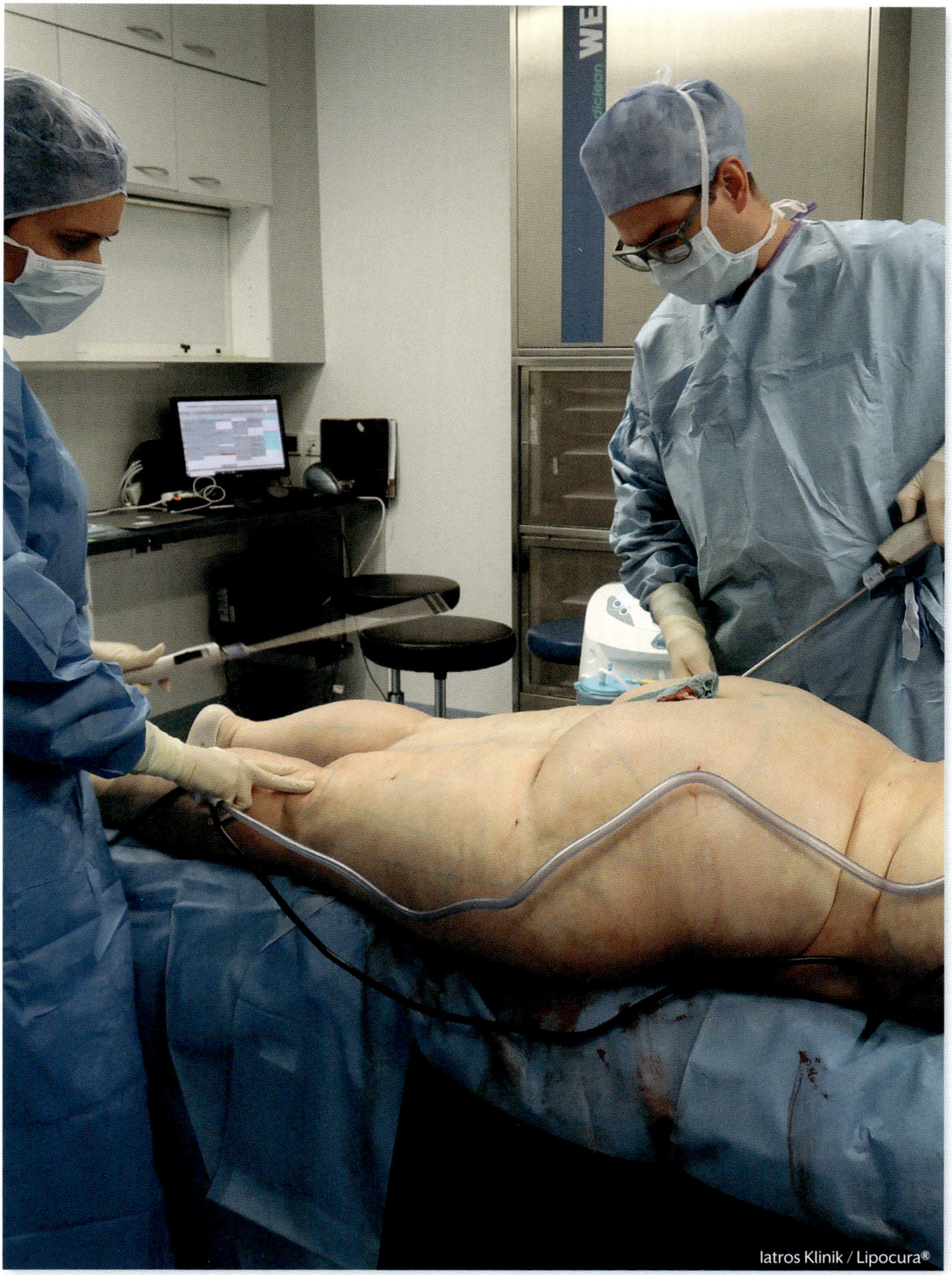

Iatros Klinik / Lipocura®

Bilder aus dem OP-Saal

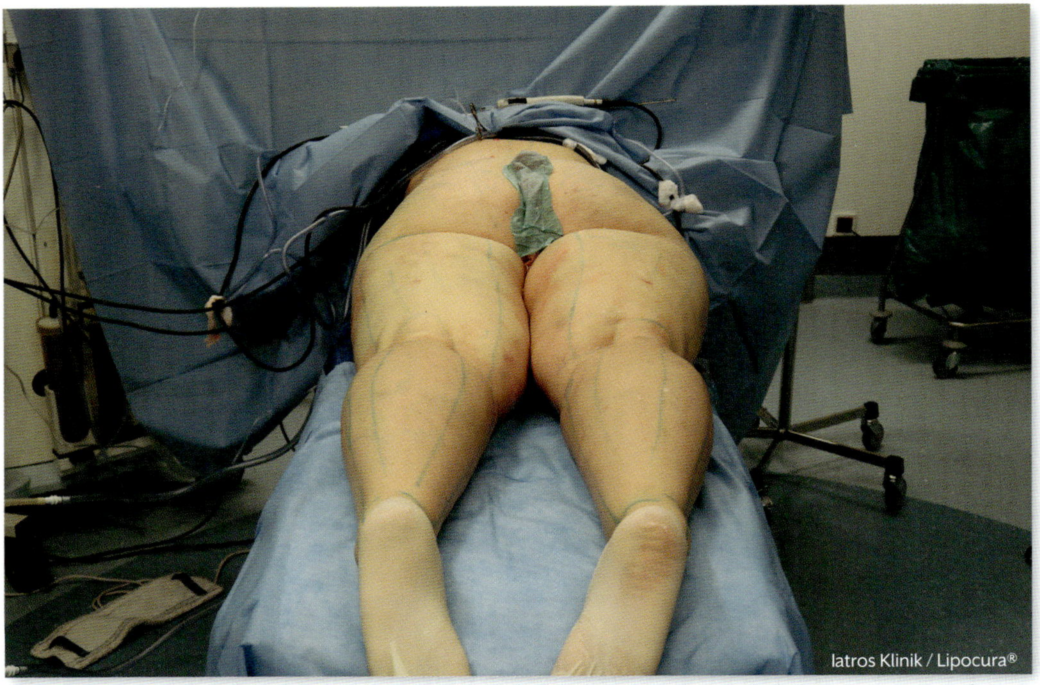

↑ Die Tumeszenzlösung muss einwirken. Die Lösung reichert sich in den Fettzellen an. ↓

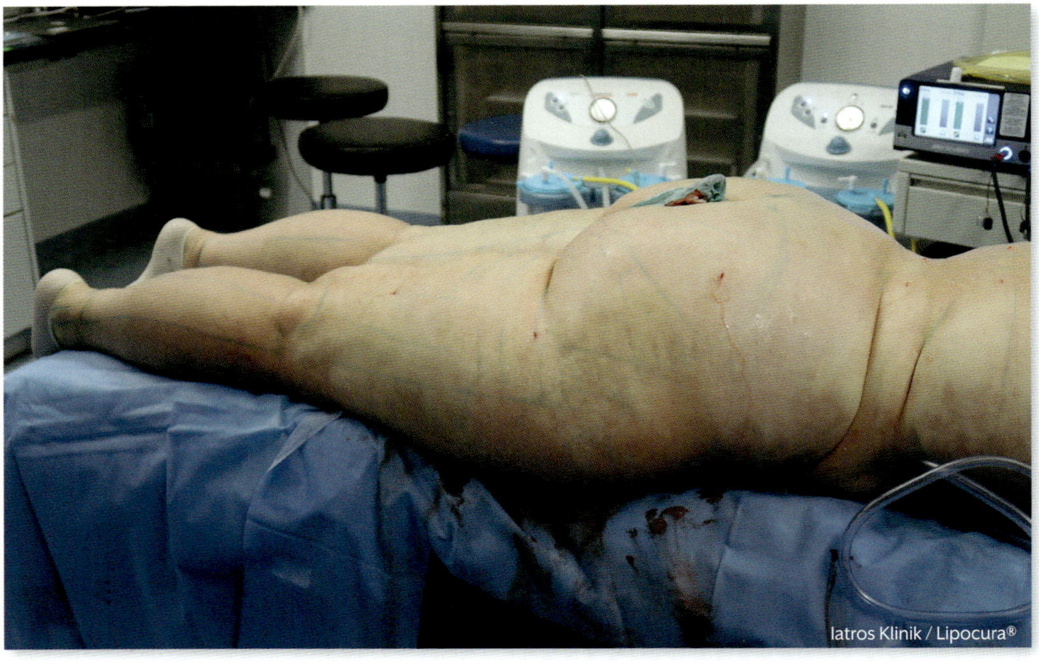

Bilder aus dem OP-Saal

Zusammen mit dem Team der Iatros Klinik operiert Herr Dr. Michael Sauter nach der PAL-Methode das Lipödem. Nach dem Einwirken der Tumeszenzlösung wird durch die gleichen Einstichstellen eine stumpfe Vibrationskanüle eingeführt. Diese ist mit einer schnell vibrierenden Spitze ausgestattet. Die Vibration bewirkt eine Auflockerung des Gewebes und ein Aufbrechen der abzusaugenden Fettzellen.→

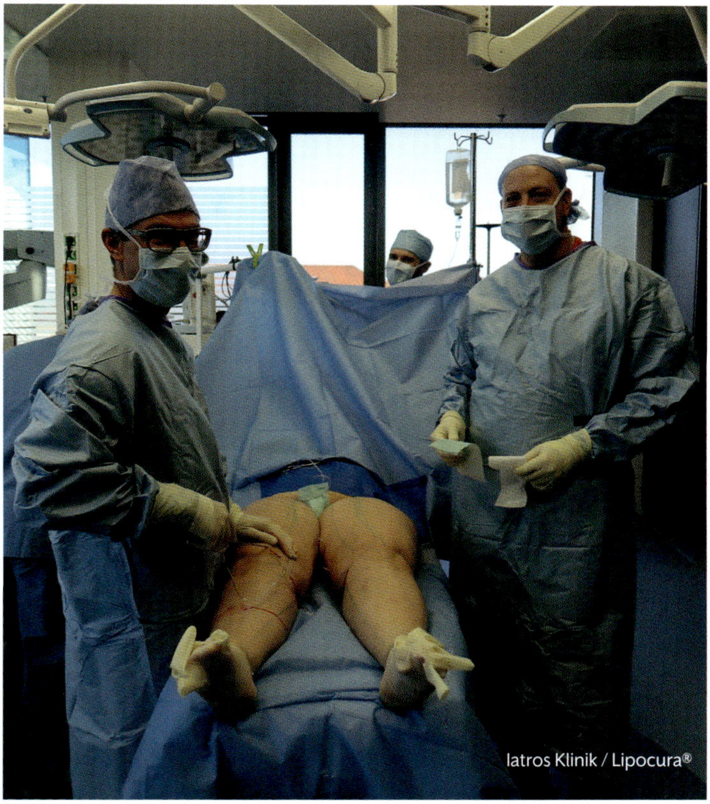

Iatros Klinik / Lipocura®

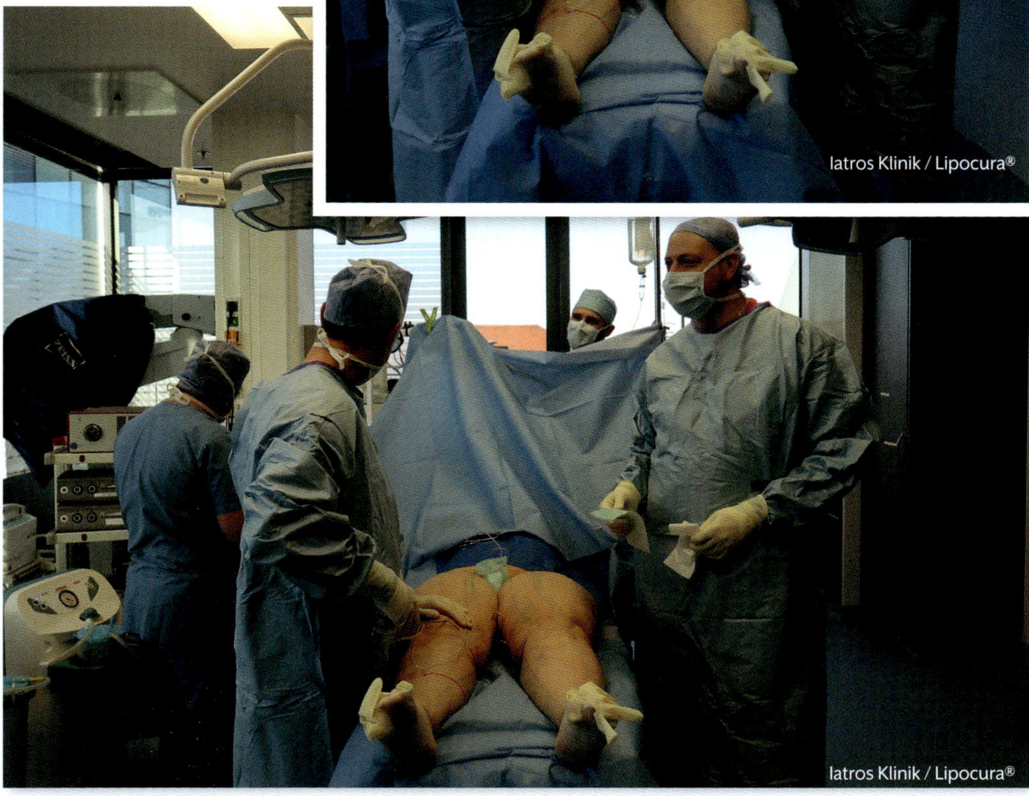

Iatros Klinik / Lipocura®

Bilder aus dem OP-Saal

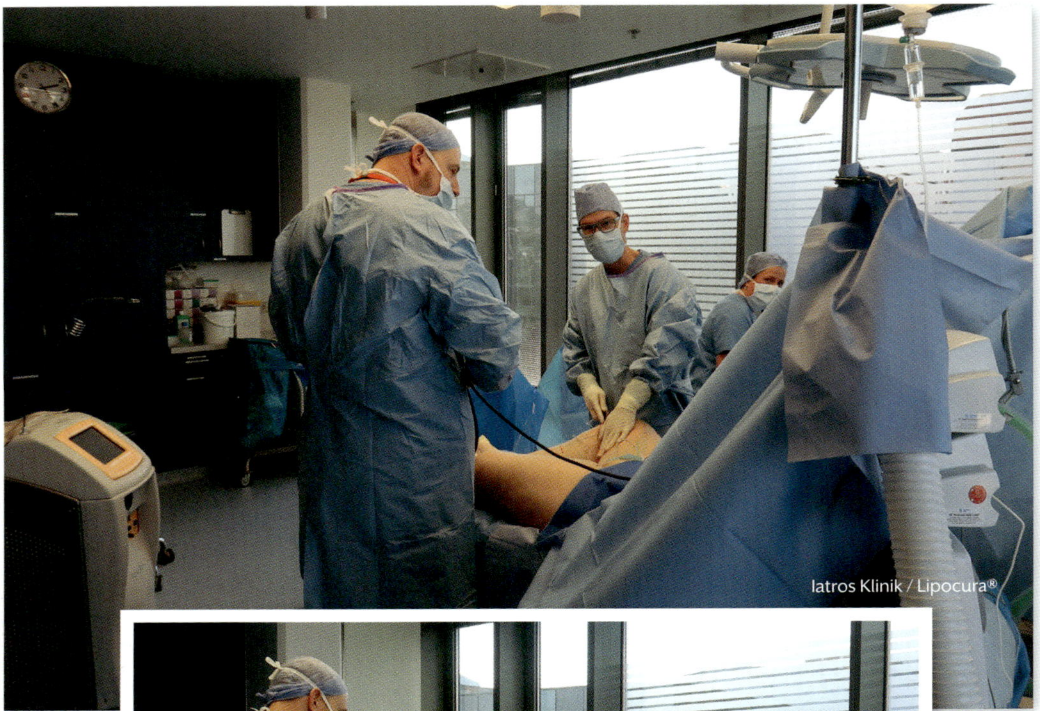

Iatros Klinik / Lipocura®

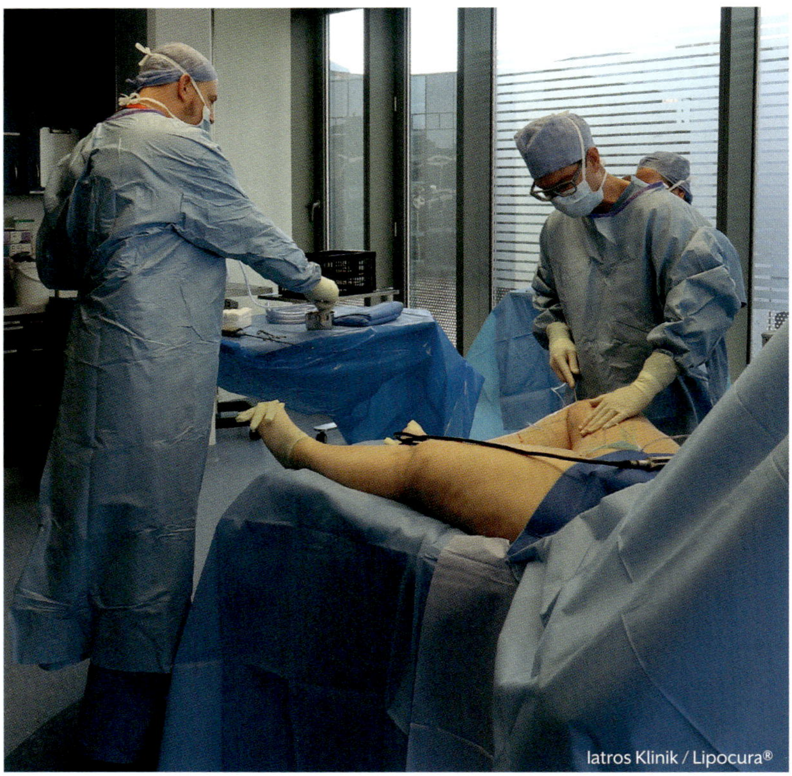

Iatros Klinik / Lipocura®

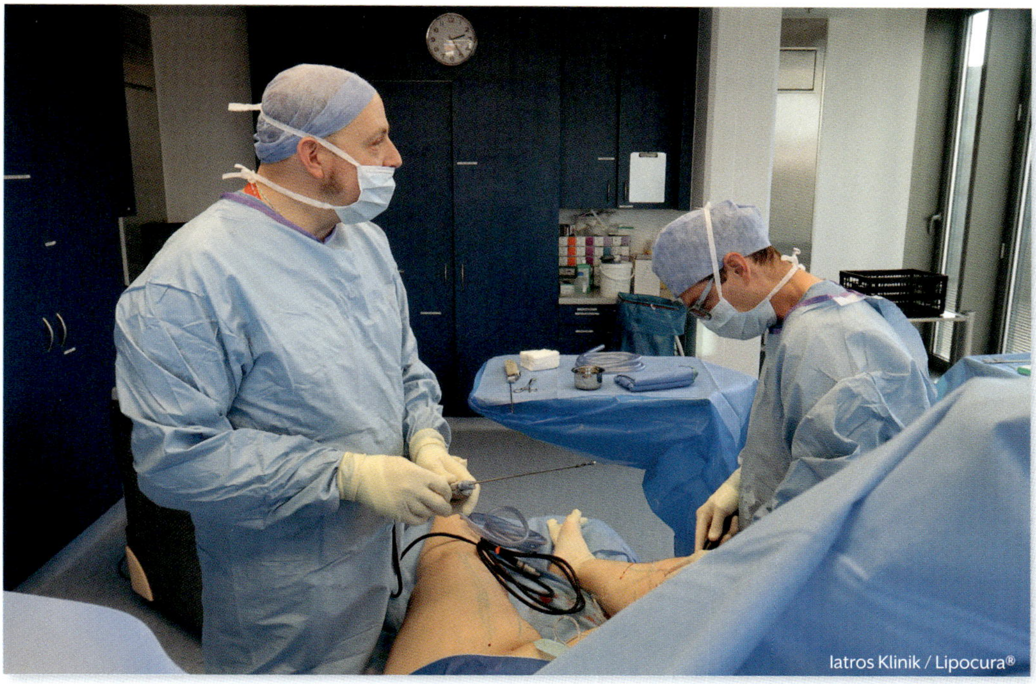
Iatros Klinik / Lipocura®

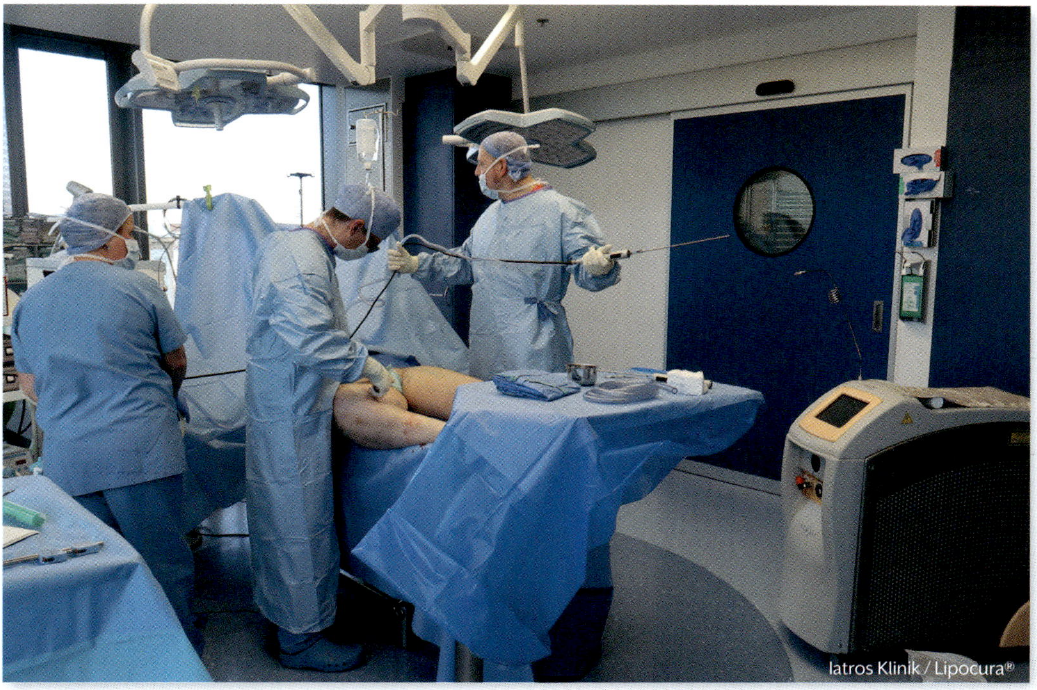
Iatros Klinik / Lipocura®

Bilder aus dem OP-Saal

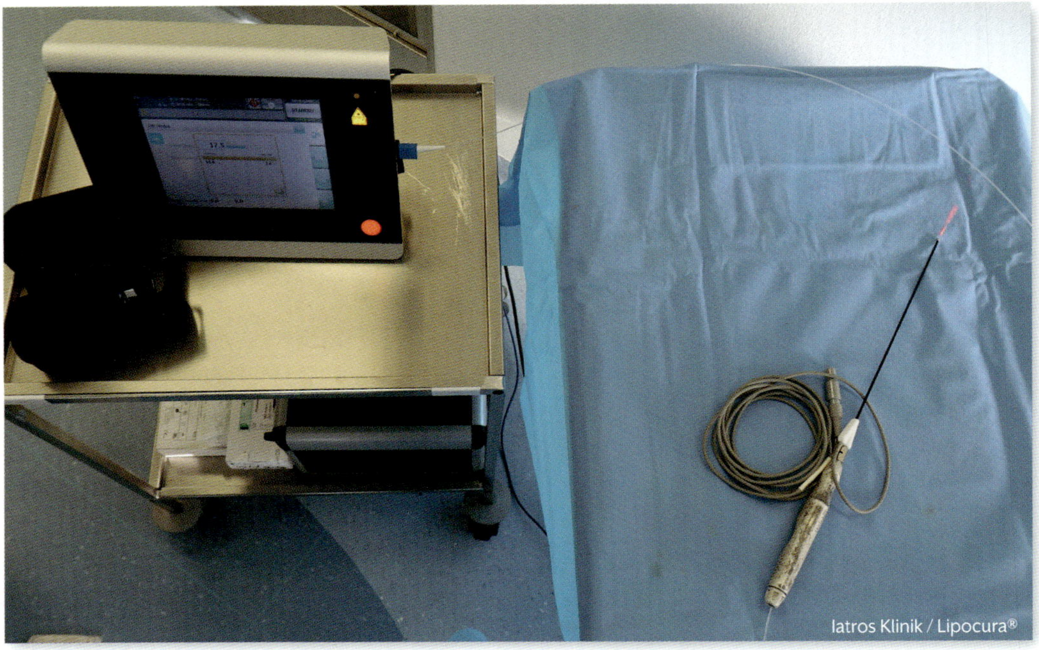

↑ Manche Kliniken bieten eine Laserstraffung an. Hier die Lasersonde und die dazugehörende Technik nebst Schutzbrille für den Operateur.

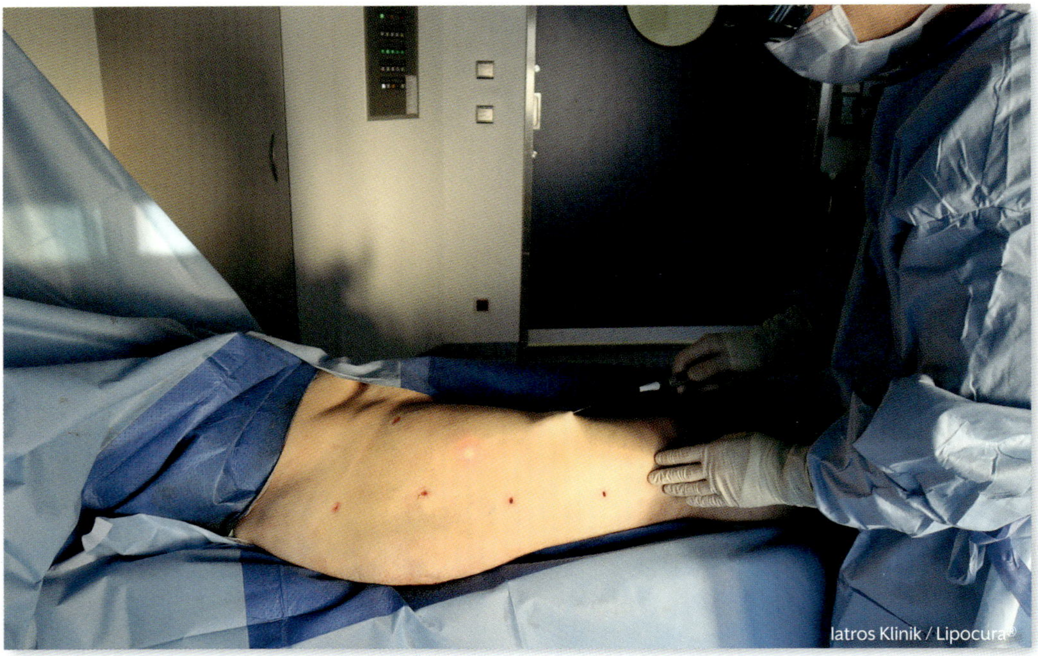

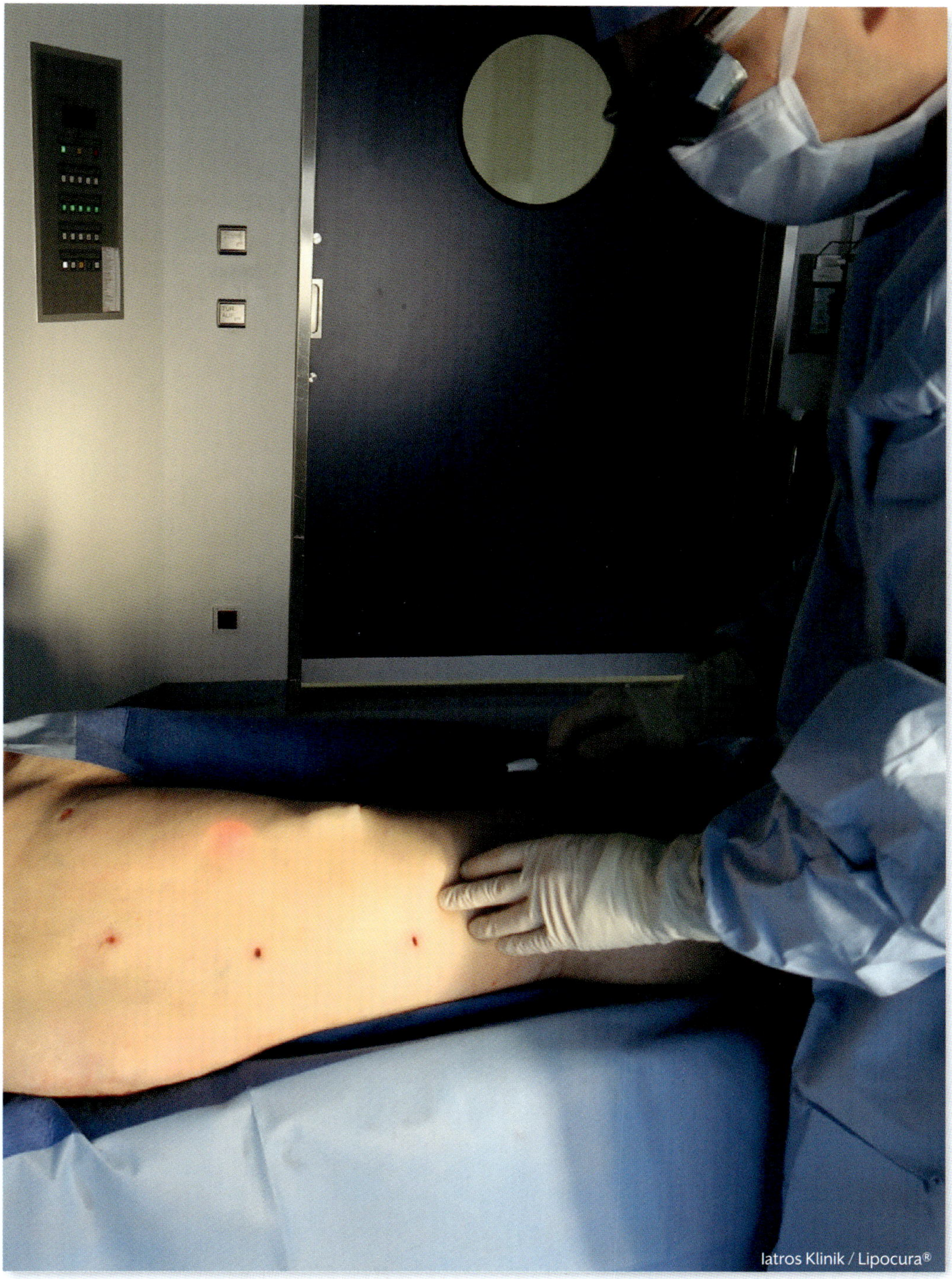

↑ Dr. Sauter geht direkt nach der Liposuktion durch die gleichen Einstichstellen mit der Lasersonde.

Bilder aus dem OP-Saal

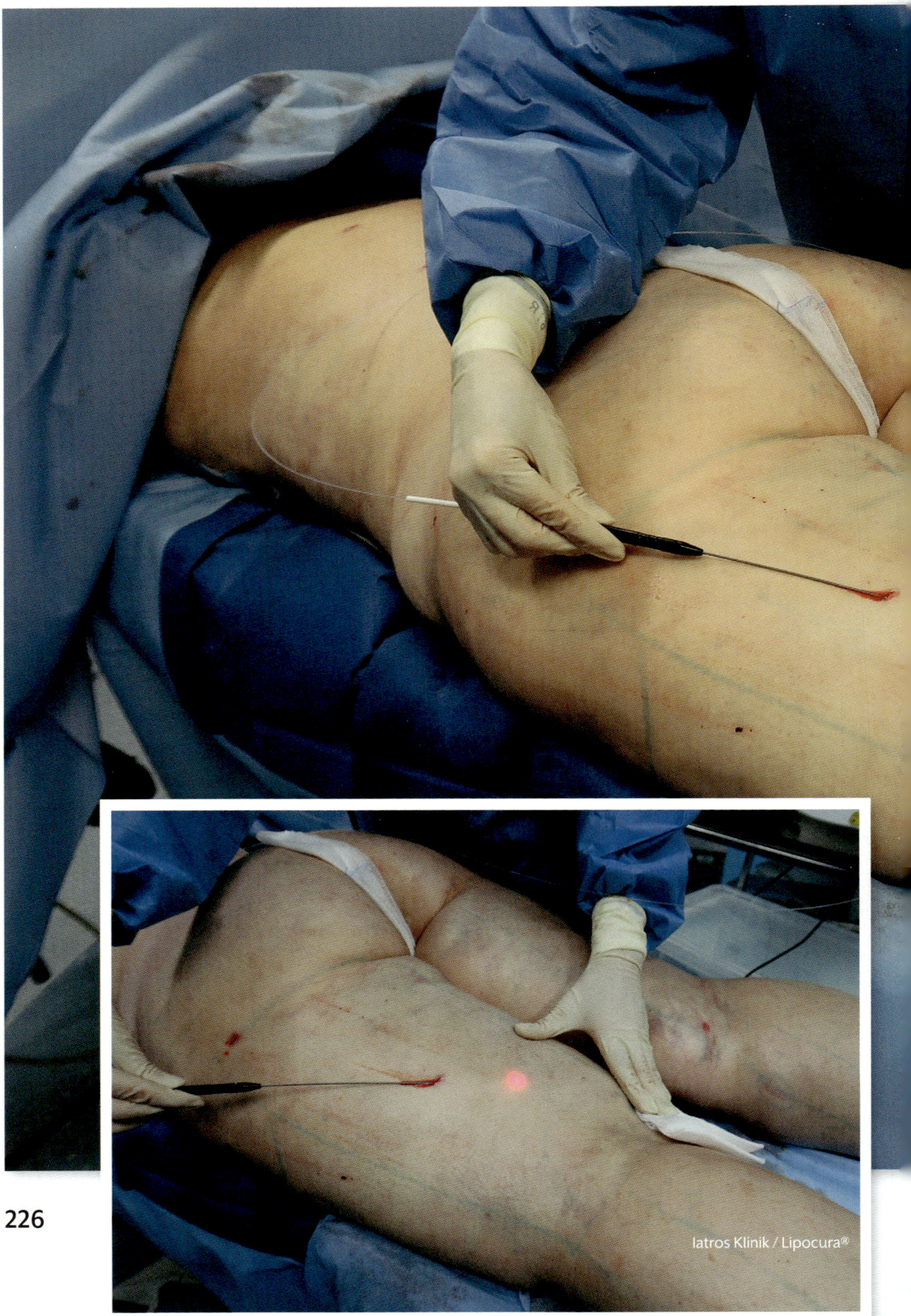

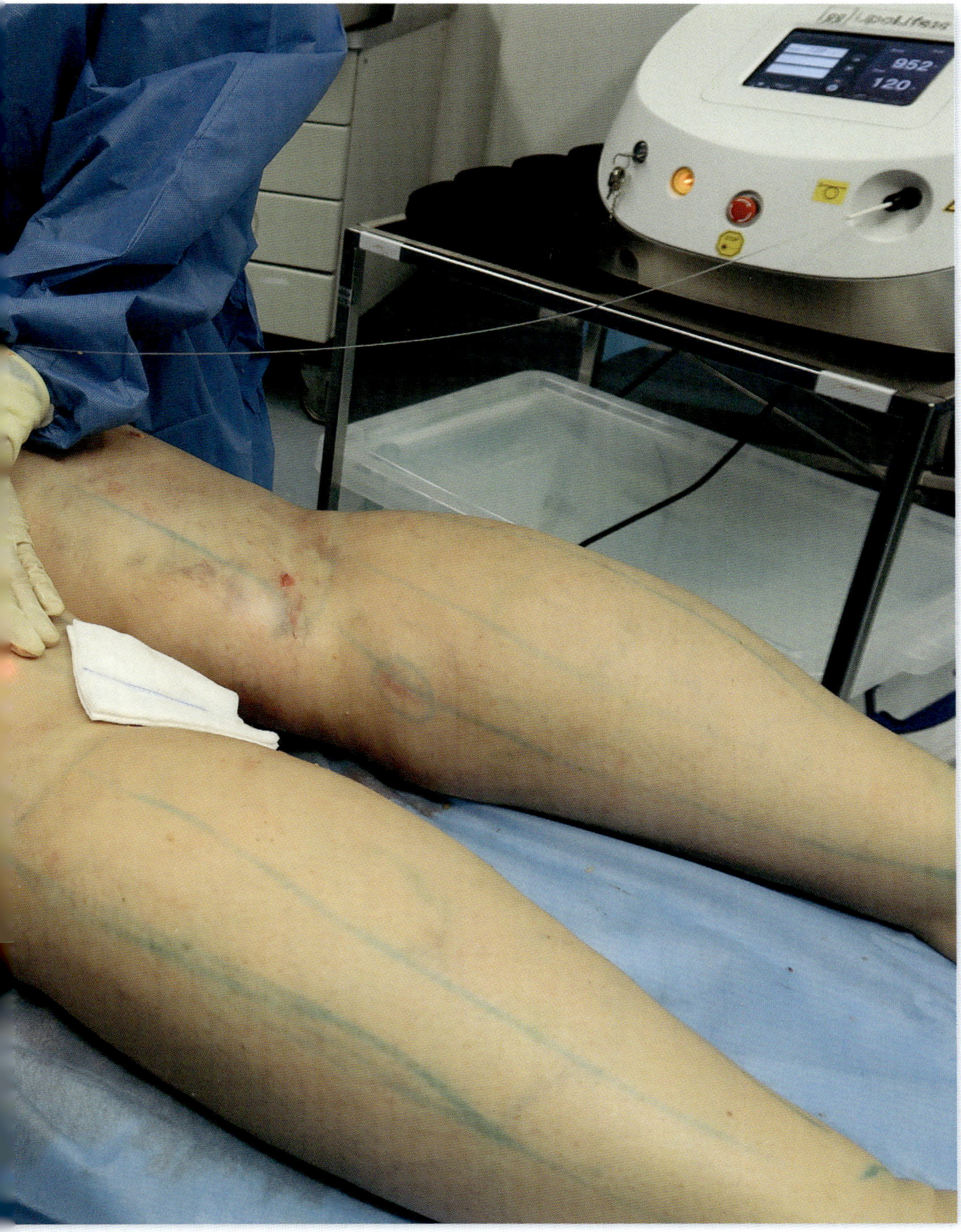

↑ Hier ist das Licht der Lasersonde unter der Haut deutlich zu sehen.

To-Do-Liste VOR der Liposuktion

» Alle Nahrungsergänzungsmittel wie z. B. Kurkuma, Johanniskraut, Steinklee, Ingwer, Teufelskralle, grüner Tee zwei Wochen vor OP weglassen, danach erst nach zehn Tagen wieder anfangen damit.

» Medikamente mindestens zwei Wochen vor OP absetzen (wie z. B. Grippostad, Aspirin, ASS, Thomapyrin, Marcumar). Bei regelmäßiger Medikamenteneinnahme Rücksprache mit dem Operateur.

» Lymphdrainage Termine ausmachen, so viele wie möglich. In den ersten Tagen nach der OP bringt die Lymphdrainage eine Erleichterung.

» Bis zu drei Wochen vorher kleines Blutbild und EKG beim Hausarzt machen lassen.

» Narkosegespräch mit dem zuständigen Anästhesisten.

» Vor OP nicht eincremen (aus Desinfektionsgründen und die Striche der Stifte zum Anzeichnen haften nicht).

» Folgekostenversicherung abschließen, wie etwa bei www.medassure.de.

» Acht Stunden vor OP nichts Essen, kein Kaugummi oder Bonbon lutschen.

» Drei Stunden vor OP nichts mehr trinken.

» Schmuck und alle Piercings abnehmen.

Was nehme ich mit ins Krankenhaus?

✓ Cola

✓ Eisenhaltigen Saft

✓ Kekse und Salzstangen

✓ Traubenzucker

✓ Frisches Obst

✓ Dunkle Kleidung für die Heimfahrt

✓ Weite offene Schuhe (eventuell Crocs, da einfach zu reinigen)

✓ Krankenunterlagen für die Heimfahrt

✓ Handtuch und Waschlappen

✓ Kopfhörer, falls es einen Fernseher gibt

✓ Handyladekabel

✓ Kleines Kissen zum Schlafen

✓ Bei einer Arm-OP Kompressionshandschuhe

✓ Medikamente wie z. B. Arnica, Traumeel, Eisen

✓ Wattepads oder Binden zum Abpolstern drückender Stellen

✓ Versichertenkarte

Was ich im Auto brauche

✓ Inkontinenz-/Wickelunterlagen

✓ Binden, um diese außen auf das Mieder zu kleben

✓ Korodin Tropfen

✓ Cola

✓ Spucktüten

✓ Kissen

✓ Ibuprofen

To-Do-Liste NACH der Liposuktion

» Notfallnummer des Operateurs oder Klinik bereithalten und nicht scheuen diese zu benutzen.

» Traubenzucker kann dem Kreislauf helfen

» Viel Trinken ist das A und O

» Jegliche unnötige Berührung mit den Operationswunden vermeiden

» Heparinspritzen zur Thromboseprophylaxe

» Sechs Wochen auf sportliche Aktivitäten verzichten

» Eventuell Eisenpräparat einnehmen

» Bromelain (wie zum Beispiel Wobenzym) erst einnehmen, wenn Thromboseprophylaxe abgesetzt wurde

» Mieder wie vereinbart tragen, um das Ergebnis positiv zu beeinflussen

» Venenpumpe mit den Füssen, mit den Fingern eine Faust bilden und wieder lösen – das fördert den Abtransport der Lymphflüssigkeit

» Keine Seife, Babypuder oder ähnliches auf die offenen Einstichstellen

» 3 x 10 Minuten, wenn der Kreislauf es erlaubt, spazieren und langsam steigern auf 3 x 20 Minuten usw. Immer gut auf den Körper hören

» Operierte Areale hochlagern, mindestens auf Herzhöhe

» Drei Monate keine Sonnenbäder oder Solarien, um dauerhaft gebräunte Narben zu vermeiden

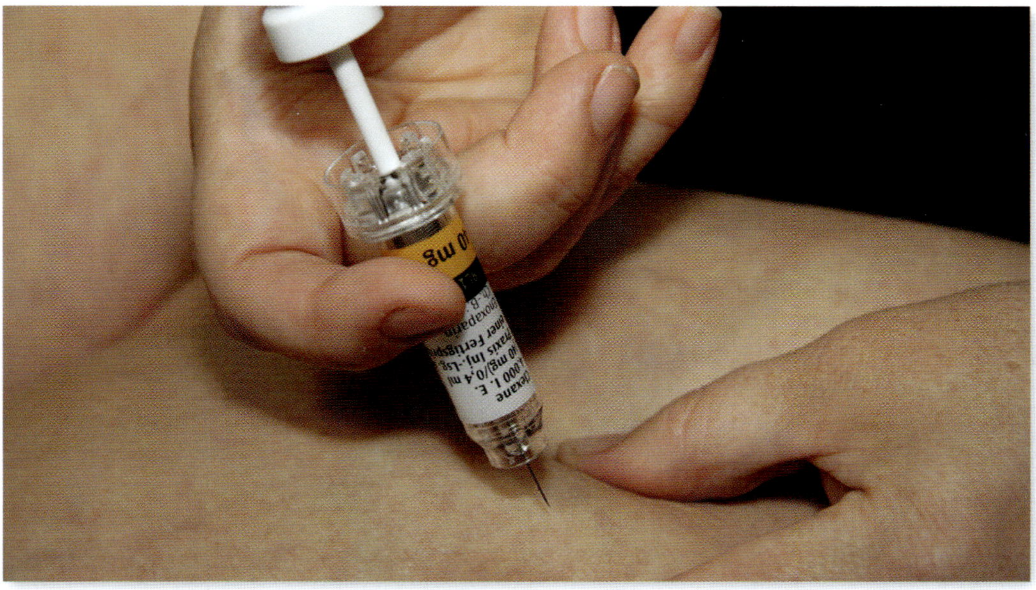

↑ *Thromboseprophylaxe: Haut zusammenkneifen, entweder in den Oberschenkel oder in den Bauch spritzen ; Vier Zentimeter um den Bauchnabel frei lassen.*

; Schmerzen nach der OP zu behandeln

- ✓ Retterspitz-Wickel gegen Schwellungen, oder Sneakersocken in Retterspitz tunken über das Mieder anziehen und ein Handtuch darum wickeln (nicht auf die Einstichstellen!)
- ✓ Wickel mit essigsaurer Tonerde machen (nicht auf die Einstichstellen!)
- ✓ Quarkwickel (nicht auf die Einstichstellen!)
- ✓ Vitamin B bei juckender Haut
- ✓ Bei Verhärtungen vom Physiotherapeuten Lymphtapes anlegen lassen
- ✓ Freiverkäufliche Kompressionssocken und Arthrosehandschuhe bei stark anschwellenden Füßen oder Händen
- ✓ Weiche Toilettensitzerhöhung, da die Klobrille sehr hart wirken kann
- ✓ Bei einer Kinn Liposuktion, kühlende Augenmaske unters Kinn hängen
- ✓ Falls Sie eine chirurgische Straffung hatten und sich Gedanken um die Narben machen, gibt es im Sanitätshaus ein sehr gutes Narbenpad (ScarPad)
- ✓ Bloß nicht rumliegen und krank sein. Dadurch kann das Gewebe schneller verkleben und dieses schmerzt umso länger
- ✓ Sollte der Intimbereich, nach etwa einer Bauchliposuktion stark anschwellen, gibt es im Sanitätshaus Druckpelotten (Kissen zum Unterlegen unter das Mieder), um den Druck an einzelnen Stellen zu erhöhen

Wie dusche ich richtig nach der Liposuktion

Meist erhalten Sie nach der OP (wird noch während der Narkose angezogen) ein Mieder. Dieses kann eine Hygieneöffnung haben. Diese ist sehr praktisch, denn man muss für den Toilettengang das Mieder nicht ausziehen. Allerdings ist es sehr oft so, dass diese Öffnung die Haut reizt. Denn das Gewebe am Po und an den Schamlippen schwillt auch an und es drückt logischerweise nach unten in die Öffnung. Um eine Reizung der Haut zu vermeiden, ist es gut die Ränder der Hygieneöffnung mit Binden oder ähnlichem auszupolstern. Die Schwellung könnte auch durch Kühlen (Vorsicht! Nicht zu lange) oder durch Auflegen von Gewicht etwas eingedämmt werden.

Sollte es jedoch zu spät sein und bereits eine Reizung der Haut aufgetreten sein, mit Heilsalbe eincremen und mit Binden abpolstern.

Oft hilft es auch so schnell wie möglich in die eigene Kompression zu schlüpfen oder sich ein Mieder ohne Hygieneöffnung zu besorgen. Oder es ist auch möglich die Hygieneöffnung einfach zuzunähen.

✓ Die ersten Tage kann mit dem Mieder geduscht werden, dieses hinterher mit einem Fön am Körper trocknen.

✓ Eventuell eine halbe Stunde vor dem Duschen eine Ibuprofen einnehmen wegen der Schmerzen.

✓ Mieder erst in der Dusche ausziehen, wenn die Krusten schon etwas eingeweicht sind, so können diese nicht aufreißen beim Ausziehen.

✓ Fünf bis sechs Tage kein Duschgel an die Einstichstellen, kein Babypuder und kein Sebamed. Reines Wasser ist in dieser Zeit völlig ausreichend.

✓ Separat Haare waschen mit Shampoo ist in Ordnung.

✓ Zwei Wochen nach der OP nicht zu warm duschen – Kreislauf und Gefäße sind beeinträchtigt.

✓ Nicht alleine duschen, so lange der Kreislauf noch nicht stabil ist.

✓ Für die erste Zeit einen Duschhocker benutzen.

✓ Fenster und Türen auflassen während des Duschens, so kann der belastende Dunst abziehen.

Aus der Anwaltskanzlei von Ruth Leitenmaier

Aus der Anwaltskanzlei

Kapitel Übersicht:

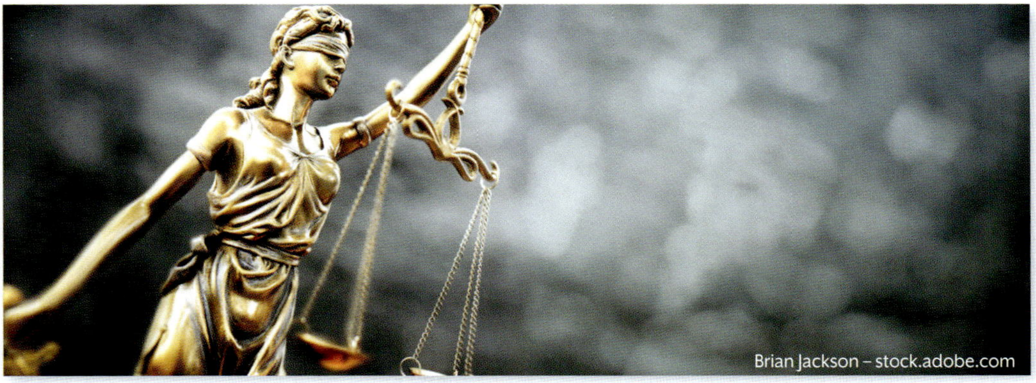
Brian Jackson – stock.adobe.com

Aus der Anwaltskanzlei

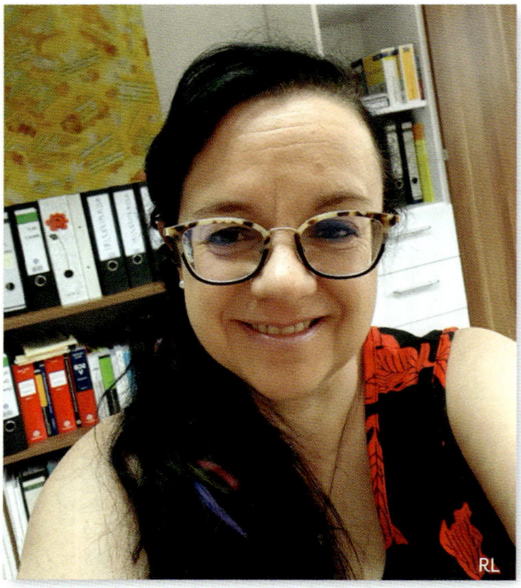

1. VORWEG GESAGT

Trotz aller Widerspruchs- und Klageverfahren die ich führe, bei alledem bitte bedenken, dass wir in Deutschland:

- **ein Krankenversicherungssystem und**
- **ein Entgeltfortzahlung haben**
- **eine Krankengeldzahlung existiert**
- **eine sozialrechtliche Selbstverwaltung grundgesetzlich garantiert ist**

In vielen Staaten gibt es ein solches System nicht, eine Sicherung im Krankheitsfall ist unbekannt oder nur rudimentär vorhanden.

Vorab ein kleines Kapitel über die Spielregeln der

- **gesetzlichen Krankenkassen**
- **privaten Krankenkassen (Stichwort: wie funktioniert das?)**

Auf Genderisierung wurde aus Gründen der Praktikabilität verzichtet.

Die rechtlichen Tipps in diesem Buchteil ersetzen keine Einzelfallberatung durch einen Rechtsanwalt und können hier nur einen Überblick über die rechtliche Situation der Lipödempatientinnen in Deutschland bieten.

Die hier vorhandene Darstellung erhebt keinen Anspruch auf Vollständigkeit. Rechtliche Änderungen wurden soweit als möglich berücksichtigt, es muss jedoch stets mit weiteren aktuellen rechtlichen Entwicklungen gerechnet werden, welche bei Redaktionsschluss noch nicht absehbar oder bekannt waren.

Gesetzliche Krankenkasse (GKV)

Die gesetzliche Krankenkasse funktioniert nach dem Solidarprinzip (Krankenversicherung als Solidargemeinschaft). Dies ist auch in § 1 SGB V so niedergelegt. Allerdings sind die Versicherten nicht völlig aus ihrer Eigenverantwortung entlassen, sie sind – so die Vorschrift – für die Erhaltung ihrer Gesundheit mitverantwortlich.

Dieses Grundprinzip in der gesetzlichen Krankenkasse hat zur Folge, dass Leistungen zwar einem gewissen Qualitätsstandard entsprechen sollen, aber diese auch wirtschaftlich sein müssen (§§ 2, 12 SGB V), es wird also nicht jede Leistung zu jedem Preis erbracht.

Die Gesetzliche Krankenversicherung finanziert sich aus den Beiträgen ihrer Mitglieder (Arbeitgeber und Arbeitnehmer), aus Bundeszuschüssen und sonstigen Einnahmen. Bundeszuschüsse werden vom Bund für sogenannte versicherungsfremde Leistungen der gesetzlichen Krankenversicherung (etwa beitragsfreie Familienversicherung von Kindern und Ehegatten) gewährt und finanzieren sich aus Steuermitteln.

Die Beiträge der Versicherten und die Bundeszuschüsse fließen in den sogenannten Gesundheitsfonds. Dieses Sammelbecken an finanziellen Mitteln wird jedes Jahr nach Risikostruktur aufgeteilt. Dabei werden Alter, Geschlecht und Erkrankungen der Versicherten berücksichtigt. Somit erhalten Krankenkassen mit einem höheren Anteil an älteren und kranken Versicherten mehr Mittel aus dem Gesundheitsfond. Hat die jeweilige Kasse einen höheren Bedarf als an Zuweisungen eingeht, muss sie diesen durch Zusatzbeiträge decken, die von den Versicherten erhoben werden.

Die meisten Mitglieder sind pflichtversichert. Freiwillig versicherte Mitglieder (zum Beispiel bei Überschreiten der sogenannten Beitragsbemessungsgrenzen) müssen auch aus anderen Einnahmen (zum Beispiel Kapitaleinkünfte, Vermietungseinkünfte) Kassenbeiträge abführen.

Was von den Kassen bezahlt wird, bestimmt der Gemeinsame Bundesausschuss. Dieser erlässt Richtlinien zur Umsetzung der Vorgaben. Der Gemeinsame Bundesausschuss setzt sich aus unparteiischen Mitgliedern, Vertretern der Leistungserbringer und der Krankenkassen sowie aus Mitgliedern der Patientenvertretungen zusammen. Die Patientenvertretungen haben jedoch nur ein Mitberatungsrecht, kein Stimmrecht.
Gesetzlich Krankenversicherte haben zum Leistungserbringer (Arzt/Sanitätshaus etc.) keine direkte sozialrechtliche Beziehung (dies ist zu unterscheiden von der zivilrechtlichen Seite des individuellen Behandlungsvertrags). Sie haben zwar das Recht der freien Arztwahl, jedoch „nur“ unter den Vertragsärzten und -krankenhäusern. Die Inanspruchnahme von Privatleistungen (IGEL-Leistungen) ist möglich, jedoch grundsätzlich nicht bei der gesetzlichen Krankenversicherung erstattungsfähig. Der Abschluss einer privaten Zusatzversicherung ist außerdem möglich, um das Leistungsangebot zu erweitern.

Vorherrschendes Prinzip der gesetzlichen Krankenversicherung ist das Sachleistungsprinzip – es sind vom Versicherten keine Zahlungen direkt an Leistungserbringer zu entrichten, mit Ausnahme der gesetzlichen Zuzahlungen. „Zahlungsmittel“ ist das Versichertenkärtchen.

Bei längeren Erkrankungen als sechs Wochen gewährt die gesetzliche Krankenversicherung Krankengeld.

Die Vertragsärzte sind in den jeweiligen Kassenärztlichen Vereinigungen der verschiedenen Bundesländer organisiert und schließen Verträge mit den Krankenversicherungen über die zu erbringenden Leistungen. Auch bei den zugelassenen Krankenhäusern funktioniert dies ähnlich.

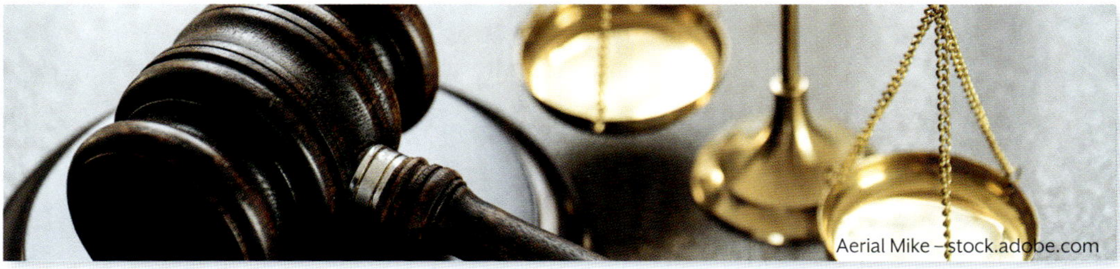
Aerial Mike – stock.adobe.com

Privatärzte und Privatkliniken stehen außerhalb dieses Systems und werden daher von der gesetzlichen Krankenversicherung grundsätzlich nicht finanziert. Ausnahmen bilden in bestimmten Konstellationen die Genehmigungsfiktion im Sinne des § 13 Abs. 3 a SGB V und der Fall der rechtswidrigen Ablehnung einer medizinisch indizierten Maßnahme gemäß § 13 Abs. 3 S. 1, 2. Alt. SGB V.

Private Krankenkasse (PKV)

Die Privatpatientin schließt mit der jeweiligen privaten Krankenversicherung einen Krankenversicherungsvertrag (Krankheitskostenvollversicherung). Dieser Vertrag hat je nach Tarif einen bestimmten Leistungsumfang (zum Beispiel mit/ohne Chefarzttarif, Umfang der Heil- und Hilfsmittel usw.). Vor Abschluss der Krankenversicherung erfolgt eine sogenannte Gesundheitsprüfung. Hier sind alle Vorerkrankungen umfassend und vollständig anzugeben. Geschieht dies nicht, kann dies im Ernstfall zu einem Vertragsausschluss oder auch zu einem Rücktritt vom Versicherungsvertrag führen. Hier gilt der Grundsatz: Umso jünger, um so kostengünstiger der Tarif, da in der Regel der Gesundheitszustand besser ist. Die Wahl der privaten Krankenversicherung will gut durchdacht sein, da der günstigste Tarif nicht immer der wirklich optimale ist. In jungen Jahren nicht immer einfach, da langfristig nur schwer zu überblicken.

Im Hinblick auf das Alter ist Wert auf die Bildung einer möglichst guten Altersrückstellung zu legen (wird von den Versicherungsgesellschaften unterschiedlich gehandhabt).

Der einmal geschlossene Vertrag gilt (nahezu) unabänderlich, was in späteren Jahren durchaus zu Nachteilen führen kann. Es ist hier wie mit einer Ehe: Man nimmt nicht den Erstbesten von der Straße.

Vor dem Vertragsabschluss ist es empfehlenswert, die Dienste eines (unabhängigen) Versicherungsfachberaters oder eines spezialisierten Anwaltes in Anspruch zu nehmen, um Fallstricke bei der Ausgestaltung des krankenversicherungsrechtlichen Vertrages möglichst zu umschiffen. Eine Beratung ist auch bei Tarifwechseln innerhalb des abgeschlossenen Versicherungsvertrages ratsam.

Eine weitere Besonderheit besteht darin, dass die private Krankenversicherung nach dem Erstattungsprinzip funktioniert. Dies bedeutet: Die Privatpatientin erhält im Normalfall zunächst immer selbst die Rechnung des Leistungserbringers, muss diese auf deren Richtigkeit prüfen, bevor die Rechnung beim Versicherungsunternehmen zur Erstattung eingereicht wird. Bei kostenintensiveren Maßnahmen kann vorab um Auskunft bezüglich der Kostenübernahme bei der Versicherungsgesellschaft ersucht werden, sodass diese in Ausnahmefällen für die Kosten direkt eintritt. Rechnungen von Ärzten als Leistungserbringer müssen nach den geltenden Regeln der Gebührenordnung für Ärzte (GOÄ) ordnungsgemäß ausgestellt sein.

Die Privatpatientin kann sämtliche Ärzte und Kliniken frei aufsuchen, muss jedoch hier darauf achten, dass die in Anspruch genommenen Leistungen auch erstattungsfähig sind. Der Mitgliedskreis der privat versicherten Patienten setzt sich weitgehend aus Angestellten, welche die sozialversicherungsrechtliche Beitragsbemessungsgrenze überschreiten, aus selbständig Tätigen sowie aus verbeamteten Personen zusammen. Bei Beamtinnen und Beamten besteht üblicherweise eine Krankheitsvollkostenversicherung nur zu 50 %, die anderen 50 % werden von der Beihilfe (= Beihilfestellen auf Bundes- und Landesebene) getragen. Auch eine Aufteilung 70 % - 30 % ist hier durchaus üblich.

Für längerdauernde Erkrankungen wird eine Krankentagegeldversicherung abgeschlossen.

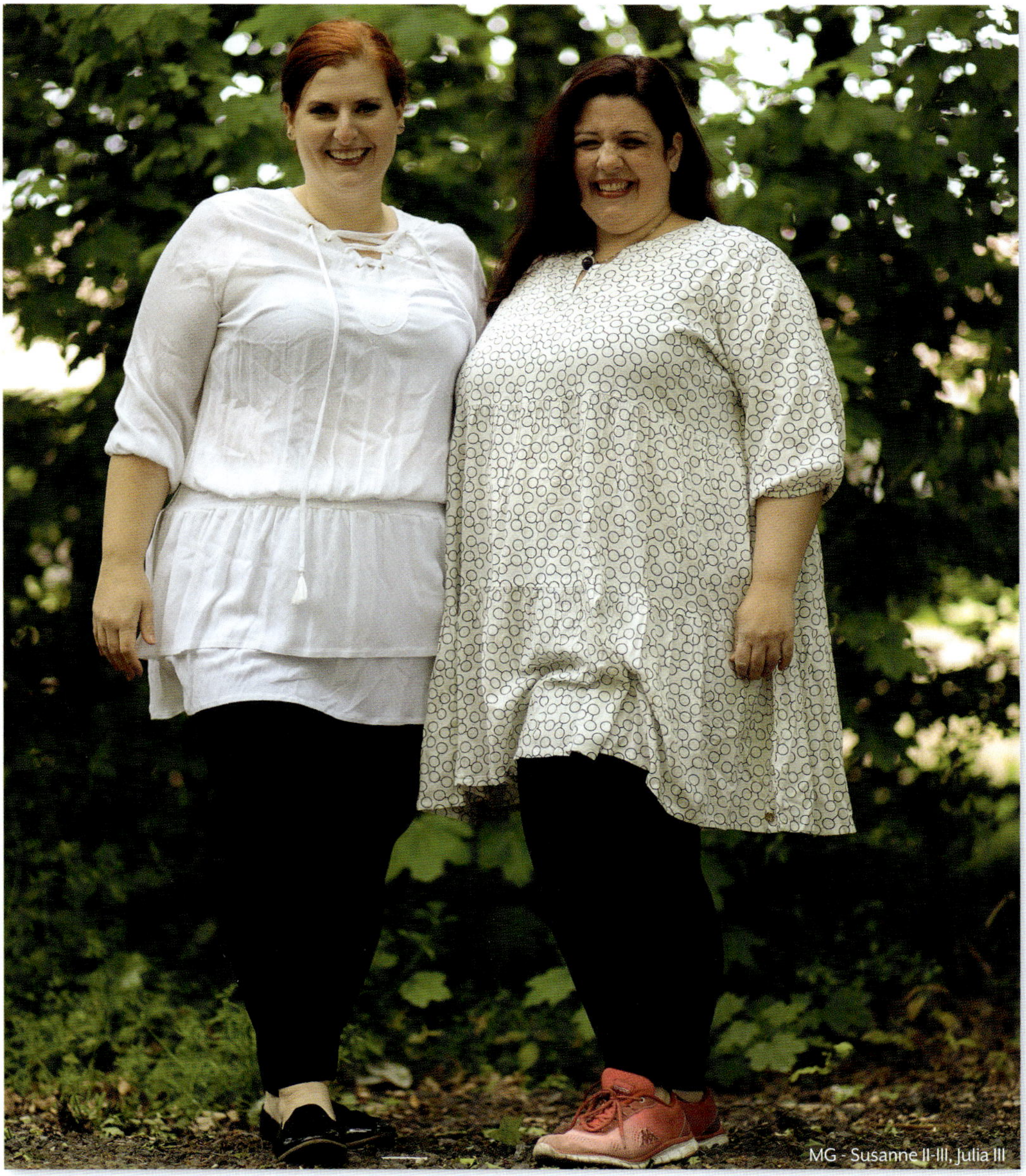

2. KÜNDIGUNG UND MOBBING IM BERUF

a) Kündigung ist doch Kündigung – oder nicht?

Für eine Kündigung kann es verschiedene Kündigungsgründe geben.

Die Kündigung kann ordentlich oder außerordentlich erfolgen. Kennzeichnend für eine ordentliche Kündigung ist die Kündigung innerhalb einer bestimmten Kündigungsfrist. Die außerordentliche Kündigung erfolgt bei Vorliegen eines wichtigen Grundes wie zum Beispiel Diebstahl, ehrverletzende Äußerungen oder Tätlichkeiten des Arbeitnehmers gegenüber dem Arbeitgeber immer zeitnah und mit sofortiger Wirkung. Vom Zeitmoment zu unterscheiden sind die Kündigungsgründe. Demnach kann eine Kündigung krankheits-, personen- oder verhaltensbedingt erfolgen. Eine krankheitsbedingte Kündigung bezogen auf das Lipödem ist nur für die Fälle vorstellbar, bei denen es aufgrund der Erkrankung schon zu zahlreichen Einschränkungen gekommen ist. Typisch ist oft der Fall, dass andere Gründe vorgegeben werden. Am häufigsten ist die Fallgruppe der sogenannten verhaltensbedingten Kündigung, da diese viel einfacher durchzusetzen ist als etwa eine personenbedingte Kündigung. Die Gründe bei der personenbedingten Kündigung müssen sehr schwerwiegend sein und stellen hohe Beweisanforderungen an den Arbeitgeber. Bei verhaltensbedingten Kündigungen ist häufig Mobbing im Spiel.

b) Mobbing?

Wie ist der Begriff „Mobbing" definiert?

Es gibt keine eindeutige Definition des Begriffs „Mobbing". Arbeitsrechtlich zumindest wird

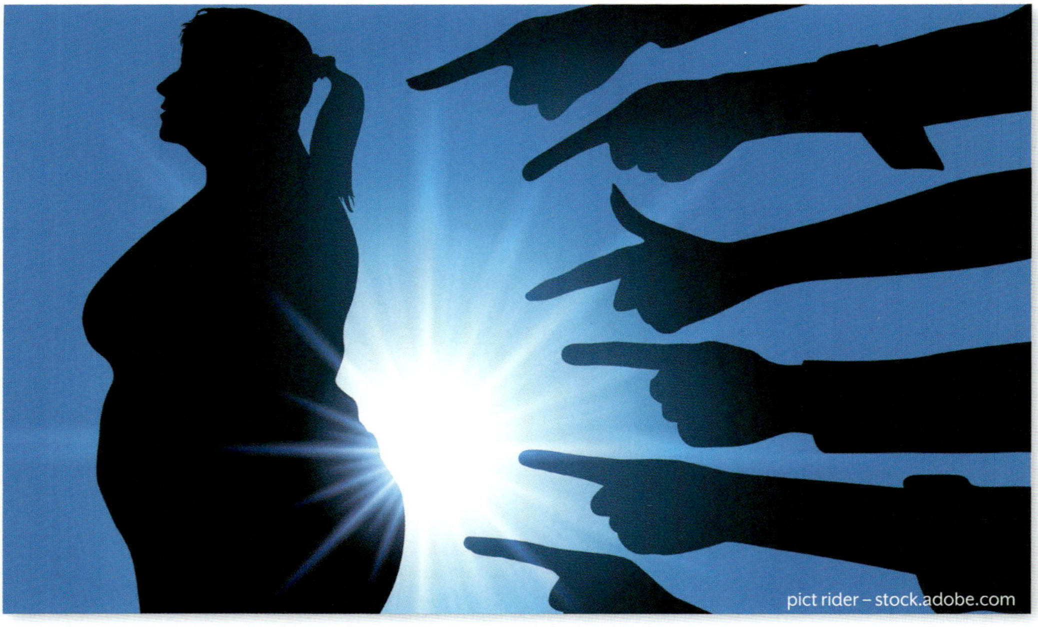

pict rider – stock.adobe.com

vorausgesetzt, dass Mobbing einen Zeitraum von mindestens sechs Monaten umfasst. Außerdem muss stets auch differenziert werden, ob man von Mobbing, Bossing oder Stalking spricht. Am Arbeitsplatz selbst kommen „nur" Mobbing und/oder Bossing in Betracht.

Das Bundesarbeitsgericht bezeichnet Mobbing als „rechtswidriges Gesamtverhalten".

Wie kommt es eigentlich zu Mobbing?

Keine Ausweichmöglichkeit

Das Mobbingopfer möchte seinen Arbeitsplatz behalten, es gibt keine wirkliche Ausweichmöglichkeit, insbesondere wenn mehrere Personen oder gar eine ganze Abteilung am Mobbing beteiligt sind.

Über-Unterordnungsverhältnisse

Mit Über-Unterordnungsverhältnissen ist hier gemeint, dass die vom Mobbing betroffene Person am Arbeitsplatz wenig Gestaltungsmöglichkeiten bezogen auf ihre Arbeitsumstände hat. Demzufolge können insbesondere Vorgesetzte den Arbeitsalltag so unangenehm wie möglich machen.

Versteckte Motive

Die Motive der Mobber treten oft nicht ans Tageslicht, sondern sind verborgen. Die wirklichen Gründe für das Mobbing erfährt das Opfer häufig nicht.

So kann es zum Beispiel sein, dass bei Kollegen-Mobbing die vorhergehende Arbeitskraft gekündigt wurde, die Nachfolgerin bekommt es zu spüren.

Verkehrung der Täter-Opfer-Rollen ins Gegenteil

Die Angreifer verwenden häufig ein Instrument, welches auch gerne von Menschen mit einer narzisstischen Persönlichkeitsstörung genutzt wird: Die Unterstellung, dass im Team alles in Ordnung wäre, wenn das Mobbingopfer bestimmte Verhaltensweisen nicht aufweisen würde. Insofern wird das Mobbingopfer zum Täter.

Arbeitsunfähigkeit

Nach einer gewissen Zeit des Mobbings wird das Opfer krankgeschrieben, weil die Traumatisierungen am Arbeitsplatz zu belastend werden.

Und was habe ich für Möglichkeiten, Mobbing am Arbeitsplatz abzuwehren?

Es ist hier ganz klar zu sagen, dass der Arbeitgeber eine Fürsorgepflicht besitzt. Das heißt vorhandenes Mobbing ist abzustellen.

Es ist hier sehr wichtig, so früh wie möglich das Gespräch zu suchen, und sei es nur, um Fronten zu klären oder aber auch herauszufinden, ob das vorhandene Unbehagen, welches man gerade empfindet, berechtigt sein könnte.

Soweit erkennbar ist, dass Mobbing vorliegt, ist es auch berechtigt, frühzeitig Rechtsberatung zu suchen, um geeignete Verhaltensoptionen am Arbeitsplatz zu klären.

Auch ein Gespräch mit dem Betriebsrat, wenn vorhanden, kann zielführend sein. Es gibt auch andere Hilfsangebote, wie etwa das Hilfetelefon Gewalt gegen Frauen.

Was nicht angebracht ist: Den Kopf in den Sand zu stecken. Zwar gibt es bei drohendem Arbeitsplatzverlust auch die Möglichkeit der Kündigungsschutzklage, allerdings ist hier bereits das Kind in den Brunnen gefallen und es wird – je festgefahrener die Fronten sind – um so schwieriger, valide Änderungen der Arbeitsplatzsituation zu erreichen.

Speziell bei Lipödempatientinnen ist durch das äußere Erscheinungsbild eine höhere Wahrscheinlichkeit gegeben, Mobbing ausgesetzt zu sein. Hier ist eine hohe Eigen-Compliance gefragt: Ein stabiler Familien- und Freundeskreis, eine Selbsthilfegruppe, auch ein Coaching hilft hier weiter. Außerdem ist ein selbstbewusster Umgang mit der eigenen Erkrankung äußerst wichtig, um so mehr sinkt die Wahrscheinlichkeit, Opfer von Mobbing zu werden. Selbst wenn Mobbing auftritt, ist es besser möglich, damit umzugehen und gezielt dagegen vorzugehen.

3. KONSERVATIVE THERAPIE

Was steht mir an konservativer Therapie zu?

Bei der konservativen Therapie ist zu unterscheiden zwischen deren verschiedenen Möglichkeiten.

3.1 Kompressionsbestrumpfung:

Grundsätzlich ist hier angemessen eine Kompressionsbestrumpfung pro Halbjahr, was im Einklang mit den Haltbarkeitsangaben der Hersteller (6 Monate) bezüglich der gewünschten Kompressionswirkung steht.

Bei einer Erstversorgung angebracht (und regelmäßig medizinisch indiziert) ist die Ver-

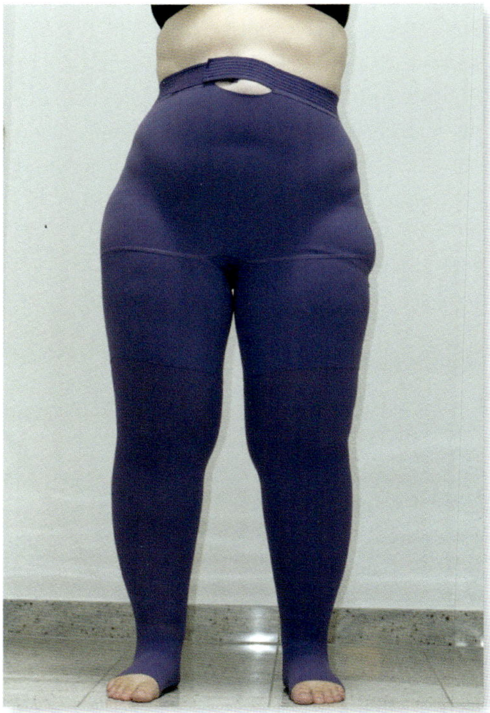

ordnung einer weiteren Kompressionsversorgung als Wechselversorgung aus hygienischen Gründen und bei Bedarf eine An- und Ausziehhilfe.

Der Anspruch auf eine Wechselversorgung aus hygienischen Gründen besteht jedoch nur bei einer sogenannten Erstversorgung (Erstversorgung bei jeder relevanten Umfangsänderung). Wenn von der jeweiligen Krankenkasse zwei Versorgungen pro Halbjahr bezahlt werden, ist dies eine interne Krankenkassenpraxis, welche keinen Anspruch auf Allgemeingültigkeit erhebt.

Wie bereits erwähnt, spielt die korrekte Rezeptierung und ggf. Befundstützung eine entscheidende Rolle bei der Genehmigung des Leistungsantrages.

Maßgeblich ist die Leitlinie Medizinische Kompressionstherapie der Extremitäten (Fundstelle: https://www.awmf.org/leitlinien/detail/ll/037-005.html).

Strittig und nicht letztendlich geklärt ist der Umstand, dass unter den medizinischen Indikationen für Kompressionstherapie erst das Lipödem ab Stadium II genannt ist; hier besteht nach Auffassung der Verfasserin durchaus Nachbesserungs- und Klarstellungsbedarf.

Zu kritisieren ist hier jedoch der Umstand, dass die Wechselversorgung nur sechs Monate die medizinisch erforderliche Wirkung aufweist. Es wird ignoriert, dass nach einem halben Jahr prinzipiell keine Wechselversorgung mehr zur Verfügung steht.

3.2 Manuelle Lymphdrainage (MLD):

Für die manuelle Lymphdrainage gilt seit dem 01.01.2020 eine für Lipödempatientinnen günstige Neuregelung. Der Heilmittelkatalog für den Indikationsbereich „Lymphabflussstörungen" wurde dahingehend geändert, dass die MLD nunmehr bei einem Lipödem mit und ohne Lymphödem verordnungsfähig ist (Fundstelle: https://www.g-ba.de/beschluesse/3973/).

Bisher war MLD bei Lipödem (ICD-10-Code E88.20 – E88.22) nur dann unproblematisch verordnungsfähig, wenn zusätzlich ein Lymphödem diagnostiziert war. Die S1-Leitlinie Lipödem empfiehlt jedoch als konservative Therapie neben dem Tragen von Kompressionsbestrumpfung auch die MLD als Bestandteil der sogenannten KPE (= Komplexe physikalische Entstauungstherapie).

Der Gemeinsame Bundesausschuss (G-BA) geht hier von folgendem aus:

„Der Abfluss ist hier nach dem zugrundeliegenden pathophysiologischen Verständnis nicht wie beim Lymphödem gehemmt, sondern vielmehr angesichts eines mit dem Lipödem einhergehenden erhöhten Flüssigkeitsanfalls zunächst in pathologischer Weise gesteigert. Der Zustand des gesteigerten Lymphtransports führt im weiteren Verlauf zu einer Gefäßschädigung, welche die Entwicklung eines begleitenden Lymphödems zur Folge hat. Neben der funktionellen Unterstützung und damit einer Protektion des lymphatischen Systems vor einer absehbaren beziehungsweise drohenden manifestierten Schädigung führt der Einsatz von Manueller Lymphdrainage und Kompressionsbehandlung beim Lipödem insbesondere auch zu einer wesentlichen Verbesserung des Schmerzzustandes der Patientinnen und damit zu einer Verbesserung der Leitsymptomatik des Lipödems. Im Ergebnis liegt danach beim Lipödem auch ohne manifestiertes Lymphödem eine spezifische, bislang nicht berücksichtigte Form der in der HeilM-RL (Heilmittel-Richtlinie) bereits geregelten Lymphabflussstörung vor. Als Ziele des in der Regel dauerhaft erforderlichen Einsatzes der MLD als Bestandteil der KPE (Komplexe Physikalische Entstauungstherapie) bei Lipödem werden die Unterstützung des lymphatischen Systems, die Verbesserung der stadienunabhängig im Krankheitsbild vorherrschenden Schmerzsymptomatik sowie der krankheitsbedingt erhöhten Hämatomneigung angegeben. Bei gleichzeitigem Vorliegen eines Lymphödems – was nicht in allen Fällen gegeben ist – unterstützt die MLD zugleich den gehemmten Abtransport von im Gewebe befindlichen Flüssigkeitsansammlungen über die Lymphbahnen."

Mit der Anpassung wird dem Umstand Rechnung getragen, dass in der Erprobungsstudie zur Liposuktion (Fettabsaugung) bei Lipödem (Stadium I bis III) und der operativen Therapie bei Lipödem in Stadium III als temporäre Kassenleistung die MLD Teil der konservativen Behandlungsalternative ist und darüber hinaus als Gegenstand der Vorbehandlung bei der operativen Therapie gilt.

Die Diagnosen des Lipödems aller Stadien sind ab 2020 als besonderer Verordnungsbedarf anzusehen. Dies bedeutet, dass die auf diese Behandlungen entfallenden Verordnungskosten nicht mehr in die sogenannte Wirtschaftlichkeitsprüfung eingehen (befristet bis Ende 2025, bis erste Ergebnisse der Erprobungsstudie zum Lipödem vorliegen sollen).

Insofern gibt es hier nun prinzipiell keine Verordnungshindernisse mehr.

<u>Was tun, wenn die Kompression von der Kasse abgelehnt wird?</u>

Bei einer eindeutig gestellten Lipödem-Diagnose sollte in jedem Fall in Widerspruch gegangen werden. Häufig wird auf Seiten des MDK (Medizinischer Dienst der Krankenversicherung) lediglich nach Aktenlage eine Einstufung beziehungsweise Ablehnung vorgenommen. Auch lässt sich oft ein Hinweis auf bestehende Adipositas verzeichnen, das heißt es liege kein Lipödem vor. Oder der MDK sieht lediglich eine Rundstrickversorgung als angemessen an, da „nur" ein Stadium I vorliegt.

Sehr relevant ist bei der Widerspruchsführung eine gute Befundstützung. Auch ist zu prüfen – soweit noch nicht geschehen – ob die Rezeptierung tatsächlich sämtliche erforderlichen Angaben enthält – denn: Der Inhalt des Anspruchs auf Kompressionsversorgung kann nur so gut sein wie die Rezeptur des verordnenden Arztes. [1*]

Hier ist es durchaus angebracht, sich vorab – also bereits vor dem Arztbesuch – einen Vorschlag des jeweiligen Sanitätshauses notieren zu lassen, insbesondere wenn ein Besuch bei einem Facharzt aufgrund Entfernung, Termindichte oder ähnlicher Probleme nur erschwert möglich ist.

<u>Ich bin Privatpatientin. Die Kasse will mir aber nur einmal pro Jahr Kompressionsstrümpfe in Flachstrickausführung bezahlen. Wie kann das sein?</u>

Hier muss unbedingt der vertragliche Umfang der Versicherungspolice geprüft werden. Ein sogenannter offener Hilfsmittel-Katalog kommt ohnehin so gut wie nie vor, da nicht finanzierbar. Es handelt sich üblicherweise also immer um einen geschlossenen Hilfsmittel-Katalog. Sollte sich nach Prüfung ergeben, dass eine Hilfsmittelversorgung nach den Versicherungsbedingungen in einem höheren Umfang möglich ist, ist dies bei der Versicherung zu beanstanden, ggf. mit anwaltlicher Unterstützung.

<u>Kann der Hausarzt eine Kompression verschreiben?</u>

Der Hausarzt kann und darf eine Kompressionsbestrumpfung verschreiben. Jeder Vertragsarzt – also jeder Arzt, der zur Versorgung von Kassenpatienten zugelassen ist, darf Hilfsmittel im Sinne des § 33 SGB V verordnen. Grundlage dafür sind die Hilfsmittel-Richtlinien des Gemeinsamen Bundesausschusses.

[1*] Ruth Leitenmaier in Lympholife (Patientenmagazin des Lymphologicum e. V. – Deutsches Netzwerk Lymphologie e. V., Ausgabe 3/2019, „Rechtsanspruch auf Kompressionsversorgungen"

Außerdem sind Voraussetzungen für die einzelnen Hilfsmittel im Hilfsmittelverzeichnis des GKV-Spitzenverbandes erfasst (Versorgungsanspruch, allgemeine Verordnungsgrundsätze, Bezeichnung, Anzahl des Hilfsmittels und weitere Daten). Es ist hierbei zu beachten, dass es sich beim Hilfsmittelverzeichnis lediglich um eine Auslegungshilfe handelt, das heißt nicht eingetragene Hilfsmittel sind auch nicht automatisch unzulässig, aber häufig ein gerichtlicher Zankapfel. Aktuell stehen hier oft Verordnungen für sogenannte „Nachtversorgungen" im Streit.

Für den Hausarzt ist noch wichtig zu wissen – sofern ihm das nicht ohnehin bekannt ist – dass die Verordnung einer Kompressionsbestrumpfung das ärztliche Budget nicht belastet.

3.3 IPK (= Intermittierende pneumatische Kompressionstherapie)

Die IPK dient der Entstauung bei Ödemerkrankungen. Die Geräte zur IPK sind im Hilfsmittelverzeichnis (Fundstelle: https://hilfsmittel.gkv-spitzenverband.de/hmvAnzeigen_input.action) unter der Produktgruppe 17 gelistet. Auch zur IPK existiert eine Leitlinie (Fundstelle: https://www.awmf.org/leitlinien/detail/ll/037-007.html).

Die IPK ersetzt nicht die MLD, sondern kann zusätzlich bei entsprechender Indikation eingesetzt werden, wenn die MLD nicht ausreicht. Dies muss befundgestützt (= mittels Arztbericht) in angemessener Weise nachgewiesen werden. Lediglich berufliche Gründe für die häufig zeitintensive konservative Therapie sind hierzu nicht ausreichend, sondern es muss ein Bedarf darüber hinaus bestehen,

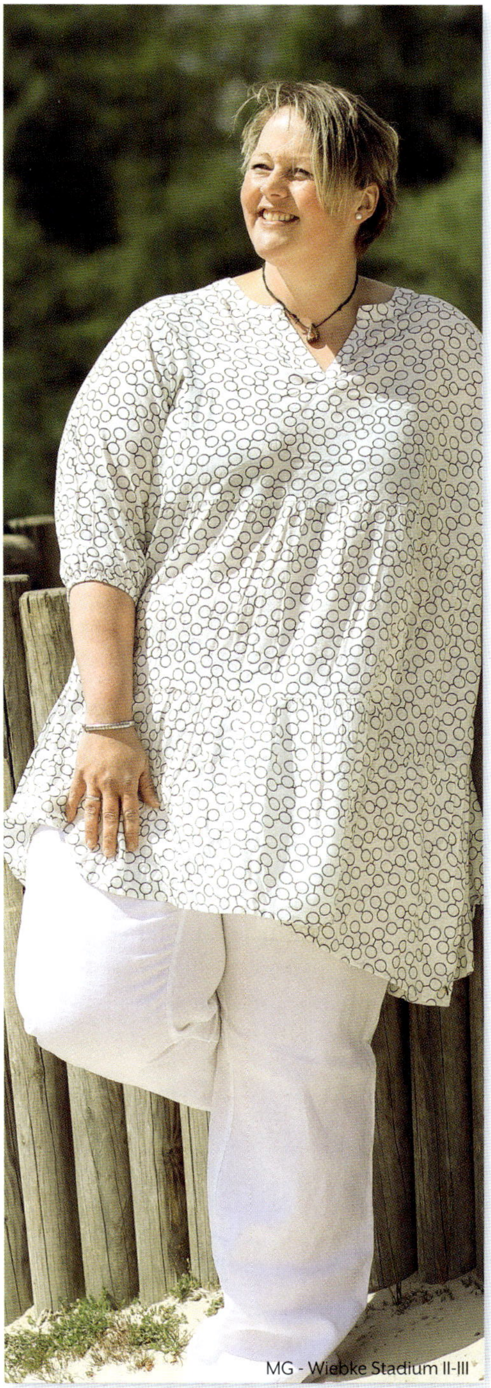

MG - Wiebke Stadium II-III

um die Erkrankungserscheinungen zu lindern. Eine gute Befundstützung ärztlicherseits und eine möglichst hohe Patienten-Compliance sind maßgeblich, um einer Ablehnung durch die Krankenkassen vorzubeugen.

3.4 Reha

Wie beantrage ich eine Reha?

Erste Anlaufstelle ist der Hausarzt. Der Hausarzt wählt mit der Patientin zusammen den geeigneten Kostenträger aus, erstellt einen Befundbericht und bespricht die Eignung für die Reha und die damit verbundenen Erwartungen. In vielen Fällen wird eine stationäre Maßnahme erst bewilligt, wenn die ambulanten Maßnahmen ausgeschöpft oder aber auch vor Ort nicht vorhanden sind. Es wird also Bedürftigkeit und persönliche Eignung festgestellt.

In Frage kommende Kostenträger sind (definiert im SGB VI):

- Agentur für Arbeit
- Die Krankenkassen
- Die Berufsgenossenschaft
- Die Deutsche Rentenversicherung
- Versorger von Kriegsopfern nach dem Bundesversorgungsgesetz
- Die Sozialhilfe
- Die Jugendhilfe

Der Normalfall bei Erwerbstätigen ist die Deutsche Rentenversicherung als Kostenträger.

Bei der Antragstellung ist auch zu beachten, dass eine bestimmte Anzahl an Pflichtbeiträgen bei der Deutschen Rentenversicherung eingezahlt sein muss. Für die Versicherten maßgeblich ist das Formular G110 (https://www.deutsche-rentenversicherung.de/SharedDocs/Formulare/DE/_pdf/G0110.html). Zu beachten ist auch das in § 8 SGB IX festgelegte Wunsch- und Wahlrecht der Versicherten. Darauf sollte gleich bei der Antragstellung hingewiesen werden.

Wie soll ich mich bei einer Ablehnung verhalten?

Hier Widerspruch einlegen, häufig wird eine Reha im ersten Schritt abgelehnt und erst der Widerspruch führt zum Erfolg.

Wie lange ist die Wartezeit für eine Reha?

Zwischen zwei Maßnahmen müssen in der Regel vier Jahre liegen, bei vorzeitigen Leistungen muss die medizinische Dringlichkeit fundiert und befundgestützt begründet werden.

Wie ist das mit den Zuzahlungen bei der Reha?

Höchstens 10 € pro Tag für längstens 42 Tage, bei einer Anschlussreha (bei einer OP) längstens 14 Tage. Die Zuzahlung ist aber von der Höhe des Einkommens abhängig und man kann sich auch davon befreien lassen (Formulare dafür gibt es beim Rentenversicherungsträger).

Der Betrag wird von der jeweiligen Klinik im Auftrag des jeweiligen Leistungsträgers in Rechnung gestellt und an diesen weitergeleitet.

Es gibt im Übrigen immer auch bei den Kassen schwarze Schafe, die sagen, dass der Aufenthalt in einer Wunschklinik teurer ist als in der genehmigten Klinik; den Aufpreis soll der Patient zahlen (nur bei Anschlussheilbehandlung).

Was ist zu tun, wenn ich in eine andere Klinik eingewiesen werden soll?

Auch hier ist ein Widerspruchsrecht gegeben. Es muss natürlich begründet werden, warum gerade die Wunschklinik sich besonders gut eignet.

An wen muss ich mich bei der Deutschen Rentenversicherung wenden?

Das Formular für den Antrag gibt es bei der Deutschen Rentenversicherung zum Download (https://www.deutsche-rentenversicherung.de/SharedDocs/Formulare/DE/_pdf/G0110.html). Ansonsten stehen im Bescheid der Kontakt und die Stelle, an die man sich wenden muss.

Wie ist das bei Privatpatienten?

Hier ist große Umsicht bei den Versicherungsbedingungen angesagt! Das Problem besteht häufig darin, dass man in jungen Jahren die Private Krankenversicherung abschließt und vielleicht noch relativ gesund ist. Denn der Gesundheitsstatus wird mit den Jahren regelmäßig schlechter.

Leistungsträger ist die Krankenkasse, soweit vertraglich vereinbart. Eventuell kommt auch ein anderer Träger in Frage, bei Arbeitsunfällen die Berufsgenossenschaft, oder bei Beamtinnen die Beihilfestelle (hier aber nur zu dem jeweiligen Anteil, zum Beispiel 50 %).

4. FINANZAMT

Ich habe gehört, dass die Operationskosten bei der Steuer eingereicht werden können. Das Finanzamt erkennt sie aber nicht an. Was mache ich jetzt?

Viele Patientinnen wissen zwischenzeitlich, dass Operationskosten bei der Einkommensteuer eine Rolle spielen können. Diese Kosten können sogenannte außergewöhnliche Belastungen im Sinne der §§ 33 ff. EStG (Einkommensteuergesetz) darstellen.

Wenn einem Steuerpflichtigen zwangsläufig Ausgaben entstehen, die höher sind als bei der Mehrzahl der Steuerpflichtigen, können diese Ausgaben als außergewöhnliche Belastung absetzbar sein.

Bei außergewöhnlichen Belastungen unterscheidet das Einkommensteuergesetz zwischen besonderen (§§ 33a, 33 b EStG) und allgemeinen außergewöhnlichen Belastungen (§ 33 EStG).

Besondere Belastungen sind im Einkommensteuergesetz namentlich und einzeln aufgeführt, dazu zählen etwa der Behinderten-Pauschbetrag oder aber der Pflege-Pauschbetrag.

Die Operationskosten, die Sie als Patientin für die operative Therapie bei Lipödem bezahlen, gehören regelmäßig zu den allgemeinen außergewöhnlichen Belastungen.

Diese sind im einschlägigen § 33 EStG nicht gesondert genannt, sondern Ergebnis der Rechtsprechung der Finanzgerichte.

Allgemeine außergewöhnliche Belastungen können nur dann vorliegen, wenn:

- der Steuerpflichtige belastet ist
- die Ausgaben außergewöhnlich sind
- zwangsläufig anfallen
- der Steuerpflichtige keinen Gegenwert erlangt
- die Ausgaben keine Betriebsausgaben, Werbungskosten und Sonderausgaben sind

Wichtig in diesem Zusammenhang sind hier vor allem zwei Aspekte:

Erstens kann eine Belastung nur derjenige haben, der die Ausgaben tatsächlich bezahlt hat. Erstattungen mindern den berücksichtigungsfähigen Betrag. Dies bedeutet: Bezahlen Ihre Eltern oder Ihr Partner die Operationskosten, kann eine steuerliche Berücksichtigung auch nur beim Zahlenden stattfinden, es sei denn, es wurde ggf. ein Darlehensvertrag zwischen den beteiligten Parteien geschlossen.

Zweitens müssen die Ausgaben zwangsläufig anfallen. Die Bedingung der Zwangsläufigkeit ist nach Definition der Steuergesetzgebung nur dann erfüllt, wenn Sie sich den Angaben dem Grund nach aus rechtlichen, tatsächlichen oder sittlichen Gründen nicht entziehen können und wenn sie von der Höhe her gerechtfertigt sind. Die absetzbaren Kosten umfassen nicht nur den unmittelbaren Aufwand (zum Beispiel die Arztrechnung), sondern auch die damit zusammenhängenden Nebenkosten (zum Beispiel Fahrtkosten, Kosten für Lymphdrainage, die selbst bezahlt wurden).

Die Zwangsläufigkeit von wissenschaftlich nicht anerkannten Methoden muss gemäß § 64 Einkommensteuer-Durchführungsverordnung durch ein Attest eines Amtsarztes des jeweiligen Gesundheitsamtes oder aber durch den Medizinischen Dienst der Krankenkassen nachgewiesen werden. Das Attest muss vor Beginn der ersten Operation ausgestellt sein.

Ich habe mit dem Gesundheitsamt telefoniert und war beim Amtsarzt auch persönlich vorstellig. Dieser weigert sich aber, eine Bescheinigung für steuerliche Zwecke gemäß § 64 EStDV auszustellen. Was soll ich jetzt bloß tun?
In diesem Zusammenhang taucht aktuell häufig folgendes Problem auf:

Die Patientin meldet sich beim Gesundheitsamt. Ihr wird die Auskunft erteilt, dass derartige Atteste nur bei Beamten ausgestellt werden. Alternativ erfährt sie, dass eine solche Bescheinigung nicht notwendig sei, da es sich bei der Liposuktion bei Lipödem um eine wissenschaftlich anerkannte Methode handele, da diese in der „S1-Leitlinie Lipödem" unter Textziffer 8.2 genannt sei.
Im darauffolgenden Jahr reicht die Patientin ihre Einkommensteuererklärung ein und freut sich bereits auf die etwas größere Erstattung. Das Finanzamt streicht jedoch die außergewöhnlichen Belastungen mit dem Vermerk, dass „Kosten für Liposuktionen" in Höhe von mehreren zehntausend Euro nicht berücksichtigungsfähig seien. Die Patientin fällt aus allen Wolken. Diese Verfahrensweise ist seit etwa 2019 immer häufiger anzutreffen.

Es gibt hier leider kein effizientes Rechtsmittel, um den Amtsarzt zu zwingen, eine entsprechende Bescheinigung auszustellen. Denn eine Dienst- oder Fachaufsichtsbeschwerde ist hier ein stumpfes Schwert, da der zu beurteilende Sachverhalt der freien medizinischen, beziehunsweise ärztlichen Würdigung unterliegt. Grundsätzlich bestehen dafür selbstverständlich einleuchtende Gründe, der Amtsarzt soll möglichst unabhängig über einen medizinischen Sachverhalt urteilen und eine weitere Einschätzung unabhängig vom konkreten Leistungserbringer ermöglichen.

Die Operationskosten sollten dennoch als außergewöhnliche Belastung im Sinne des § 33 EStG bei der jeweiligen Einkommensteuererklärung geltend gemacht werden. Es ist durchaus möglich, damit zu argumentieren, dass die avisierte Therapie leitliniengerecht ist und eben gerade keine Außenseitermethode oder wissenschaftlich nicht anerkannte Methode – wie es § 64 EStDV voraussetzt – darstellt. Hier ist in der Thematik aktuell noch sehr viel in Bewegung, eine finale Einstufung durch den Bundesfinanzhof (BFH) steht noch aus.

Insofern sollte hier durchaus vor dem Finanzgericht ein Klageverfahren angestrengt werden, am besten mit Unterstützung eines medizin- und steuerrechtlich versierten Anwalts.

Tipp: Die Vorgehensweise sollte immer folgendermaßen strukturiert sein: Zuerst versuchen, eine Bescheinigung für steuerliche Zwecke gem. § 64 EStDV zu organisieren, teilweise funktioniert das erst auf Nachfrage. Sollte die Erstellung einer Bescheinigung nicht zustande kommen, trotzdem beim Finanzamt einreichen, es ist durchaus möglich, dass das Finanzamt im Rahmen seines Ermessens die Krankheitskosten auch so anerkennt. Da jedoch ein amtsärztliches Attest im Nachhinein nicht funktioniert, bitte immer zuerst versuchen, ein Attest vor der ersten Operation zu organisieren.

Noch eine Anmerkung zur Anerkennung als außergewöhnliche Belastungen:

Lassen Sie sich nicht einschüchtern oder gar dazu bewegen, Einsprüche zurückzunehmen, auch ohne amtsärztliches Attest. Die Rechtsfrage, ob es sich bei der Liposuktion bei Lipödem um eine wissenschaftlich anerkannte Methode handelt oder nicht beziehungsweise ob die Operationskosten auch ohne eine Bescheinigung des Amtsarztes zu berücksichtigen sind, wurde bisher noch nicht vom Bundesfinanzhof entschieden.
Wenden Sie sich im Übrigen möglichst an Anwälte mit entsprechenden Schwerpunkten. Bitte denken Sie auch daran, dass Sie als Frau häufig die schlechtere Altersvorsorge haben; Sie unterziehen sich diesen Operationen auch, um Ihre Erwerbsfähigkeit zu erhalten beziehungsweise zu verbessern, also sind steuerliche Erleichterungen absolut gerechtfertigt. Dass es sich bei der operativen Therapie bei Lipödem nicht um Schönheitsoperationen handelt, wissen Sie selbst am besten.

Zumutbare Belastung:

Von Ihren Aufwendungen bleibt die sogenannte „zumutbare Belastung“ unberücksichtigt. Nur der darüber liegende Betrag ist als allgemein außergewöhnliche Belastung absetzbar. Sogar Kosten im Zusammenhang mit der Abwehr beziehungsweise Erträglichmachung einer tödlichen Krankheit müssen um die zumutbare Belastung gekürzt werden (BFH v. 21.02.2018, VI R 11/16, BStBl II 2018, S. 469).

Gegen den Ansatz einer zumutbaren Belastung bei Krankheits- und Pflegekosten ist Verfassungsbeschwerde eingelegt worden (Aktenzeichen 2 BvR 221/17).

Tipp 1: Die Operationen nach Möglichkeit in einem Kalenderjahr zusammenbringen. Das funktioniert natürlich sowohl aus gesundheitlichen als auch aus finanziellen Gründen nicht immer, jedoch sollte die Operationsplanung nach Möglichkeit auch hier ggf. darauf ausgerichtet sein.

Tipp 2: Diese Ausführungen gelten selbstverständlich auch für andere Krankheitskosten oder nicht berücksichtigte Kosten zum Beispiel für Hilfsmittel oder aber auch Heilmittel. Bei letzteren darauf achten, dass zumindest eine privatärztliche (!) Rezeptierung vorliegt (grünes Rezept).

5. OPERATIVE THERAPIE

5.1 Antragstellung für die operative Therapie bei Lipödem

Ich gehe zur Kasse hin, gebe meinen Arztbrief ab. Fertig. Was soll ich da sonst noch machen?

Die Antragstellung bei der operativen Therapie bei Lipödem ist gemeinhin wichtiger, als von vielen Patientinnen angenommen wird. Ich führe sehr viele Gerichtsverfahren, ich gewinne auch sehr viele Klagen. Diejenigen, bei denen es kritisch wird oder ein Obsiegen nicht mehr möglich ist, weisen nahezu immer starke Schwächen in der Antragstellung auf. Bereits hier stellen sich also wichtige Weichen für das spätere Verfahren. Ich kann hier alle Patientinnen nur ermutigen, sich intensiv damit zu beschäftigen und strategisch überlegt vorzugehen. Das hört sich an wie im Krieg? Nicht nur Tumorpatienten mit oft letalen Erkrankungen

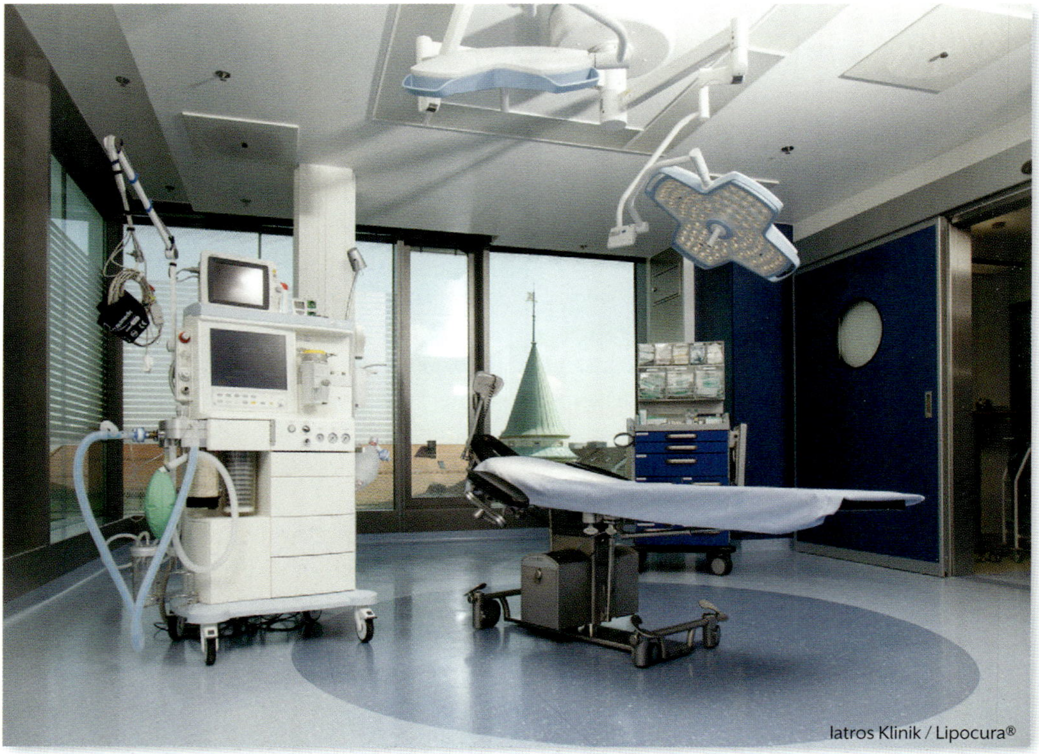

Iatros Klinik / Lipocura®

sehen das so. Auch für Sie mit einer chronischen Schmerzerkrankung ist es wichtig, zu wissen, wie man richtig vorgeht.

Es haben sich hier im Vergleich zu 2019 erhebliche Änderungen ergeben, auch gibt es einige Fallstricke, die zu beachten sind. Dies hat mit der einschlägigen Rechtsprechung des ersten Senates des Bundessozialgerichtes zu tun, welche vorgibt, dass der betreffende Versicherte sich nicht einseitig auf privatärztliche Leistungen beziehungsweise Leistungen einer Privatklinik festlegen darf, da dies nicht systemkonform im Sinne der gesetzlichen Krankenversicherung ist. Die neueste Änderung betrifft die Rechtsprechung zur Genehmigungsfiktion, welche nunmehr in engeren Voraussetzungen gesehen wird als bisher (dazu später mehr).

Wir schlagen hier den ersten Bogen, da unterschieden werden muss zwischen einer Antragstellung für privat versicherte Patientinnen und gesetzlich versicherten Patientinnen. Seit dem 19.09.2019 sind hier noch neue Varianten hinzugekommen.

Ausführungen zum Gemeinsamen Bundesausschuss finden sich unter Punkt 5.16. Diese Informationen sind wichtig, auch wenn sie auf den ersten Blick sehr formalistisch wirken mögen.

Zwei Beispiele:

Lisa, gesetzlich versichert, Angestellte:

Lisa hat ihre Diagnose 2017 erhalten und seitdem konservativ therapiert. Wirkliche Verbesserungen hat sie damit nicht erzielt. Darum hat sie sich bei mehreren plastischen Chirurgen vorgestellt, um sich einen Operateur auszusuchen. Es handelt sich dabei um Privatkliniken, weil sie in verschiedenen Foren über Vertragskliniken nur Schlechtes gelesen hat. Sie stellt einen Antrag in Schriftform unter Beifügung des Arztberichtes, ihrer Fotodokumentation, eines Kostenvoranschlages des Operateurs sowie von Nachweisen über vollzogene konservative Therapien.

Die Kasse antwortet nicht innerhalb der gesetzlich vorgesehenen Frist von drei Wochen. Lisa freut sich, da sie weiß, dass bei einer verspäteten Entscheidung der Kasse die Leistung als übernommen gilt.

Im Widerspruchsverfahren hält die Kasse dagegen, dass Lisa die Leistungen subjektiv nicht für erforderlich halten durfte.

Stimmt das?

Hier herrscht im Bundesgebiet eine uneinheitliche Rechtsprechung. Generell ist es jedoch so, dass Lisa als gesetzlich versicherte Patientin keinen Anspruch auf Behandlung durch einen Privatarzt hat. Die Rechtsprechung geht hier üblicherweise davon aus, dass eine Fiktion nicht eingetreten ist. Im Arztbericht oder ähnlichen (Zusatz-)Unterlagen ist oft der Hinweis enthalten, dass es sich bei der geplanten Therapieleistung nicht um eine vertragsärztliche Leistung handelt (Stichpunkt: wirtschaftliche Aufklärungspflicht).

Sabine, gesetzlich versichert, Angestellte:

Sabine war in einem Vertragsklinikum, also einem nach § 108 SGB V zugelassenen Krankenhaus vorstellig. Sie hat bei ihrer gesetzlichen Krankenkasse einen Antrag auf Kostenübernahme in Stadium II der operativen

Therapie gestellt. Den Ablehnungsbescheid der Krankenkasse erhält sie nach vier Wochen. Der Antrag wurde am 02.06.2020 gestellt. Sabine freut sich zunächst, denn sie weiß aus verschiedenen Patientenveranstaltungen und –foren, dass eine sogenannte Genehmigungsfiktion nach § 13 Abs. 3 a SGB V eingetreten ist. Als sie schriftlich den Eintritt der Fiktion bei der Kasse geltend macht, erhält sie als Antwort, dass seit dem BSG-Urteil vom 26.05.2020 eine Fiktion nur dann in Frage kommt, wenn sie gutgläubig ist. Das sei aber nicht mehr der Fall, wenn ihr nach Fiktionseintritt ein Ablehnungsbescheid zugegangen ist. Sabine versteht die Welt nicht mehr.

Stimmt das?

Das Bundessozialgericht hat mit Urteil vom 26.05.2020 (Aktenzeichen B 1 KR 9/18 R) entschieden, dass die bisherige Rechtsprechung des 1. Senates des Bundessozialgericht zur Genehmigungsfiktion des § 13 Abs. 3 a SGB Va aufgegeben wird. Die Kasse hat insofern zutreffend ausgeführt, dass bei Sabine zwar eine Fiktion eingetreten ist, diese aber mit Erlass des Ablehnungsbescheides wieder als aufgehoben anzusehen könnte. Diese Auffassung ist jedoch rechtlich umstritten, da üblicherweise der Ablehnungsbescheid angefochten wird. (*Hinweis: Bisher liegt nur die Pressemitteilung des Bundessozialgericht zu diesem Urteil vor, die Urteilsgründe sind noch nicht veröffentlicht. Insofern können sich hierbei noch rechtliche Änderungen ergeben).

Fallvariante 1:

Sabine stellt den Antrag wie im Beispiel zuvor. Nach Eintritt der Fiktion am 24.06.2020, 0 Uhr, schließt sie mit dem Klinikum (im Selbstzahlerstatus) am 25.06.2020 einen entsprechenden Behandlungsvertrag über die mehrzeitige operative Therapie des Lipödems der Arm- und Beinregion nebst Straffungsmaßnahmen der Oberschenkel und Oberarme unter gleichzeitiger Vereinbarung der entsprechenden OP-Termine.

Der Ablehnungsbescheid geht ihr am 01.07.2020 zu (= Bekanntgabe im sozialversicherungsrechtlichen Sinne). Sie geht daraufhin in Widerspruch.

In diesem Falle kann sich Sabine darauf berufen, dass eine Selbstbeschaffung vor Eintritt der Bösgläubigkeit stattgefunden hat. Eine abweichende Auffassung vertritt die Meinung, dass aufgrund der Anfechtung des Ablehnungsbescheides die Gutgläubigkeit erhalten bleibt.

Fallvariante 2:

Sabine stellt den Antrag wie gehabt. Allerdings schließt sie einen schriftlichen Behandlungsvertrag mit den genannten Maßnahmen bereits am 22.06.2020 ab.

In diesem Falle wurde von Sabine der Beschaffungsweg nicht eingehalten. Eine Fiktion kann insofern nicht eintreten, da die gesetzliche Frist des § 13 Abs. 3 a SGB V nicht eingehalten wurde.

Fallvariante 3:

Sabine handelt wie bei der Fallvariante 1. Allerdings kann sie das Honorar für die geplanten Operationen nicht vorstrecken.

Hier gestaltet sich die Situation nach der neuen Rechtsprechung des Bundessozialgericht sehr problematisch. Sofern Sabine die Kosten nicht vorstrecken kann – etwa über eine Finanzierungsmaßnahme – kann der Fiktionseintritt zwar geltend gemacht, aber mangels Erstattung nicht durchgesetzt werden, da sich nach der neuen Rechtsprechung des BSG eine Fiktion nur auf den Fall der Kostenerstattung erstrecken kann.

Tipp für die Fallvarianten 1 - 3:

Die zuvor geschilderte Situation – dass eine Vorfinanzierung nicht möglich ist -spiegelt die Situation (nicht nur) der Lipödempatientinnen nach der neuen Rechtsprechung des Bundessozialgericht wider. Wie kann hier eine Lösungsmöglichkeit aussehen?

Nach der Neufassung der §§ 39, 137 c Abs. 3 SGB V ist grundsätzlich für zugelassene Krankenhäuser – nicht für Privatkliniken – eine operative Therapie im stationären Setting bei den Stadien I und II als Einzelfallentscheidung wieder möglich. Dies wäre ein Weg für Sabine, um doch noch die benötigte Therapie wahrnehmen zu können.

Anna, privatversichert, Beamtin:

Anna bekommt als Erstattung 50 % von der Beihilfe und 50 % von der privaten Krankenversicherung bezahlt. Die Kasse zahlt ihr lediglich eine Kompression pro Jahr, da der Hilfsmittelkatalog etwas eingeschränkt ist, dafür war der Tarif günstig. Die Beihilfe lehnt ihren Antrag auf operative Therapie der Liposuktion ab mit der Begründung, dass die beantragte Maßnahme als sogenannte „Neue Untersuchungs- und Behandlungsmethode" als medizinisch nicht indizierte Maßnahme nicht beihilfefähig sei. Die private Krankenversicherung sagt zwar eine Kostenübernahme zu, allerdings möchte sie nur ca. 600 € pro Eingriff und Extremität (Arme, Beine) bezahlen.

Kann das richtig sein?

Die Beihilfe hat in den entsprechenden Verordnungen (Bundesbeihilfeverordnung, Beihilfeverordnungen der Länder) regelmäßig einen Zusatz, das neue Untersuchungs- und Behandlungsmethoden nicht beihilfefähig sind. Insofern ein strittiger Punkt. Im Zweifel ist die operative Therapie bei Lipödem immer noch als sogenannte neue Untersuchungs- und Behandlungsmethode einzustufen. Allerdings gilt im Beihilferecht auch der Grundsatz, dass medizinisch indizierte Maßnahmen beihilfefähig sind. Diese Fragestellungen sind deshalb mit einem versierten Anwalt zu klären.
Die Krankenkasse zahlt nach dem vertraglich festgelegten Tarif. Hier kommt es darauf an, ob eine Abrechnung nach Gebührenordnung für Ärzte vorausgesetzt wird und dies im Rahmen der üblichen Faktoren 2,3 beziehungsweise 3,5 zu erfolgen hat. Wenn dies im Fall von Anna so festgelegt ist, greift die Kasse auf die regulären Gebührenziffern der Gebührenordnung für Ärzte zurück, nicht auf die üblicherweise gebildeten Analogien, deren Anwendung höchstrichterlich noch nicht geklärt ist. Dies hat zur Konsequenz, dass sich die Krankenkasse auf den Abrechnungsmodus bestimmter Gebührenziffern (2454 , 2453) pro Extremität beruft. Auch hier ist die Unterstützung des Medizinrechtlers angebracht.

Warum ist die Antragsstellung denn überhaupt wichtig?

Formal gesehen genügt für die Antragstellung, dass die operative Therapie bei Lipödem beantragt wird. Allerdings müssen hier zusätzliche Aspekte berücksichtigt werden. Warum das so ist, werde ich im Folgenden erläutern.

Adipositas-Patienten kennen das Procedere: Es muss ein Antrag gestellt werden. Der Adipositas-Patient muss verschiedene Dinge nachweisen (MMK = mulitmodales Konzept in insbesonderer Form einer Bewegungs- und Ernährungstherapie, Ausschöpfung der konservativen Therapie). Dies muss befundgestützt geschehen, also durch Vorlage einschlägiger Arztberichte. Für Lipödempatientinnen aller Stadien ist dies auf jeden Fall empfehlenswert, denn: Patientinnen sollten hier auch den Eintritt einer Fiktion in Betracht ziehen. Dies ist zwar nicht sehr häufig der Fall, kann jedoch der Eintritt einer Fiktion den Verfahrensweg abkürzen. Insofern müssen Patientinnen durchaus zweigleisig denken. Dies gilt auch nach Erlass des Bundessorzialgericht-Urteils vom 26.05.2020.

<u>Warum ist es wichtig, Fristen berechnen zu können?</u>

Die Krankenkassen müssen über Anträge innerhalb der Frist des § 13 Abs. 3 a SGB V entscheiden. Diese Frist beginnt nach Eingang des Antrags bei der Kasse zu laufen und endet nach drei Wochen beziehungsweise fünf Wochen, wenn der Medizinische Dienst eingeschaltet wird.

<u>Beispiel:</u>

Der Antrag geht am 23.03.2020 bei der Krankenkasse ein. Die Frist beginnt somit am 24.03.2020 zu laufen. Sie endet – wenn der MDK nicht eingeschaltet wird – mit Ablauf des 13.04.2020. Das heißt ergeht die Entscheidung der Kasse am 24.04.2020, ist sie verfristet und damit zu spät erfolgt, die beantragte Leistung gilt als genehmigt.

Es ist hier damit zu rechnen, dass seitens der Krankenkasse die neue Rechtsprechung des Bundessozialgericht mit Urteil vom 26.05.2020 geltend gemacht wird. Dem ist nach Auffassung der Verfasserin jedoch entgegen zu halten, dass prinzipiell ein Vertrauensschutz in bisherige höchstrichterliche Rechtsprechung gegeben ist. Diese Rechtsfragen sind jedoch noch nicht abschließend geklärt.

<u>Welche Punkte muss ich bei der Antragstellung beachten?</u>

Es ist Wert darauf zu legen, den Antrag erstens befundgestützt zu stellen, zweitens darauf zu achten, sich als Kassenpatientin nicht ausschließlich auf eine privatärztliche Behandlung zu beschränken, sondern auch den Arztbericht eines zugelassenen Krankenhauses im Sinne des § 108 SGB V, welches landläufig auch als „Vertragskrankenhaus“ bezeichnet wird, dem Antrag beizufügen. Empfehlenswert ist es darüber hinaus, zumindest weitere Nachweise oder Arztberichte, zum Beispiel über konservative Behandlungen zur Verfügung zu stellen.

Insbesondere Patientinnen mit Stadium I und II sollten hier „zweigleisig“ denken und sie sollten auch daran denken, vor der ersten Operation ein amtsärztliches Attest beziehungsweise eine steuerliche Bescheinigung gem. § 64 EStDV einzuholen.

Für Patientinnen mit Stadium III gelten seit Inkrafttreten des Gemeinsamen Bundesausschuss-Beschlusses vom 19.09.2019 besondere Regeln. Eine Behandlung als Kassenleistung ist hier temporär bis einschließlich 31.12.2024 zulässig. Patientinnen mit einem BMI < 35 haben es hier am einfachsten; grundsätzlich ist es ausreichend, sich mit einer Krankenhauseinweisung (Facharzt oder Hausarzt) und dem Kassenkärtchen behandeln zu lassen. Zuvor sollte natürlich eine intensive Beratung sowie die Durchführung der konservativen Therapie stattgefunden haben.

Patientinnen mit einem BMI zwischen 35 und < 40 müssen zusätzlich eine Adipositas-Therapie nachweisen; dies muss nicht zwingend in Form von bariatrischen Eingriffen geschehen, jedoch mindestens in Form einer nachweislich durchlaufenen Ernährungsberatung, einer aktiven sportlichen Betätigung und ähnlichen Nachweisen.
Bei Patientinnen mit einem BMI 40 + ist zwar grundsätzlich die Behandlung per Liposuktion ausgeschlossen, hier kommt jedoch das Wörtchen „soll" des § 4 Abs. 4 des Beschlusses des Gemeinsamen Bundesausschuss zum Tragen: Bei einer Risikoabwägung kann hier im Rahmen einer Einzelfallentscheidung eine operative Behandlung stattfinden, wenn der behandelnde Arzt feststellt, dass der Nutzen einer operativen Behandlung deren Risiken eindeutig überwiegt.

Zum aktuellen Zeitpunkt gibt es jedoch gesundheitspolitisch weiterhin Handlungsbedarf, da viele Kliniken aufgrund der Rechtsunsicherheit (nachgängige Prüfung der Abrechnungen zwischen Klinikum und Krankenkasse und der möglichen Beanstandung durch den Medizinischen Dienst der Krankenkassen) auf eine Kostenübernahmeerklärung oder zumindest eine entsprechende Bestätigung der jeweiligen Krankenkasse bestehen.

Aber auch diese Patientinnen sollten den Antrag fristenoptimiert stellen. Dies liegt einfach darin begründet, dass der Eintritt einer Genehmigungsfiktion das Verfahren als solches entscheidend verkürzen kann. Auf die neuere Rechtsprechung des BSG vom 26.05.2020 sei hingewiesen.

Es ist in allen Fällen zu beachten, dass zum aktuellen Zeitpunkt bei Antragstellung unter einer medizinischen Indikation privatärztliche Leistungen bei Kassenpatientinnen n i c h t übernommen werden. (zur Versorgungslage unter anderem unter Punkt 5.14).

Checkliste:

- Antragstellung vor Beginn der Maßnahme
- Selbstauskunft (im Schreiben)
- Arztbericht Wunscharzt und Vertragsklinikum (soweit nicht identisch)
- Amtsärztliches Attest vor der ersten Operation beantragen
- Besonderheiten Stadium 3 beachten

5.2 Privat versichert und doch nicht gut versichert

Was sollten Privatpatientinnen beachten?

Meine private Krankenkasse will die Krankenhausleistungen nicht anerkennen, sie verlangt eine besondere Art von Abrechnung, die ich vom behandelnden Arzt beziehungsweise der Klinik nicht bekommen habe. Was mache ich jetzt?

Hier ist von der Klinik eine sogenannte spezifizierte Abrechnung von Krankenhausleistungen anzufordern. Dieser enthält eine eingehende Aufgliederung der Kosten für den stationären Aufenthalt mit ICD-10-Diagnose, OPS-Schlüssel sowie dem Grouper-Ergebnis mit der einschlägigen DRG.

Wenn Ihnen diese Kürzel nichts sagen: Sie sollten in einer spezifizierten Abrechnung enthalten sein.

Meine Krankenkasse sagt, nach der privatärztlichen Abrechnung hätte ich 25 Extremitäten, was ja nicht sein kann. Was mache ich jetzt?

Hier muss geklärt werden, ob die Rechnung nur den Faktor 25 enthält oder aber eine Aufgliederung nach Arealen vorgenommen wurde. Im letzteren Fall kann eine sachlogische Herleitung – ob gerichtlich oder außergerichtlich - einfacher stattfinden als im ersteren Fall. Dies ist allerdings höchstrichterlich noch nicht geklärt und umstritten.

Im ersteren Fall ist zusätzlich zu klären, ob der Leistungserbringer in Anspruch genommen werden kann oder soll (sogenannte Streitverkündung).

Ich bin Privatpatientin und die Kasse hat eine Kostenübernahme zugesagt. Sie will aber pro Extremität nur 600 € zahlen, also nur einen Bruchteil der tatsächlichen Kosten. Wie kann das sein?

Üblicherweise werden in der Abrechnung oder aber im Kostenvoranschlag verschiedene Ziffern der Gebührenordnung für Ärzte verwendet. Da die von der derzeit gültigen Fassung der Gebührenordnung für Ärzte Liposuktion und Entfernung lokaler Fettgewebsansammlungen vorgesehenen Ziffern 2453 und 2454 nicht wirklich passend für die operative Therapie bei Lipödem sind (da die abgesaugten Mengen und die Operationsmethoden die lymphschonend sein soll, nicht abbildet), werden sogenannte Analogien gebildet. Diese Analogien sind zwar zulässig, werden jedoch von den privaten Krankenkassen häufig nicht anerkannt. Die privaten Versicherer nutzen hier regelmäßig die überalterte Gebührenordnung für Ärzte, um Kosten zu sparen. Jedoch ist bei den privaten Krankenkassen ein Vergleich eher möglich als bei Streitigkeiten im Kontext mit dem Selbstzahlerstatus in der gesetzlichen Krankenversicherung.

5.3 Wann spricht man von einer Genehmigungsfiktion?

§ 13 Abs. 3 a SGB V trat mit dem sogenannten Patientenrechtestärkungsgesetz im Jahre 2013 in Kraft. Ziel war es, die bisher oft recht langen Entscheidungszeiträume direkt nach Antragstellung zu verkürzen und den Entscheidungsprozess zu beschleunigen. Die Genehmigungsfiktion – gleich mehr dazu, was man darunter versteht und welche Konsequenzen der Eintritt einer Genehmigungsfiktion hat – ist eine nicht unumstrittene Konstruktion des Gesetzgebers, wird teilweise als „defizitär ausgestaltet" oder „schlicht missglückt" bezeichnet. Eines ist jedoch klar: Entscheidungsprozesse wurden auf jeden Fall beschleunigt; dies kann zwar zu Lasten der Qualität gehen, andererseits ist es für viele Antragsteller von sogenannten Neuen Untersuchungs- und Behandlungsmethoden die einzige Möglichkeit, sich eine Leistung zu beschaffen.

Die Genehmigungsfiktion funktioniert nach dem Grundsatz, dass bei Überschreiten der gesetzlichen Entscheidungsfrist von drei Wochen (ohne Medizinische Dienst der Krankenversicherung-Beteiligung) oder fünf Wochen (mit

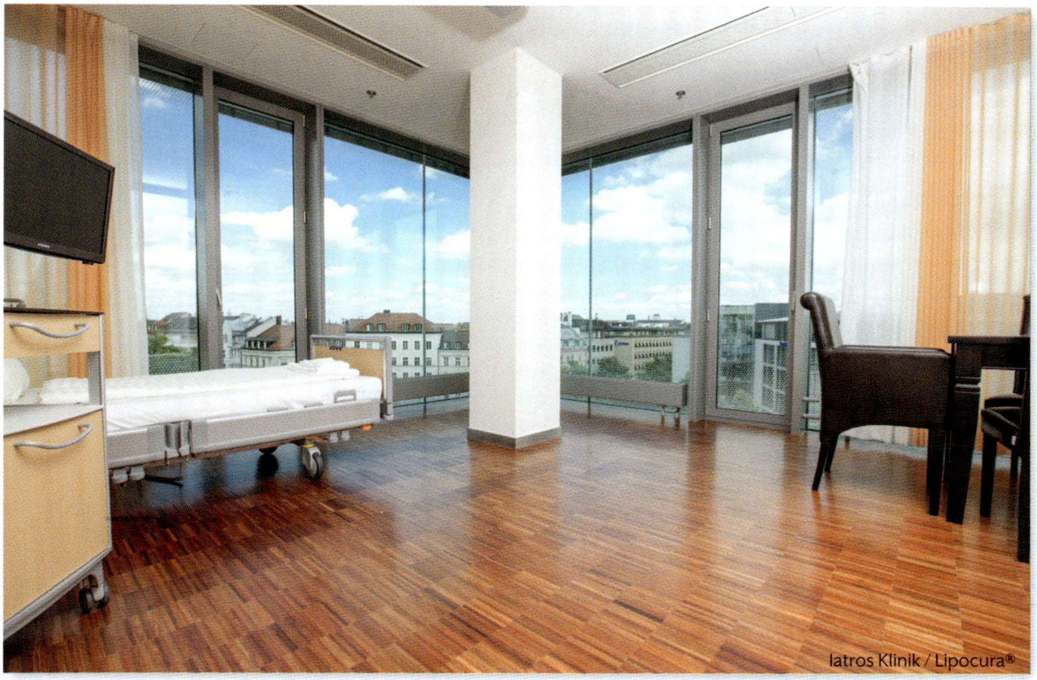

Iatros Klinik / Lipocura®

Medizinische Dienst der Krankenversicherung-Beteiligung) die beantragte Leistung als genehmigt gilt. Hier ist das Augenmerk darauf zu richten, dass es genau die beantragte Leistung ist, welche als genehmigt gilt.

Stellt eine Lipödempatientin Antrag auf eine operative Behandlung bei Lipödem mit 2 Eingriffen, obwohl lt. Arztbericht mindestens 4 erforderlich sind, oder aber zusätzliche Straffungsmaßnahmen, ist das sehr unglücklich. Genauso wie bei dem Umstand, dass der Eintritt einer Fiktion bei der Beschränkung auf eine rein privatärztliche Maßnahme rechtswirksam von der Kasse bestritten werden kann.

Hier ist also ein besonderes Augenmerk auf die genaue Antragstellung zu richten, eine anwaltliche Beratung ist nicht zwingend, aber hilfreich.

Wichtig ist beim Eintritt einer Fiktion, dass die Antragstellerin die beantragte Maßnahme subjektiv für erforderlich halten kann. Dieses Merkmal wurde mit dem Urteil des Bundessozialgerichts vom 08.03.2016, Aktenzeichen B 1 KR 25/15 R festgelegt und bedeutet sinngemäß, dass der Wille der Patientin nicht darauf gerichtet sein darf, völlig systemfremde Leistungen zu beantragen. Extrembeispiel: Die Patientin beantragt eine Urlaubsreise auf die Malediven; hier wird eine Fiktion nicht greifen. Allerdings lautet die Lesart auch: Kassenpatientinnen dürfen nicht davon ausgehen, dass das Solidarsystem der gesetzlichen Krankenversicherung die Maßnahmen von Privatärzten oder Privatkliniken generell trägt. Dies funktioniert nur unter bestimmten Umständen.

Denkbar ist hier zum Beispiel dass eine Privatklinik mit einer der gesetzlichen Krankenkassen einen Vertrag schließt, sodass zu bestimmten Voraussetzungen auch Kassenpatienten behandelt werden dürfen. Oder aber der Privatarzt hat in einem Vertragskrankenhaus Belegbetten und behandelt dort Kassenpatienten. Eine weitere Möglichkeit besteht darin, sich nach Eintritt der Genehmigungsfiktion die beantragte Maßnahme bei einem Privatarzt selbst zu verschaffen. Dies ist jedoch immer mit einem gewissen eigenen finanziellen Risiko verbunden.

Ein wichtiger Punkt bei der Genehmigungsfiktion ist die Einhaltung des Beschaffungsweges. Der Kassenpatient als solcher ist verpflichtet, zunächst einmal bei der Kasse nachzufragen, ob die Kosten für eine Behandlung, welche von vornherein keine allgemeine Kassenleistung ist (wie etwa eine Blinddarmresektion), von der Kasse getragen werden. Tut er dies nicht oder verspätet, trägt er auch das Kostenrisiko. Ausnahmen können nur dann in Betracht kommen, wenn der Arzt keine wirtschaftliche Aufklärung vornimmt (Pflicht aus dem Behandlungsvertrag). Insofern lautet gerade für Lipödempatientinnen eine entscheidende Grundregel: Es sollte mindestens die gesetzliche Entscheidungsfrist abgewartet werden. Besser ist es jedoch, eine großzügigere Vorlaufzeit einzuplanen.

Ich erlebe immer wieder, dass Lipödempatientinnen wegen des großen Leidensdrucks und der in greifbare Nähe gerückten Möglichkeit, das gesundheitliche Problem nachhaltig zu lösen, hier zu früh zur Operation antreten, Vorauszahlungen leisten, Honorarvereinbarungen unterzeichnen. Im gerichtlichen Verfahren führt dies nicht allzu selten dazu, dass im günstigsten Fall ein Vergleich geschlossen wird, im „worst case“ jedoch die gesamte Operationsreihe aus der Genehmigungsfiktion „herausfällt“.

Die zuvor geschilderte Rechtslage gilt jedoch nur noch eingeschränkt für neue Antragsfälle ab dem 26.05.2020. Das Bundessozialgericht hat seine bisherige Rechtsauffassung geändert und sieht den Eintritt einer Genehmigungsfiktion unter wesentlich engeren Voraussetzungen als bisher.

5.4 Verfahrensablauf bei den Kassen

Im Vorfeld ist anzumerken, dass der Verfahrensablauf bei den Krankenkassen im Großen und Ganzen auch dem Verwaltungsverfahren bei anderen sozialversicherungsrechtlichen Leistungsträgern, also auch der Deutschen Rentenversicherung, dem Versorgungsamt oder der Agentur für Arbeit entspricht.

Warum muss ich überhaupt einen Antrag stellen?

Nur ein Antrag kann das Verwaltungsverfahren in Gang setzen. Ohne Antrag kann kein Anspruch hergeleitet werden. Die Antragstellung kann auch mündlich erfolgen, was jedoch erhebliche Nachweisprobleme verursachen kann. Bei Anträgen auf operative Therapie bei Lipödem ist unbedingt darauf zu achten, dass der Antrag fiktionsfähig sein muss, das heißt es muss klar daraus hervorgehen, was genau beantragt wird.

Von der ausschließlichen Beschränkung auf privatärztliche Maßnahmen ist unbedingt abzuraten, es sollte stets aus dem Antrag hervorgehen, dass auch die Behandlung in einem zugelassenen Krankenhaus in Betracht kommt (Beifügung eines entsprechenden Arztberichts).

Auf was muss ich bei der Antragsabgabe achten?

Die Antragsabgabe – gleichgültig ob diese postalisch oder persönlich erfolgt – sollte stets belegt werden können (Einwurfeinschreiben, Einschreiben mit Rückschein, Abgabe gegen persönliche Quittierung). Bei elektronischer Abgabe geschieht dies ohnehin durch die Ausgangsbestätigung, allerdings ist hier oft problematisch – wenn nicht im Rahmen einer App, sondern per E-Mail – die Identität der beantragenden Person nachzuweisen.

Die Kasse hat jetzt meinen Antrag zum dritten Mal abgelehnt! Was soll ich tun?

Die wahrscheinliche Variante ist, dass Sie sich immer noch in einem einzigen Verfahren befinden. Der Verfahrensablauf im Einzelnen:

- Antragstellung
- Ablehnungsbescheid/ Genehmigung
- Widerspruch
- Widerspruchsbegründung
- Einbeziehung MDK (nicht zwingend)
- Weiterleitung an den Widerspruchsausschuss
- Entscheidung des Wildersprüchsausschusses durch Widerspruchsbescheid

Wenn die Kasse schon ein Jahr braucht, was kann ich da tun?

Hier gibt es drei Möglichkeiten.

Erstens, kann Beschwerde beim Bundesversicherungsamt erhoben werden. Zwar kann dies etwas beschleunigend wirken, allerdings teilt das Bundesversicherungsamt auch üblicherweise mit, dass eine Entscheidung der Kasse nicht vorweggenommen werden kann.

Zweitens, kann sechs Monate nach Antragstellung und drei Monate nach Widerspruchseinlegung eine sogenannte Untätigkeitsklage beim Sozialgericht erhoben werden (§ 88 SGG – Sozialgerichtsgesetz). Damit kann der Erlass eines Widerspruchsbescheides erzwungen werden. Das Verfahren geht dann sogleich in das Hauptsacheverfahren über (ja, wir Juristen sind hier sehr genau und unterscheiden diese Verfahren!).

Drittens, wenn eine Genehmigungsfiktion gem. § 13 Abs. 3 a SGB V vorliegt, kann auch direkt Leistungsklage erhoben werden. Der Ausgang des Widerspruchsverfahrens muss hier nicht abgewartet werden. Es sollte allerdings auch klar der Fall einer Fiktion vorliegen.

5.5 Widerspruch und Klage bei Ablehnung

Bei einer Ablehnung durch die Krankenkasse besteht die Möglichkeit, innerhalb eines Monats Widerspruch einzulegen. Der Widerspruch kann fristwahrend eingelegt werden, muss also nicht sofort begründet werden. Eine Begründung ist nicht zwingend, jedoch empfehlenswert. Spätestens ab hier sollte überlegt werden, ob ein Anwalt eingeschaltet wird. Viele denken an dieser Stelle: Der Anwalt verursacht doch nur Kosten und setzt den Antrag letztendlich doch nicht durch.

Es sollte jedoch bedacht werden, dass der Anwalt auch eine gewisse „Filterfunktion" besitzt: Es geht nicht jedes Schreiben der Kasse direkt an Sie selbst, sondern der Anwalt bereitet den Vorgang etwas auf. Es ist entweder ein Begleitschreiben oder aber eine elektronische Nachricht dabei, die den Inhalt des Schreibens sowie das mögliche weitere und gegebenenfalls empfehlenswerte Vorgehen fixiert. Man kann also Verantwortung abgeben und ist der Rechtsstreitigkeit nicht mehr so direkt und frontal ausgesetzt als ohne Anwalt.

Es besteht natürlich auch die Möglichkeit, sich an die größeren Sozialverbände zu wenden. Allerdings ist hier zu bedenken, dass das Lipödem und die daraus resultierenden Konsequenzen (Stigmatisierung in der Umwelt, Unverständnis oder Unkenntnis der Mitmenschen) hier ebenfalls Auswirkungen zeigen kann, da die Erkrankung nicht immer verstanden, manchmal gar ausschließlich die Beantragung von bariatrischen Operationen empfohlen wird oder aber Sinn und Zweck der Lipödemchirurgie dem jeweiligen Sachbearbeiter des Sozialverbandes verschlossen geblieben sind.
Insofern haben Anwälte mit den entsprechenden Schwerpunkten durchaus den Vorteil, mit der Materie und der Erkrankung vertraut zu sein und auch zu wissen, wie man die richtigen Fragen stellt.

Verfahrenstechnisch ist zu unterscheiden:
- Antragsverfahren
- Widerspruchsverfahren
- Klageverfahren

Nach der Ablehnung wird üblicherweise Widerspruch eingelegt. Dieser kann – wie vorhin geschildert – auch rein fristwahrend eingelegt werden, ohne dass sogleich eine Begründung hinzugefügt wird.

Im Widerspruchsverfahren selbst höre ich immer wieder die Äußerung „jetzt habe ich schon zum dritten Mal Widerspruch eingelegt", stelle aber nach Akteneinsicht fest, dass meistens die verschiedenen Schritte innerhalb des Widerspruchsverfahrens gemeint sind.

Nach der Einlegung des Widerspruchs findet meistens eine Begutachtung durch den Medizinischen Dienst der Krankenversicherung statt. Nach Vorliegen der Widerspruchsbegründung und dem Vorliegen des MDK-Gutachtens wird die Angelegenheit an den Widerspruchsausschuss weitergeleitet.

Der Widerspruchsausschuss ist innerhalb der Krankenkasse ein selbständiges Organ und paritätisch (gleichmäßiges Verhältnis von Stimmen in einem Gremium) mit Mitgliedern von Versicherten- und Arbeitgeberseite besetzt. Die Mitglieder sind häufig ehrenamtlich tätig, es finden sich jedoch auch hauptamtliche Mitglieder aus der Verwaltung der Krankenkassen darin. Genau gesagt, sind Widerspruchsausschüsse Organe der sozialen Selbstverwaltung in der Sozialversicherung. Das hört sich ziemlich abstrakt an, ist jedoch für die Versicherten der gesetzlichen Krankenversicherung (welche einen Teil der sozialen Selbstverwaltung darstellen) eine sehr konkrete Angelegenheit, über die viele nicht Bescheid wissen.

Was versteht man unter der sozialen Selbstverwaltung?

Insgesamt gibt es bei den Sozialleistungsträgern zwischen 1.000 und 2.000 Widerspruchsausschüsse (Renten-, Kranken-, Pflege-, Unfallversicherung). Diese Ausschüsse dienen einerseits der Selbstkontrolle der Verwaltung, andererseits haben sie auch eine Filterfunktion im Hinblick auf spätere Klageverfahren beziehungsweise eine Entlastungsfunktion.

Die meisten Mitglieder der Widerspruchsausschüsse sind männlich, 50 Jahre und älter und erwerbstätig (Arbeitnehmer und Selbständige). Knapp 50 % der von den Versicherten gestellten Anträge werden abgelehnt, etwa ein Sechstel zurückgenommen, der Rest ist ganz oder teilweise erfolgreich. In den Sitzungen werden etwa zwanzig bis vierzig Fälle, manchmal auch mehr, behandelt (Quelle: „Recht und Praxis der Widerspruchsausschüsse in der Sozialversicherung – Bestandsaufnahme und Wirkungsanalyse“, Hans-Böckler-Stiftung). Selbstverwaltung bedeutet im Übrigen, dass die Mitglieder (!) den Kurs bestimmen sollen. So manch eine kennt eventuell die alle paar Jahre – genau gesagt alle sechs Jahre – in den Bundeshaushalten auftauchenden Stimmzettel zu den Sozialwahlen, nur wenige wissen jedoch hier etwas damit anzufangen. Dabei ist dies sogar sehr wichtig, denn: Widerspruchsausschüsse entscheiden über essentielle und für die Versicherten oft „lebenswichtige“ Angelegenheiten (zu den Sozialwahlen in Kapitel 9 mehr).

Warum entscheidet der Medizinische Dienst der Krankenversicherung nach Aktenlage? Eine Ablehnung, ohne mich überhaupt gesehen zu haben! Das kann doch nicht sein.

Die Begutachtung durch den Medizinischen Dienst der Krankenversicherung unterliegt der freien ärztlichen Würdigung. Soweit von ärztlicher Seite die vorliegenden Arztberichte als ausreichend zur Einschätzung des konkreten Falles angesehen werden, kann eine Begutachtung nach Aktenlage ohne weiteres erfolgen. Allerdings ist hier zu beobachten, dass bestehende Unklarheiten in der Einstufung nicht immer geklärt werden – was für eine Begutachtung jedoch äußerst relevant ist – und auch die fachliche Ausrichtung des jeweiligen Gutachters nicht in allen Fällen zielführend ist. Dies bedeutet, in diesen Fällen können MDK-Gutachten angreifbar sein.

Was wird an den Widerspruchsausschuss weitergeleitet?

Üblicherweise ist die Kassenakte beziehungsweise der konkrete Fall an den Widerspruchsausschuss zur finalen Entscheidung vorzulegen. Es kommt jedoch vor, dass Kassenmitarbeiter nicht den vollständigen Vorgang an den Widerspruchsausschuss weiterleiten. Insofern kann ein Anruf beim Widerspruchsausschuss durchaus sehr interessant sein und sogar ein Klageverfahren abwenden. Alles schon erlebt.

Was muss ich beachten, wenn ein Widerspruchsbescheid ergangen ist?

Nach der Bekanntgabe des Widerspruchsbescheides (Posteingang, förmliche Zustellung, Einschreiben und ähnlich) beginnt die Klagefrist zu laufen. Diese beträgt einen Monat.

Tipp: Ein Monat ist nicht identisch mit 4 Wochen. Und ja, wir Juristen sind so kleinkariert. 4 Wochen sind üblicherweise kürzer (28 Tage) als ein Monat und zum Beispiel maßgeblich bei der Frist zur Einreichung einer Kündigungsschutzklage.

Sollten Sie Ihren Weg noch ohne anwaltlichen Beistand gehen, gibt es folgendes zu beachten: Hier am besten die Geschäftsstelle des zuständigen Sozialgerichtes kontaktieren. Diese Angaben stehen im Widerspruchsbescheid im letzten Absatz. Dieser enthält eine sogenannte „Rechtsbehelfsbelehrung“, also ein Hinweis an den Versicherten, wann und bei welchem Gericht Klage einzureichen ist. Die Geschäftsstelle teilt mit, welche Unterlagen beizubringen sind und wann der Kläger diese aufsuchen kann, um die Klage einzureichen. Dies wird so bezeichnet: Die Klage kann zur

Niederschrift eingereicht werden. Es ist auch möglich, die Klage per Fax einzureichen; das Fax genügt der für die Klageeinreichung erforderlichen Schriftform.

Wenn das erledigt ist, ist die Klage zunächst einmal anhängig.

Ist die Klage an den Gegner zugestellt (das heißt die Krankenkasse erhält vom Sozialgericht die Mitteilung, dass Klage erhoben wurde gegen Postzustellungsurkunde), so ist die Klage rechtshängig.

Ist der Anwalt eingeschaltet, fordert dieser zunächst einmal die Akteneinsicht an. Dieses Recht auf Akteneinsicht – welches dem Versicherten natürlich genauso zusteht – ergibt sich aus der Vorschrift des § 25 SGB X. Es ist hier nicht zu übersehen, dass es im Sozialrecht eine Vielzahl an relevanten Vorschriften gibt, die über verschiedene Bücher verstreut sind.

An dieser Stelle die wichtigsten:

- **SGB I** Allgemeiner Teil
- **SGB II** Grundsicherung für Arbeitssuchende
- **SGB III** Arbeitsförderung
- **SGB IV** Gemeinsame Vorschriften für die Sozialversicherung
- **SGB V** Gesetzliche Krankenversicherung
- **SGB VI** Gesetzliche Rentenversicherung
- **SGB VII** Gesetzliche Unfallversicherung
- **SGB VIII** Kinder- und Jugendhilfe
- **SGB IX** Rehabilitation und Teilhabe von Menschen mit Behinderungen
- **SGV X** Verwaltungsverfahren und Sozialdatenschutz
- **SGB XI** Soziale Pflegeversicherung
- **SGB XII** Sozialhilfe

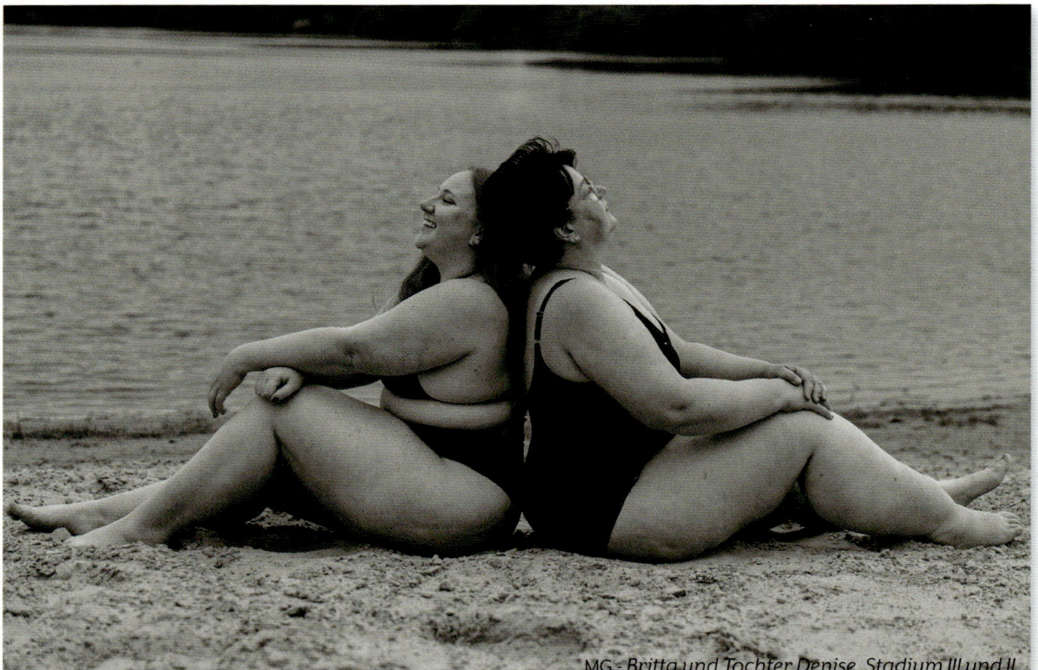

MG - *Britta und Tochter Denise, Stadium III und II*

Wohlgemerkt, dies sind nur die wichtigsten, es existiert noch eine Vielzahl anderer Regelungswerke. Für Rechtsstreitigkeiten mit den Kassen sind am relevantesten das SGB V, SGB I, SGB X.

Der Anwalt prüft zunächst die Akteneinsicht auf Vollständigkeit (soweit sich dies nachvollziehen lässt) und anhand der Unterlagen die Erfolgsaussichten der Klage. Kommt er zu dem Schluss, dass die Klage keine oder kaum Aussicht auf Erfolg verspricht, wird er dies der Mandantin darlegen und ggf. auch von einer weiteren Verfolgung der Klage abraten, soweit dies noch nicht im Vorfeld geschehen ist, teilweise auch nicht geschehen konnte. Auch ich kenne den Fall, in dem die Mandantin bis kurz vor knapp sich nicht wirklich zu einer Klage entschließen konnte, dann aber ihre Meinung ändert; viele sind auch vom Widerspruchsverfahren und der Begleiterscheinung „Stigmatisierung in der Gesellschaft“ zu entmutigt oder pflegen aus den verschiedensten Gründen die Prokrastination (= im Volksmund als „Aufschieberitis“ bekannt; wer den eleganten Ausdruck vorzieht, bedient sich ersterer Ausdrucksweise).

Nach Prüfung der Erfolgsaussichten widmet sich der Anwalt der Klagebegründung; diese besteht aus dem Rubrum, den zu stellenden Anträgen, der Schilderung des Sachverhaltes und den rechtlichen Ausführungen hierzu.

Der Anwalt versendet die Klagebegründung sowie den übrigen Schriftverkehr neuerdings per besonderem elektronischem Anwaltspostfach – auch als „beA“ bekannt – an die jeweiligen Sozialgerichte. Im günstigsten Falle ergeht eine Anerkenntnis der gegnerischen Krankenkasse, welche den Verfahrensgang ebenfalls erheblich abkürzt. Bleibt die Rechtssache streitig, nachdem einige Stellungnahmen hin- und hergewechselt wurden, wird ein Verhandlungstermin anberaumt.

Spätestens bei diesem Termin ist es empfehlenswert, einen Anwalt für Sozialrecht dabei zu haben. Es gibt Richter, die ehrlich bemüht sind, hier einen Ausgleich herbeizuführen. Bei anderen Mitgliedern der Richterschaft wird einem bewusst (nicht nur dem Anwalt), dass der Nachwuchs aus der Staatsanwaltschaft stammt, es ist hier manchmal nicht sicher, ob eine Klägerin in der Verhandlung sitzt oder aber eine Angeklagte in einem gedachten Strafverfahren.

5.6 Wie läuft eine Verhandlung ab?

Nach dem Aufruf der Sache – üblicherweise ist vor dem Gerichtssaal ein entsprechender Aushang entweder in Papierform oder jetzt häufiger in elektronischer Form – betreten die gegnerischen Parteien den Gerichtssaal, also Klägerin, Anwalt und der Beklagtenvertreter der gegnerischen Krankenkasse.

Nach Feststellung der Personalien beziehungsweise der Anwesenheit verliest der Richter (dessen Anrede lautet Frau Vorsitzende/Herr Vorsitzender) den Sachverhalt, der der Klage zugrunde liegt. Sodann wird den Parteien das Wort erteilt, meistens wird die Klägerin zum Sachverhalt befragt, der Anwalt bringt noch einmal den Antrag zum Ausdruck und eventuelle zusätzliche Argumente, welche noch nicht erörtert wurden.

Der Beklagtenvertreter stellt üblicherweise den Antrag, die Klage abzuweisen, teilweise – nach dem Hinwirken des Richters auf eine gütliche Einigung, wozu dieser übrigens verpflichtet ist – wird ein Angebot zu einem Vergleich abgegeben.

Wenn die beklagte Krankenkasse unterliegt, trägt diese die Anwaltskosten. Verfahrenskosten gibt es am Sozialgericht für klagende Mitglieder einer Krankenkasse nicht. Das Verfahren ist kostenlos, da schließlich jedem die Möglichkeit gegeben sein soll, seine verfassungsmäßig gewährten Rechte einzuklagen. Bei einem Vergleich werden die Anwaltskosten üblicherweise hälftig aufgeteilt.

Bei jedem Urteil der ersten Instanz gibt es die Möglichkeit der Berufung (abgesehen von Ausnahmefällen, in denen eine Berufung nicht zugelassen ist). Das heißt auch bei Obsiegen der Klägerin kann die Kasse hier noch in Berufung vor dem Landessozialgericht oder aber auch vor das Bundessozialgericht in Revision gehen.

Tipp: Die Verhandlungen sind üblicherweise öffentlich. Wenn Sie sich einmal damit vertraut machen möchten, gehen Sie zum hiesigen Sozialgericht. Bei der Geschäftsstelle kann erfragt werden, wann Verhandlungen, die öffentlich sind, stattfinden. Im Gerichtssaal gibt es üblicherweise zwei Eingänge, einer für die gegnerischen Parteien, einen für Zuschauer. Hier bitte hinten im Zuschauerbereich platznehmen. Aufstehen, wenn das hohe Gericht erscheint (also Richter, ehrenamtliche Richter und die Protokollbeamtin – das ist nicht sexistisch, sondern entspricht der Realität), das gebietet der Respekt vor dem Gericht und ist so üblich. Das Handy ausschalten, Getränke oder Zwischenrufe sind nicht erlaubt. Sie meinen, das ist ein Witz und Ihnen wäre so etwas nie eingefallen? Dann sind Sie mir sympathisch. Denn es geht auch anders, wie ich das selbst erlebt habe.

In den höheren Instanzen geht es nur beim Landessozialgericht noch um „Tatsachen" – das sind also zum Beispiel Fragestellungen der medizinischen Indikation oder die Frage, ob der Antrag auf stationäre oder ambulante Behandlung gerichtet war. Das Bundessozialgericht – hier ist für Kassenfragen, welche Patienten betreffen, üblicherweise der 1. Senat zuständig – ist eine reine Rechtsinstanz, hier werden also nur noch rechtliche Fragestellungen erörtert. Die Revisionsinstanz ist anspruchsvoll und nichts für zarte Gemüter. Teilweise lassen die Landessozialgerichte die Berufung nicht zu, hier kann Nichtzulassungsbeschwerde eingelegt werden, es sind jedoch nur 3 % aller Nichtzulassungsbeschwerden erfolgreich.

5.7 Folgekostenversicherung für die Operation

Es wird viel diskutiert, ob eine Folgekostenversicherung bei der operativen Therapie bei Lipödem nötig ist. Hier muss man sich Sinn und Zweck einer solchen Folgekostenversicherung vor Augen führen.

Generell wird Patientinnen, welche sich einer Operation im plastischen Bereich unterziehen, eine sogenannte Folgekostenversicherung angeboten. Versicherungen sind stets auf das Vorliegen eines Schadensfalles ausgerichtet.

Dies bedeutet bei einer Folgekostenversicherung, dass folgende Schädigungen vorliegen müssen:

- Die Folgen eines Unfalles, die in der Zeit zwischen dem Betreten und dem Verlassen der

Praxis- beziehungsweise Klinikräume, in denen die Behandlung(en) durchgeführt werden, aufgetreten sind
- Komplikationen aufgrund der durchgeführten (medizinisch nicht indizierten) Operation beziehungsweise Behandlung

Sämtliche Behandlungen infolge von Unfallfolgen und Komplikationen gelten als ein Versicherungsfall, sofern sie auf einen Behandlungsvertrag zurückzuführen sind.

Hier ist im Übrigen anzumerken, dass nach offizieller Lesart Gegenstand einer Folgeversicherung laut Versicherungsbedingungen nur eine medizinisch nicht indizierte ästhetische Operation sein kann oder aber die Behandlung von schicksalhaften Komplikationen, die eine weitere ärztliche Versorgung notwendig machen.

Üblicherweise werden – soweit ein Schadensfall eingetreten ist – von der Folgekostenversicherung die medizinisch notwendigen Therapiemaßnahmen getragen. Notwendig ist gleichbedeutend mit „ausreichend", beinhaltet also nicht zwingend die optimalen Maßnahmen. Die Versicherer verlangen außerdem die Vorlage eines Kostenvoranschlages, häufig sind bei weiteren eigenständigen Operationen, die dem Zweck dienen, das ursprünglich avisierte Operationsergebnis zu erreichen, der Abschluss bestimmter Versicherungsoptionen erforderlich. Bei Kürzungen des Krankengeldes beziehungsweise des Krankentagegeldes bei privat Versicherten werden Kosten gedeckelt übernommen (in der Regel ein fester Betrag).

Folgen eines Kunst- oder Behandlungsfehlers sind generell nicht abgesichert. Dies aus dem Grund, weil dies unter dem rechtlichen Konstrukt der Arzthaftung abzuhandeln ist (da das Handeln des jeweiligen behandelnden Arztes nicht im Machtbereich der Folgekostenversicherung liegt). Auch Sensibilitätsstörungen, Taubheitsgefühle, Asymmetrien oder Nervenverletzungen sind generell nicht abgesichert.

Eine Folgekostenversicherung muss immer vor der Operation abgeschlossen werden. Erst mit der Versicherungsbestätigung beginnt der Versicherungsschutz, insofern ist unbedingt darauf zu achten, den Versicherungsbeitrag rechtzeitig zu zahlen. Der Versicherungsvertrag endet mit Abschluss der im Versicherungsvertrag genannten Operation beziehungsweise Behandlung. Muss die Operation verschoben werden, endet üblicherweise der Versicherungsvertrag nach Ablauf von 12 Monaten nach dessen Abschluss automatisch. Eine Rückerstattung kommt in diesen Fällen nur dann in Betracht, wenn die Verschiebung des Eingriffes nicht von der Patientin zu vertreten ist.

In diesem Zusammenhang werde ich häufig gefragt, was denn passiert, wenn es zu Komplikationen kommt, zum Beispiel einer Thrombose, einer Fettembolie, einem Erysipel oder aber auch Nekrosen. Insofern war die aktuelle Entwicklung im Jahre 2019 sehr wichtig, was die dreier Stadien betrifft – denn genau genommen ist die medizinische Indikation bei der operativen Therapie bei Lipödem immer noch nicht unstrittig.

Zwar können nunmehr die 3er-Stadien in den Genuss von Liposuktionen bei Lipödem „auf Kasse" kommen, jedoch ist dies bei allen Patientinnen im Selbstzahlerstatus, welche eine Genehmigung der Kasse nicht abwarten können oder wollen oder die aus anderen Gründen aus dem Raster fallen, eine ungesicherte Angelegenheit. Es wird zwar in den einschlägigen Fachkreisen nicht mehr bezweifelt, dass es sich hier um medizinisch notwendige Eingriffe handelt, allerdings kann es aus abrechnungstechnischen Gründen krankenhausintern dazu kommen, dass unter der Kodierung U69.10 (Anderenorts klassifizierte Krankheit, für die der Verdacht besteht, dass sie Folge einer medizinisch nicht indizierten ästhetischen Operation, einer Tätowierung oder eines Piercings ist, Fundstelle: Deutsche Kodierrichtlinien 2019) eine Kodierung erfolgt, die den Schluss zulässt, dass es sich um Folgen einer nicht medizinisch indizierten Operation handelt (typischer Fall: Entzündung/Sepsis nach Tätowierungen).

Hier ist denkbar, dass die Krankenkasse versucht, in Regress zu gehen. Dies stützt sich auf die Vorschrift des § 52 Abs. 2 SGB V. Hier heißt es: „Haben sich Versicherte eine Krankheit durch eine medizinisch nicht indizierte ästhetische Operation, eine Tätowierung oder ein Piercing zugezogen, hat die Krankenkasse die Versicherten in angemessener Höhe an den Kosten zu beteiligen und das Krankengeld für die Dauer dieser Behandlung ganz oder teilweise zurückzufordern oder zu versagen." Zu beachten ist hierbei, dass eine Beteiligung nur in angemessener Höhe erfolgen kann, also niemals zu hundert Prozent.

Hier ist stets darauf zu achten – was ohnehin bereits im Rahmen der Antragstellung eine Selbstverständlichkeit sein dürfte – dass das fachärztliche Attest eines lymphologisch tätigen Phlebologen vorliegt, in dem die Erkrankung (Lipödem mit Stadium, ggf. das Stadium eines sekundär vorliegenden Lymphödems) bestätigt wird. Die Operation als solche sollte ebenfalls in einem fundierten Arztbericht als medizinisch indiziert bestätigt sein. Aufgrund der aktuellen Entwicklungen in 2019 ist somit ein Regress der Krankenkasse eher unwahrscheinlich geworden, kann jedoch nicht völlig ausgeschlossen werden.

Hier ist es für die Patientinnen von dringendem persönlichem Interesse, gesundheitspolitisch weiterhin aktiv zu bleiben oder zu werden.

Neuerdings wird eine sogenannte Lipödem-Folgekostenversicherung auf dem Markt angeboten, welche – nach den Worten des Anbieters – die Folgekosten mehrerer Eingriffe absichern und speziell auf die Bedürfnisse von Lipödempatientinnen ausgerichtet sein soll.

TIPP: Der Abschluss einer Folgekostenversicherung ist vom jeweiligen Sicherheitsbedürfnis der Patientin abhängig, aber nicht generell zwingend. Sie ist stets vor einer Operation abzuschließen, die Dauer des Zahlungsverkehrs muss für einen gültigen Versicherungsschutz einkalkuliert werden.

5.8 Krankmeldung nach OP

5.8.1 Arbeitsunfähigkeit im sozialversicherungsrechtlichen Sinn

Arbeitsunfähigkeit ist ein unbestimmter Rechtsbegriff und ist nicht identisch mit völliger Leistungsunfähigkeit. Der Gemeinsame Bundesausschuss hat dazu eine Richtlinie erlassen (Richtlinie des Gemeinsamen Bundesausschusses über die Beurteilung der Arbeitsunfähigkeit und die Maßnahmen zur stufenweisen Wiedereingliederung nach § 92 Abs. 1 S. 2 Nr. 7 SGB V).

Generell ist Arbeitsunfähigkeit gegeben, wenn aufgrund eines bestimmten Krankheitszustandes, der für sich allein noch keine Arbeitsunfähigkeit bedingt, absehbar ist, dass aus der Ausübung der Tätigkeit für die Gesundheit oder die Gesundung abträgliche Folgen erwachsen, die die Arbeitsunfähigkeit unmittelbar hervorrufen.

Bei der operativen Therapie des Lipödems liegt in einem Großteil der Fälle eine sogenannte Selbstzahler-Operation vor. Was bedeutet das nun für das Vorliegen einer Arbeitsunfähigkeit im rechtlichen Sinne?

Die Arbeitsunfähigkeitsrichtlinie regelt in § 3 Ausnahmetatbestände, in denen eine Arbeitsunfähigkeit definitionsgemäß nicht vorliegt. So heißt es hier: „Arbeitsunfähigkeit liegt insbesondere nicht vor .... bei kosmetischen und anderen Operationen ohne krankheitsbedingten Hintergrund und ohne Komplikationen ...“.

Hier war und ist häufig strittig – insbesondere wenn nach dem Wegfall der Entgeltfortzahlung durch den Arbeitgeber Krankengeldbezug im Raum steht – ob eine Arbeitsunfähigkeit tatsächlich vorliegt, wenn es sich um eine Selbstzahler-Operation handelt. Hier schwanken die Auffassungen zwischen „keine Arbeitsunfähigkeit“ oder aber „selbstverständlich Arbeitsunfähigkeit“.

Wenn man davon ausgeht, dass nach Sinn und Zweck der Regelung der Arbeitsunfähigkeits-Richtlinie des Gemeinsamen Bundesausschusses und dem Ausschlusstatbestand des § 3 Abs. 2 der Richtlinie nur Eingriffe erfasst sein sollen, die keinen krankheitsbedingten Hintergrund haben, ist zum jetzigen Zeitpunkt davon auszugehen, dass trotz Selbstzahler-Status eine Arbeitsunfähigkeit vorliegen kann. Der Gemeinsame Bundesausschuss hat insbesondere in seinem Beschluss vom 18.01.2019 der Liposuktion bei Lipödem ein Potential im Sinne des § 137 c SGB V zuerkannt. Die Erkrankung verfügt seit 2017 über eigene ICD-10-Codes der verschiedenen Stadien. Die operative Therapie bei Lipödem dient der Kompensierung der Schmerzzustände aufgrund des Ödemgewebes beziehungsweise der daraus resultierenden Ödembildung. Insofern liegt hier also ein krankheitsbedingter Hintergrund vor, vorausgesetzt die medizinische Indikation wurde fachärztlich bescheinigt.

5.8.2 Arbeitsunfähigkeit im arbeitsrechtlichen Sinn

Bei der Arbeitsunfähigkeits-Bescheinigung direkt nach einer Lipödem-Operation kommt zusätzlich der Begriff der Arbeitsunfähigkeit im arbeitsrechtlichen Sinne ins Spiel.

Arbeitsunfähigkeit im arbeitsrechtlichen Sinne liegt vor, wenn der betreffende Arbeitnehmer objektiv nicht oder nur mit der Gefahr einer gesundheitlichen Verschlechterung fähig ist, die ihm nach dem Arbeitsvertrag obliegende Arbeit zu verrichten. Nur bei Arbeitsunfähigkeit in diesem Sinne kann ein Anspruch nach dem Entgeltfortzahlungsgesetz (EFZG) entstehen. Allerdings reicht es auch aus, wenn sich der Gesundheitszustand des Arbeitnehmers „in absehbar naher Zeit“ bis hin zur Arbeitsunfähigkeit verschlechtern würde (Umkehrschluss aus AG Frankfurt am Main, Aktenzeichen 4 Ca 8647/99).

In diesem Urteil ging es um einen Arbeitnehmer, welcher sich wegen Kurzsichtigkeit

einer Augenoperation mit Laser-Behandlung unterzogen hatte. Hier besteht während der Heilungsphase kein Anspruch auf Entgeltfortzahlung im Krankheitsfall. Das Amtsgericht begründete dies damit, dass der Arbeitnehmer in der Vergangenheit seine Arbeitsleistung trotz Kurzsichtigkeit erbringen konnte, somit müsse die Fehlsichtigkeit auch weiterhin durch das Tragen einer Brille korrigiert werden.
Allerdings heißt es auch „in absehbar naher Zeit"; dies bedeutet, insofern das Lipödem die Berufsausübung bisher nicht oder kaum behindert hat, kann ein Anspruch nach dem Entgeltfortzahlungsgesetz durchaus kritisch gesehen werden.

Hier ist darauf zu achten, dass seitens der Patientin bereits diverse Versuche unternommen wurden, die konservative Therapie auszuschöpfen und diese sich nicht lediglich auf einen Antrag für eine operative Therapie bei der Kasse beschränkt.
Es besteht also dringender politischer Handlungsbedarf. Jeder, der die operative Therapie bei Lipödem kennt, weiß, dass diese Eingriffe weder ein „Spaziergang" sind, noch aus nichtmedizinischen Gründen durchgeführt werden.

TIPP: Im Rahmen des EIRD = Implantateregistergesetz und bei Behandlung in einem zugelassenen Krankenhaus können positive Einzelfallentscheidungen getroffen werden. Auch seitens der Kasse, sodass in diesen Fällen unzweifelhaft ein Anspruch auf Entgeltfortzahlung besteht.

5.8.3 Feststellung der Arbeitsunfähigkeit

Die Feststellung von Arbeitsunfähigkeit darf nur von Vertragsärzten vorgenommen werden beziehungsweise von Krankenhausärzten im Rahmen des Entlassmanagements im Sinne von § 4 a der Arbeitsunfähigkeits-Richtlinie des Gemeinsamen Bundesausschusses.

Die in diesem Sinn definierte Arbeitsunfähigkeit bezieht sich auf gesetzlich versicherte Patientinnen.

Bei Privatpatientinnen kann eine Arbeitsunfähigkeit formlos bescheinigt werden. Das herkömmliche „gelbe Formular" ist hierfür nicht zu verwenden, da vertragsärztliche Formulare der vertragsärztlichen Versorgung vorbehalten sind.

Sie meinen, das ist kompliziert? Gehen wir einen Schritt weiter.

Nehmen wir den Fall des Privatarztes, welcher bei Lipödempatientinnen als Operateur häufiger vorkommt.

Ist eine durch einen Privatarzt ausgestellte Bescheinigung wirksam im Sinne des Entgeltfortzahlungsgesetzes?

Ein durch einen Privatarzt ausgestelltes Attest bezüglich der Arbeitsunfähigkeit ist dann wirksam, wenn es den in § 5 Entgeltfortzahlungsgesetz enthaltenen Parameter enthält:
- Bestehen der Arbeitsunfähigkeit
- Voraussichtliche Dauer der Arbeitsunfähigkeit
- Bei gesetzlich Versicherten-Patientinnen ein Vermerk, dass der Krankenkasse eine solche Bescheinigung unverzüglich zu übersenden ist

Nachteil: Die Wahrscheinlichkeit von Überprüfungen durch den Medizinischen Dienst (jetzt: MD, früher MDK) ist erhöht, sei es, dass der Arbeitgeber die Aussagekraft der Arbeitsunfähigkeitsbescheinigung anzweifelt, sei es, dass die Krankenkasse hier nachhakt.

Anfang 2021 soll der „gelbe Schein" in Papierform abgeschafft und durch die digitale Form ersetzt werden.

Die rückwirkende Ausstellung einer Arbeitsunfähigkeits-Bescheinigung ist nur in Ausnahmefällen möglich.

Im Hinblick auf einen eventuellen Krankengeldbezug – welcher nicht von vornherein ausgeschlossen werden kann – ist auf einen lückenlosen Nachweis der Krankheitszeiten zu achten.

TIPP: Soweit möglich, ist für Kassenpatientinnen der „gelbe Schein" als Arbeitsunfähigkeits-Bescheinigung vorteilhafter.

5.9 Krankengeldbezug nach Liposuktion bei Lipödem

Die Krankenkasse verweigert die Zahlung des Krankengeldes, weil ich mich als Selbstzahler operieren hab lassen. Wegen einer Komplikation dauert es aber länger, bis ich wieder gesund bin und arbeiten kann. Was mache ich denn jetzt?

Bevor Krankengeld im Sinne der §§ 44 ff. SGB V gezahlt wird, bestand üblicherweise in den sechs Wochen vorher eine Entgeltfortzahlung durch den Arbeitgeber. Hier sind eventuell deswegen keine Probleme aufgetaucht, weil der der Erkrankung zugrundeliegende Diagnoseschlüssel dem Arbeitgeber nicht gemeldet werden muss.
Es muss festgehalten werden, dass die medizinische Indikation bei Selbstzahler-Operationen häufig umstritten ist, einfach wegen der Grundannahme: Wenn die Kasse nicht zahlt, dann ist der Eingriff medizinisch nicht indiziert. Dies kann im Nachgang auch zu Problemen beim Krankengeld führen, insbesondere wenn Komplikationen auftreten. Tritt noch eine andere Erkrankung hinzu – etwa eine Depression oder Erkrankungen der Bewegungsorgane – verlängert dies prinzipiell nicht die Dauer des Krankengeldbezuges.

In diesem Kontext kann es dazu kommen, dass eine Arbeitsunfähigkeit im Sinne der Arbeitsunfähigkeitsrichtlinie bestritten wird. Hier ist unbedingt ein Anwalt hinzuzuziehen, da im Rahmen des Krankengeldes oft komplexere rechtliche Fragestellungen auftreten, die man nicht unbedingt alleine angehen sollte, insbesondere wenn eine Erkrankung von längerer Dauer ist, gerade weil eventuell noch andere Folgeerkrankungen – oder auch davon unabhängige Erkrankungen – hinzutreten.

5.10 Stationär und Ambulant

Ich hatte bei meiner Liposuktion eine Übernachtung in einer Praxisklinik. Und das soll jetzt ambulant sein?

Die Begriffe „ambulant" und „stationär" und deren Abgrenzung sind den wenigsten Patientinnen wirklich zugänglich. Generell ist hier für die Annahme des Merkmals „stationär" nicht die generelle Verweildauer des Patienten in einer Klinik – ich unterscheide hier zunächst bewusst nicht zwischen Krankenhaus und Privatklinik – sondern dessen physische und organisatorische Eingliederung in das Versorgungssystem des Krankenhauses. Entscheidend ist stets die geplante beziehungsweise erforderliche Aufenthaltsdauer im Krankenhaus.

Die Behandlung in Praxiskliniken kann ambulant oder stationär erfolgen. Allerdings sind Praxiskliniken nicht als zugelassene Krankenhäuser im Sinne der §§ 108, 109 SGB V einzustufen.Es besteht nach herrschender Auffassung auch kein Anspruch auf Abschluss eines sogenannten Versorgungsvertrages (= Vertrag zwischen Krankenhaus und Krankenkasse für Patienten der gesetzlichen Krankenversicherung).
Insofern werden in der Abrechnungspraxis üblicherweise die Gebührenordnung für Ärzte-Ziffern 444 oder 445 verwendet (Zuschlag für ambulante Durchführung).

Als stationär zu betrachten ist die Behandlung in zugelassenen Krankenhäusern im Sinne des § 108 SGB V (umgangssprachlich: „Vertragskrankenhäuser"; vereinfacht also solche Krankenhäuser, die Intensiveinrichtungen bereithalten und regelmäßig über eine Notaufnahme verfügen) und je nach medizinischer Indikation auch die Behandlung in konzessionierten Privatkliniken im Sinne von § 30 der Gewerbeordnung. Es ist hinzuzufügen, dass eine Krankenhausbehandlung nicht zwingend stationär ist – sie kann unter anderem ambulant, vollstationär oder teilstationär erfolgen.

Im Kontext mit konzessionierten Privatkliniken ist jedoch stets zu beachten, dass diese Behandlung nicht als stationär im Sinne des Rechts der gesetzlichen Krankenversicherung gilt (§ 137 c Abs. 3 SGB V). Allerdings kann im Rahmen einer Genehmigungsfiktion im Sinne des § 13 Abs. 3 a SGB V oder aber nach rechtswidriger Ablehnung der Krankenkasse gemäß § 13 Abs. 3 S. 1, 2. Alt. SGB V eine Kostenerstattung in Betracht kommen.

Es dürfte hier klargeworden sein, dass diese Fragestellung nicht ganz unkompliziert ist. Daher ist eine Rücksprache mit Ihrem Anwalt empfehlenswert.

5.11 Gebührenordnung für Ärzte und Fiktion

Bei mir ist eine Fiktion eingetreten, die Kasse ist deshalb zur Erstattung der OP-Kosten verpflichtet. Aber vor dem Sozialgericht habe ich nur teilweise gewonnen. Wie kann das sein?

Hier ist zu beachten, dass nach Eintritt der Fiktion die Krankenkasse der Versicherten nur die Kosten zu erstatten hat, die dadurch entstanden sind, dass eine „erforderliche" Leistung beschafft wurde. Dies hat zur Konsequenz, dass es sich dabei nur um solche Kosten handeln kann, die konform mit der Gebührenordnung für Ärzte abgerechnet wurden.

Ein Vergütungsanspruch des Arztes besteht nur dann, soweit er dem Patienten eine ordnungsgemäße Rechnung nach den Bestimmungen der Gebührenordnung für Ärzte erteilt (BSG-Urteil vom 11.09.2012, B 1 KR 3/12 R).

Nach § 5 Abs. 1 S. 1 Gebührenordnung für Ärzte bemisst sich die Höhe der einzelnen Gebühr, soweit in § 5 Abs. 3 bis 5 Gebührenordnung für Ärzte nichts anderes bestimmt ist, nach dem Einfachen bis Dreieinhalbfachen des Gebührensatzes, wobei das 2,3 fache des Gebührensatzes gemäß § 5 Abs. 2 S. 4 Gebührenordnung für Ärzte den sogenannten Schwellenwert darstellt. Die Besonderheiten, die gemäß § 5 Abs. 2 S. 4 Gebührenordnung für Ärzte ein Überschreiten des Schwellenwertes rechtfertigen, setzen voraus, dass sie gerade bei der Behandlung des jeweiligen Patienten abweichend von der großen Mehrzahl der Behandlungsfälle aufgetreten sind (BVerwG v. 17.12.1994, BVerwGE 95, 171).

Besonderheiten der Bemessungskriterien stehen übrigens nicht im Ermessen des Arztes, sondern sind rechtlich voll nachprüfbar. Die in der Regel einzuhaltende Spanne zwischen dem einfachen Gebührensatz und dem jeweils geltenden Schwellenwert ist vom Verordnungsgeber nicht nur für einfache oder höchstens durchschnittlich schwierige Behandlungsfälle, sondern für die große Mehrzahl aller Behandlungsfälle zur Verfügung gestellt und deckt in diesem Ramen auch die Mehrzahl der schwierigeren und aufwendigeren Behandlungsfälle ab.

Eine Überschreitung des Schwellenwerts hat nach dem sachlichen Zusammenhang der Vorschrift des § 5 Gebührenordnung für Ärzte den Charakter einer Ausnahme und setzt voraus, dass Besonderheiten gerade in der Behandlung des betreffenden Patienten, abweichend von der großen Mehrzahl der Behandlungsfälle, aufgetreten sind.

Nach der überwiegend heute noch vertretenen Rechtsauffassung steht der Ausnahmecharakter der Überschreitung des Schwellenwertes im Widerspruch zu einer allgemein oder häufig verwendeten Abrechnungsweise, die für die meisten behandelten Patientinnen verwendet wird.
Der Ausnahmecharakter ergibt sich nach dieser Auffassung auch schon daraus, dass bei Überschreiten des Schwellenwertes eine nähere Erläuterung erforderlich ist (§ 12 Abs. 3 S. 1 und 2 Gebührenverordnung für Ärzte, BVerwG, Urteil vom 17.02.1994, Aktenzeichen 2 C 10.92).

Voraussetzung ist demnach zum einen, dass die Leistung aufgrund der tatsächlichen Umstände vom Typischen und Durchschnittlichen erheblich abweicht. Die Begründung darf dabei nicht allgemein gehalten sein, sondern muss genügend Anhaltspunkte für einen Vergleich enthalten, bei dem deutlich wird, dass die Behandlungsschritte einen ungewöhnlich hohen Schwierigkeitsgrad aufwiesen, der deutlich über demjenigen lag, der durch die Regelspanne abgegolten wird (VG Minden, Urteil vom 19.09.2013, Aktenzeichen 4 K 3443/12).

Nach dieser Rechtsprechung sind die besonderen Schwierigkeiten nicht in der angewandten Behandlungsmethode begründet, sondern müssen auf den individuellen Verhältnissen des konkret behandelten Patienten beruhen.

Sind diese nicht vorhanden, existiert auch kein Erstattungsanspruch, der über den 2,3 fachen Steigerungssatz hinausgeht.

Dieser bisherige Ansatz ist jedoch umstritten. Für die Abrechnung der operativen Therapie bei Lipödem existieren zwischenzeitlich andere Empfehlungen für die konkreten Abrechnungsmodalitäten, welche von der Analogie bis hin zur Unterteilung in verschiedene Areale reichen. Ihnen ist gemeinsam, dass ihre Anwendung höchstrichterlich noch nicht geklärt sind (mehr dazu auch unter Punkt 5.12).

5.12 Gesetzliche Krankenversicherung

Patientinnen und die Gebührenordnung für Ärzte (GOÄ)

Ein Wort zur Gebührenordnung für Ärzte:

Mit der bestehenden Gebührenordnung für Ärzte und der Abrechnung der operativen

Therapie bei Lipödem ist es ungefähr so wie beim Motocross fahren: You always get a little bit dirty (Ein bisschen schmutzig wird man immer).

Das heißt es ist kaum möglich, es so grundlegend richtig zu machen, sodass eine Kostendeckung gegeben ist und zusätzlich die Möglichkeiten der Gebührenordnung für Ärzte ausgeschöpft sind.

Es gibt allerdings Abrechnungsempfehlungen, welche interessante Ansatzmöglichkeiten auch im Rahmen der gerichtlichen Durchsetzung bieten. Dies bedeutet im Umkehrschluss jedoch auch, dass eine höchstrichterliche Klärung durch den Bundesgerichthof und mittelbar durch das Bundessozialgericht (im Rahmen der Rechtsprechung zur Genehmigungsfiktion) noch aussteht.

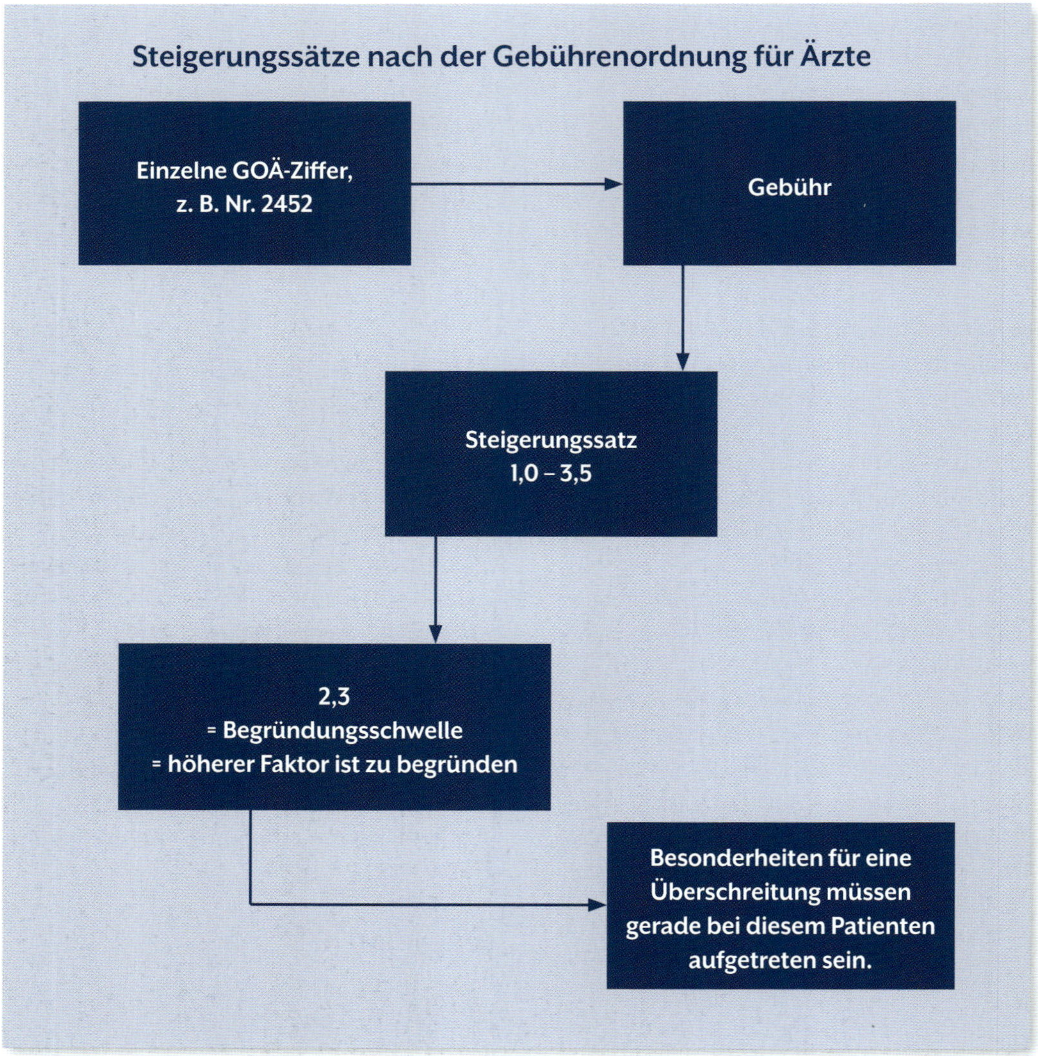

Die Gebührenordnung für Ärzte kommt bei Kassenpatientinnen insbesondere dann zur Anwendung, wenn es entweder:

- um eine Wunschbehandlung als Privatpatientin geht
- um Leistungen, die nicht Bestandteil der vertragsärztlichen Versorgung sind

Hier ist zu beachten, dass auch zugelassene Krankenhäuser (§ 108 SGB V) nach der Gebührenordnung für Ärzte abrechnen, wenn es sich um Leistungen handelt, die als Selbstzahler in Anspruch genommen werden.

Mein Arzt hat gesagt, wenn ich vor der OP nicht die Honorarvereinbarung unterzeichne, operiert er mich nicht. Was soll ich davon halten?

Es ist zwar im Bereich der plastischen Chirurgie üblich, bei Selbstzahlermaßnahmen eine Vorauszahlung zu verlangen. Insbesondere im Falle einer Genehmigungsfiktion – bei der zunächst der Anspruch auf Leistung zwischen Kasse und Patientin streitig ist – kann es von Nachteil sein, insbesondere wenn in der Honorarvereinbarung ein Pauschalpreis vereinbart wird. Wird ein Pauschalpreis vereinbart, ist jedoch gerade nicht von einer ordnungsgemäßen Gebührenordnung für Ärzte-Abrechnung auszugehen. Das Honorar ist insoweit nicht fällig geworden.

Hier ist im Zweifel unbedingt anwaltlicher Rat einzuholen, auch dahingehend, ob die Unterzeichnung der Honorarvereinbarung und die Leistung eines Vorschusses die Einhaltung des Beschaffungsweges beeinträchtigen.

Mein Arzt ist nur privatärztlich tätig. Bei mir ist eine Genehmigungsfiktion eingetreten, also bin ich davon ausgegangen, dass die Kasse zahlt. Sie zahlt aber nur einen „2,3 Faktor“. Ich weiß nicht, was das sein soll, aber es ist auf jeden Fall nur ein Minibetrag von den Gesamt-OP-Kosten. Was mache ich jetzt?

Hier ist insbesondere zu fragen: Hat der Arzt hier entsprechende Hinweise gegeben, beziehungsweise ist in der Honorarvereinbarung – sofern diese schriftlich geschlossen wurde – ein entsprechender Hinweis vorhanden?

Bei Verletzung der sogenannten wirtschaftlichen Aufklärungspflicht (§ 630 e BGB) kommt ein Anspruch der Patientin auf teilweise Rückzahlung des Honorars in Betracht.

Ich habe im Kostenvoranschlag einfach eine Pauschale drin. Mir wurde gesagt, das ist so billiger, sonst wäre das teurer. Stimmt das?

Es ist zwar durchaus zutreffend, dass eine pauschale Abrechnung weniger kostenintensiv ist. Allerdings ist diese in den meisten Fällen gebührenrechtlich unzulässig, da Ärzte grundsätzlich verpflichtet sind, bei Privatleistungen nach der Gebührenordnung für Ärzte abzurechnen.
Die Gebührenordnung für Ärzte hat den Sinn und Zweck, eine nachvollziehbare Darstellung der erbrachten Leistungen abzubilden und so dem Patienten und ggf. auch der erstattenden Kasse zu ermöglichen, welche Leistungen durch wen und in welchem Umfang erbracht wurden. Für den jeweilige Arzt hat eine Pauschalabrechnung solange keine Folgen, solange die Patientin zahlt. Wird dem Leistungserbringer diesbezüglich eine Einrede vorgehalten, kann dieser noch eine Rechnung nachschieben, die den Anforderungen der Gebührenordnung für Ärzte genügt.

Pauschale Abrechnungen können insbesondere bei Eintritt einer Genehmigungsfiktion im Sinne des § 13 Abs. 3 a SGB V durchaus ein K.O.-Kriterium sein. Nur durch äußerst geschickte Verhandlungstaktik des engagierten Rechtsanwalts und bei einem aufgeschlossenen Richter kann es hier noch gelingen, eine Kostenübernahme oder eine Kostenerstattung zum Erfolg zu führen oder einen validen Vergleich zu erwirken.

Nach der Rechtsprechung des Bundessozialgericht (BSG-Urteil vom 11.07.2017, Aktenzeichen B 1 KR 1/17 R) entstehen bei einem Pauschalpreis keine Kosten im Rechtssinne, das heißt der Patient hat hier generell einen Rückzahlungsanspruch. Hier ist zu überlegen – soweit nicht im Nachhinein eine gültige Gebührenordnung für Ärzte - Rechnung gestellt wird – den Leistungserbringer in Regress zu nehmen.
Es gibt hier natürlich Sonderfälle, die den Rahmen dieses Buches sprengen würden. Bei verdeckten Pauschalabrechnungen wird es regelmäßig dem Leistungserbringer nicht möglich sein, kostendeckend <u>und</u> GÖA-konform abzurechnen.

Eine wirksame Honorarvereinbarung sollte bestimmte Inhalte vorweisen können.

<u>Beispiel für eine wirksame Honorarvereinbarung:</u>

„Nach persönlicher Erläuterung durch (Name des Leistungserbringers) wird zwischen (Leistungserbringer) und (Patientin) gemäß § 2 Gebührenordnung für Ärzte folgende von den Bestimmungen des § 5 Gebührenordnung für Ärzte abweichende Honorarvereinbarung getroffen:

Für die Erbringung der folgenden Leistungen wird der ....fache Steigerungssatz vereinbart.

Mit ihrer Unterschrift bestätigt (Patientin), dass sie auf die möglicherweise nicht volle Erstattungsfähigkeit der Liquidation hingewiesen und ihr ein Abdruck dieser Vereinbarung ausgehändigt wurde.

(Unterschriften, Ort, Datum)

<u>5.13 Abrechnung mit Umsatzsteuer</u>

<u>Mein Chirurg rechnet mit Umsatzsteuer ab. Kann das richtig sein?</u>

Hier kommt eine beliebte Juristenantwort: Es kommt darauf an.

Es sei vorangeschickt, dass hier die derzeitige Einstufung der operativen Therapie bei Lipödem der verschiedenen Stadien die Sache nicht einfacher macht. Dies zeigt sich bereits an der Fragestellung: Ist die Behandlung eines III-er-Stadiums mit BMI 38 medizinisch indiziert? Die Patientin wird sagen: ja, uneingeschränkt. Die Kasse wird sagen: Nicht ohne den Nachweis einer durchgeführten Adipositastherapie, zum Beispiel einer bariatrischen Operation. Der Arzt wird zum Beispiel im Arztbericht darlegen, dass die bisherige Adipositas-Therapie bisher frustran war und die operative Therapie bei Lipödem medizinisch indiziert ist. Wo ist der Zusammenhang mit der Umsatzsteuer? Dieser folgt sogleich.

Eine differenzierte Antwort wird lauten: Es kommt darauf an.

Im Rahmen des Jahressteuergesetzes 2019 gelten seit 01.01.2020 Heilbehandlungen, die im

Rahmen der Ausübung der Tätigkeit als Arzt durchgeführt werden, als steuerbefreit gemäß § 4 Nr. 14 UStG. Dies gilt auch für Krankenhausbehandlungen, wenn es sich um zugelassene Krankenhäuser im Sinne des § 108 SGB V handelt oder um sonstige Krankenhäuser, die ihre Leistungen in sozialer Hinsicht unter „vergleichbaren Bedingungen" erbringen (voraussichtlich mindestens 40 Prozent der jährlichen Belegungs- und Berechnungstage entfallen auf Patienten, bei denen nach dem Krankenhausentgeltgesetz abgerechnet wird, also auf Patienten die gesetzlich Krankenversichert sind).

Allerdings gilt die Umsatzsteuerbefreiung nur dann, wenn ein therapeutisches Ziel im Vordergrund steht. Ein Indiz dagegen kann sein, „dass die Kosten regelmäßig nicht durch Krankenversicherungen übernommen werden" (Bundesfinanzhof-Urteil vom 17.07.2004, Aktenzeichen V R 27/03, UStAE 4.14.1, Abs. 5 Nr. 8).

Hier liegt sozusagen der Hase im Pfeffer. Da diesbezüglich leider kein aktuelles Bundesfinanzhof-Urteil vorliegt – oder wahlweise ein Nichtanwendungserlass der Finanzverwaltung – ist es in der Steuerberatung durchaus umstritten, welcher Weg umsatzsteuerlich beschritten wird, das heißt wie die Abrechnung konkret erfolgen soll.

Dies bedeutet: Eine konzessionierte Privatklinik im Sinne des § 30 GewO wird häufig mit Umsatzsteuer abrechnen; es existiert jedoch auch die umsatzsteuerfreie Abrechnung, wenn die Patientinnen einen Arztbericht über das Vorliegen der Erkrankung „Lipödem" des konservativ behandelnden Arztes vorlegen. Oder aber eine Krankenhaus-GmbH rechnet aufgrund der vorgenannten Textstelle im Umsatzsteueranwendungserlass (UST-AE) mit Umsatzsteuer ab.

Solange hier keine Klarstellung durch den Gesetzgeber erfolgt, werden sowohl Patientinnen als auch die Ärzteschaft einem Zustand der Rechtsunsicherheit ausgesetzt sein. Auch dieses Thema kann Inhalt einer engagierten Lobbyarbeit sein.

Die Patientinnen – sowohl der gesetzlichen Krankenversicherung als auch der privaten Krankenversicherung – sollten allerdings darauf achten, dass erstens nach den Grundsätzen der Gebührenordnung für Ärzte abgerechnet wird und zweitens die Begrifflichkeit „ästhetisch" oder „kosmetisch" auf der jeweiligen Rechnung unterbleibt (häufig eine Folge von Automatismen der Abrechnungssoftware).

5.14 Privatärzte, Versorgungslage und Hinweispflicht

Ich bin gesetzlich versichert. Warum kann ich nicht einfach zum Privatarzt gehen und mir zum Beispiel den Betrag, der für eine Behandlung bei einem zugelassenen Leistungserbringer anfallen würde, auszahlen lassen und den Rest alleine tragen?

Hierzu muss man sich das System der gesetzlichen Krankenversicherung vor Augen halten. Diese beruht auf dem sogenannten Solidarprinzip. Das heißt die Beitragszahler – also insbesondere abhängig Beschäftigte – zahlen Krankenversicherungsbeiträge. Die gesetzlichen Krankenkassen haben wiederum Verträge mit verschiedenen Leistungserbringern, seien dies nun Ärzte, Zahnärzte,

Physiotherapeuten, Sanitätsfachhäuser und viele mehr. Die Kassenärztlichen Vereinigungen schließen als ärztliche Gesamtvertretungen Verträge mit den Krankenkassen.

Privatärzte stehen außerhalb dieses Solidarsystems. Nach der Rechtsprechung des Bundessozialgerichts ist die Behandlung durch einen Privatarzt nur im äußersten Notfall denkbar, also im Rahmen einer echten Notfallbehandlung. In jedem anderen Fall wird ein Leistungsanspruch des gesetzlich Versicherten verneint. Dies hat den Hintergrund, dass das bestehende Solidarsystem erhalten werden und nur in Ausnahmefällen für Behandler, die außerhalb dieses Systems stehen, geöffnet werden soll.

Es ist hier auch zu bedenken, dass sich zwischenzeitlich in der Versorgungslandschaft insbesondere im Krankenhausbereich seit ein paar Jahren einiges getan hat. Innovationen können hierbei nur weiterverfolgt werden, wenn elektive Eingriffe (= geplante Eingriffe) entsprechend nachgefragt werden. Es ist grundsätzlich möglich, dass die Krankenkassen auch mit nicht zugelassenen Leistungserbringern sowohl im ambulanten als auch im stationären Bereich Verträge schließen. Dies erfreut sich jedoch nicht großer Beliebtheit, da die Kostenstrukturen privater und zugelassener Leistungserbringer sich sehr voneinander unterscheiden.

Auch kann eine Erstattung möglich sein, dies setzt aber i m m e r die vorherige Zustimmung der Krankenkasse vor der jeweiligen Leistungserbringung voraus.

Hier ist auch zu beachten, dass eine sogenannte „Versorgungslücke" im Sinne der gesetzlichen Krankenversicherung nicht besteht, wenn der Versicherte eine Gesetzliche Krankenversicherung-Leistung in Anspruch nehmen kann, aber nicht will. Insbesondere dann, wenn der Versicherte über die Leistung von vornherein eine private Honorarvereinbarung unterzeichnet, begibt er sich aus dem Schutzbereich des Naturalleistungssystems der gesetzlichen Krankenversicherung.

Aus Anwaltssicht wäre es im privatärztlichen Bereich bezüglich der gesetzlichen Krankenversicherung-Patientinnen wünschenswert, wenn die Aufklärungspflicht, insbesondere die sogenannte wirtschaftliche Aufklärungspflicht, mehr beherzigt würde. An dieser Stelle sei der Hinweis angebracht, dass dies auch eine Verpflichtung des behandelnden Arztes darstellt. Dazu mehr bei den nächsten beiden Fragestellungen.

Mein Arzt ist Privatarzt. Er hat mich nicht darauf hingewiesen, dass ich auch bei Stadium II eventuell eine Möglichkeit über die Kasse hätte, wie ich jetzt mitbekommen habe. Was heißt das für mich?

Den Arzt treffen aus dem Behandlungsvertrag im Sinne des § 630 a ff. BGB einige vertragliche Pflichten. Dazu gehört insbesondere eine **wirtschaftliche Aufklärungspflicht**, vgl. auch § 630 e BGB.

Dies bedeutet, dass der Arzt den Patienten explizit darauf hinweisen muss, dass die avisierte Behandlung von der Kasse voraussichtlich nicht bezahlt wird. Bei bestehenden Alternativen – zum Beispiel bei der Möglichkeit des Zugangs zu einer kassenkonformen – also von der gesetzlichen Krankenversicherung bezahlten Behandlung – muss auch auf diese Möglichkeit hingewiesen werden. An die Aufklärungspflichten werden hier – anders als bei PKV-Patientinnen – stark erhöhte Anforderungen gestellt.

Verletzt der behandelnde Arzt seine Aufklärungspflichten, kann dies zum Ausschluss des Vergütungsanspruches des Arztes führen (BSG-Urteil v. 03.07.2012, Aktenzeichen B 1 KR 6/11 R). Sollte der Arzt mit Hilfe einer Honorarvereinbarung versuchen, ihn selbst treffende Risiken auf den Versicherten abzuwälzen, kommt nach der Rechtsprechung des 1. Senates des Bundessozialgericht auch eine Nichtigkeit der Vereinbarung gemäß § 32 SGB I in Betracht.

Insofern kann behandelnden Ärzten nur abgeraten werden, auf gut Glück anwaltlich nicht geprüfte Honorarvereinbarungen zu schließen. Es ist nicht zielführend, wegen der potentiellen gravierenden Folgen solche Vereinbarungen rechtlich ungeprüft einzusetzen.

Für die oben genannte Fragestellung bedeutet das: Hier wäre anhand der geschlossenen Vereinbarung und der Patientenakte zu prüfen, ob ein Rückzahlungsanspruch in Betracht kommt. Auch hier ist die Unterstützung durch einen medizinrechtlich versierten Anwalt erforderlich.

Mein Arzt sagt, er hat eine Kassenzulassung und kann mit der Kasse abrechnen. Die Kasse zahlt die Behandlung aber trotzdem nicht. Wie kann das sein?

Die gesetzliche Krankenversicherung trägt Kosten nur für Leistungen, die für Patienten sinnvoll und bedarfsgerecht sind und dem allgemeinen Stand der Wissenschaft entsprechen.

Dazu sind die Krankenkassen per Gesetz verpflichtet (§ 12 SGB V). Nach dem sogenannten Wirtschaftlichkeitsgebot müssen die Leistungen ausreichend, zweckmäßig und wirtschaftlich sein; sie dürfen das Maß des Notwendigen nicht überschreiten. Leistungen, die nicht notwendig und nicht wirtschaftlich sind, können Versicherte nicht beanspruchen, dürfen die Leistungserbringer nicht bewirken und die Krankenkassen nicht bewilligen.

Dass der betreffende Arzt eine Kassenzulassung hat, bedeutet nicht, dass er automatisch bei der avisierten Behandlung auch kassenärztlich tätig wird. Zwar ist ein Vertragsarzt verpflichtet, einen Kassenpatienten adäquat zu behandeln und ihm die nötige Versorgung zu bieten, dies geschieht jedoch bei Kassenleistungen generell nach dem Sachleistungsprinzip (Leistung „auf Karte", man geht zum Arzt und bezahlt nicht gesondert dafür).

Ein Vertragsarzt darf von einem Versicherten eine Vergütung nur in folgenden Fällen fordern:

- die elektronische Gesundheitskarte wird nicht vorgelegt
- Wunschbehandlung als Privatpatient
- Leistungen, die nicht Bestandteil der vertragsärztlichen Versorgung sind

Bei Leistungen, die nicht Bestandteil der vertragsärztlichen Versorgung sind, kann eine Vergütung nur gefordert werden, wenn vorher die schriftliche Zustimmung des Versicherten eingeholt wird und dieser auf die Pflicht zur Übernahme der Kosten hingewiesen wurde.

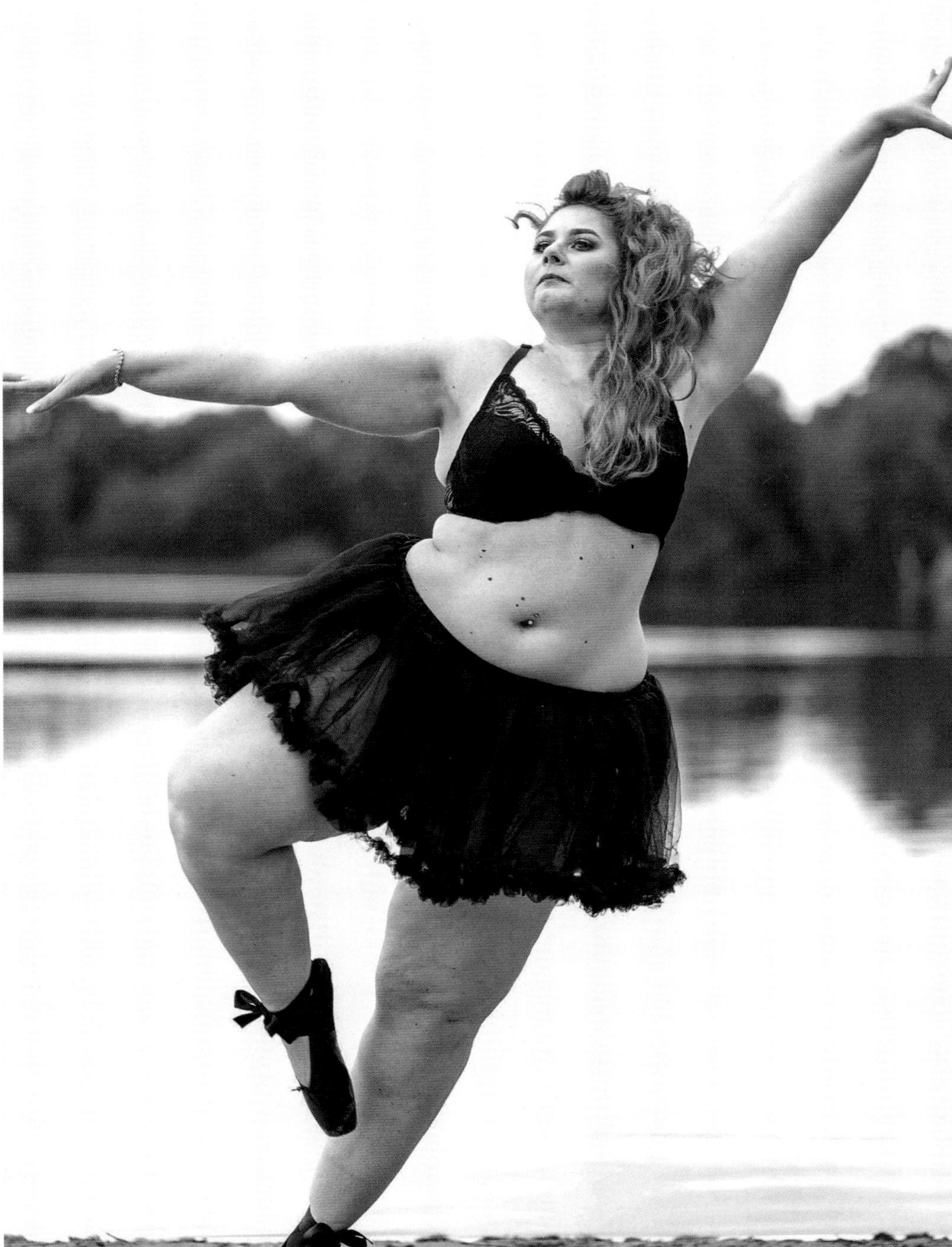
MG - Jana Stadium II

Das heißt es muss ein schriftlicher Vertrag vorliegen und der Arzt muss seiner wirtschaftlichen Aufklärungspflicht nachgekommen sein (§ 630 Abs. 3 BGB). Der Arzt muss dabei dem Patienten möglichst objektiv Auskunft über den Umfang und die Einschränkungen der Leistungen geben, auf die er im Rahmen seiner Versicherung bei der Krankenkasse Anspruch hat. Nur so wird der Patient in die Lage versetzt, sich frei zu entscheiden.

Die Verletzung der wirtschaftlichen Aufklärungspflicht ist bei Privatversicherten und bei gesetzlich Versicherten durchaus unterschiedlich zu behandeln. Der Bundesgerichthof hat hier mit Urteil vom 28.01.2020 (Aktenzeichen VI ZR 92/19) entschieden, dass bei der Prüfung der Voraussetzungen des § 630 Abs. 3 S. 1 BGB zwischen Patienten der gesetzlichen Krankenversicherung und Patienten mit privater Krankenversicherung zu differenzieren ist.

Ein Vertragsarzt wird regelmäßig wissen, ob er für die eigenen Leistungen von der zuständigen Krankenkasse eine Vergütung erhält oder nicht, weil er die für den Leistungskatalog der gesetzlichen Krankenversicherung maßgeblichen Richtlinien des Gemeinsamen Bundesausschusses (§ 92 SGB V) aus seiner Abrechnungspraxis kennt. Bei Patienten mit privater Krankenversicherung ist das etwas anders: Hier liegt der Umfang des Versicherungsschutzes grundsätzlich im Verantwortungsbereich des Patienten. Der Deckungsschutz privat Krankenversicherter ergibt sich nicht aus dem Gesetz, sondern immer nur aus dem konkreten Versicherungsvertrag mit den bei Vertragsschluss festgelegten Konditionen.

Im Ergebnis ist also die Messlatte für das korrekte Einhalten der wirtschaftlichen Aufklärungspflicht bei gesetzlich Versicherten weitaus höher als bei privat versicherten Patienten.

Wird die wirtschaftliche Aufklärungspflicht verletzt, kann sich aus diesem ärztlichen Aufklärungsmängel ein Anspruch des Patienten auf Rückzahlung des Honorars ergeben, da ärztliche Aufklärungsmangel nicht den Leistungskatalog der gesetzlichen Krankenversicherung erweitern (so das BSG mit Urteil vom 03.07.2012, Aktenzeichen B 1 KR 6/11 KR).

Der jeweilige behandelnde Operateur ist also hier gehalten, insbesondere gesetzlich Versicherte fundiert aufzuklären. Es ist hier nicht ausreichend, dem Patienten mitzuteilen, dass man über eine Kassenzulassung verfüge.

5.15 Was die Kasse zahlt - Liposuktion als ein unrentables Geschäft?

Insbesondere im Hinblick auf die neue Regelung, dass unter bestimmten Voraussetzungen die operative Therapie bei Lipödem für III-er-Stadien eine Kassenleistung darstellt, stellt sich auch die Frage, ob ein Vertragsarzt oder ein zugelassenes Krankenhaus Leistungen auch dann erbringen muss, wenn sich eine Unterdeckung ergibt, das heißt wenn die Leistungen unrentabel sind.

Das Bundessozialgericht hat dies grundlegend bejaht (Aktenzeichen 6 KA 54/00 R).

Nach Auffassung des BSG besteht wegen des Sicherstellungsauftrages der Kassenärztlichen Vereinigungen sowie wegen der Bedarfsplanung die Verpflichtung, dass der Kassenarzt im Rahmen der kassenärztlichen Versorgung alle wesentlichen Leistungen seines Fachgebiets anbietet.

Dabei handelt es sich insbesondere um Leistungen, die vom Leistungskatalog der gesetzlichen Krankenversicherung (EBM = Einheitlicher Bewertungsmaßstab) erfasst sind, für die der EBM eine Gebührenposition vorsieht und für die der Arzt die fachlichen, persönlichen und apparativ-technischen Voraussetzungen als Haus- beziehungsweise Facharzt erfüllt.

Verständlicher ausgedrückt: Leistungen, die zum Leistungskatalog gehören, sind zur Verfügung zu stellen. Zumindest so das Bundessozialgericht.
Das Honorar für die ambulante Behandlung für ein Stadium III liegt bei ca. 783 € (mir sind bis jetzt keine Ärzte bekannt, die zu diesem Honorar operieren; Anmerkung der Verfasserin).
Ähnlich gestaltet sich die Situation für das Stadium III in so manchem zugelassenen Krankenhaus. Aufgrund der derzeit bestehenden Rechtsunsicherheit und der häufig unzureichenden Kostendeckung werden von den Patientinnen Kostenübernahmeerklärungen verlangt, welche von den Krankenkassen nicht ausgestellt werden, da ja eine Behandlung auf Kassenkarte möglich sei.

Diese drängenden Themen lassen sich nur durch eine vermehrte Vernetzung lösen, welche einer Störung des Arzt-Patientinnen-Verhältnisses zuvorkommt und gesundheitspolitisch eine valide Lobbybildung im Interesse aller Patientinnen und Leistungserbringer ermöglicht.

An der sich derzeit an diesem Thema entzündenden Diskussion zeichnet sich eine generelle Situation unseres Gesundheitssystems ab. Häufig wird nach einer Vereinheitlichung des Kassensystems – also einer Zerschlagung der Trennung zwischen privaten Krankenkassen und gesetzlichen Krankenkassen gerufen. Betrachtet man allerdings den reellen Wert, der einer Auflösung der Privaten Krankenversicherung dem Mehrwert für die gesetzlichen Kassen gegenübersteht, ist eine Situation, in der alle Gesundheitsleistungen gleich schlecht sind, da ein wirklicher Mehrwert nicht erzielt werden kann. An anderer Stelle stehen bekannte Grenzfragen ethischer Natur: Was soll und kann vom Gesundheitssystem finanziert werden?

Jede Schmerzpatientin wird diese Frage für sich beantworten können.

5.16 Gemeinsamer Bundesausschuss und was die Zukunft bringt.

Was soll ich mir unter dem Gemeinsamen Bundesausschuss vorstellen?

Der Gemeinsame Bundesausschuss (abgekürzt: G-BA) ist das höchste Gremium der Selbstverwaltung im deutschen Gesundheitswesen.

Das Prinzip der Selbstverwaltung bedeutet, dass der Staat zwar die Rahmenbedingungen und die Aufgaben der Gesundheitsversorgung vorgibt, die Versicherten beziehungsweise Beitragszahler und die Leistungserbringer organisieren sich in Verbänden und übernehmen die medizinische Versorgung in Eigenverantwortung.
Um die Aufgaben des Gemeinsamen Bundesausschusses verstehen zu können, muss man wissen, wie die Selbstverwaltung funktioniert.

Zu den Einrichtungen der Selbstverwaltung gehören insbesondere die gesetzlichen Krankenkassen und die Kassenärztlichen/Kassenzahnärztlichen Vereinigungen (Interessenvertretungen der Ärzte/Zahnärzte, die zur Behandlung von Kassenpatienten zugelassen sind).

Die Krankenkassen schließen mit den genannten Vereinigungen Verträge mit den Leistungserbringern (Ärzte, Zahnärzte, Krankenhäuser und weitere Gesundheitsdienstleister), ziehen Mitgliedsbeiträge ein und regulieren die Bezahlung der erbrachten Leistungen (zum Beispiel in Form des Punktesystems des Einheitlichen Bewertungsmaßstabs Ärzte – Einheitlicher Bewertungsmaßstab -Ä).

Selbstverwaltungsorgan der Krankenkassen ist der Verwaltungsrat. Im Verwaltungsrat sitzen ehrenamtliche Vertreterinnen und Vertreter, die in den alle sechs Jahre stattfindenden Sozialwahlen von Versicherten und Arbeitgebern gewählt werden. Durch den Verwaltungsrat werden die Vorstände der Krankenkasse kontrolliert und es wird das Satzungsrecht der Kassen reguliert. Der Vorstand wiederum ist für die laufenden Verwaltungsaufgaben bei der jeweiligen Krankenkasse zuständig.

Alle Krankenkassen sind im Gesetzlichen Krankenversicherungs-Spitzenverband vertreten.

Die Kassenärztlichen und Kassenzahnärztlichen Vereinigungen der Bundesländer bilden wiederum die Kassenärztliche/Kassenzahnärztliche Bundesvereinigung.

Der Gemeinsame Bundesausschuss setzt sich zusammen aus jeweils fünf Vertretern der Leistungserbringer, fünf Vertreter der gesetzlichen Krankenkassen, drei unparteiischen Mitgliedern sowie aus fünf Patientenvertretern. Die Patientenvertreter sind mitberatungsberechtigt, jedoch nicht stimmberechtigt.

Was hat der Bundesausschuss im September 2019 entschieden?

Mit Beschluss vom 19.09.2019 (https://www.g-ba.de/presse/pressemitteilungen/811/) hat der Gemeinsame Bundesausschuss entschieden, dass die operative Therapie bei Lipödem bei Stadium III bis einschließlich 31.12.2024 temporäre Kassenleistung wird.
In Kraft getreten ist dieser Beschluss am 07.12.2019. Eine Befristung bis 2024 fand deshalb statt, weil dann die Ergebnisse der vom Gemeinsamen Bundesausschuss avisierten Studie vorliegen sollen. Die Erprobungsstudie soll die nötigen Informationen für eine abschließende Beschlussfassung zur Methodenbewertung liefern.

Welche Anforderungen werden an eine operative Behandlung des Lipödems „auf Kasse" gestellt?

Es muss eine gesicherte Diagnose des Stadiums III vorliegen. Dies bedeutet: Der behandelnde Arzt muss bei der Patientin folgendes diagnostizieren:
- übermäßige Fettgewebsvermehrung mit überhängenden Gewebeanteilen von Haut und Unterhaut (Hautlappen)
- Druck- und Berührungsschmerz im Weichteilgewebe der betroffenen Extremitäten
- Hände und Füße sind nicht betroffen

Vor einer operativen Behandlung des Lipödems muss über einen Zeitraum von sechs

Monaten eine konservative Therapie kontinuierlich durchgeführt worden sein (Manuelle Lymphdrainage, Kompressionstherapie, IPK = Intermittierende pneumatische Kompression, Bewegungstherapie).

Wenn trotz konservativer Therapie keine Linderung eintritt, kann die operative Therapie verordnet werden.

Adressaten	Krankenhaus i. S. d. 108 SGB V	Leistungserbringer der vertragsärztlichen Versorgung	
Methode	Nur Tumeszenz	ggf. mit wasserstrahl-assistieren Systemen	und/oder ggf. mit Vibrationskanülen
Diagnose/Indikation	Lipödem Stadium III	insb. Disproportion	Dokumentation Patientenakte
	Konservativ > 6 Mte.	BMI < 35	
Gruppe m. Adipositas	BMI ≥ 35 < 40	Therapie Adipositas	
	BMI > 40	Grdsl. keine operative Therapie	Aber: „soll“ (!)
Verpflichtend vor 1. OP	OP-Planung	Insb. Anzahl Eingriffe und Absaugvolumen	
Maximal zulässiges Absaugvolumen	8 % des Körpergewichtes in Litern	3.000 ml nur bei post-OP-Betreuung > 12 h	Notfallpläne (SOP) und Geräte für Notfallversorgung müssen vor Ort bereits gehalten werden Ggf. Kooperation mit Einrichtung mit intensivmedizinischen Einheiten
Ärzte	Fachärzte für Plastische, Rekonstruktive und Ästhetische Chirurgie	Andere operativ tätige Facharztgruppen	
Expertise	50 + x Fälle vor Inkrafttreten des G-BA-Beschlusses selbständig durchgeführt	20 + x Fälle innerhalb von zwei Jahren unter Anleitung eines erfahrenen Anwenders	50 + x Fälle = zur Anleitung berechtigt
Mindestanforderungen nicht erfüllt	Wegfall Vergütungsanspruch	Anwendung zu Lasten GKV untersagt	
Unterrichtung	Information über Erprobungsstudie		
In Kraft	mit Veröffentlichung im Bundesanzeiger	Geltung bis 31.12.2024	

↑ *Inhalte des Gemeinsamen Bundesausschuss-Beschlusses vom 19.09.2019*

Warum verlangt die Klinik eine Kostenübernahmeerklärung von mir?

Hier muss man den Abrechnungsmodus zwischen Krankenkassen und Krankenhäusern kennen, um die Beantwortung dieser Fragestellung nachvollziehen zu können.

Wenn ein zugelassenes Krankenhaus im Sinne des § 108 SGB V eine Operation vornimmt, wird diese über bestimmte Kennzahlen und Schlüssel mit der jeweiligen Krankenkasse abgerechnet.

Stationäre Krankenhausleistungen werden über eine sogenannte DRG (= Diagnosis Related Group) abgerechnet. Dabei handelt es sich um eine Fallpauschale für Patientenfälle mit ähnlichen Kosten. Es gibt hier einen Fallpauschalenkatalog, welcher jährlich durch das Institut für Entgeltsystem im Krankenkhaus (InEK) aktualisiert wird. Mittels einer Groupersoftware und der Eingabe verschiedener Daten (Hauptdiagnose, Nebendiagnose, Prozeduren, ergänzt durch Angaben wie Patientenalter, Geschlecht u. ä.) wird der konkrete Fall zu einer Fallpauschale zugeordnet.

Die Abrechnung des Krankenhauses wird häufig im Nachhinein durch den Medizinischen Dienst (MD), welcher von den Krankenkassen beauftragt wird, überprüft. Dies verursacht naturgemäß besonderen Verwaltungsaufwand, welcher buchhalterisch in einer Rückstellung für ungewisse (Rückzahlungs-) Verpflichtungen abgebildet wird.

Mit dem seit 01.01.2020 in Kraft getretenen Medizinischer Dienst der Krankenkassen-Reformgesetz gilt nunmehr die Regel, dass für die Prüfquote (= die Anzahl der zu prüfenden Abrechnungen) vom Medizinischer Dienst der Krankenkassen nach der Anzahl der beanstandeten Rechnungen bestimmt wird, nicht nach der Anzahl der tatsächlich fehlerhaften Rechnungen. Dies führt dazu, dass sich Krankenhäuser häufig zusätzlich absichern wollen, um das Risiko einer nachträglichen Nichtanerkennung der Abrechnung durch den Medizinischer Dienst der Krankenkassen möglichst gering zu halten.

Da die Neuregelung für die III-Stadien des Lipödems erst seit Beginn des Jahres 2020 Gültigkeit besitzt, ist die Rechtsunsicherheit noch groß, was häufig dazu führen kann, dass sich für die Patientin ein zermürbendes Hin und Her zwischen Krankenkasse und Krankenhaus ergibt.

Bei Problemen in diesem Kontext sollte wegen der rechtlich nicht unerheblichen Komplexität dieser Fragestellungen durchaus auf anwaltliche Unterstützung zurückgegriffen werden.

Ich habe Stadium III und einen BMI über 35. Kann ich nach den Vorschriften des Gemeinsamen Bundesausschusses trotzdem eine operative Therapie „auf Kasse" in Anspruch nehmen?

Ab dem BMI 35 sind die Anforderungen an die Patienten-Compliance höher, jedoch ist eine operative Therapie auch hier nicht völlig ausgeschlossen. Durch die Anforderung des BMI sollte sichergestellt werden, dass nur solche Patientinnen die operative Therapie erhalten, die nicht mehr von der konservativen Therapie profitieren können. Im Rahmen der Indikationsstellung bedarf es in jedem Falle der ärztlichen Feststellung, dass sich die Krankheitsbeschwerden allein mit der konservativen Therapie nicht mehr hinreichend lindern lassen (Textziffer 2.3 zu § 4, Abs. 3, Tragende Gründe zum Gemeinsamen Bundesausschuss-Beschluss vom 19.09.2019, abrufbar auf der Website des Gemeinsamen Bundesausschusses, https://www.g-ba.de/beschluesse/3963/). Eine begleitende Adipositas sollte vorrangig behandelt werden (vgl. auch die S1-Leitlinie Lipödem, Textziffer 8.2, Fundstelle: https://www.awmf.org/leitlinien/detail/ll/037-012.html). Dies kann sowohl konservativ (zum Beispiel Inanspruchnahme einer Ernährungsberatung) als auch bariatrisch (operativ, zum Beispiel Sleeve, Magenbypass) geschehen.

Bei einem BMI 40 + hat das doch alles keinen Zweck! Oder kann ich doch etwas tun, um zur operativen Therapie zugelassen zu werden?

Für medizinisch begründete Ausnahmefälle wird auch vom Gemeinsamen Bundesausschuss eine operative Behandlung des Lipödems nicht ausgeschlossen, es werden jedoch hohe Anforderungen gestellt. Der Wortlaut in § 4 des Gemeinsamen Bundesausschuss-Beschlusses muss hier beachtet werden („sollen nicht" ist nicht gleichzusetzen mit „dürfen nicht"[2*]).

Leitendes Kriterium ist die Zweckmäßigkeit der operativen Behandlung im Einzelfall. Deshalb muss die ärztliche Einschätzung eine Risikoeinschätzung enthalten, dahingehend, dass der negative Aspekt der Adipositas den therapeutischen Effekt der Liposuktion bei Lipödem nicht wieder aufhebt (Fundstelle: Textziffer 2.3 zu § 4, Abs. 3, Tragende Gründe zum Gemeinsamen Bundesausschuss-Beschluss vom 19.09.2019, abrufbar auf der Website des Gemeinsamen Bundesauschusses, https://www.g-ba.de/beschluesse/3963/).

Ich bin Privatpatientin mit Stadium III. Gilt der Gemeinsame Bundesausschuss-Beschluss auch für mich?

Wie bereits anfangs ausgeführt, handelt es sich beim System der Gesetzlichen Krankenversicherung und beim System der Privaten Krankenversicherung um verschiedene Dinge. Der Leistungsumfang der Privaten Krankenversicherung hängt ab von Umfang und Inhalt des geschlossenen Vertrages. Regelmäßig umfasst der geschlossene Vertrag die Kostenübernahme – soweit vorab ein Auskunftsersuchen an die jeweilige Krankenkasse gestellt wird – medizinisch indizierter Maßnahmen. Insofern kann die Ausstrahlungswirkung des Gemeinsamen Bundesausschuss-Beschlusses durchaus genutzt werden, auch wenn es sich hier um einen systemfremden Aspekt handelt.

5.17 Anspruch auf Korrekturen - Anspruch bei Gesundheitsschäden

Habe ich einen Anspruch auf Korrektur?

Manchmal kann es im Rahmen der operativen Therapie zu Unregelmäßigkeiten der Gewebebeschaffenheit oder ähnlichen Problemen im Nachgang kommen. Hier ist zu unterscheiden, ob es sich um eine subjektive Unzufriedenheit der Patientin handelt, welche ggf. aus einer übersteigerten Erwartungshaltung herrührt, die im Vorfeld im Rahmen des Beratungsgespräches nicht ausführlich geklärt und zurechtgerückt wurde.

Bekanntlich handelt es sich bei der operativen Therapie bei Lipödem nicht um ästhetisch bedingte Eingriffe, es müssen großflächige Absaugungen vorgenommen werden, sodass der zwangsläufig entstehende Hautüberschuss nicht immer auf Anhieb zufriedenstellend reguliert werden kann.

Hier ist es empfehlenswert, zunächst das Gespräch zu suchen und die strittigen Punkte zu klären. Sollten noch weitere Operationen anstehen, können Korrekturen im Verlauf einer weiteren Operation vorgenommen werden. Hier sind kulante Regelungen gefragt.

Da es noch keinen einheitlichen Operationsstandard für das Lipödem gibt, sind die Grenzen zwischen unzureichender Performance des plastischen Chirurgen und berechtigter Unzufriedenheit der Patientin und einer nicht zwangsläufig kalkulierbaren Gewebetätigkeit im Nachhinein fließend.

Bei einer eindeutig unzureichenden Umsetzung jedoch besteht ein Korrekturanspruch, da jeder ärztliche Eingriff lege artis (vorschriftsmäßig) durchzuführen ist.

Was kann ich mir denn unter einem Behandlungsfehler vorstellen beziehungsweise wann liegt dieser vor?

Der Arzt ist gemäß § 630 a Abs. 2 BGB verpflichtet, den Patienten nach dem zum Zeitpunkt der Behandlung anerkannten und gesicherten Stand der medizinischen Wissenschaft zu behandeln. Entscheidend ist der medizinische Wissensstand zum Zeitpunkt der Behandlung und ob der Arzt im konkreten Fall diagnostisch und therapeutisch vertretbar und sorgfältig vorgegangen ist.

Es kann hier bereits ein leichter Fehler genügen, wenn dieser ursächlich (kausal) für den entstandenen Schaden ist. An die Kausalität sind jedoch gehobene Anforderungen zu stellen.

Soweit sich in einem Bereich noch kein OP-Standard entwickelt hat, ist die Sorgfalt eines vorsichtig Behandelnden einzuhalten.

Die fehlerhafte Behandlung muss auch verschuldet sein (der Jurist sagt: muss vom Arzt zu vertreten sein), vorsätzlich oder fahrlässig.

Der Schaden muss durch die fehlerhafte Behandlung eingetreten sein. An dieser Kausalität fehlt es, wenn der Schaden auch bei regelrechter Behandlung eingetreten wäre. Bei sogenannten groben Behandlungsfehlern kann es zu einer Beweislastumkehr kommen (vgl. § 630 h Abs. 5 BGB). Der Aspekt der Kausalität stellt einen der Hauptstreitpunkte in arzthaftungsrechtlichen Verfahren dar. Es gibt verschiedene Arten von Behandlungsfehlern, zum Beispiel Therapiewahl, Diagnosefehler, Informationspflichten und vieles mehr.

Ich habe ausgeprägte Dellen und Krater an den Beinen nach der Liposuktion, außerdem ist ein Bein dicker als das andere. Der Chirurg lässt nicht mit sich reden und ich bekomme keinen Termin, um die Sache zu diskutieren. Was mache ich jetzt?

In diesem Falle ist es geboten, einen Anwalt einzuschalten.

Dieser kann dann zunächst die Patientenakte anfordern und den Fall prüfen, alternativ auch in bestimmten Fällen ein Beweissicherungsverfahren veranlassen. Bei gesetzlich Krankenversicherten ist es – im außergerichtlichen Verfahren – auch möglich, den Medizinischen Dienst gutachterlich einzuschalten, insbesondere dann, wenn aus eventuellen Behandlungsfehlern Komplikationen oder gesundheitliche Folgen erwachsen.

[2*] Ruth Leitenmaier in „Lymphe und Gesundheit“, 4/2019, S.6

Ergibt sich nach außergerichtlichen Klärungsversuchen insbesondere mit dem Berufshaftpflichtversicherer des Arztes kein Ergebnis, muss gegebenfalls Klage eingereicht werden.

Von einer ausführlichen Darstellung des Rechtsgebietes der Arzthaftung wird an dieser Stelle abgesehen, da dies den Rahmen dieses Ratgebers sprengen würde.

6. GRAD DER BEHINDERUNG

Ich und behindert? Wozu ist ein Grad der Behinderung gut?

Viele Lipödempatientinnen denken sich: Ich und „behindert" – das kann nicht sein (ich bitte hier die Wortwahl zu entschuldigen, der Gesetzgeber spricht hier immer noch von „Behinderung", diese Wortwahl wird aus Vereinfachungsgründen auch beibehalten).

Hier ist jedoch immer zu überlegen: Welche konkreten Beeinträchtigungen habe ich persönlich? Wie schränken mich diese in meiner Lebensführung ein?
Aufgabe und Ziel des Schwerbehindertenrechts ist es, die Selbstbestimmung und gleichberechtigte Teilhabe am Leben behinderter oder von Behinderung bedrohter Menschen in der Gesellschaft zu fördern, Benachteiligung zu vermeiden und ihr entgegenzuwirken. Dabei ist den besonderen Bedürfnissen behinderter oder von Behinderung bedrohter Frauen und Kindern Rechnung zu tragen (§ 1 SGB IX).

Was hat es überhaupt für einen Vorteil, einen Grad der Behinderung insbesondere einen Schwerbehindertengrad (GdB mind. 50) zuerkannt zu bekommen?

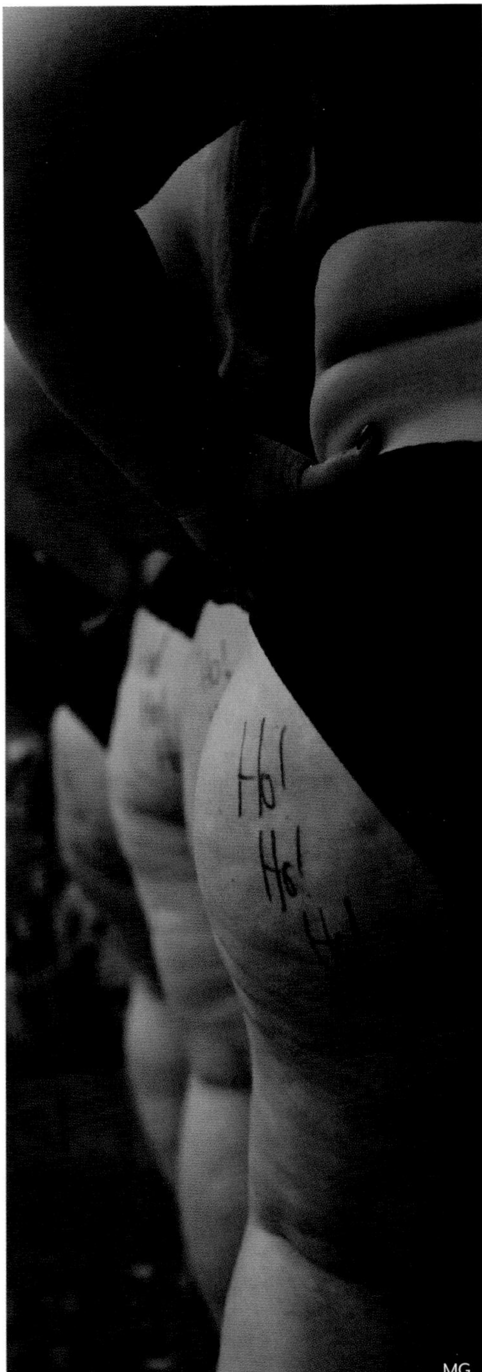

MG

Menschen ab GdB 50, aber auch Menschen mit GdB 30 – 50, erhalten nach § 33 b EStG zur Abgeltung außergewöhnlicher Belastungen einen Pauschbetrag ohne Kürzung um die zumutbare Eigenbelastung.

Bei einem GdB 30 – 40 muss die Behinderung zu einer dauernden Einbuße der körperlichen Beweglichkeit geführt haben u n d auf einer typischen Berufskrankheit beruhen.

Von einer dauernden Einbuße der Beweglichkeit spricht man in folgenden Fällen:

- Gehbehinderung wegen Beeinträchtigung der Beine
- Atemnot wegen Herzerkrankung
- Die Behinderung verändert die Lebensführung und erhöht dadurch die Lebenshaltungskosten (Erkrankungen von Magen, Darm, Leber, Galle, Bauchspeicheldrüse, Nieren, Harnwege etc.)

Die Feststellung, ob eine dauernde Einbuße der Beweglichkeit vorliegt, wird vom Versorgungsamt getroffen.

Nach § 33 b Abs. 3 EStG sind folgende Pauschbeträge vorgesehen (Stand: 01.01.2020):

GdB Höhe	Betrag
25 - 30	310,00 €
35 - 40	430,00 €
45 - 50	570,00 €
55 - 60	720,00 €
65 - 70	890,00 €
75 - 80	1.060,00 €
85 - 90	1.230,00 €
95 - 100	1.420,00 €

Bei einem Grad der Behinderung ab 70 können Fahrtkosten zwischen Wohnung und Arbeitsstelle in tatsächlicher Höhe abgesetzt werden, was nach § 9 Abs. 2 EStG auch bei einem Grad der Behinderung von 50 bis unter 70 bei Vorliegen des Nachteilsausgleich „G" möglich ist.

Dazu gehören neben Betriebskosten, Absetzungen für Abnutzung und laufende Reparaturen und Pflege auch Garagenmiete, Steuern und Versicherungen, Parkgebühren und Beiträge für einen Automobilclub.

Die behinderungsbedingten Aufwendungen für sogenannte haushaltsnahe Dienstleistungen (Haushaltshilfe) sind im Rahmen des § 35 a EStG als Steuerermäßigung zu berücksichtigen. Die genannten Aspekte erheben keinen Anspruch auf Vollständigkeit, dies würde den Umfang dieses Ratgebers sprengen.

•Ich habe neben dem Lipödem noch viele weitere gesundheitliche Probleme, unter anderem an der Wirbelsäule, schaffe meinen Teilzeitjob nicht mehr und habe immer längere Krankenstände. Was soll ich machen?

Damit ein vorzeitiges Ausscheiden aus dem Erwerbsleben nicht geschieht, stellen die Träger der Rentenversicherung sowohl Leistungen zur Prävention (Vorbeugung) als auch zur medizinischen Rehabilitation, zur Teilhabe am Arbeitsleben und zur Nachsorge zur Verfügung.

Erst wenn diese Leistungen keinen oder nur sehr begrenzten Erfolg haben, muss festgestellt werden, wie viele Stunden am Tag die Betroffenen mit der jeweiligen Erkrankung oder Behinderung noch arbeiten können. Dies geschieht üblicherweise durch einen Gutachter der Deutschen Rentenversicherung. Dieser

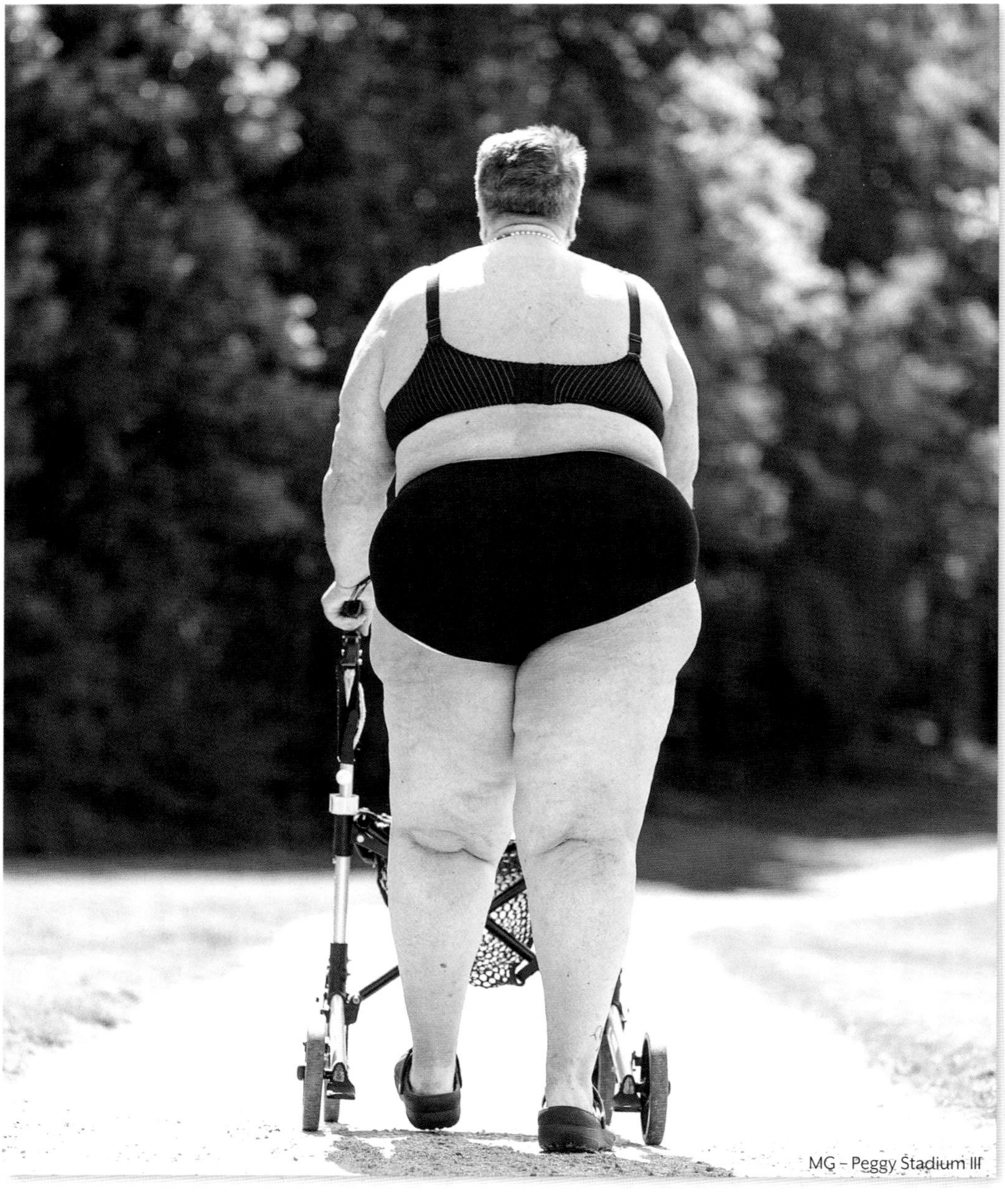

MG – Peggy Stadium III

geht von einem Arbeitsverhältnis im Rahmen einer 5-Tage-Woche aus. Die Leistungsfähigkeit wird innerhalb dieser Begutachtung nicht nur in dem bisher ausgeübten Beruf geprüft, sondern auch in anderen Tätigkeiten, die auf dem Arbeitsmarkt angeboten werden.

- Wer weniger als drei Stunden täglich arbeiten

kann, bekommt eine Rente in voller Höhe.
- Wer mindestens drei, aber weniger als sechs Stunden täglich arbeiten kann, bekommt eine Rente in Höhe der Hälfte.

Der Rentenanspruch ist zusätzlich an versicherungsrechtliche Voraussetzungen geknüpft.

Damit eine Rente wegen verminderter Erwerbsfähigkeit beantragt werden kann, müssen Sie der gesetzlichen Rentenversicherung mindestens fünf Jahre lang angehört haben. In den letzten fünf Jahren vor dem Eintritt der Erwerbsminderung müssen mindestens 36 Monate Pflichtbeiträge bezahlt worden sein (Ausnahmen von dieser Regel sind möglich).

Ist die Erwerbsminderungsrente für mich Endstation oder kann ich wieder in den Beruf zurückkehren?

Die Erwerbsminderungsrente wird grundsätzlich befristet gewährt, also temporär, in der Regel für drei Jahre. Dies mit gutem Grund. Denn häufig ist es möglich, sich durch Leistungen zur Rehabilitation oder aber zur Teilhabe am Arbeitsleben auch von schweren gesundheitlichen Schädigungen zu erholen.

Tipp: Wichtig zu wissen ist hierbei auch, dass bei der Bewilligung einer befristeten Rente diese nicht vor dem siebten Monat nach Eintritt der Erwerbsminderung gezahlt wird. Bis zum Rentenbeginn wird in aller Regel Krankengeld gezahlt.

Wenn die Befristung abgelaufen ist, wird geprüft, ob es notwendig ist, die Rente weiter zu zahlen. Wenn sich Ihr Gesundheitszustand nicht verbessert hat, kann die Rente verlängert werden. Wenn nach insgesamt neun Jahren keine Besserung eingetreten ist, wird eine unbefristete Rente gezahlt. Nur bei Renten, die wegen eines verschlossenen Arbeitsmarktes befristet gewährt werden, ist nach neun Jahren eine weitere Befristung zulässig.

Wenn eine Erkrankung oder Behinderung so schwer ist, dass ohnehin keine Erwerbstätigkeit möglich und eine nachhaltige Besserung nicht zu erwarten ist, wird mit Eintritt der Erwerbsminderung eine unbefristete Rente gezahlt.

Kann ich neben der Erwerbsminderungsrente noch etwas hinzuverdienen?

Hier muss unterschieden werden, ob die Erwerbsminderungsrente wegen voller Erwerbsminderung oder aber wegen teilweiser Erwerbsminderung gezahlt wird.

Bei voller Erwerbsminderung dürfen Rentenbezieher nur in begrenztem Umfang hinzuverdienen. Anrechnungsfrei bleibt ein Hinzuverdienst bis zu 6.300 € kalenderjährlich (Sonderregelung wegen Corona: Anhebung von 6.300 € auf 44.590 €).

Bei einer teilweisen Erwerbsminderung darf der Rentenbezieher im Rahmen der verbliebenen Erwerbsfähigkeit hinzuverdienen. Bei einer Rente wegen teilweiser Erwerbsminderung wird die Hinzuverdienstgrenze, bis zu der ein kalenderjährlicher Hinzuverdienst anrechnungsfrei bleibt, individuell berechnet (Hinzuverdienstdeckel).

Genauere Auskünfte hierzu erhalten Sie bei der Deutschen Rentenversicherung oder aber auch bei einem Rentenberater.

Ich habe gehört, das Bundessozialgericht hat den Zugang zur Erwerbsminderungsrente erleichtert. Stimmt das?

Das ist korrekt. Das Bundessozialgericht hat mit Urteil vom 11.12.2019, Aktenzeichen B 13 R 7/18 R, den Zugang zur Erwerbsminderungsrente vereinfacht und an die Bedingungen des heutigen Arbeitsmarktes angepasst.

Ein Anspruch auf Erwerbsminderungsrente kann demnach auch dann bestehen, wenn es wegen zahlreicher „gewöhnlicher" gesundheitlicher Einschränkungen faktisch keine Tätigkeit mehr gibt, die die betroffene Person ausführen kann.

Schon nach bisheriger Bundessozialgericht-Rechtsprechung kann Anspruch auf eine Erwerbsminderungsrente bestehen, wenn der Arbeitsmarkt für einen Menschen aus gesundheitlichen Gründen „verschlossen" ist, er also faktisch keinen passenden Arbeitsplatz finden und die Rentenversicherung auch keine solche Tätigkeit benennen kann. In der Vergangenheit waren dafür aber die Anforderungen sehr hoch: eine schwere spezifische Einschränkung oder mindestens zwei in der Summe ungewöhnliche Einschränkungen (zum Beispiel erhebliche Sehstörung, Ausschluss von Tätigkeiten, die auch nur teilweise im Stehen auszuüben sind).

Nach der neuesten Rechtsprechung des Bundessozialgericht kann ein Anspruch auf Erwerbsminderungsrente auch dann bestehen, wenn mehrere, auf den ersten Blick gewöhnliche Leistungseinschränkungen vorliegen. Voraussetzung ist, dass diese sich in der Summe wie zwei ungewöhnliche Einschränkungen auswirken, so dass der Arbeitsmarkt als faktisch verschlossen gelten kann.

8. BERATUNGSHILFE UND PROZESSKOSTENHILFE

Beratungshilfe

Ich habe kein Geld für einen Anwalt und auch keine Rechtschutzversicherung. Muss ich jetzt auf Rechtsbeistand verzichten?

Die Institution der Beratungshilfe soll einkommensschwachen Bürgern ermöglichen, eine außergerichtliche anwaltliche Beratung in Anspruch zu nehmen oder sich außergerichtlich durch einen Anwalt vertreten zu lassen. Der Anwalt erhebt hierfür eine Gebühr in Höhe von 15 €, die im Einzelfall erlassen werden kann.

Im Straf- und Ordnungswidrigkeitenrecht wird Beratungshilfe nur einmal gewährt.

Die Gewährung von Beratungshilfe ist für jede Angelegenheit nur einmal möglich und besteht bis zur endgültigen außergerichtlichen Erledigung der Angelegenheit.

Welche Voraussetzungen muss ich erfüllen, um Beratungshilfe zu bekommen?

Die beabsichtigte Rechtsverfolgung darf nicht mutwillig erscheinen und es dürfen keine anderen zumutbaren Möglichkeiten der Hilfe (zum Beispiel Jugendamt, Schuldnerberatung, Rechtschutzversicherung, Mieterverein, Betreuungsbehörden, Beratungsstellen usw.) zur Verfügung stehen.

Sollte das Anliegen des um Beratungshilfe Ersuchenden durch eine sofortige Auskunft des Gerichts geklärt werden können, gewährt das Gericht selbst diese Hilfe. Allerdings kann von dem betreffenden Bürger verlangt werden, dass er sich selbst mit dem Gegner in Verbindung setzt und versucht, die Angelegenheit beizulegen. Insbesondere bei Behörden können hier häufig viele Angelegenheiten auch ohne Anwalt geklärt werden.

c) Wo bekomme ich Beratungshilfe?

In der Rechtsantragstelle Ihres Wohnortgerichts (Amtsgericht) prüft der Rechtspfleger den Antrag und erteilt einen Beratungshilfeschein, wenn die Voraussetzungen für die Gewährung von Beratungshilfe vorliegen.

Es werden regelmäßig folgende Unterlagen benötigt:

- Personalausweis oder Reisepass mit polizeilicher Anmeldebescheinigung
- Einkommensnachweise (zum Beispiel Lohn- oder Gehaltsnachweis, ALG II-Bescheid usw.)
- Mietvertrag
- Kontoauszüge der letzten drei Monate
- Nachweise für laufende Zahlungsverpflichtungen und besondere finanzielle Belastungen
- Unterlagen zu Ihrem speziellen rechtlichen Problem (zum Beispiel Schriftwechsel zwischen Ihnen und dem Gegner)

Beratungshilfe kommt für denjenigen in Betracht, der zum Zeitpunkt der Antragstellung über kein verwertbares Vermögen verfügt und dessen Einkünfte eine bestimmte Grenze nicht übersteigen. Vom Einkommen abgezogen werden bestimmte Freibeträge (jeweils monatlich, Stand 01.01.2020):

- **501 €** für die Partei und ihren Ehegatten oder Lebenspartner
- **228 €** für Berufstätige

Für unterhaltsberechtigte Personen abhängig vom Alter:

400 € für im Haushalt lebende Erwachsene 381 € für Jugendliche vom Beginn des 15. bis zur Vollendung des 18. Lebensjahres (14 bis 17 Jahre)
358 € für Kinder vom Beginn des 7. bis zur Vollendung des 14. Lebensjahres (6 bis 13 Jahre)
289 € für Kinder bis zur Vollendung des 6. Lebensjahres (bis 5 Jahre)

- Angemessene Unterkunfts- und Heizungskosten
- Steuern, angemessene Versicherungsbeiträge, Ratenzahlungsverpflichtungen etc.

Der verbleibende Betrag darf 20,00 € nicht übersteigen („Alles- oder Nichts-Prinzip"), auch Vermögen ist zu berücksichtigen. Die Sätze werden jährlich entsprechend der Rentenentwicklung angepasst. Im Internet sind einige PKH-(Prozesskostenhilfe) beziehungsweise Beratungshilferechner abrufbar.

Beratungshilfe kann auch schriftlich beantragt werden. Formulare erhalten Sie beim Amtsgericht oder bei Ihrem Anwalt.

d) Was, wenn ich nicht persönlich bei der Rechtsantragstelle erscheinen kann?

In diesem Fall besteht die Möglichkeit einer Bevollmächtigung. Die Vollmacht muss schriftlich vorliegen und der Bevollmächtigte/die Bevollmächtigte muss sich ausweisen können. Vertretungsbefugt sind nur volljährige Familienangehörige (§ 5 BerHG in Verbindung mit § 10 Abs. 2 Nr. 2 FamFG). Außerdem muss ein vom Antragsteller/der Antragstellerin ausgefülltes Antragsformular vorgelegt werden. Eine Bevollmächtigung anderer Personen, die nicht zu diesem Kreis gehören (Nachbarn, Bekannte o. ä.) wird nicht anerkannt.

Prozesskostenhilfe

Was versteht man unter Prozesskostenhilfe?

Prozesskostenhilfe kann in der Weise bewilligt werden, dass die für die anwaltliche Tätigkeit und die das Verfahren betreffenden Kosten vollständig von der Staatskasse getragen werden. Es besteht jedoch auch die Möglichkeit, dass zwar Prozesskostenhilfe bewilligt wird, aber die soeben genannten Kosten in Raten von Ihnen ganz oder teilweise zurückgezahlt werden müssen.

Was passiert bei einem negativen Ausgang des Verfahrens?

In diesem Fall müssen die Kosten des Gegenanwalts und die Parteiauslagen des Gegners ganz oder teilweise – je nach Kostenverteilung im Urteil – von Ihnen getragen werden, da solche Kosten ebenfalls nicht von der Prozesskostenhilfe umfasst sind. Ein guter Anwalt wird Sie jedoch gründlich zu den Erfolgsaussichten Ihres Verfahrens beraten; auch wird Prozesskostenhilfe nicht gewährt, wenn von vornherein zu erwarten ist, dass das Verfahren negativ ausgeht.

Was muss ich dem Gericht mitteilen?

Sie haben gegenüber dem Gericht eine Mitteilungspflicht, zum Beispiel jede Adressänderung oder aber auch eine „wesentliche“ Verbesserung Ihrer wirtschaftlichen Verhältnisse ist unverzüglich dem Gericht mitzuteilen. Als „wesentlich“ gilt eine Einkommensverbesserung, wenn die Differenz zu dem bisher zu Grunde gelegten Bruttoeinkommen nicht nur einmalig 100 € übersteigt beziehungsweise wenn abzugsfähige Verbindlichkeiten in dieser Größenordnung entfallen.
Dieser Verpflichtung müssen Sie nachkommen, da das Gericht jederzeit dazu befugt ist, die Bewilligung von Prozesskostenhilfe zu ändern, auch wenn sich Ihre wirtschaftliche Situation zum Beispiel durch einen gewonnenen Rechtsstreit erheblich verbessert.

Welches Formular muss ich verwenden?

Entsprechende Formulare sind bei Ihrem Anwalt erhältlich oder aber unter folgendem Link: http://www.justiz.de/formulare/zwi_bund/zp1a.pdf

9. ORGANISATIONSFORMEN FÜR PATIENTINNEN (SELBSTHILFEGRUPPEN, E. V., SOZIALWAHLEN)

Wie ist eigentlich eine Selbsthilfegruppe definiert?

Der Fachverband Deutsche Arbeitsgemeinschaft Selbsthilfegruppen e. V. beschreibt das folgendermaßen: „ Selbsthilfegruppen sind freiwillige, meist lose Zusammenschlüsse von Menschen, deren Aktivitäten sich auf die gemeinsame Bewältigung von Krankheiten, psychischen oder sozialen Problemen richten, von denen sie – entweder selbst oder als Angehörige – betroffen sind."

Rein rechtlich sind Selbsthilfegruppen entweder eine Gesellschaft bürgerlichen Rechts oder teilweise auch in der Form eines Vereins – entweder als nichtrechtsfähiger Verein oder

Welche Angaben sind erforderlich?

Hier ist zu beachten, dass nicht nur über die eigenen persönlichen Verhältnisse, sondern auch über die des Ehegatten oder Partners Angaben gemacht werden müssen:

Einkommensbezogene Angaben:	Nachweis/Beleg:
Einkommen aus nichtselbständiger Tätigkeit	Letzte drei Verdienstnachweise
Selbständige Tätigkeit	Letzte Steuererklärung und letzter Steuerbescheid
Einkommen aus Vermietung + Verpachtung	Miet- und Pachtverträge; aktuelle Kontoauszüge über Belastungen und eingehende Zahlungen
Bei Mietwohnung:	Mietvertrag, aktuelle Stromabrechnungen, aktuelle Kontoauszüge
Wohngeldbezug	Aktueller Wohngeldbescheid
Eigenes Haus/Eigentumswohnung	Größe des Wohnraums in m^2; Art der Heizung; Ggf. genaue Angaben zur Höhe des Kredits, Kreditvertrag, aktueller Kontoauszug über die monatliche Belastung
Grundvermögen	Angaben dazu, ob unbebautes oder bebautes Grundstück, Familienheim, Wohnungseigentum oder Erbbaurecht; Angaben zur Nutzungsart, Lage und Größe, Jahr der Bezugsfertigkeit, Einheitswert, Brandversicherungswert
Einkünfte aus Kapitalvermögen	Kontoauszüge/Bankbestätigung über den zuletzt erzielten Jahreszins
Wertpapiere, Bargeld, Wertgegenstände, Forderungen, Außenstände	Aktuelle Nachweise über die jeweilige Höhe beziehungsweise Angaben zum Wert
Kindes- und/oder Ehegattenunterhalt	Aktuelle Kontoauszüge

Aus der Anwaltskanzlei

Einkommensbezogene Angaben:	Nachweis/Beleg:
Bausparkonten	Bausparverträge mit Angabe des jeweiligen Verwendungszwecks, Nachweise der Kontostände und der laufenden Einzahlungen
Bank-, Giro-, Sparkonten u. ä.	Aktuelle Kontoauszüge
Kraftfahrzeuge	Fahrzeugart, Marke, Typ, Bau- und Anschaffungsjahr (Zeitwert des jeweiligen Fahrzeugs kann teilweise über den Kfz-Händler in Erfahrung gebracht werden); monatlicher Beitrag für KFZ-Versicherung und Beleg über die letzte Beitragszahlung
Lebensversicherung	Nachweis der monatlichen Beiträge und Angaben zum derzeitigen Wert der Versicherungen
Sonstige Versicherungen	Versicherungspolicen und aktuelle Belege über Beitragszahlungen
Sonstige Zahlungsverpflichtungen	Kreditverträge, Privatverträge, Schuldtitel etc. und aktuelle Nachweise über Ihre monatlichen Zahlungen
Besondere Belastungen	Begründung und Beleg über die monatliche Belastung
Werbungskosten	Grund des Aufwands; Beleg
Fahrtkosten	Genaue Streckenangabe mit Kilometerzahl

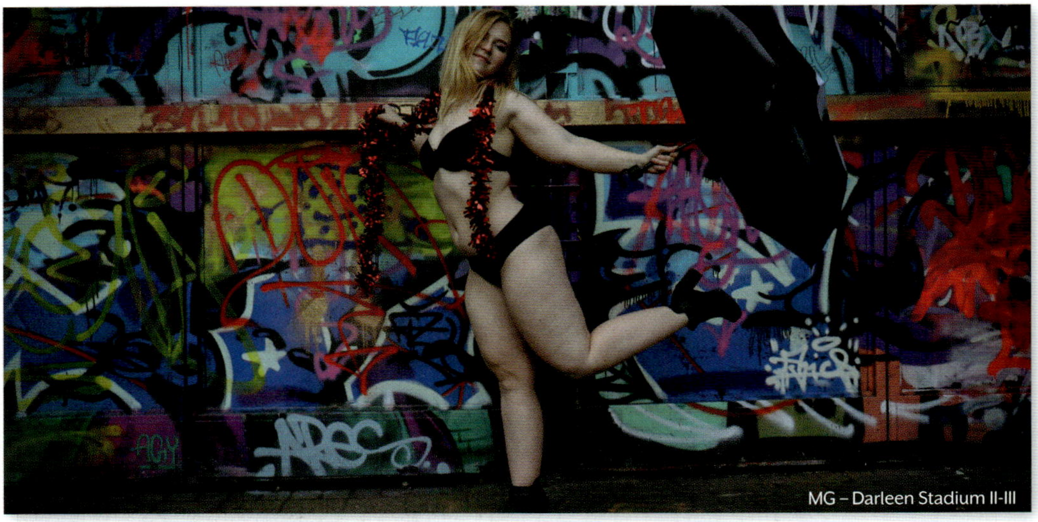

MG – Darleen Stadium II-III

aber als eingetragener Verein – organisiert. Die nächsthöhere Stufe der Selbsthilfegruppen stellen Selbsthilfeorganisationen dar, das heißt wenn sich mehrere Selbsthilfegruppen lokal, regional oder aber überregional beziehungsweise bundesweit zusammenschließen.

Wie sollte sich eine Selbsthilfegruppe organisieren?

Bei kleineren Selbsthilfegruppen ist eine informelle Organisationsform üblich, das heißt diese stellen rechtlich eine GbR dar (§§ 705 ff. BGB). Bei größeren Selbsthilfegruppen ist es empfehlenswert, über die informelle Struktur hinaus zum Beispiel einen Verein zu bilden; für klare Verhältnisse ist ein eingetragener Verein als rechtliche Struktur empfehlenswert. Beim eingetragenen Verein lassen sich Haftungsbegrenzungen schaffen, beim nicht eingetragenen und nicht rechtsfähigen Verein haften alle als sogenannte Gesamtschuldner auch mit ihrem Privatvermögen.

Wieso sind Sozialwahlen für mich als Patientin überhaupt von Interesse?

Die Sozialwahlen sind in einem der vielen Sozialgesetzbücher des SGB geregelt (§§ 45 ff SGB IV).

Mit den Sozialgesetzbüchern verhält es sich manchmal wie mit einer Kiste auf dem Dachboden, bei der man gar nicht mehr so genau weiß, was sich darin befindet. Wenn man lange genug stöbert, findet man überaus interessante Dinge.
In Deutschland gibt es verschiedene Sozialversicherungsträger: vereinfacht gesagt die Krankenkassen, die Berufsgenossenschaften und die Rentenversicherung.

Die Versicherten und die Arbeitgeber wählen alle sechs Jahre Vertreter in die Selbstverwaltungsorgane der Sozialversicherungen. Diese Vertreter heißen Verwaltungsräte. Sie treffen zentrale Grundsatzentscheidungen, zum Beispiel:

- Benennung von Experten für die Widerspruchsausschüsse
- Entwicklung von Satzungsleistungen
- Beschlussfassung für wichtige Finanzentscheidungen
- Wahl und Kontrolle des Vorstandes
- Verabschiedung des Krankenkassenhaushalts

Es besteht ein einklagbarer Anspruch auf Zulassung von freien Listen zu den Sozialversicherungswahlen.

Das Zauberwort lautet: Wahlen ohne Wahlhandlung. Häufig stehen hierbei bei den verschiedenen Sozialwahlen nur so viel Bewerber zur Verfügung als zu wählen sind. Insofern bestehen gute Chancen bei Erfüllung der Vorgaben zur Aufstellung einer sogenannten freien Liste, gewählt zu werden.

Versicherte der Gesetzliche Krankenversicherung und der Deutschen Rentenversicherung können sich zu sogenannten freien Listen zusammenschließen.
Je nach Versicherungsgröße müssen bis zu 2.000 Unterstützerunterschriften zusammengebracht werden, ein sogenanntes Quorum muss zustande kommen. Die aus dem Kreis der Versicherten kommenden gewählten Vertreter sitzen in den Verwaltungsräten, welche zum Beispiel Mitglieder von Widerspruchsausschüssen und anderer Gremien, welche über Reha, beantragte Leistungen und ähnlich entscheiden.

Das ist mir zu abstrakt! Geht das auch verständlicher?

Alle sechs Jahre trudeln Briefe der Krankenkassen ein, die zu den Sozialwahlen aufrufen. Viele werden davon weggelegt, da viele Menschen damit nichts anfangen können und auch nicht das Bedürfnis haben, diese Frage zu klären. In diesem Brief aber steckt die ganz konkrete Selbstverwaltung. Man kann hier Mitglieder aus den verschiedenen Listen wählen, welche dann wieder im Verwaltungsrat vertreten sind. Hieraus wieder werden Mitglieder zum Beispiel der Widerspruchsausschüsse bestimmt. Diese entscheiden in ihren Sitzungen ganz konkret über Leistungsanträge, wie etwa auch die operative Therapie bei Lipödem. Es wird hier vielleicht vorstellbarer, warum es insbesondere für chronisch Kranke aller Coleur wichtig ist, das Thema Sozialwahlen nicht vollständig zu ignorieren.

10. WIE EINE RECHTSSCHUTZ-VERSICHERUNG FUNKTIONIERT

Der Sachbearbeiter bei meiner Rechtsschutzversicherung sagt, ich bin an die Anwaltsempfehlung, die in der Deckungszusage steht, gebunden. Stimmt das?

Ich wollte doch meinen Anwalt frei wählen!

Die Rechtsschutzversicherung kann zwar durchaus einen Rechtsanwalt vorschlagen – üblicherweise ein sogenannter Kooperationsanwalt – es besteht aber immer das Recht auf freie Anwaltswahl, ungeachtet des häufig praktizierten „bonus-malus-Systems" einiger Rechtsschutzversicherer. Dies ist auch in § 127 VVG so festgelegt. Derartige Auskünfte können jedoch auch durchaus auf Missverständnissen beruhen, wenn allzu nachhaltig ein Kooperationsanwalt empfohlen wird, beziehungsweise der Anteil der Selbstbeteiligung bei Inanspruchnahme eines Nicht-Kooperationsanwaltes höher ist als bei einem Kooperationsanwalt.

Ich habe vor ein paar Tagen einen Antrag bei der Kasse gestellt und möchte jetzt noch schnell eine Rechtsschutzversicherung abschließen. Was sollte ich dabei beachten?

Hier ist explizit zu beachten, dass sich die für die Zukunft abgeschlossene Rechtsschutzversicherung auch nur auf Schadensfälle ab Geltungsdauer beziehungsweise Vertragsbeginn der abgeschlossenen Versicherung erstrecken kann.
Die Antragstellung ist bereits Wegbereiter für den Ablehnungsbescheid als „Schadensfall" und somit vorvertragliche Ursache. Eine Deckung tritt nicht ein, etwaige Kosten sind also insofern selbst zu tragen.

Die Rechtsschutzversicherung zahlt die Reisekosten von meinem Anwalt nicht! Was ist da falsch gelaufen?

Hier ist zu beachten, dass in den Allgemeinen Versicherungsbedingungen (ARB) üblicherweise festgelegt ist, dass bei Mehrkosten, die dadurch entstehen, wenn der Rechtsanwalt nicht am Ort des regional zuständigen Gerichts ansässig ist (Fahrtkosten, Übernachtungskosten, Abwesenheitsgelder, Kosten für einen Unterbevollmächtigten), eine Kostentragung durch die Rechtsschutzversicherung nicht in Betracht kommt. Mehrkosten werden nur dann erstattet, wenn der Versicherte mehr als 100 km Luftlinie vom zuständigen Gericht entfernt wohnt.

Seriöse Anwälte weisen Sie bei der Besprechung des anwaltlichen Honorars regelmäßig darauf hin. Wenn Sie sich unsicher sind, sprechen Sie Ihren Anwalt darauf an.

Der Anwalt verlangt von mir zusätzlich Geld wegen meiner Klage vor dem Sozialgericht. Wie kann das sein?

Der Anwalt wird mit Ihnen gesondert eine Vergütungsvereinbarung abgeschlossen haben. Zu den sozialrechtlichen Gebühren ist folgendes zu sagen: Die häufig von den Rechtsschutzversicherern als „gesetzliche Gebühr" bezeichnete Mittelgebühr ist nicht immer geeignet, den tatsächlichen Arbeitsaufwand eines Mandates abzubilden, da sich die sozialrechtlichen Gebühren nicht nach dem Streitgegenstandswert richten, sondern dem Rechtssuchenden generell ermöglichen sollen, seine Rechte vor den Sozialversicherungsbehörden und der Sozialgerichtsbarkeit geltend zu machen.

Insofern wird auch im Sozialrecht zwischenzeitlich von vielen Anwälten gerne eine Vergütungsvereinbarung geschlossen, dies auch aus dem Grund, dass eine intensivere Betreuung für psychisch angeschlagene Mandanten auch noch unternehmensverträglich bleibt. Umso mehr, wenn sozialrechtliche Mandate zu einem höheren Anteil wahrgenommen werden.

In den Fällen, in denen offensichtlich Beratungshilfe oder Prozesskostenhilfe in Betracht kommt, wird der Anwalt von Ihnen im ersteren Fall die Bescheinigung des zuständigen Amtsgerichtes verlangen oder aber die Prozesskostenhilfe im sozialgerichtlichen Verfahren beantragen.

Gerade in Fragen des Honorars sollten Sie generell mit Ihrem Anwalt vor Mandatierung alle offenen Fragen klären; wir Anwälte sind hier auf eine offene Kommunikation mit Ihnen angewiesen und klären gerne Ihre Fragen.

Meine Rechtsschutzversicherung droht mir mit Kündigung, ich muss aber ein sozialgerichtliches Verfahren durchführen, weil bei mir eine Genehmigungsfiktion eingetreten ist. Was soll ich jetzt bloß tun?

Auch bei der Rechtsschutzversicherung existiert – ähnlich wie bei der Kfz-Versicherung – ein Schadenfreiheitssystem. Das heißt je weniger Schadensfälle man verursacht, umso weniger Selbstbeteiligung zahlt man und umso günstigere Auswirkungen hat die Schadensfreiheit letztendlich auf die Beitragshöhe.

Im konkreten Fall ist folgendes zu überlegen:
Hier dürften mehrere „Schadensfälle" in den vergangenen Jahren eingetreten sein, zum Beispiel gab es eventuell einmal Ärger mit dem Arbeitgeber wegen einer unberechtigten Abmahnung, dann einen Verkehrsunfall mit gegnerischer Beteiligung oder ähnliches. Insofern neigen Rechtsschutzversicherer dazu, auch einmal die Auflösung des Vertragsverhältnisses „anzukündigen". Hier ist es empfehlenswert, mit der Versicherung zu kommunizieren, ob zum Beispiel durch eine höhere Selbstbeteiligung oder ähnliches doch eine Kostendeckung möglich wäre.

Außerdem ist zu überlegen, ob man hier nicht als Selbstzahler ins Rennen geht. Das sozialgerichtliche Verfahren hat bei Krankenkassenversicherten den Vorteil, dass weder Gerichtskosten noch gegnerische Kosten getragen werden müssen.

Die anwaltlichen Kosten sind zumeist doch recht überschaubar und sind bei Obsiegen

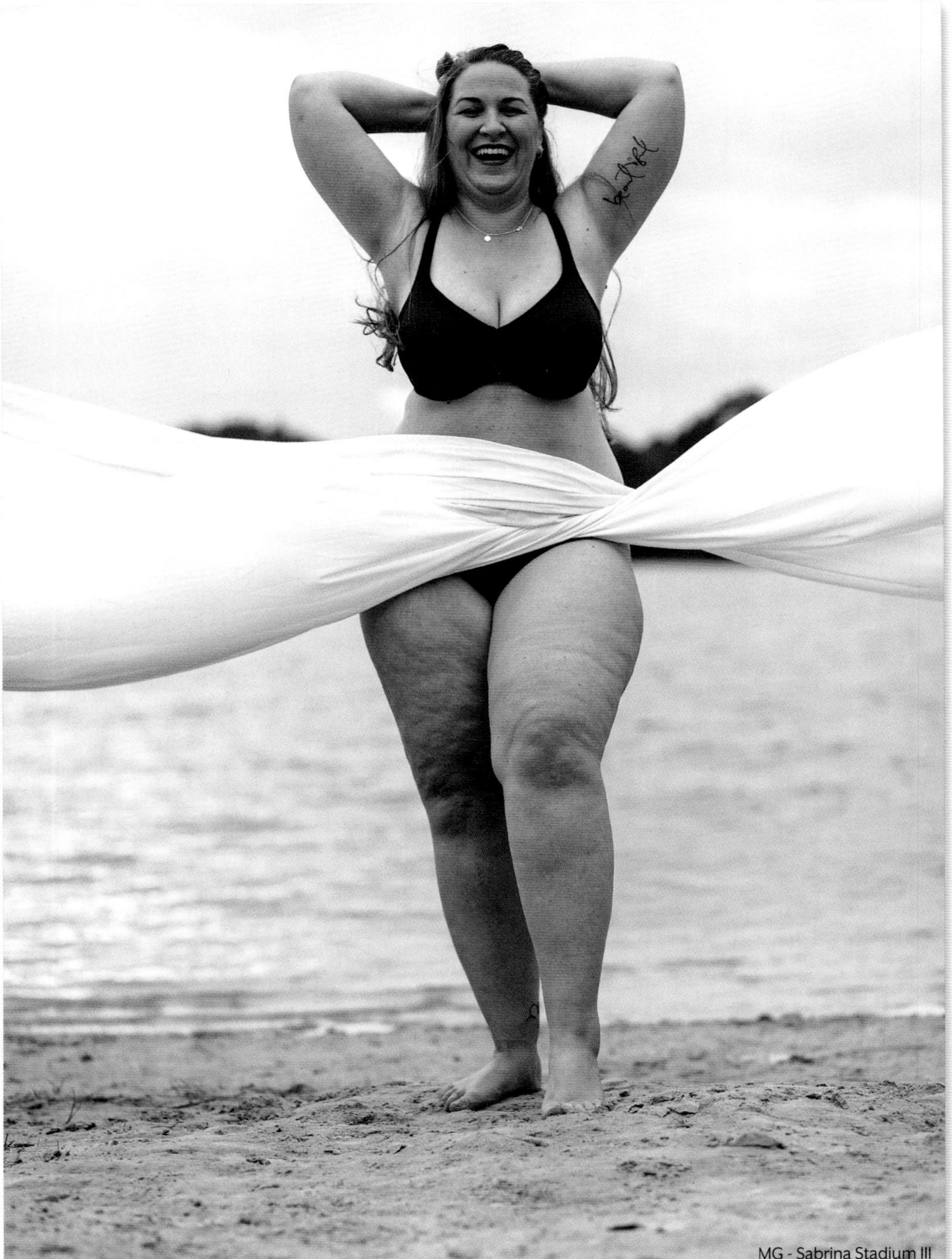

MG - Sabrina Stadium III

von der Gegenseite zu tragen, zumindest die sogenannten „notwendigen Kosten".

Da bei einer Genehmigungsfiktion die Erfolgschancen sehr hoch sind, sollte hier der Selbstzahlerstatus in Erwägung gezogen werden. Eine Einschränkung kann dieser Grundsatz durch die am 26.05.2020 ergangene Bundessozialgericht-Entscheidung Aktenzeichen B 1 KR 9/18 R erfahren.

11. WICHTIGE URTEILE FÜR DIE LIPÖDEMPATIENTIN

Die folgende Nennung von Urteilen, welche für Lipödempatientinnen relevant sind, erhebt keinen Anspruch auf Vollständigkeit; es wurde versucht, die wichtigsten zu nennen. Der Inhalt ist – abweichend von der Tenorierung - vereinfacht zusammengefasst.

Sozialrecht:

BSG-Urteil vom 16.12.2008, Aktenzeichen B 1 KR 11/08 R:

Die ambulante Liposuktion bei Lipödem ist keine Kassenleistung. Es existiert keine positive Empfehlung des Gemeinsamen Bundesausschusses.

BSG-Urteil vom 08.03.2016, Aktenzeichen B 1 KR 25/15 R:

Entscheidet die Krankenkasse über den Leistungsantrag eines Versicherten nicht innerhalb der gesetzlichen Frist des § 13 Ab s. 3 a SGB V, gilt die Leistung als genehmigt, wenn sie nicht offensichtlich außerhalb des Leistungskatalogs der gesetzlichen Krankenversicherung liegt. Wenn die Krankenkasse den Eintritt einer Genehmigungsfiktion hinausschieben will, muss sie den Antragsteller vor Fristablauf in Kenntnis setzen und dabei einen hinreichenden Grund sowie eine taggenau bestimmte Fristverlängerung nennen. Die vom Versicherten beantragte und fingiert genehmigte Leistung kann entweder als Naturalleistung oder bei Selbstbeschaffung in Form von Kostenerstattung verlangt werden.

Rücknahme, Widerruf oder Aufhebung der fingierten Leistungsgenehmigung ist nur dann möglich, wenn die Voraussetzungen der Genehmigungsfiktion von Anfang an nicht vorlagen oder später entfallen sind.

BSG- Urteil vom 11.07.2017, Aktenzeichen B 1 KR 26/16 R:

Hinreichend bestimmt und damit fiktionsfähig ist ein Leistungsantrag, wenn das Behandlungsziel klar ist. Für die durch den Eintritt der Genehmigungsfiktion zuerkannte Naturalleistung kann mit der allgemeinen Leistungsklage ein Vollstreckungstitel erwirkt werden.

BSG-Urteil vom 26.09.2017, Aktenzeichen B 1 KR 8/17 R:

Die Vorschrift des § 13 Abs. 3 a S. 5 SGB V verlangt für eine wirksame Fristverlängerung die Schriftform. Nur die Unterlagenanforderung führt jedoch nicht zu einer Verhinderung des Eintritts der Genehmigungsfiktion.

BSG-Urteil vom 07.11.2017, Aktenzeichen B 1 KR 24/17 R:

Ansprüche aus dem Eintritt der Genehmigungsfiktion gehören zum Leistungskatalog der gesetzlichen Krankenversicherung. Bei Leistungen aufgrund einer fingierten Genehmigung gelten diesselben Informations-, Sorgfalts- und Schadensersatzpflichten, die ärztliche Behandler bei der Leistungserbringung auch sonst zu beachten haben. Eine Rücknahme der fingierten Genehmigung ist regelmäßig rechtswidrig.

BSG-Urteil vom 11.07.2017, B 1 KR 26/16 R:

Maßgeblich für das Fristende bei Eintritt einer Genehmigungsfiktion ist der Zeitpunkt der Bekanntgabe gegenüber dem Antragsteller, nicht jener der behördeninternen Entscheidung.

BSG-Urteil vom 11.07.2017, B 1 KR 1/17 R:

Die Selbstbeschaffung der beantragten Leistung in einer Privatklinik kann zulässig sein. Dies setzt jedoch voraus, dass die medizinisch erforderlichen Leistungen beantragt wurden und die Kasse unter Missachtung der fingierten Genehmigung rechtswidrig ablehnt.

Nach der rechtswidrigen Ablehnung sind Versicherte nicht mehr auf die Selbstbeschaffung der Leistungen bei zugelassenen Leistungserbringern beschränkt.
Die selbst beschaffte Leistung muss aber kongruent zur vorenthaltenen Leistung sein.

BSG-Urteile vom 24.04.2018, B 1 KR 10/17 R, B 1 KR 13/16:

Es besteht bei gesetzlich Krankenversicherten kein Anspruch auf stationäre Krankenhausbehandlung mit Methoden, die nur das Potential einer erforderlichen Behandlungsalternative bieten.

BSG-Urteil vom 06.11.2018, Aktenzeichen B 1 KR 30/18 R:

Auch die verspätete Unterrichtung über die Einschaltung des Medizinischen Dienst der Krankenkassen kann zum Eintritt einer Genehmigungsfiktion führen. Es gilt die 3-Wochen-Frist (nicht 5 Wochen).

BSG-Urteil vom 26.02.2019, Aktenzeichen B 1 KR 20/18 R:

Für einen fiktionsfähigen Antrag ist ausreichend, dass das Behandlungsziel klar ist.

BSG-Urteil vom 28.05.2019, Aktenzeichen B 1 KR 32/18 R:

Es besteht kein Anspruch aus §§ 27 Abs. 1 S. 2 Nr. 5 in Verbindung mit § 39 Abs. 1 S. 1 SGB V auf Gewährung einer stationär durchgeführten Liposuktion bei Lipödem als Regelversorgung, weil die Behandlungsmethode nicht den Anforderungen des Qualitätsgebots entspricht.

LSG Baden-Württemberg, Urteil vom 11.12.2018 – L 1 KR 1276/18:

Bei Ende der Mitgliedschaft wird eine Genehmigungsfiktion gegenstandslos, das heißt die fingierte Leistung muss vor Ende der Mitgliedschaft in Anspruch genommen werden.

BSG-Urteil vom 26.05.2020, Aktenzeichen B 1 KR 9/18 R:

- Die Genehmigungsfiktion beendet das Verwaltungsverfahren nicht (kein Verwaltungsakt), sie verschafft dem Versicherten nur eine vorläufige Rechtsposition.
- Die selbstbeschaffte Leistung muss auch

dann erstattet werden, wenn nach den allgemeinen Grundsätzen der gesetzlichen Krankenversicherung kein Rechtsanspruch auf die Leistung besteht.
- Der Versicherte muss im Zeitpunkt der Selbstbeschaffung gutgläubig sein.
- Gutgläubigkeit bedeutet: weder Kenntnis noch grob fahrlässige Unkenntnis vom Nichtbestehen des Anspruchs.
- Positive Kenntnis, ob die beantragte Leistung beansprucht werden kann oder nicht, liegt mit einer bestandskräftigen Entscheidung über den Leistungsantrag vor.
- Während eines laufenden Widerspruchs- oder Gerichtsverfahrens bleibt das Recht zur Selbstbeschaffung erhalten, solange der Versicherte gutgläubig ist.

Tipp: Zwar verengt dieses Urteil den Anwendungsbereich der Genehmigungsfiktion, die mit der Materie vertrauten Anwälte – insbesondere mit der Thematik des Lipödems – entwickeln bereits valide Lösungsansätze, welche sich nach Veröffentlichung der Urteilsgründe final umsetzen lassen.

Steuerrecht:

BFH-Urteil vom 18.06.2015, Aktenzeichen VI R 68/14:

Die Zwangsläufigkeit krankheitsbedingter Aufwendungen für wissenschaftlich nicht anerkannte Methoden ist durch einen qualifizierten Nachweis gemäß § 64 EStDV in Form eines amtsärztlichen Attestes vor Beginn der Heilmaßnahme oder einer vorherigen Bescheinigung durch den medizinischen Dienst der Krankenversicherung zu erbringen.

FG Baden-Württemberg, Urteil vom 27.09.2017, 7 K 1940/17:

Die Zwangsläufigkeit von wissenschaftlich nicht anerkannten Methoden ist in bestimmten Fällen formalisiert nachzuweisen. Hierzu erforderlich ist ein vor Beginn der Heilmaßnahme ausgestelltes amtsärztliches Gutachten oder die vorherige ärztliche Bescheinigung des Medizinischen Dienstes der Krankenversicherung.

12. GESUNDHEITSPOLITIK

Bis noch vor etwa zehn Jahren war die Erkrankung des Lipödems weitgehend unbekannt, häufig wurde ausschließlich die Begrifflichkeit „Elefantiasis" benutzt.

Am 20.03.2014 hat die Patientenvertretung einen Antrag auf Bewertung der Liposuktion bei Lipödem gestellt. Der Antrag wurde am 22.05.2014 angenommen. Am 20.07.2017 wurde vom Gemeinsamen Bundesausschuss die Aussetzung des Methodenbewertungsverfahrens bis einschließlich 30.09.2022 beschlossen.

Es sollten Beratungen zum Erlass einer Erprobungsrichtlinie im Sinne des § 137 e SGB V aufgenommen werden, um eine randomisierte kontrollierte Erprobungsstudie durchzuführen.

Mit Beschluss vom 18.01.2018 wurde sodann eine Erprobungs-Richtlinie Liposuktion erlassen und der Liposuktion bei Lipödem ein Potential als erforderliche Behandlungsalternative zuerkannt (in Kraft getreten am 10.04.2018). Dieses nach einigen Jahren als unbefriedigend empfundene Zwischenergebnis – da kein finales Ergebnis - wurde von der Patientenvertretung, insbesondere von Vertreterinnen der Lipödem Hilfe Deutschland e. V. als themenbezogene Patientenvertreter, heftig kritisiert.

https://patientenvertretung.g-ba.de/antraege/methodenbewertung/fettabsaugung/

https://patientenvertretung.g-ba.de/wer-wir-sind/patientenvertreterinnen-und-patientenvertreter-beim-g-ba/

Auf Initiative der Aktivistin, Heilpraktikerin für Psychotherapie und Suchttherapeutin sowie Lipödempatientin Hendrikje ter Balk unter direkter und informeller Kontaktaufnahme zu Bundesgesundheitsminister Jens Spahn am 30.10.2018 nahm die gesundheitspolitische Diskussion wieder erheblich an Fahrt auf.

Der Gemeinsame Bundesausschuss hat mit Beschluss vom 21.02.2019 das Verfahren zur Methodenbewertung der Methode der Liposuktion bei Lipödem im Hinblick auf das Stadium III wieder aufgenommen.

Hieraus resultierte der Gemeinsame Bundesausschuss-Beschluss vom 19.09.2019, in Kraft getreten am 07.12.2019, die operative Therapie bei Lipödem als temporäre Kassenleistungen unter bestimmten Bedingungen zuzulassen.

Derzeit werden bezüglich der Bundessozialgericht-Entscheidungen vom 24.04.2018 über die operative Therapie bei Lipödem unter stationären Bedingungen im Rahmen einer Krankenhausbehandlung diverse Gerichtsverfahren geführt, um die Verfassungswidrigkeit der besagten Entscheidungen darzulegen. Eine finale verfassungsrichterliche Entscheidung durch Karlsruhe steht noch aus. In diesem Zusammenhang bleibt nach der jüngst ergangenen Entscheidung des 1. Senates des Bundessozialgericht zur Genehmigungsfiktion abzuwarten, ob hier ebenfalls ein Paradigmenwechsel stattfindet.

Seit dem 01.01.2020 wurde im Rahmen des sogenannten Implantateregister-Errichtungsgesetzes (EIRD, Fundstelle: http://dipbt.bundestag.de/extrakt/ba/WP19/2458/245882.html), insbesondere die Vorschrift des § 137 c Abs. 3 SGB V einer Ergänzung unterzogen. Bisher enthielt der Absatz 3 des Gesetzestextes lediglich die Wendung „dürfen im Rahmen der Krankenhausbehandlung angewandt (werden)“. Ergänzt wurden die Wörter „und von den Versicherten beansprucht (werden)“. Nach der gesetzgeberischen Begründung soll die Rechtsprechungspraxis des 1. Senates des Bundessozialgericht vom 24.04.2018 unterbunden und eine Einzelfallentscheidung im Bereich der Krankenhausbehandlung ermöglicht werden. Die Fragestellung ist jedoch noch durchaus umstritten und höchstrichterlich noch nicht geklärt, eröffnet jedoch Ansatzpunkte für die Durchführung der operativen Therapie des Lipödems im Krankenhausbereich.

Am 06.06.2020 wurde auf Initiative von Hendrikje ter Balk in Münster die LipödemGesellschaft e. V. von einer Gemeinschaft aus Ärzten, Anwälten und weiteren im Bereich der Lipödemtherapie tätigen Personen ins Leben gerufen. Ziel der Vereinigung ist die interdisziplinäre Zusammenarbeit von Ärzten, Kliniken, Anwälten und sonstigen Leistungserbringern, eine möglichst optimale Vernetzung von Leistungserbringern, rechtlichen Vertretern und Patientinnen sowie eine professionalisierte und institutionalisierte Lobbyarbeit im gesundheitspolitischen Raum.

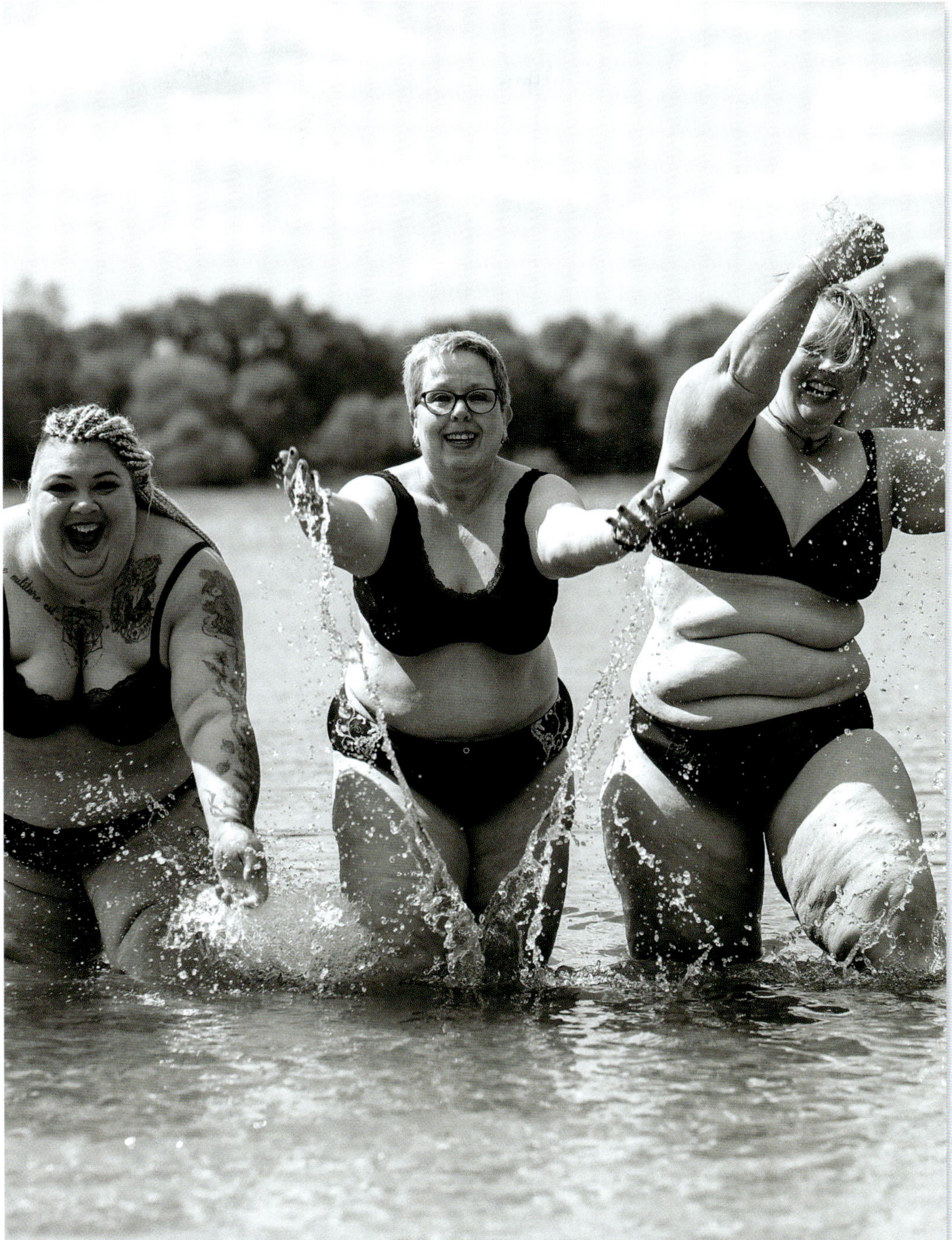

MG - Sandra Stadium III, Inka Stadium III, Wiebke Stadium II - III

13. ZU GUTER LETZT:

Im Zusammenhang mit der Erstellung dieses Buchabschnittes ging mir durch den Kopf: Was würden Patientinnen gerne ihren Ärzten mitgeben? Was wäre den Ärzten wichtig? Was halten Anwälte für bedeutsam?

Ich habe einfach Menschen aus diesen Gruppen gefragt.

Die Patientin:

Wenn Du Anwälten aus Patientensicht etwas mitteilen müsstest – was wäre das?
„Bleibt wie Ihr seid. Unterstützt uns weiter so wie bisher!"

Und die Ärzte?
„Hört bitte auch einmal auf die – gut informierten – Patientinnen. Seht den Menschen in uns, nicht nur irgendwelche dicken Frauen."

Der Arzt:

Was wäre Dir als Mediziner ein wichtiges Anliegen an die Anwälte?
„Bitte übersetzt Eure Sprache so, dass auch wir das verstehen."

Und an die Patientinnen?
„Bitte nicht gleich ungehalten reagieren, wenn wir unangenehme Wahrheiten aussprechen."

Der Anwalt:

Was wäre Dir als Anwalt ein wichtiges Anliegen an die Ärzte?
„Bitte denkt nicht, Ihr könnt rechtliche Sachverhalte so ohne weiteres einschätzen. Viele Dinge stellen sich einfacher dar, als dies auf den ersten Blick erkennbar ist oder es steht eine ausführliche Kasuistik dahinter."

Und an die Patientinnen?
„Bitte zieht uns möglichst früh hinzu, nicht erst dann, wenn das Kind in den Brunnen gefallen ist. Und: Wir unterstützen gerne, aber wir sind keine Therapeuten."

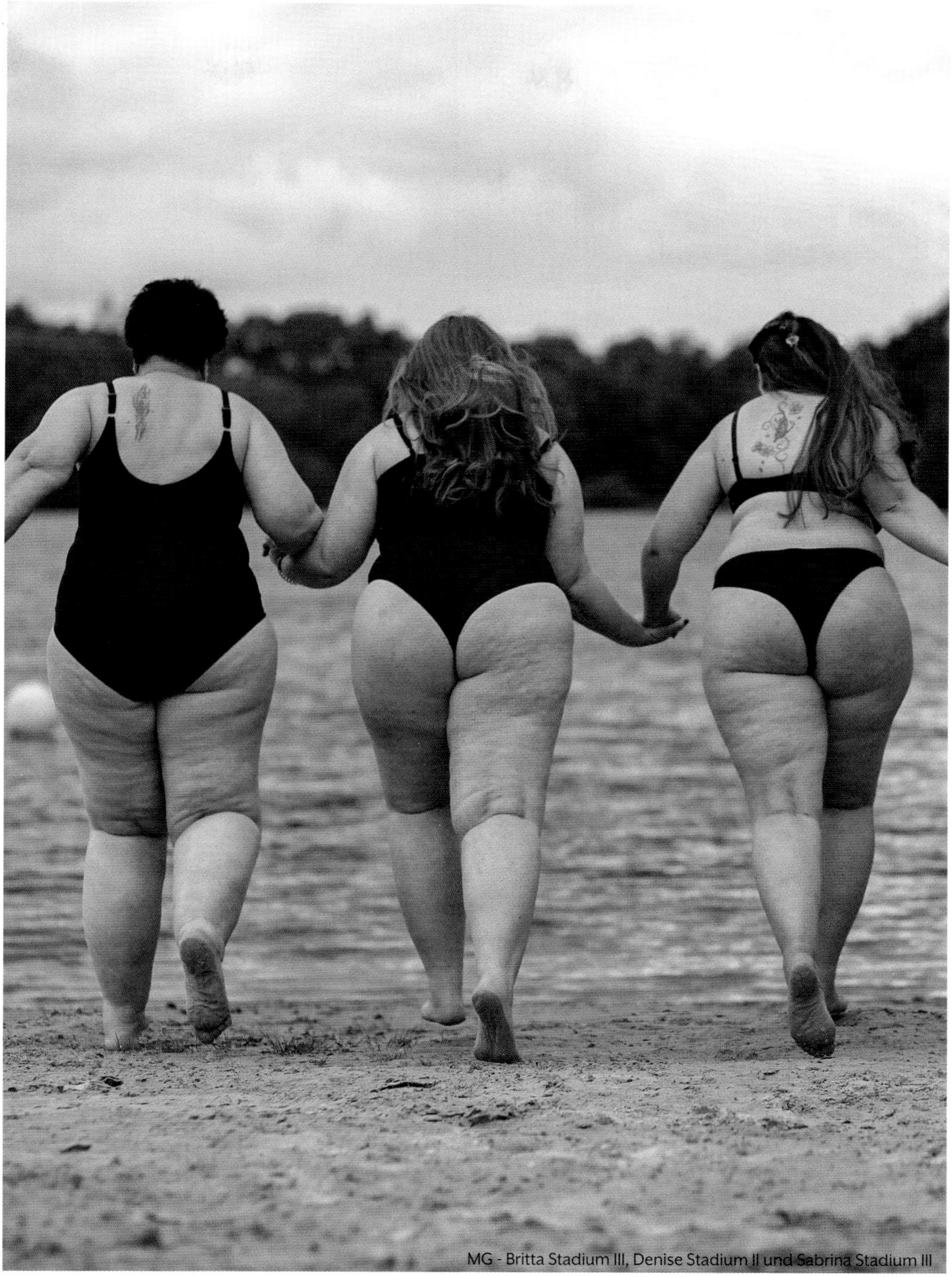

MG - Britta Stadium III, Denise Stadium II und Sabrina Stadium III

Mein OP-Tagebuch

Ich bin Petra und vor den fünf Liposuktionen, die ich innerhalb von neun Monaten hatte, litt ich unter Lipödem Stadium II Typ 4. Bei mir war es so, dass das Lipödem in meiner zweiten Schwangerschaft so richtig ausbrach und ich mir sicher war, da stimmt etwas nicht. Ich habe zwei kleine Kinder, die jetzt vier und zwei Jahre alt sind. Und ja, die Liposuktionen sind mit Kleinkindern hinzukriegen. Es ist zwar schwer, aber mit Unterstützung klappt es. Die erste Woche ist es schmerzhaft, wenn die Kinder an die operierten Stellen kommen, aber es ist aushaltbar und mit dem Endziel in Sichtweite sowieso.

Ich möchte euch hier meine OP-Geschichte in Bildern zeigen. Auch um euch ein wenig die Angst zu nehmen. Ich bin wirklich auch kein Freund von Spritzen und bei der Entstehung dieses Buches die ganzen Bilder noch einmal durch zu wälzen war auch für mich nicht leicht. Jetzt im Nachhinein kann ich mir gar nicht mehr vorstellen wie es vorher war. Das vergisst man alles so schnell, ist wohl ähnlich wie bei einer Geburt.

Ich muss dazu sagen, es ist bei jedem anders. Ich zeige euch hier wie es bei mir war. Damit ihr auch eine kleine Vorstellung davon bekommt, wie es ist diesen Weg zu gehen. Der Weißgott kein leichter ist.

Es ging los im September 2019 mit meiner ersten Liposuktion bei Dr. Michael Sauter von Lipocura@ in München. Lipocura@ arbeitet mit der PAL-Technik und ich hatte alle Liposuktionen mit Laserstraffung. Wir haben mit dem Bauch begonnen, weil dieser mir die meisten Probleme gemacht hat. Ich konnte keine Kompression am Bauch tragen, es war zu schmerzhaft. Sogar enge Hosen machten mir Beschwerden.

Jetzt ist es überhaupt kein Problem mehr.

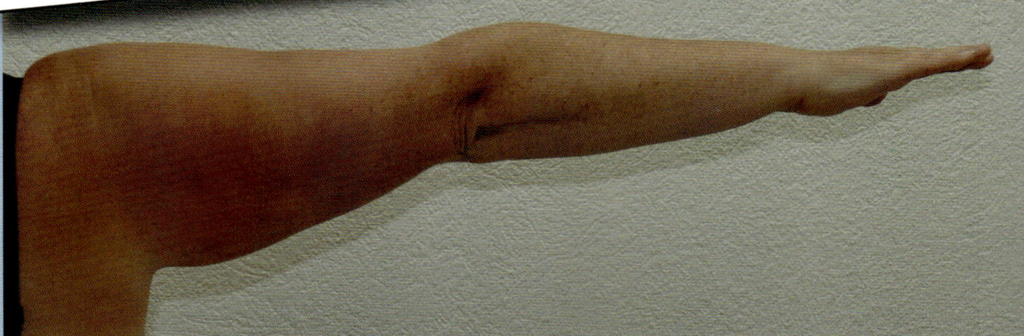

Das Lipödem wuchs nun auch an den Armen.

Vor der ersten Liposuktion

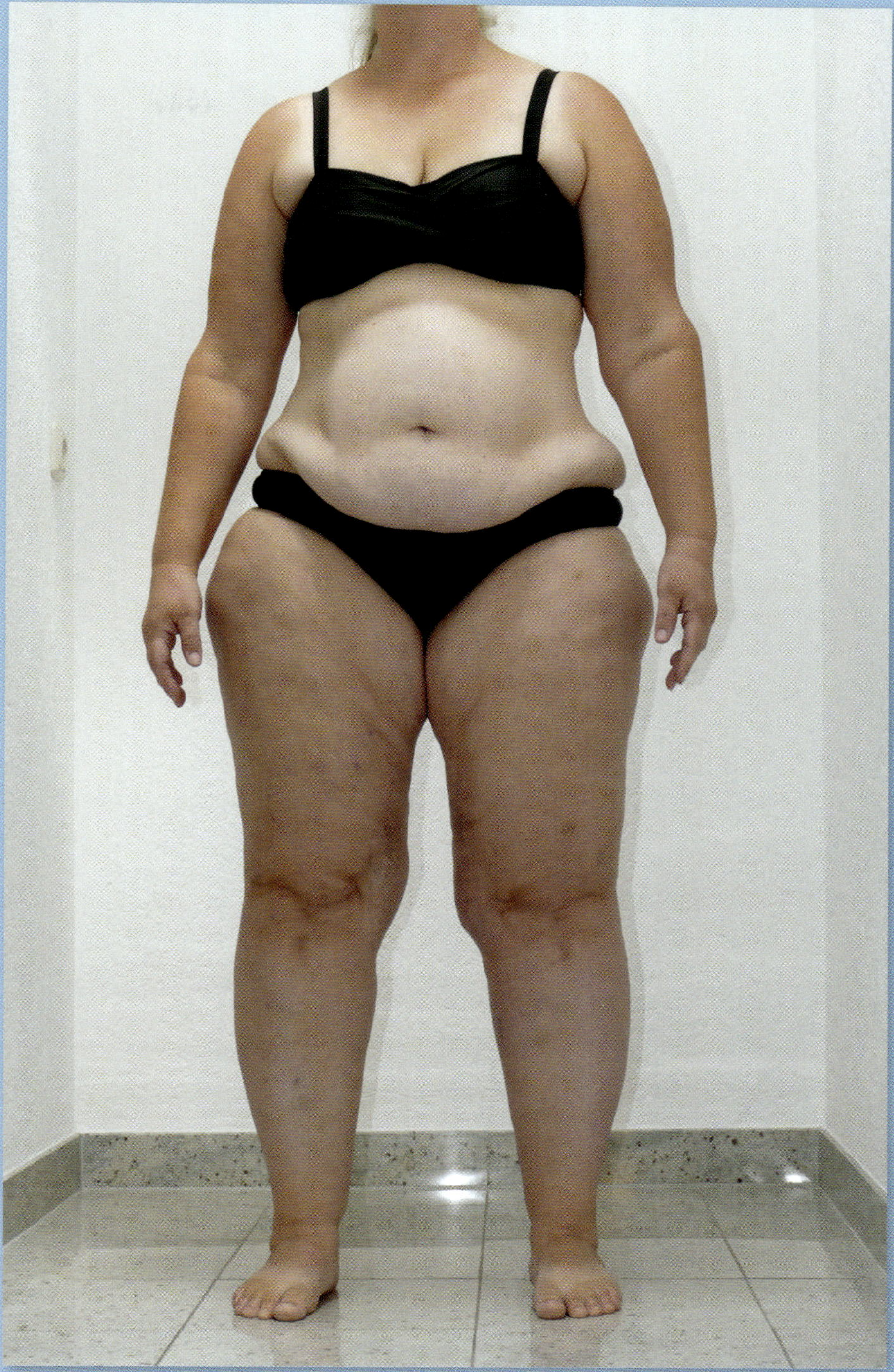

170 cm 107,5 kg mit Stadium II Typ 4.

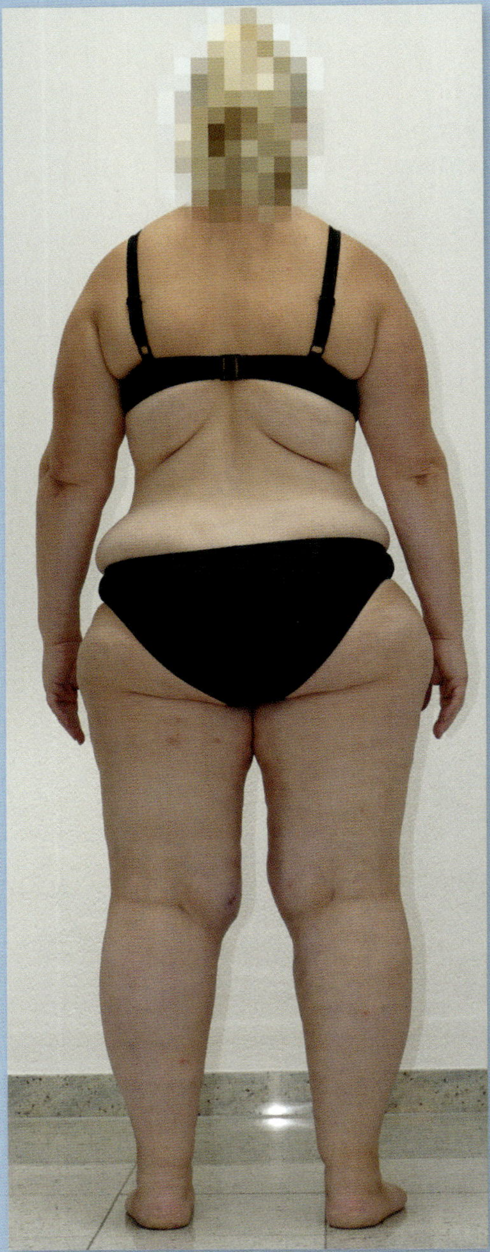

Schmerzen sind da. Schlimm finde ich vor allem das rumtollen mit den Kindern, oder dass ich sogar Schmerzen habe, wenn ich eines der Kinder auf dem Schoß habe.

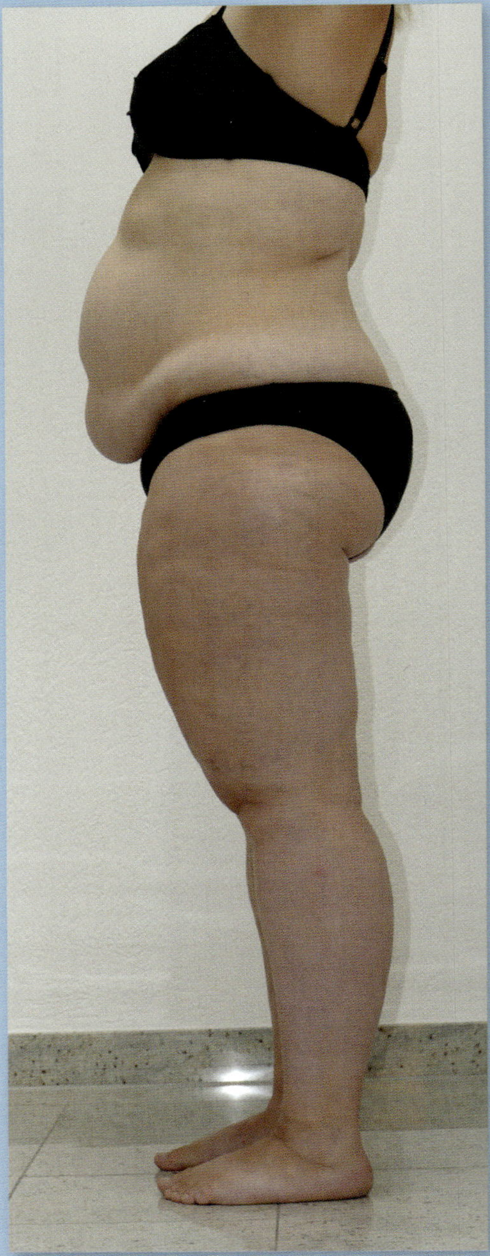

Was ich hier noch nicht weiß, ich habe durch die Schwangerschaften eine Rektusdiastase. Hier ist die Schwangerschaft ein Jahr her.

Vor der ersten Liposuktion

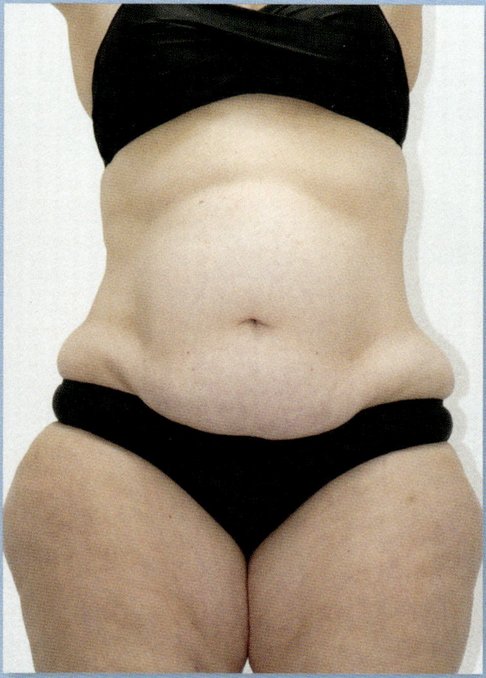

Hier seht ihr, dass ich an der Taille im Verhältnis zum Becken schlank war.

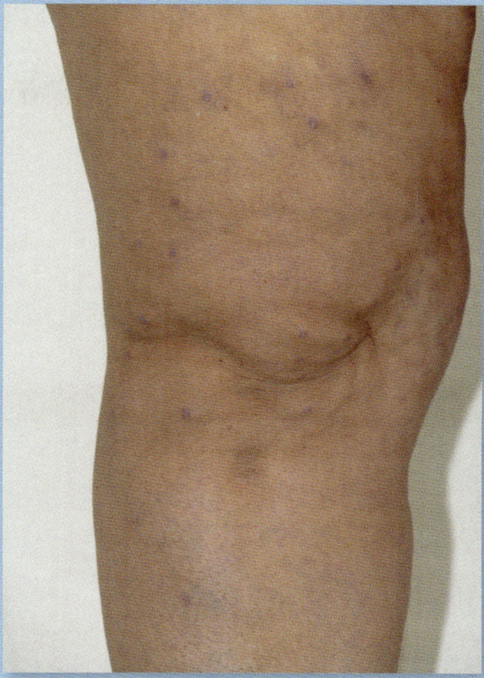

Vor den Liposuktionen hatte ich drei Krampfader Operationen, hier die Narben.

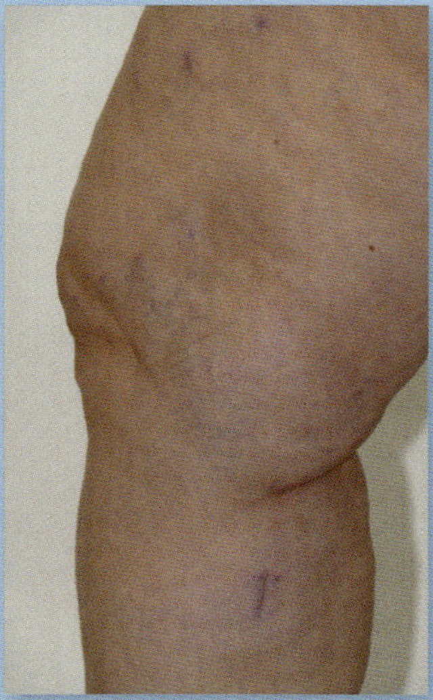

Die Wammenbildung am Knie ist gut ersichtlich.

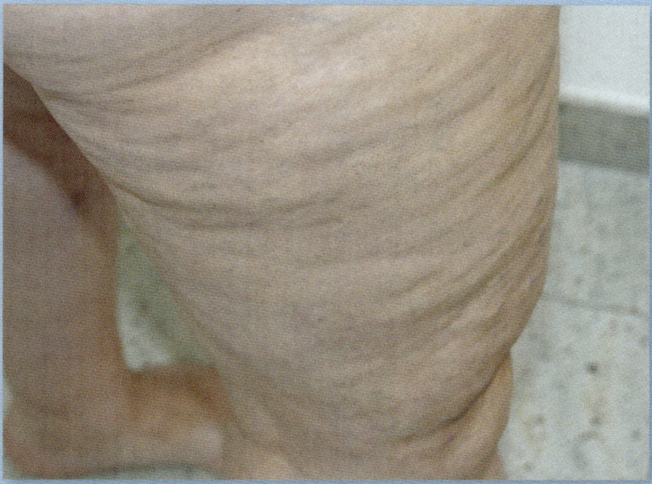

Das grobknotige Unterhautfettgewebe hat mir ebenfalls zu schaffen gemacht, weil es einfach nicht schön aussah und somit der psychische Leidensdruck immer schlimmer wurde.

Nach der ersten Liposuktion vom 11.9.2020

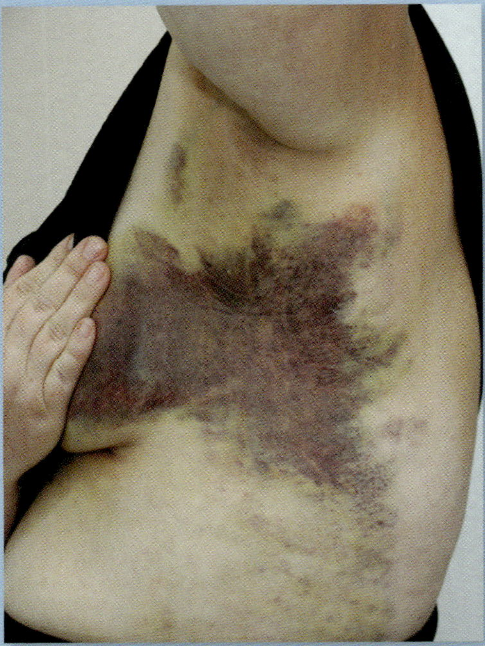

An Tag zwei – ich hatte nur an den Seiten Hämatome, vorne am Bauch oder im Intimbereich waren keine Verfärbungen.

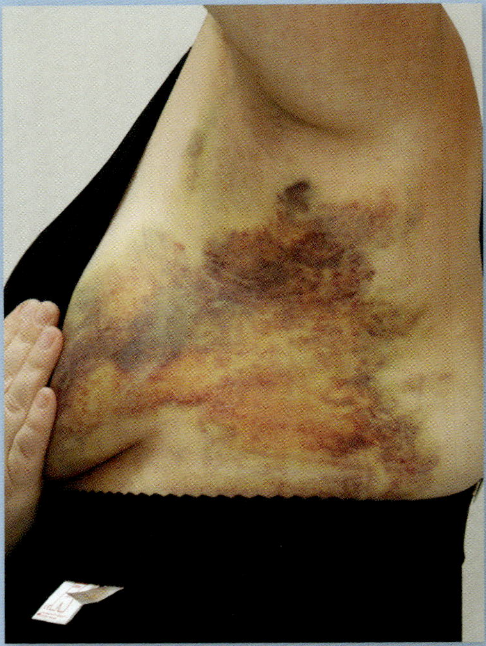

Zwei Tage später verfärbte sich das Ganze schon.

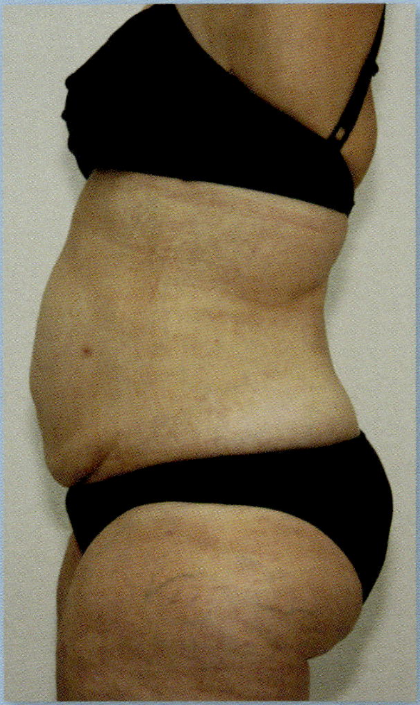

Nach acht Tagen – jetzt ohne Mieder. Der Bauch ist deutlich flacher als zuvor.

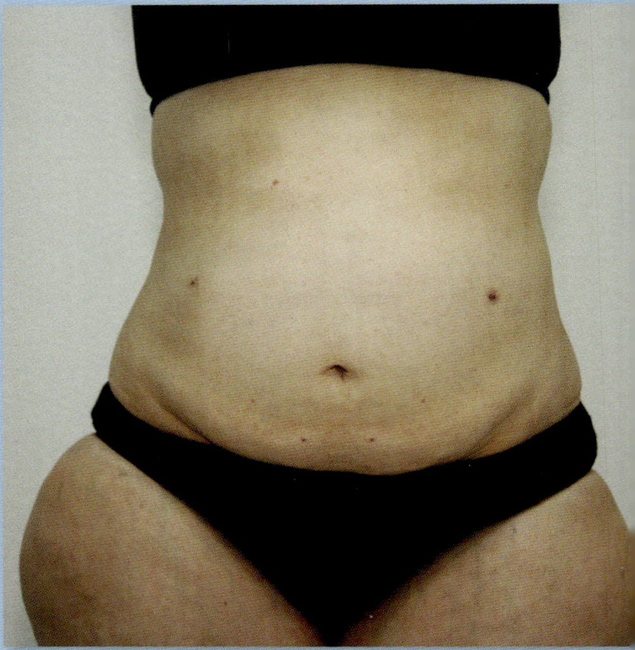

Hier sind die Einstichstellen am Bauch und im Nabel zu sehen, Krusten haben sich darauf gebildet.

Bauch inklusive Intimbereich – 10 Liter

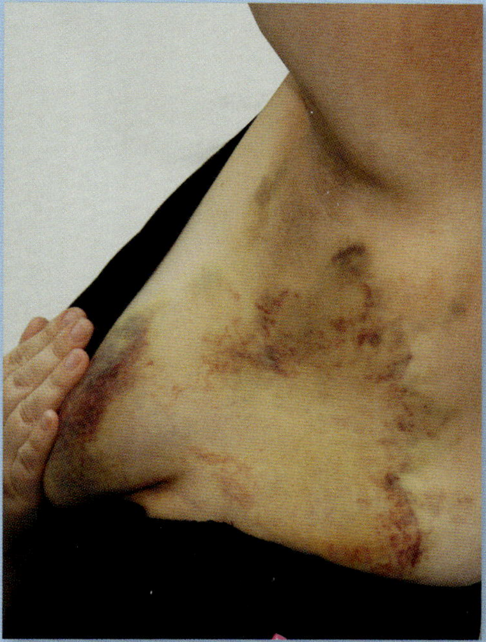

Wieder zwei Tage später. Das OP-Mieder konnte ich bisher noch nicht ausziehen. Es fehlte mir der Mut. Ich dusche mit Mieder.

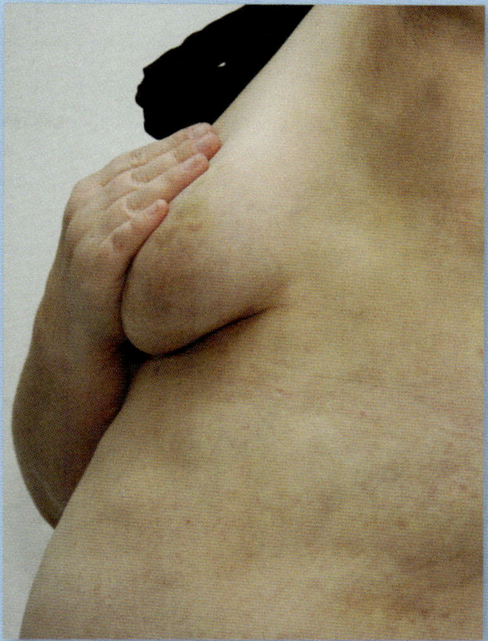

Vierzehn Tage danach – Die Verfärbungen sind fast weg.

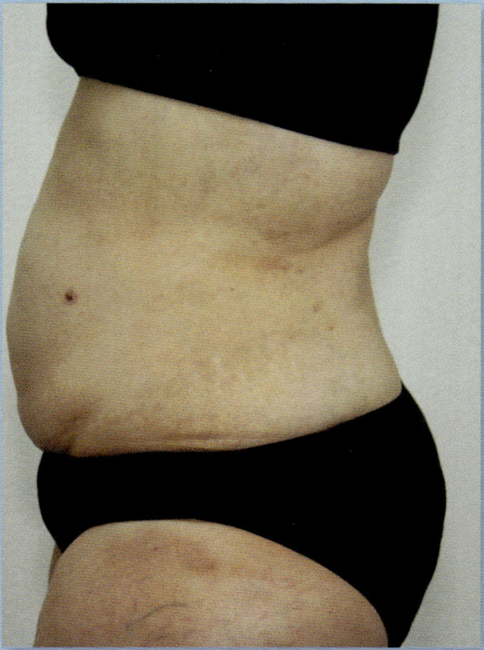

Zwölfter Tag nach OP – Der Bauch schwillt an.

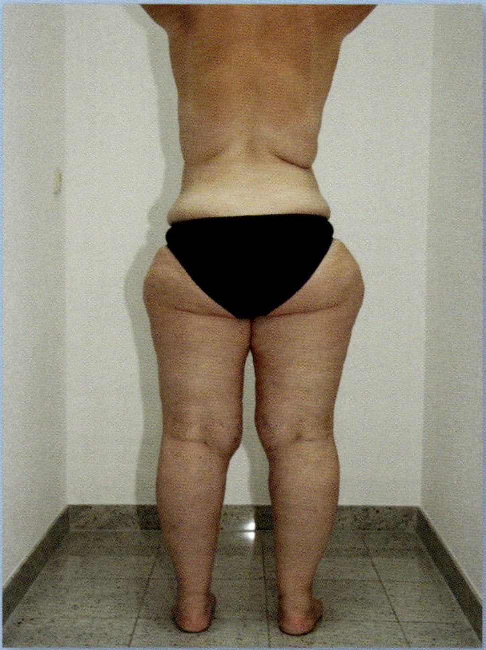

Als nächstes ist die komplette Rückseite dran.

Nach der zweiten Liposuktion vom 23.10.2020

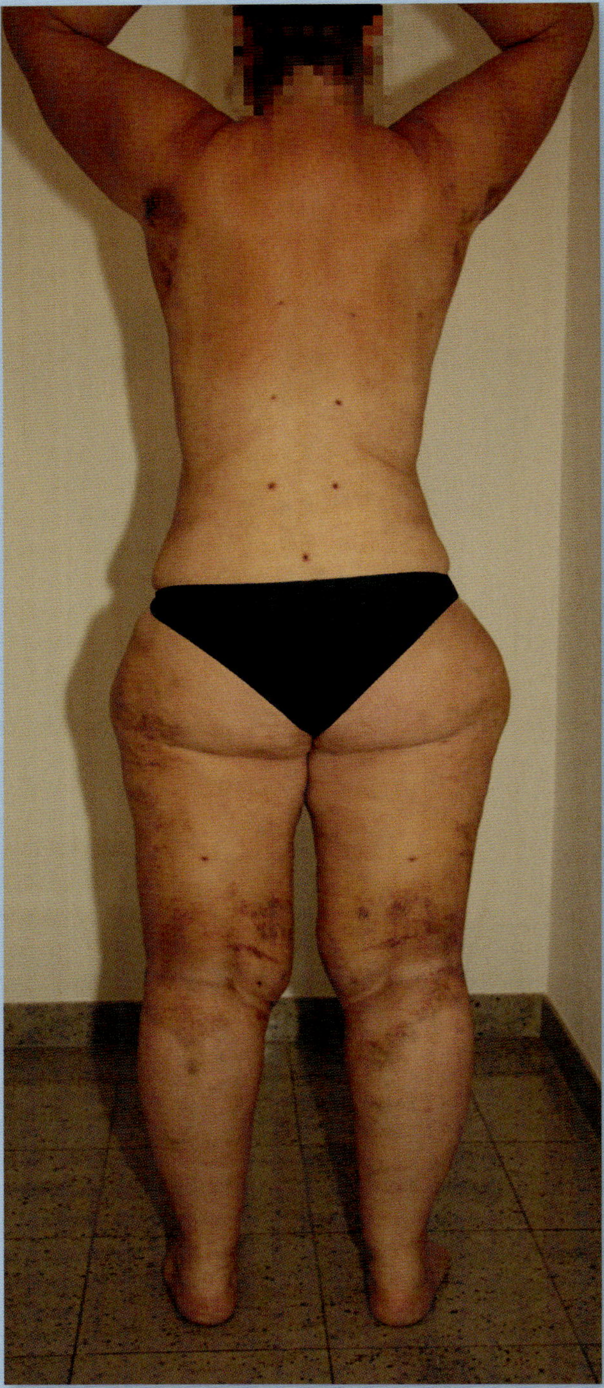

Es wurde bis in die Achseln und in die Kniekehlen gesaugt.

Die Körper-Silhouette hat sich schon deutlich verändert.

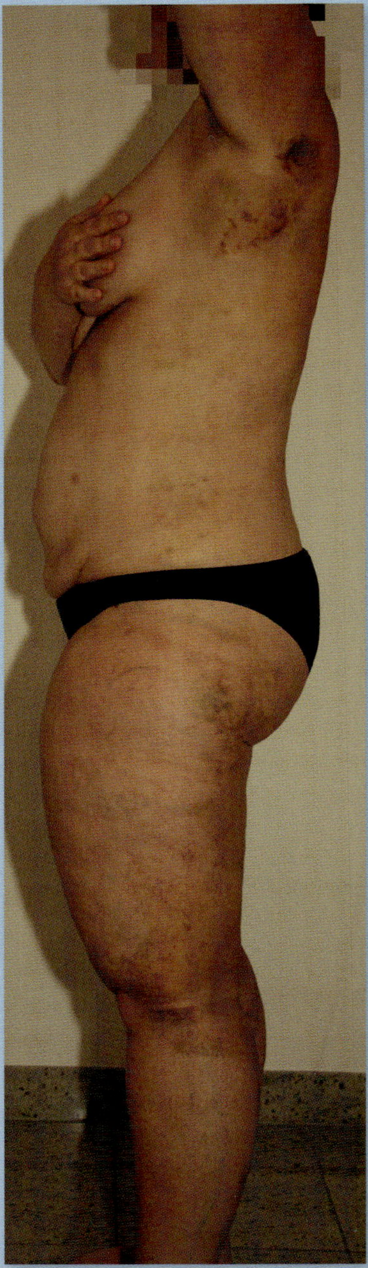

Hinten schon deutlich flacher, als vorne.

Kompletter Rücken bis Kniekehle – 10 Liter

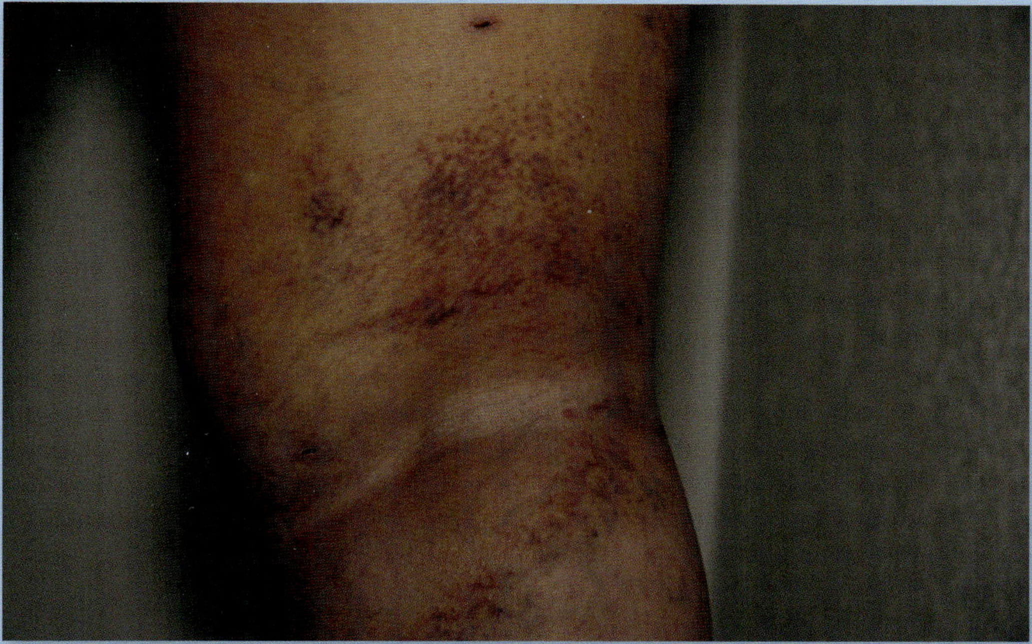

Einstichstellen um die Kniekehle gut zu sehen.

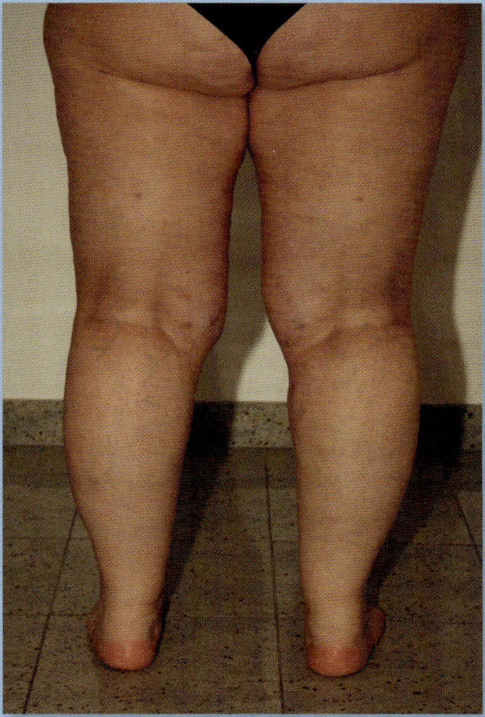

Nach etwa einem Monat.

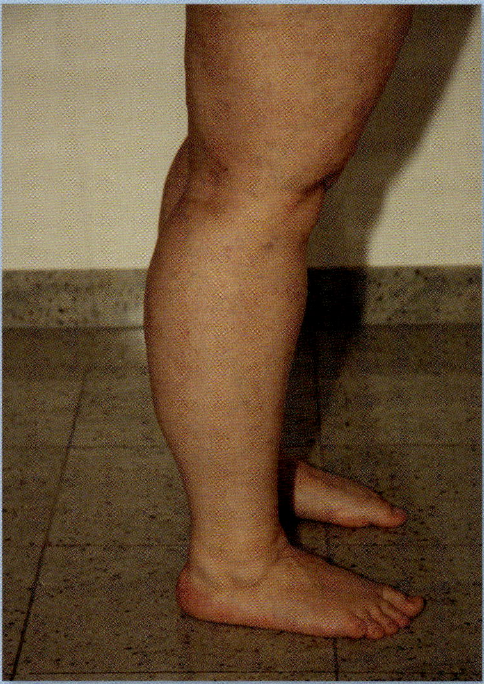

Die Verfärbungen sind weg.

Nach der dritten Liposuktion vom 4.12.2020

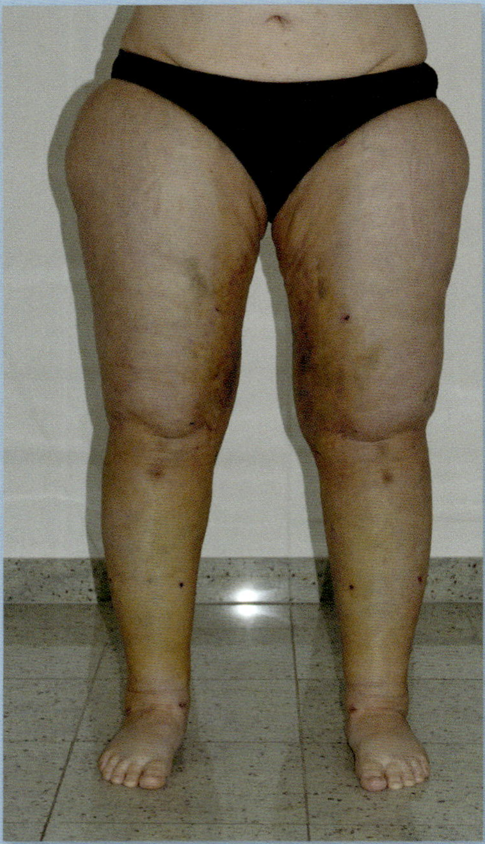

Sechs Tage danach – die Verfärbungen halten sich in Grenzen.

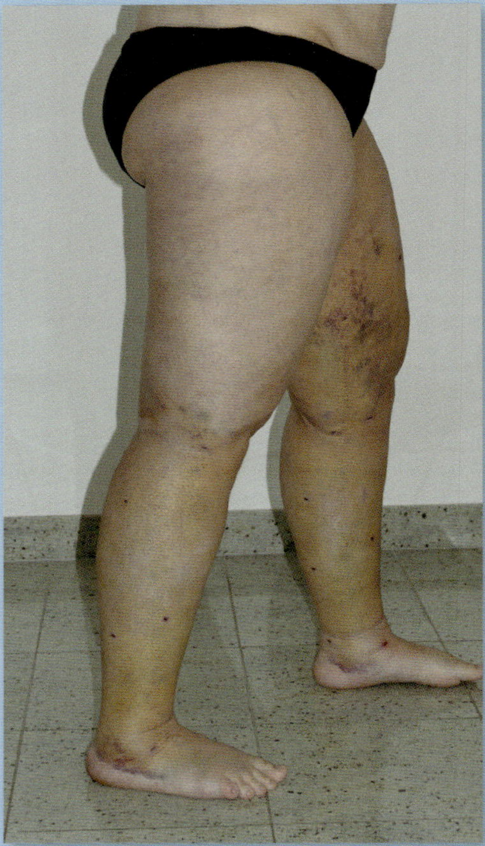

Die Knöchel haben mir bei der kleinsten Berührung große Schmerzen gemacht.

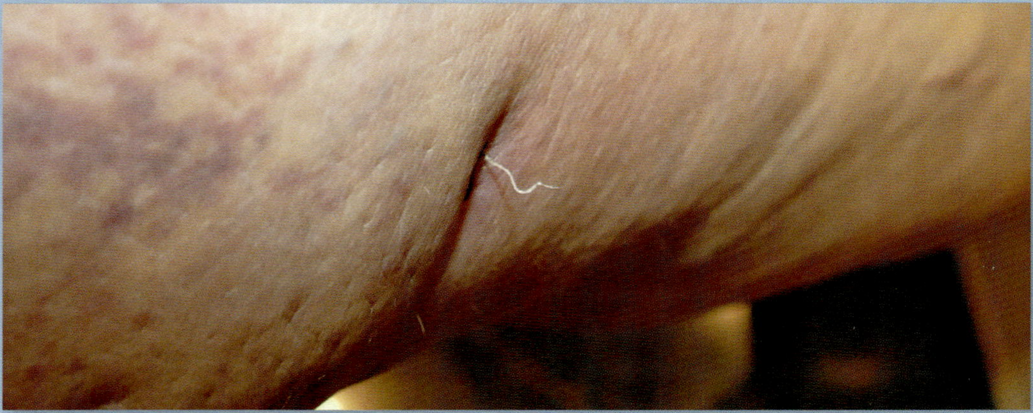

Zwölf Tage später – Eine Kollagenfaser hat sich gebildet. Kommt immer wieder mal vor. Nicht weiter schlimm. Einfach in Ruhe lassen, fällt von selbst ab.

– 10 Liter
Unterschenkel komplett und Oberschenkel Innenseite

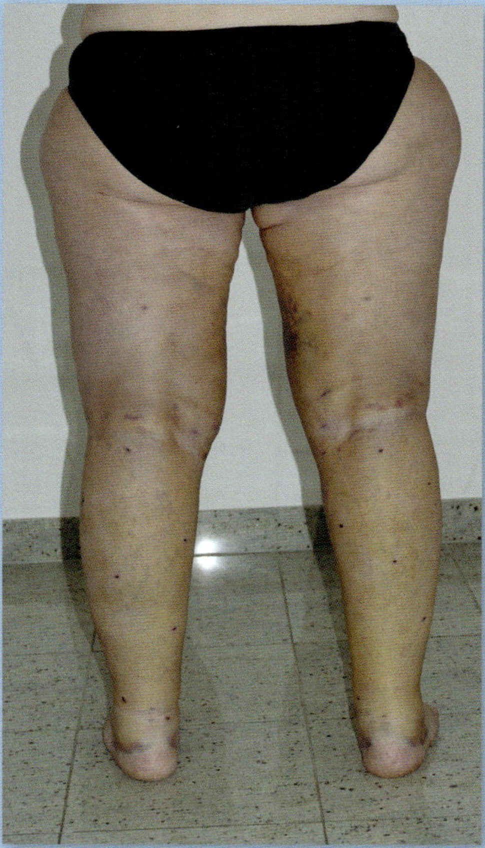

Sehr viele Einstichstellen. Bei dieser OP waren es 28 Stück.

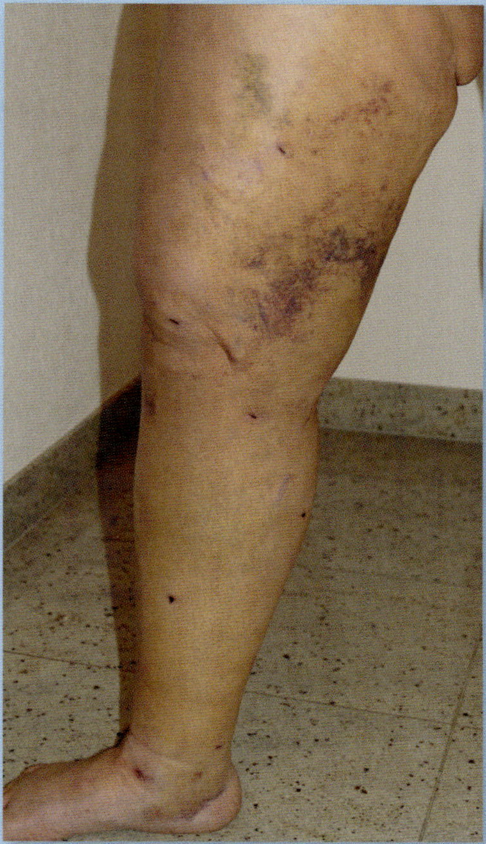

Die Hautbeschaffenheit ist deutlich glatter als vorher. Die Haut brennt, wohl vom Laser.

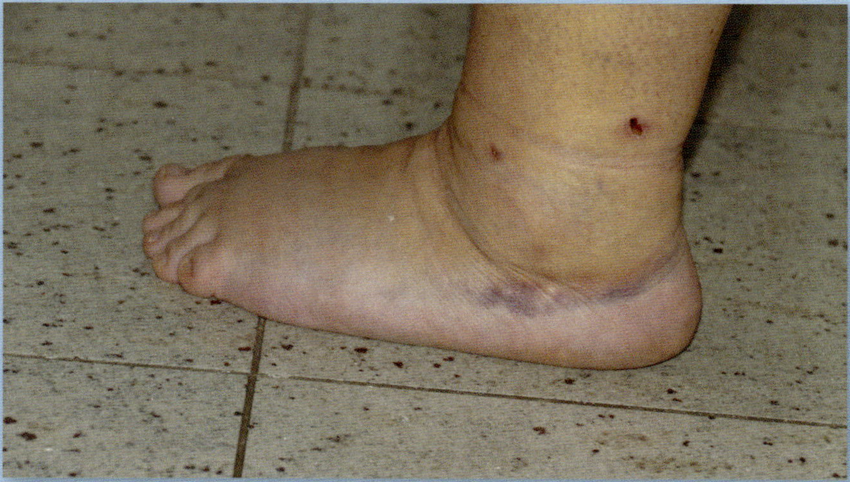

Die Knöchel sind stark angeschwollen, da alles nach unten versackt.

Nach der dritten Liposuktion vom 4.12.2020

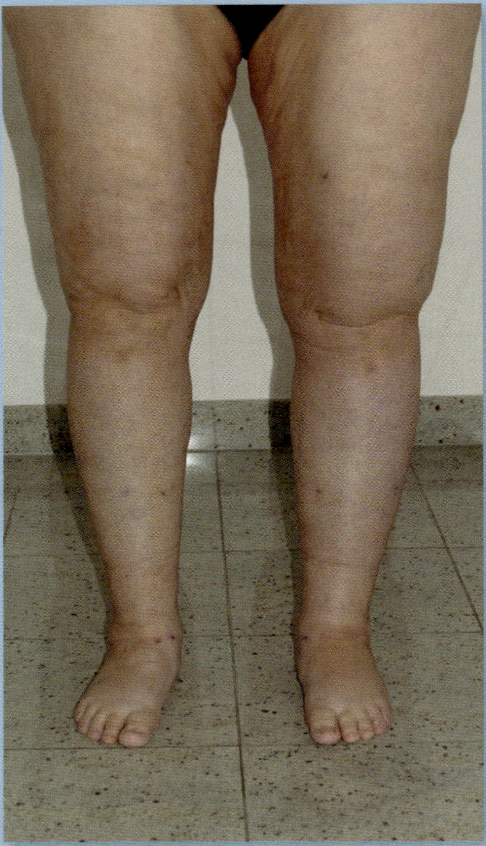

Nach etwa einem Monat – Die Haut ist nochmal glatter geworden.

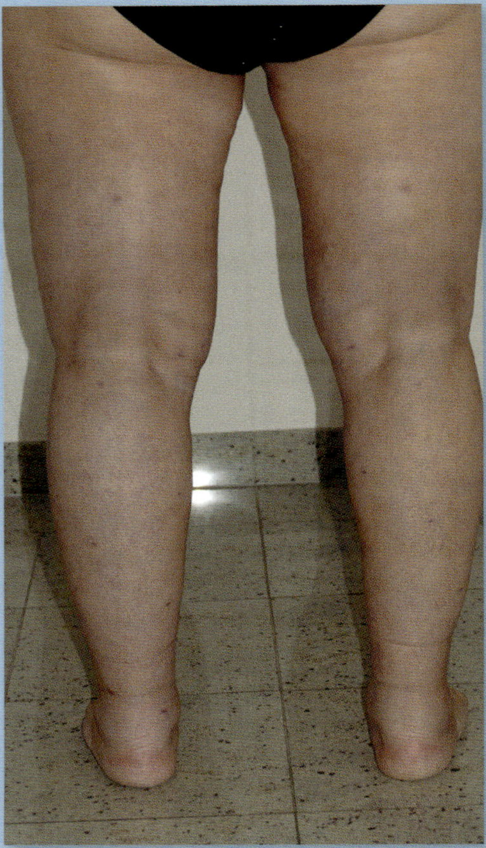

Die Narben der Einstichstellen werden immer heller.

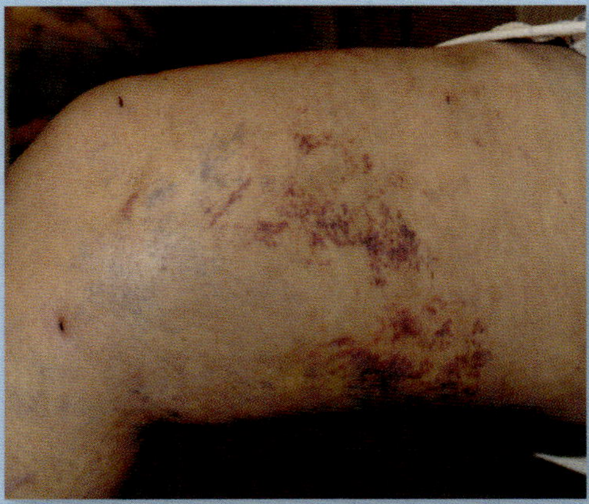

Die Verfärbungen gehen schnell wieder zurück. Ich habe wohl ein gutes Heilfleisch.

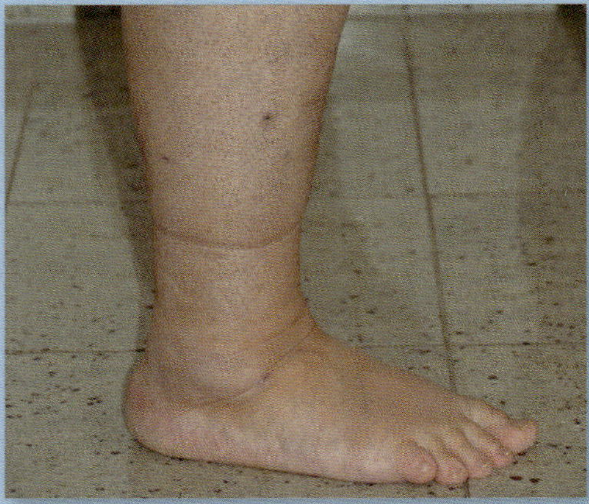

Die Beine sind nach wie vor geschwollen, deswegen schneidet auch das Mieder ein. Hier gut zu sehen.

Kurztagebuch meiner 3. Liposuktion

urztagebuch meiner 3. Liposuktion bei Lipocura vom 4. Dezember 2019

berschenkel Innenseite und Unterschenkel komplett

. Dezember 2019, OP geplant für 12 Uhr mittags

Anreise um 9:30 in München in der Klinik. Narkosegespräch, Nüchternheit wird abgeklärt. 8 Stunden vorher nichts essen und 3 Stunden vorher nichts trinken.

Zimmer bezogen und OP-Hemd anziehen. Habe meine Periode sehr stark. Bekomme ein Netzhöschen und lege Binde ein (bin auch wieder mit Netzhöschen und neuer Binde über Mieder nach OP aufgewacht). Zugang wird in der Ellbeuge gelegt. Antibiotikum und Tablette gegen Übelkeit erhalten. Über Zugang erhalte ich Flüssigkeit. Doktor kommt und zeichnet die zu operierenden Areale an. Danach gehe ich in den OP-Saal, dort erhalte ich relativ zügig die Vollnarkose.

Im Aufwachraum bin ich zu mir gekommen, keine Schmerzen. Als ich stabil wurde, werde ich ins Zimmer geschoben. Dort immer wieder eingeschlafen. Übelkeit als Reaktion von der Narkose. Über den Zugang Mittel gegen Übelkeit erhalten (meiner Bettnachbarin war auch übel, sie musste sich mehrmals übergeben) . Dann den restlichen Tag und Nacht verschlafen.

5. Dezember 2019

Morgens aufgewacht und erstmal die Beine angesehen im Liegen. Total glücklich, so dünne Unterschenkel. Zusammen mit der Schwester zur Toilette gegangen (wenn es nicht ginge, erhält man eine Bettpfanne). Hygieneöffnung im Mieder. Am Tag 3 x 600 mg Ibuprofen gegen die Schmerzen. Schmerzen halten sich wirklich in Grenzen. Aufstehen und drehen im Bett ist schmerzhaft. Erste Lymphdrainage – Mischung aus Schmerzen und Wohltat. Der Physiotherapeut polstert die Nähte vom Mieder am Knöchel mit Wattepads aus. Danach Frühstück. Thrombosespritze.

Ich nehme zusätzlich Ferro-Sanol dreimal täglich, Curetin einen Beutel am Tag, Arnica C30 5x5, Traumeel 3 x 1 und das nun die nächsten Tage bis zur Heilung. Viel Trinken ist wichtig. Ich habe Cola, Karamalz, Iso-Drink und Saft mit zusätzlich Eisen dabei.

Einstichstellen laufen stark aus. Bett wird immer wieder neu gemacht von der Schwester, genauso erhalte ich immer wieder ein neues OP-Hemd. Mittags wird der Zugang gezogen.

Gesicht wirkt aufgedunsen.

Im Laufe des Tages werde ich immer fitter.

6. Dezember 2019

Frühs Lymphdrainage und Wattepads austauschen. Alleine zur Toilette gehen und auch mal raus auf den Gang gelaufen. Im Bett immer wieder Venenpumpe und Knie abwinkeln. Beine hochlagern, damit die Füsse nicht volllaufen.

Kurztagebuch meiner 3. Liposuktion

Zehn Uhr holt mich mein Mann ab und wir fahren mit dem Auto nach Hause. Auto mit Unterlagen ausgelegt, da einzelne Einstichstellen noch leicht auslaufen. Schmerzen halten sich in Grenzen.

Zuhause gleich mal die Spülmaschine ausgeräumt und die Waschmaschine. Ich bin der Meinung eine Mischung aus Bewegung und Ausruhen ist wichtig. Nachmittags eine kleine Runde mit dem Hund gegangen. Leichte Hausarbeiten gehen gut.

Mit Mieder geduscht und trocken geföhnt am Körper. Bademantel an und auf die Couch.

Thrombosespritze!

Nachts einigermaßen geschlafen, Stillkissen ist super wichtig beim seitlich schlafen.

7. Dezember 2019

Die Knöchel schmerzen sehr bei minimalster Berührung, zum Beispiel beim Wechseln der Wattepads. Bei Schuhen gehen nur offene Schuhe. Haut an den Oberschenkeln brennt, das kommt wohl von der Laserstraffung.

Thrombosespritze!

Bei vier Stellen kommt noch leicht Flüssigkeit durch das Mieder (eine Mischung aus Fett, Blut, Tumeszenzlösung). Wattepads an den Knöcheln ausgetauscht.

Immer wieder bewegen, soweit es der Kreislauf zulässt, damit es nicht zu starken Verklebungen oder Verhärtungen kommt. Nicht nur bettlägerig sein. Auf der Couch liege ich mit Venenkissen zum Hoch lagern der Beine.

Mit Mieder geduscht, leider auf Grund der Schmerzen bei Berührung noch nicht den Mut ohne Mieder zu duschen.

Nachmittags schwellen die Beine langsam an und brennen. Beine sind fast wieder so dick wie vor d OP, zumindest habe ich den Eindruck.

8. Dezember 2019

Nachts schlecht geschlafen. Die Beine brennen. Weiterhin 3 x 600 mg Ibuprofen, hilft nicht nur ge die Schmerzen, ist auch entzündungshemmend. Beine geschwollen.

Duschen mit Mieder.

9. Dezember 2019

Beine fühlen sich schwer an, brennen, pochen. Immer wieder bewegen, soweit es der Kreislauf zu Ich gehe zweimal am Tag mit dem Hund.

Erste Lymphdrainage zu Hause mit Mieder, 60 Minuten. Hat zwar geschmerzt, tat aber im En fekt gut. Während der Lymphdrainage läuft wieder Flüssigkeit aus einzelnen Stellen aus.

Kurztagebuch meiner 3. Liposuktion

Dezember 2019

achts mit Melatonin und Beruhigungstee gut geschlafen.

üße schwellen jetzt auch an. Brennen und Pochen der Beine, Knie jucken. Vier Einstichstellen laufen och immer aus.

hrombosespritze!

Erste Dusche ohne Mieder. Mieder in der Dusche ausgezogen, wenn dieses nass ist geht es einfacher, weil es eventuell angeklebt ist. Ich konnte mich selbst nicht ansehen. Mein Mann hat die Einstichstellen angesehen, ob keine entzündet ist. Ich war von meinen Gefühlen so überwältigt, dass ich in Tränen ausgebrochen bin. Ich war total durcheinander und konnte es einfach nicht ansehen, emotional total überfordert. Mein Mann hat zwischenzeitlich das Mieder in die Waschmaschine, Kurzprogramm 40 Grad. Danach an die Heizung gehängt und mit Föhn getrocknet, geht zügig. Ich habe solange im Bett gewartet. Zu zweit wieder angezogen, tat zwar etwas weh, ging aber ganz gut. Danach sehr erschöpft.

11. Dezember 2019

Beine sehr geschwollen, vielleicht schon der Schwellungshöhepunkt? Beim Gehen und vor allem Treppensteigen fällt es mir schwer die Knie abzuwinkeln. Je weiter ich gehe, desto besser wird es dann wieder.

12. Dezember 2019

Sehr gut geschlafen. Ich habe den Eindruck es wird wieder etwas leichter. Brennt nicht mehr so sehr und nicht mehr so stark geschwollen.

Füße vorne an den Zehen werden etwas blau.

Zusätzlich nehme ich jetzt auch noch Wobenzym, bis zur nächsten OP in sechs Wochen. Allerdings setze ich es eine Woche vor OP ab, da es blutverdünnend wirkt.

Treppensteigen immer noch sehr schwierig, weil die Knie schwer abzuwinkeln sind durch die Schwellungen.

Ohne Mieder geduscht. Löcher laufen auch bei Druck der Lymphdrainage nicht mehr aus. Lymphdrainage ohne Mieder. Irgendwie unangenehm, die Haut fühlt sich schmerzhaft und zu kurz an, vielleicht vom Laser.

Geschlossene Schuhe kann ich noch nicht anziehen.

13. Dezember 2019

Das erste mal mit Kleinkind (1 Jahr) vormittags alleine zu Hause. Sehr erschöpfend, wenn das Kind an die Beine kommt schmerzt es. Knie fühlen sich steif an, muss mich zwingen diese zu bewegen, dann wird es immer leichter. Ibuprofen abgesetzt, sowie Arnica und Traumeel. Nehme nur noch Wobenzym.

Kurztagebuch meiner 3. Liposuktion

14. Dezember 2019

Mein Mann hat Magen-Darm Virus, somit bin ich mit den beiden Kleinkindern alleine. Die viele Bewegung ist eigentlich ganz gut. Die Beine sind viel weniger steif. Nachmittags das erste mal geschlossene Schuhe angezogen und auf Christkindlmarkt gegangen. Waren eine Stunde unterwegs und hat super geklappt.

Abends sind die Beine heiss und kribbeln. Haut fühlt sich taub und komisch an. Ich kann nicht auf die Knie gehen, das würde zu sehr schmerzen.

15. Dezember 2019

Beine sind noch geschwollen und hart. Trotzdem fühlen sie sich schon leichter als zuvor an. Die viele Bewegung mit den Kindern tut gut, macht aber auch müde. Am Fußrücken von der Naht des Mieders eine Blase bekommen. Nicht weiter schlimm, ich polstere weiter mit Wattepads aus.

16. Dezember 2019

Mein Mann ist wieder fit. Bei mir geht es jetzt auch schon recht gut. Ab und zu brennt es und sticht. Beine sind geschwollen und hart. Im Laufe des Tages laufen die Knöchel voll. Ich muss Socken von meinem Mann tragen, meine schneiden ein. Das schlimmste ist überwunden.

Lymphdrainage 90 Minuten. Außerdem ist der Physiotherapeut in die Faszien gegangen um Verklebungen zu lösen. Für die anschwellenden Beine und für das Bindegewebe der Haut empfiehlt er Wechselduschen. Mit warmen Wasser mit dem Duschkopf rechts unten am Knöchel beginnen, auße am Bein hoch, an der Leiste kurz verweilen, innen am rechten Bein runter, am linken Bein innen hoch in der Leiste wieder kurz verweilen und außen wieder runter. Dann mit kaltem Wasser das gleiche und zwar dreimal.

17. Dezember 2019

Die Knöchel laufen immer voll, bzw. erholen sich über Nacht gar nicht richtig. Auch die Unterschenkel. Ich sehe eigentlich fast noch nichts vom OP Ergebnis, das enttäuscht mich etwas.

20. Dezember 2019

Nun habe ich auch Magen-Darm Virus. Ich kann gar nichts zu mir nehmen. Das macht mir etw Sorgen, da ich ja viel Trinken soll nach der Liposuktion.

21. Dezember 2019

Heute ist es schon wieder etwas besser. Muss nicht mehr erbrechen, dafür starke Kopfschmerzen Durch das viele rumliegen sind meine Beine nicht so vollgelaufen und jetzt konnte ich meine schö neuen Unterschenkel sehen. Das ist sehr motivierend.

22. Dezember 2019

Es durchzucken mich immer wieder Nervenblitze. Zum Wobenzym nehme ich jetzt zusätzlich b komplex und Vitamin D.

Kurztagebuch meiner 3. Liposuktion

…e Haut an den Oberschenkel Innenseiten brennt.

…h habe das Mieder gewechselt. Nach der OP bekam ich ein Mieder, welches unter der Brust endet. …as ist aber brutal unangenehm am Rücken. Dieser wurde in der OP zuvor gemacht und ist einfach …och empfindlich. Habe jetzt das Mieder von der Rücken-OP angezogen, dieses geht über die Schul-…ern und bis zu den Füßen.

…23. Dezember 2019

Meine Haut schuppt sich am ganzen Körper. Der linke Fuss kribbelt und ist pelzig, als wäre er permanent eingeschlafen.

Bei längerem Sitzen, etwa ab einer halben Stunde, ist Sitzen sehr anstrengend. Die Beine laufen voll, durch das abwinkeln.

26. Dezember 2019

Die Weihnachtstage sind sehr anstrengend für die Beine, wegen dem vielen Sitzen. Die Beine laufen voll und fühlen sich heiß an.

27. Dezember 2019

Die Einstichstellen jucken. Es ist immer noch eine Kruste darauf.

30. Dezember 2019

Endlich mal wieder Lymphdrainage gehabt, hat so gut getan. Knöchel laufen immer noch sehr voll. Heute bei der Lymphdrainage fast alle Krusten verloren.

4. Januar 2020

Alle Krusten sind weg. Der linke Fuß ist nicht mehr pelzig. Unterschenkel und Knöchel laufen immer noch voll. Lange Kompressionsstrümpfe über das Mieder angezogen, fühlt sich besser an, da mehr Druck drauf ist. Online bestellt, gehen bis unters Knie.

7. Januar 2020

Erstes mal ins Schuhgeschäft gegangen und Stiefel anprobiert und sie passen.....

Wenn ich sitze und dann wieder aufstehe fühlt sich die Haut an den Oberschenkeln immer noch zu kurz an, vermutlich durch den Laser.

Nach der vierten Liposuktion vom 15.1.2020

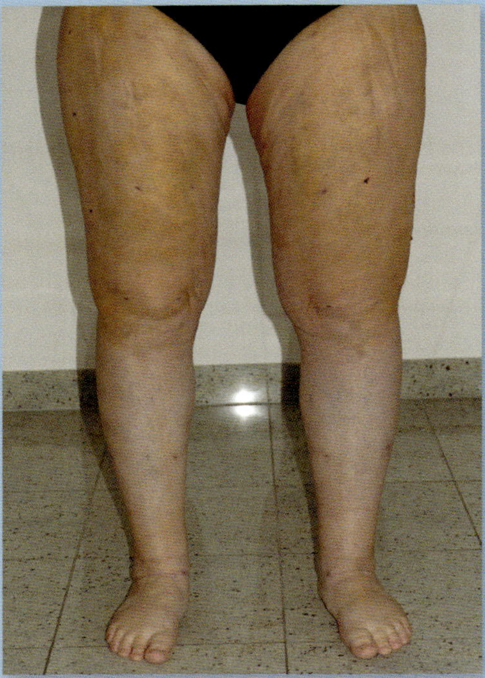

Fünf Tage nach der Liposuktion.

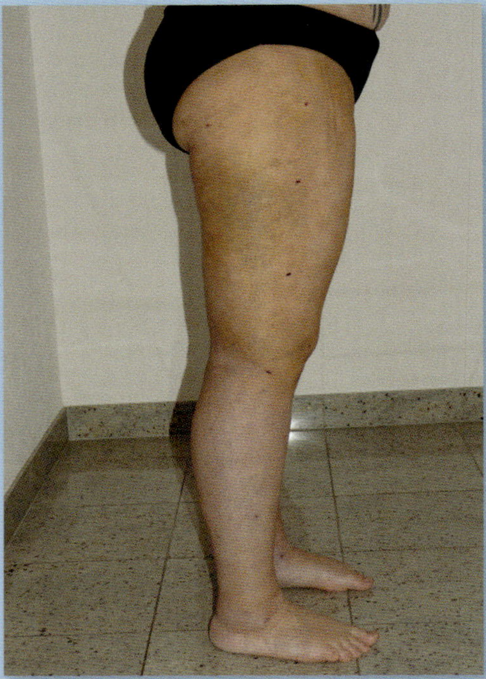

Deutliche Veränderung der Beine.

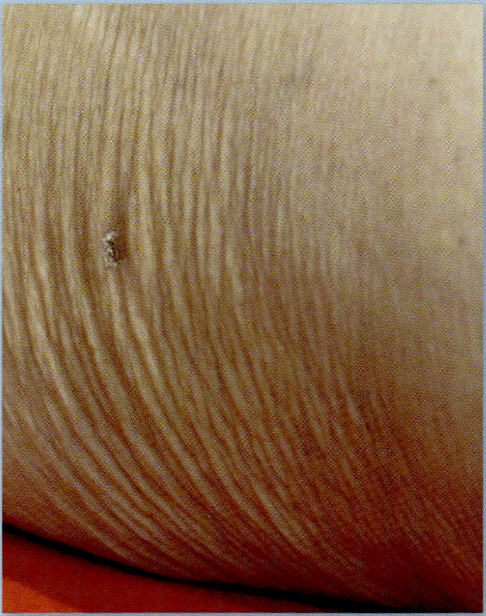

Durch das fehlende Fettgewebe wurde die Haut zunächst schrumpelig.

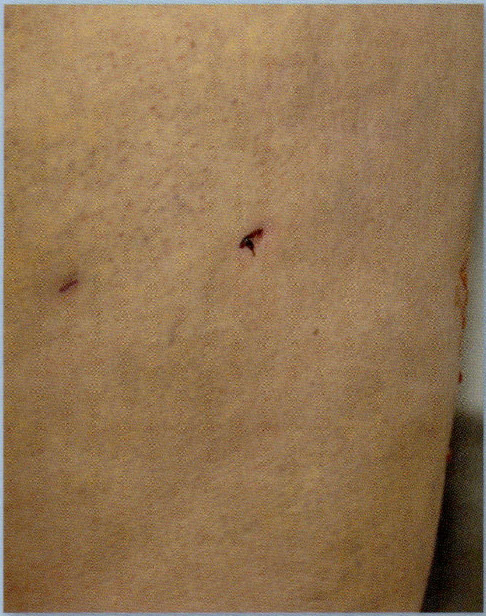

Auf den Einstichstellen haben sich Krusten gebildet, einige sind allerdings aber auch noch offen und laufen aus.

Oberschenkel vorne und außen – 10 Liter

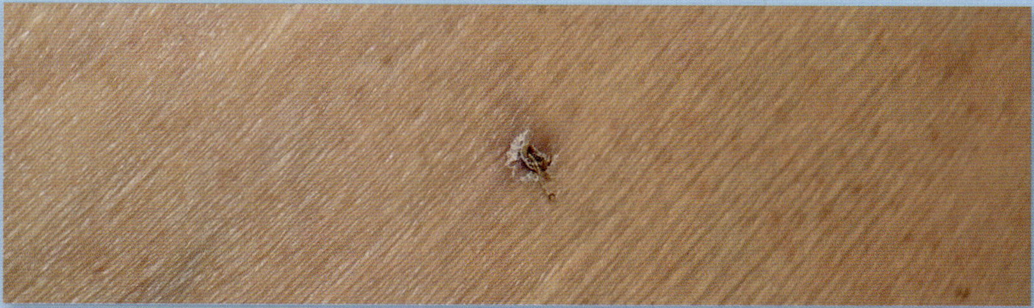

Kollagenfasern bilden sich manchmal und stehen aus der Wunde, sie sind völlig unbedenklich. Einfach in Ruhe lassen.

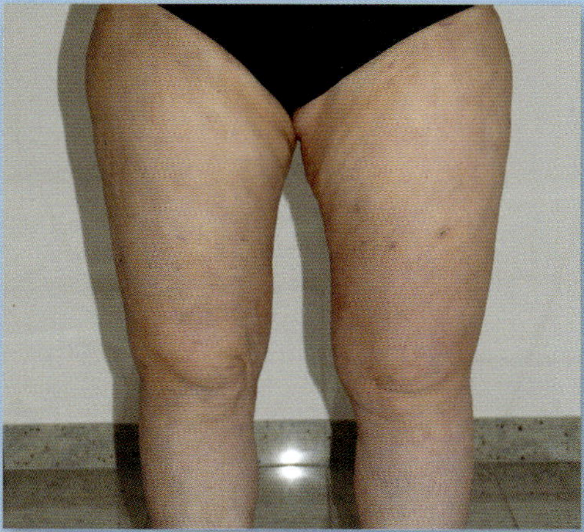

Nach zwanzig Tagen, Beine sind geschwollen.

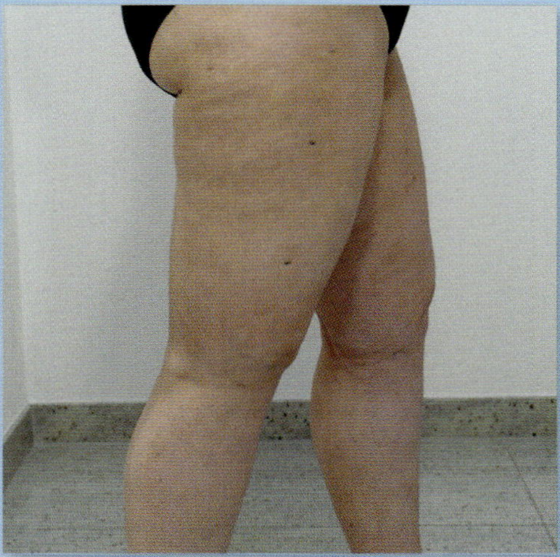

Krusten fallen nach und nach alle ab.

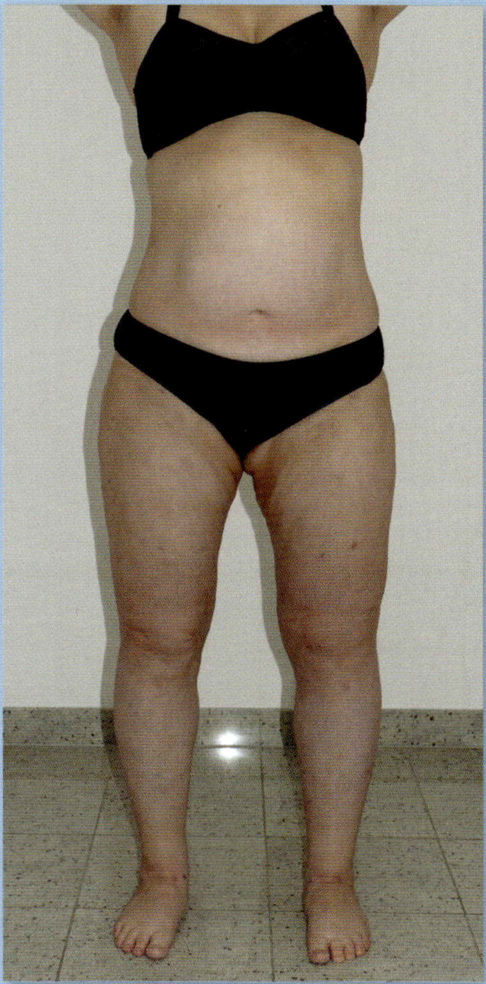

Nach eineinhalb Monaten.

Nach der vierten Liposuktion vom 15.1.2020

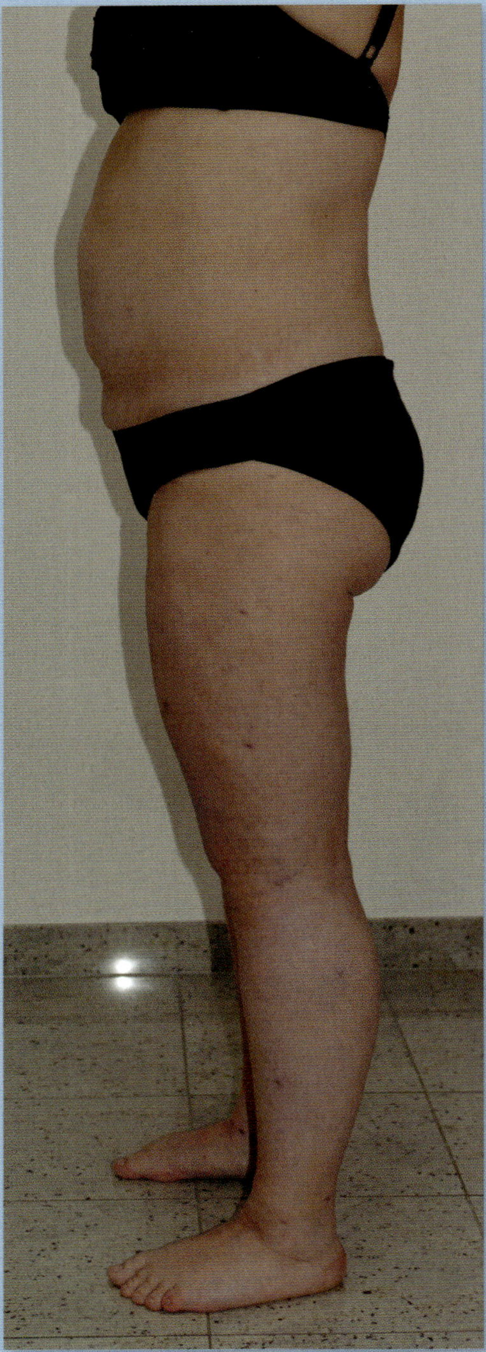

Die Unterschenkel und vor allem die Knöchel laufen schnell mit Wasser voll und schwellen an.

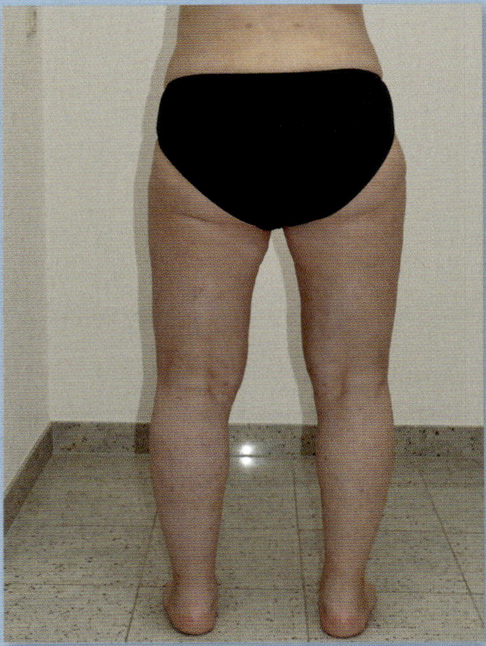

Die Oberschenkelinnenseiten reiben endlich nicht mehr aneinander.

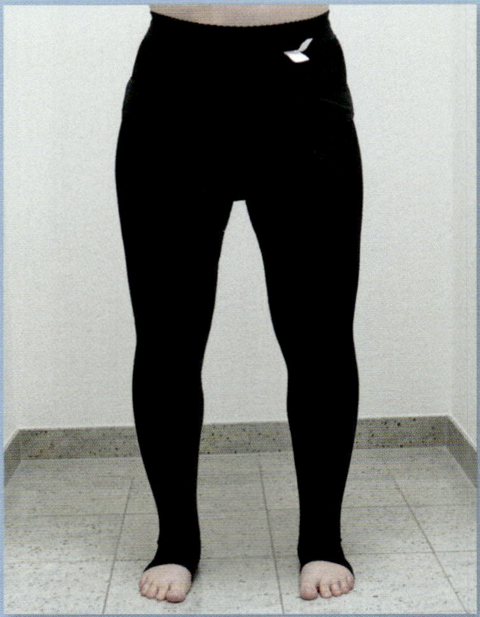

Hier im OP-Mieder, mit Unterhose darüber, weil dieses eine Hygieneöffnung hat.

Oberschenkel vorne und außen – 10 Liter

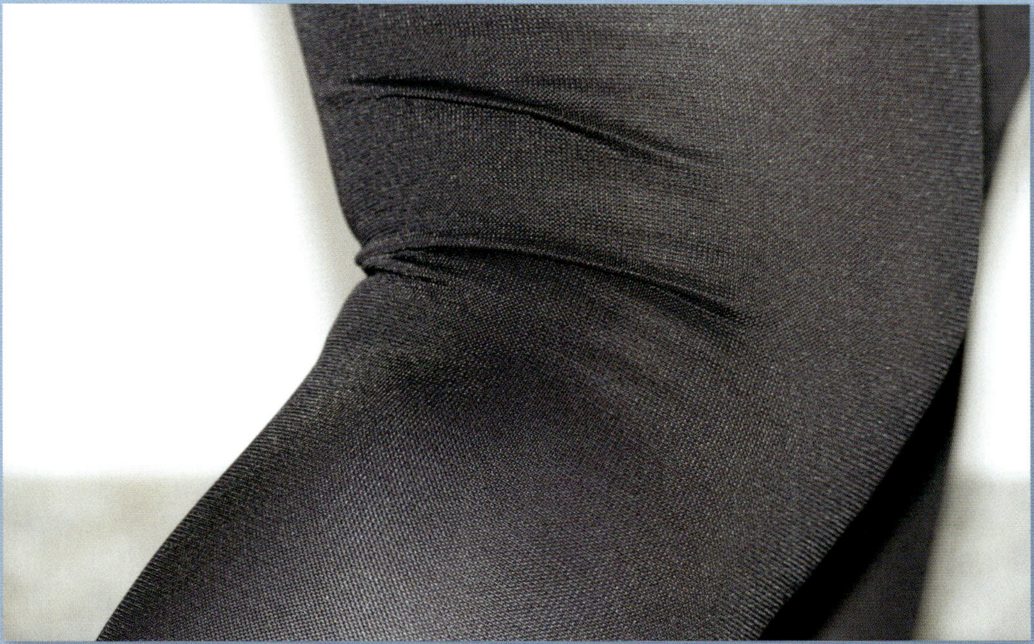

Das Mieder von Eto (welches ich von der Klinik bekommen habe) wurde nach drei Wochen zu groß, habe mir ein Ersatzmieder von Lipoelastic gekauft.

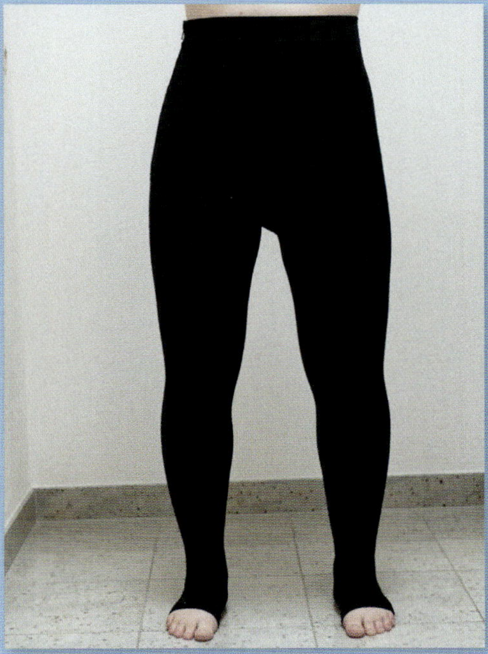

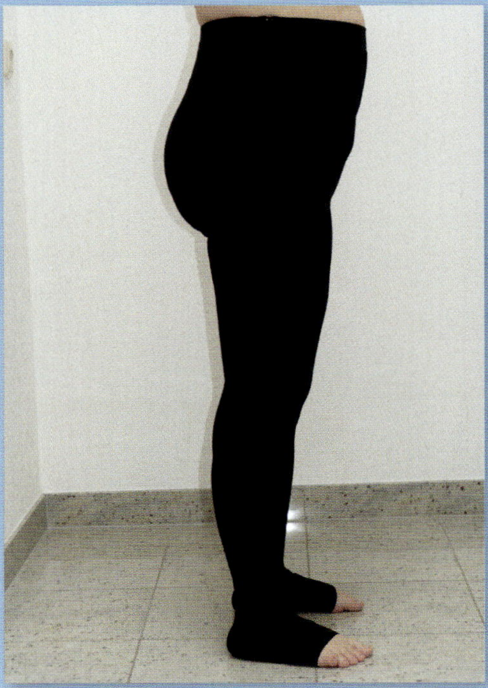

Nach dreieinhalb Monaten.

Nach der vierten Liposuktion vom 15.1.2020

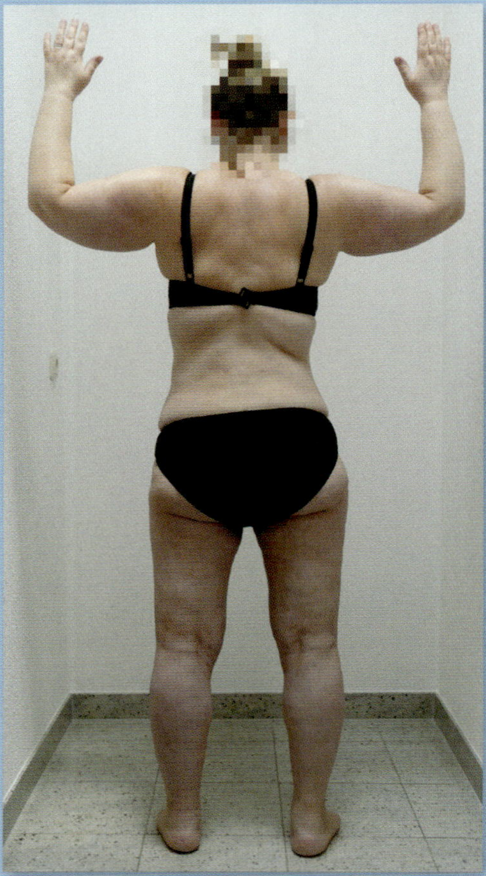

Nach dreieinhalb Monaten.

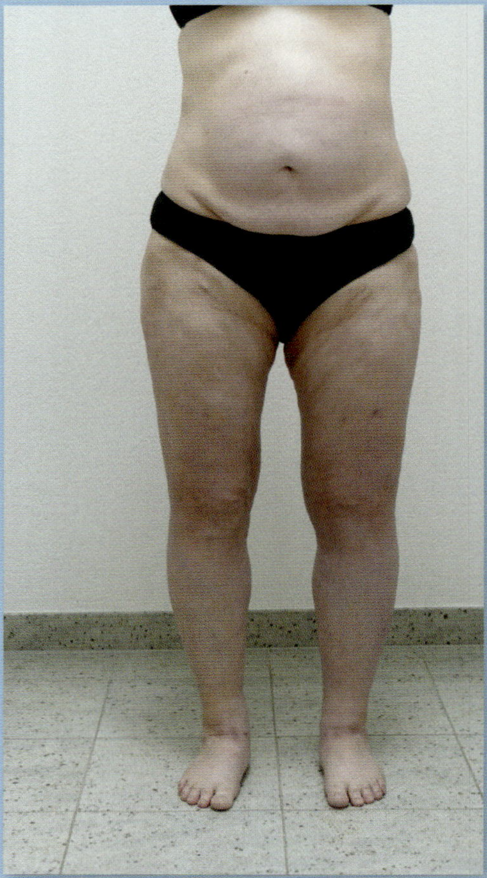

Die Haut ist nach wie vor fleckig.

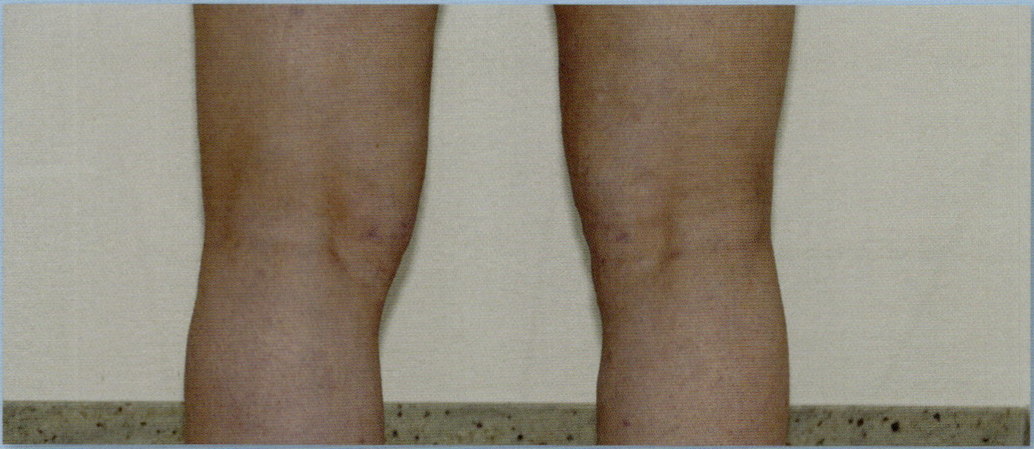

Die Wammenbildung in den Kniekehlen ist weg.

Oberschenkel vorne und außen – 10 Liter

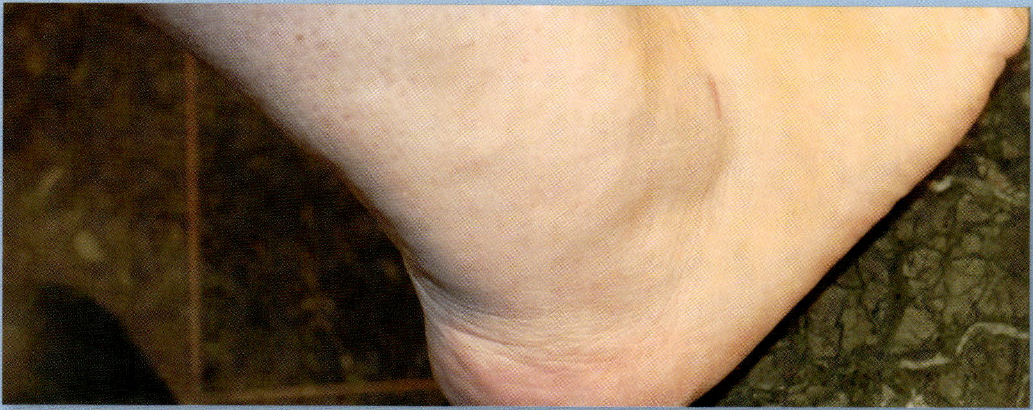

Die Knöchel schwellen über den Tag an.

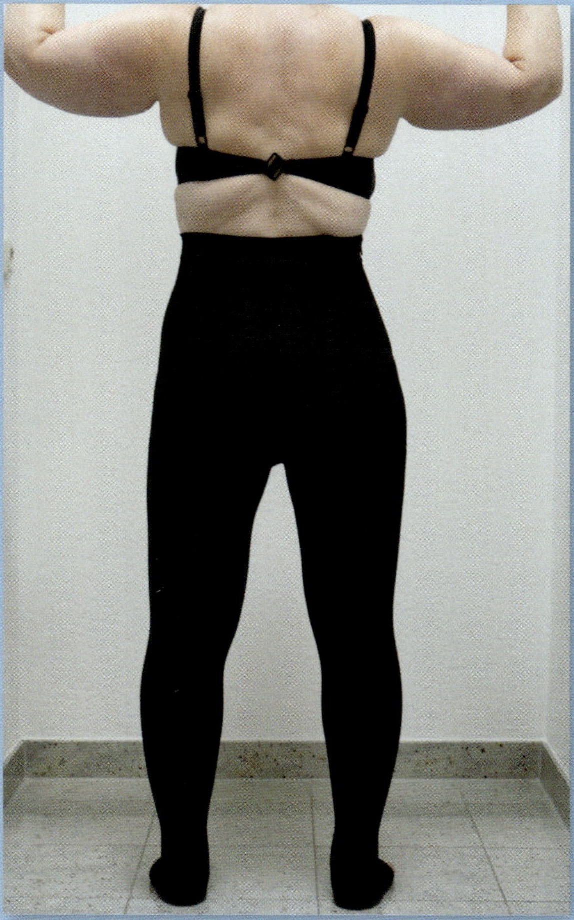

Die Arme passen nun nicht mehr zum restlichen Körper.

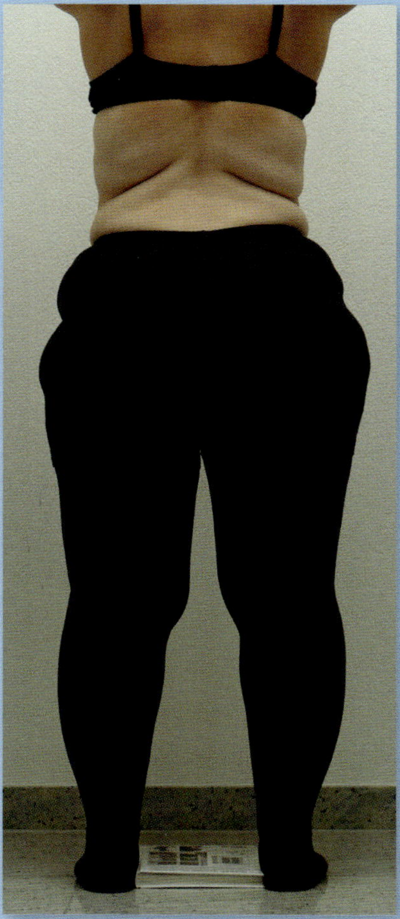

Mein Körper noch vor acht Monaten.

Nach der fünften und letzten Liposuktion vom 11.5.2020

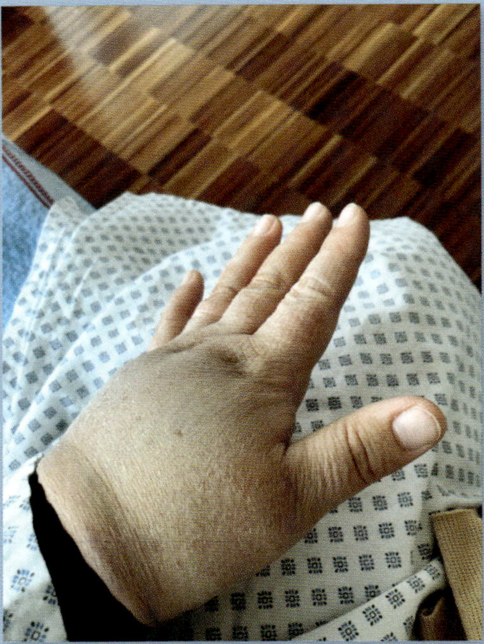

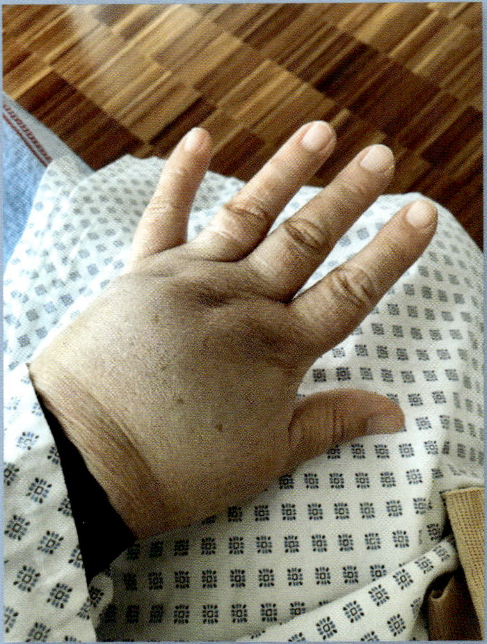

Direkt nach der Liposuktion habe ich meine Flachstrick-Handschuhe angezogen. Diese sind allerdings zu eng direkt nach der OP. Arthrose Handschuhe ohne Spitzen sind besser.

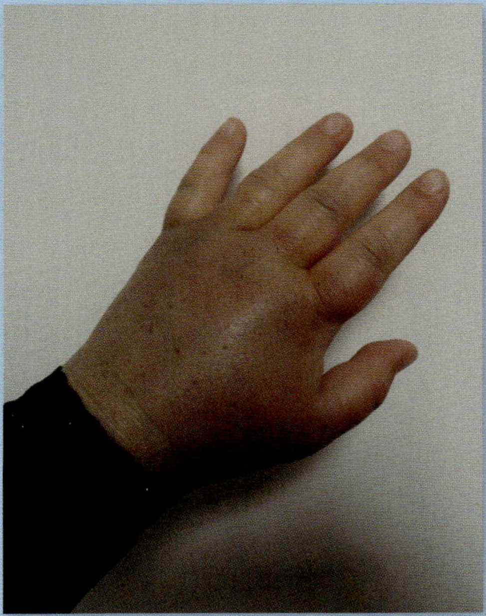

Die Hände schwellen sehr stark an und es dauert Monate bis dies wieder zurückgeht.

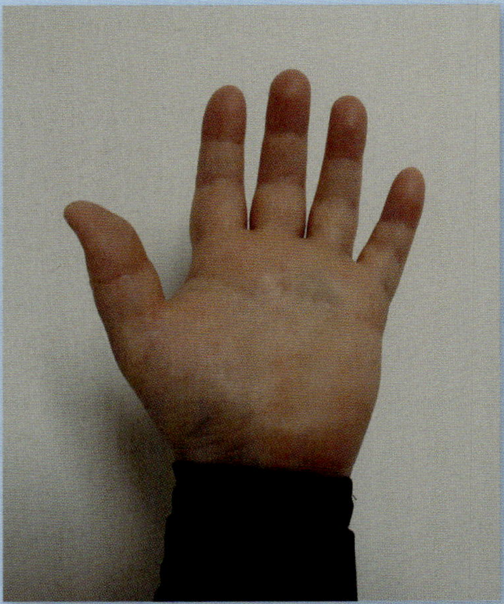

Die Finger abzuwinkeln ist schwierig. Muss aber gemacht werden, damit das Wasser in den Fingern abgebaut wird.

Arme komplett und Korrektur am Bauch und Oberschenkel Innenseite – 9,5 Liter

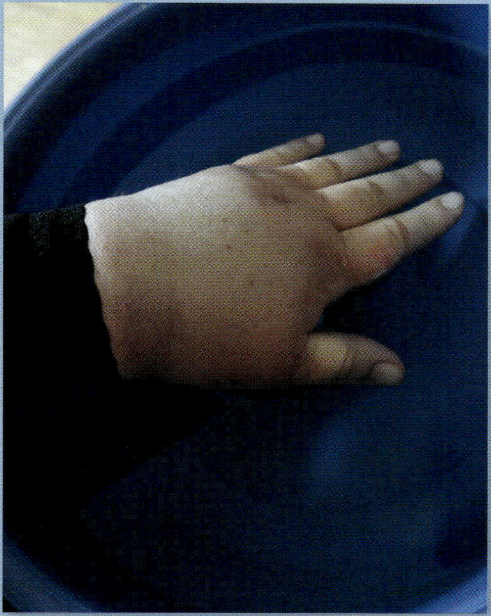

Ich habe die Finger gekühlt, entweder im Wasserbad oder mit Kühlakkus (nur ganz kurz verwenden!)

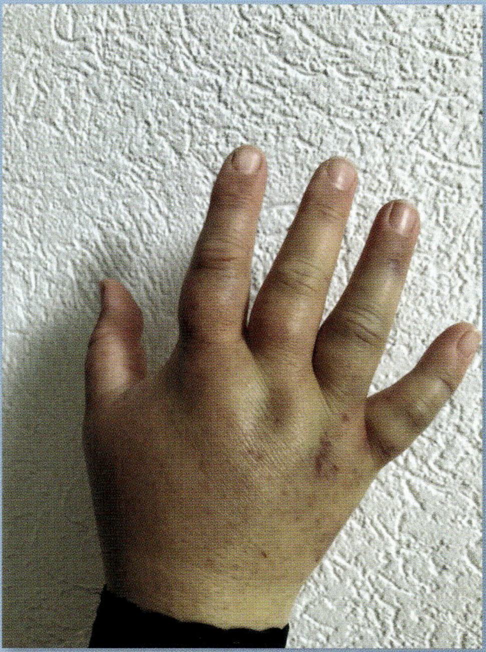

Nach fünf Tagen.

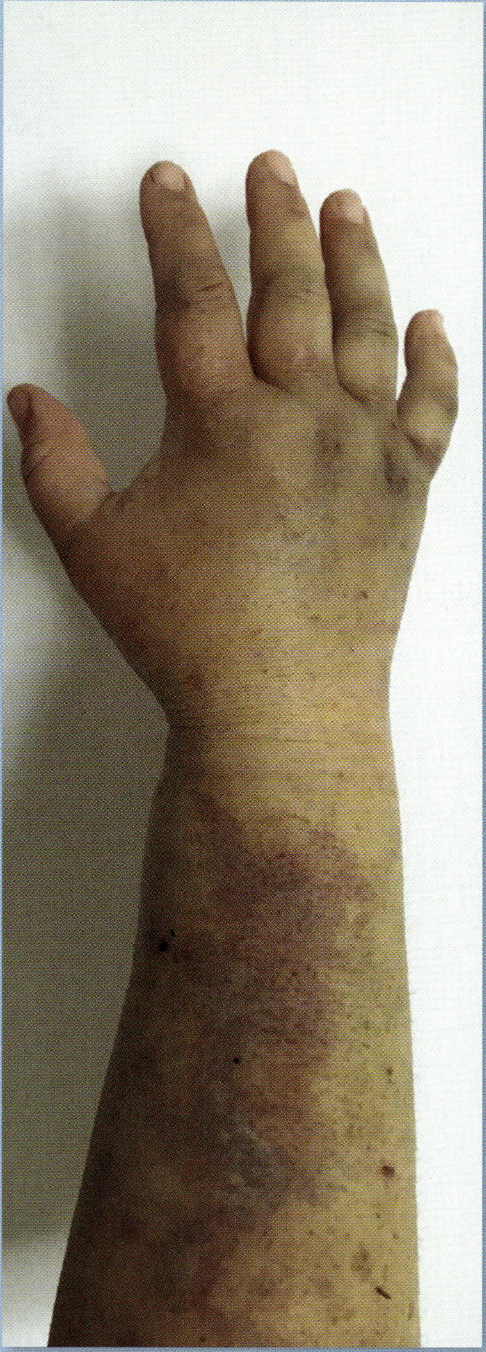

An den Armen sieht man in meinem Fall die meisten Hämatome nach der Liposuktion.

Nach der fünften und letzten Liposuktion vom 11.5.2020

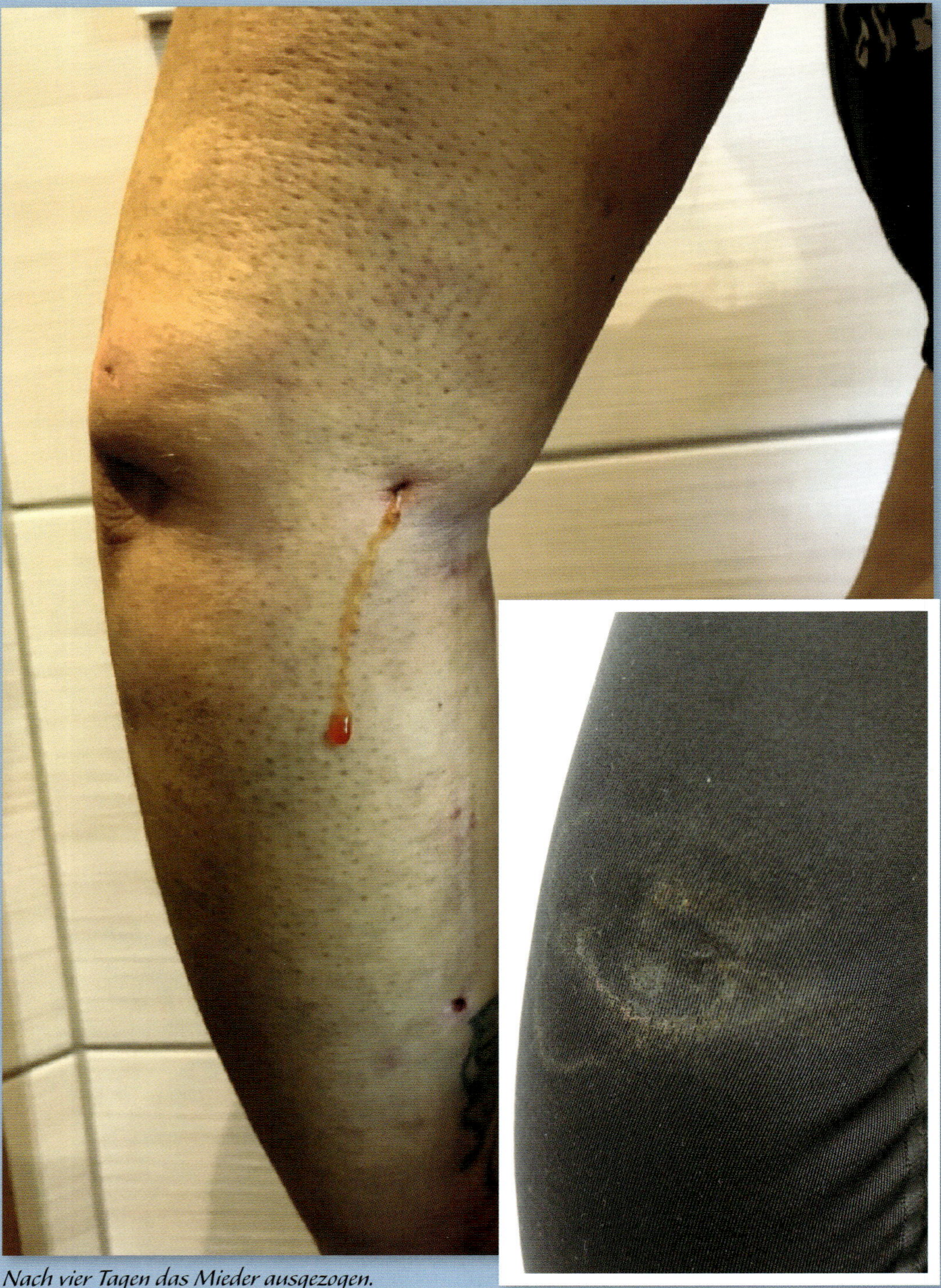

Nach vier Tagen das Mieder ausgezogen.

Das Mieder saugt sich mit Körperflüssigkeiten vo

Arme komplett und Korrektur am Bauch und Oberschenkel Innenseite – 9,5 Liter

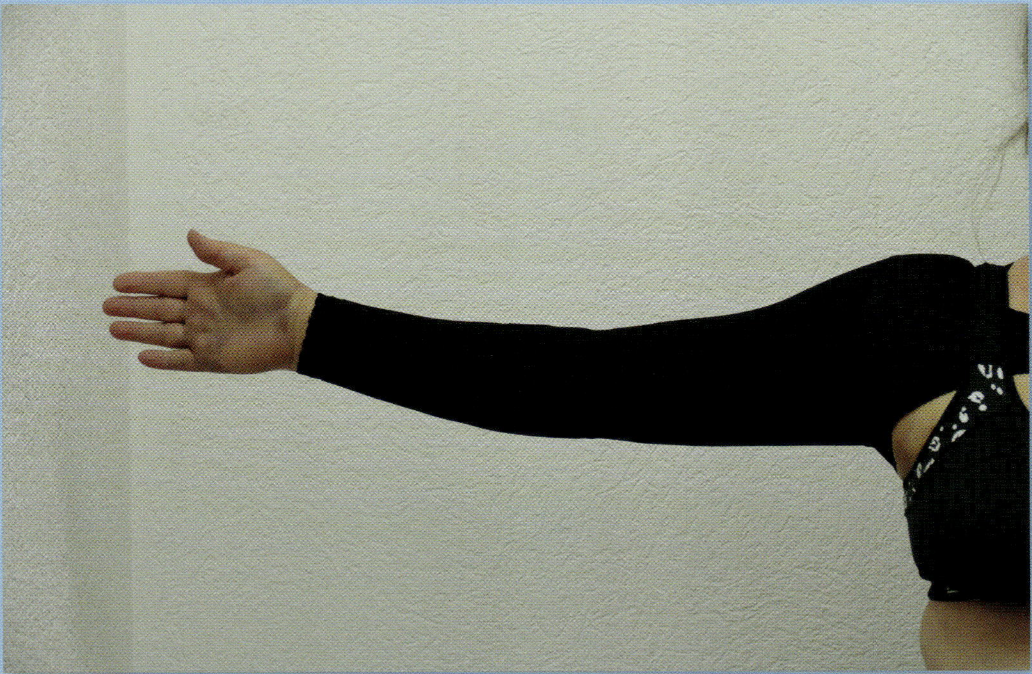

Nach fünf Tagen

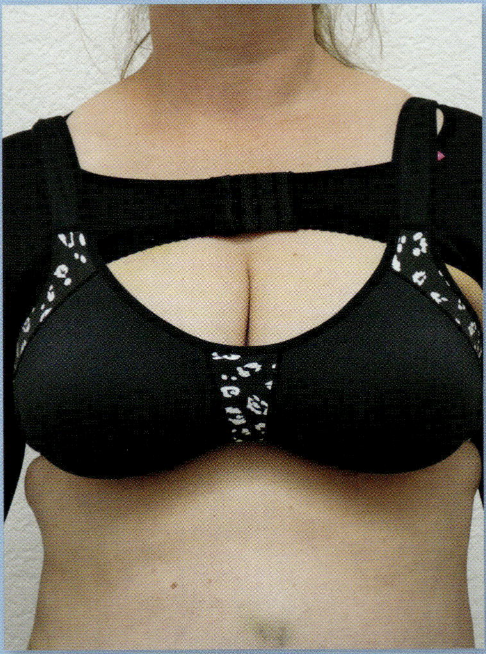

Hier im OP-Mieder, einem Bolero

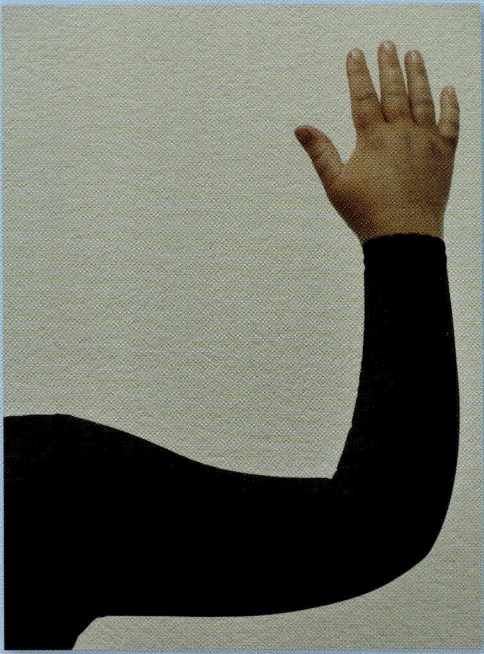

Deutlich dünnere Arme

Nach der fünften und letzten Liposuktion vom 11.5.2020

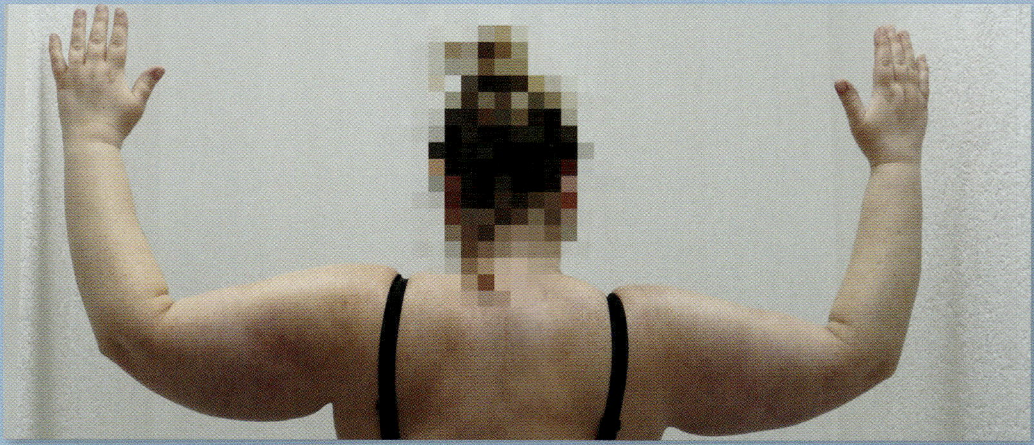

Arme vor der Liposuktion.

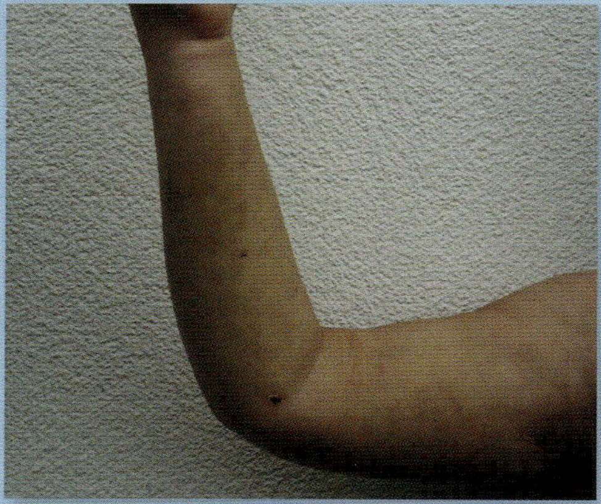

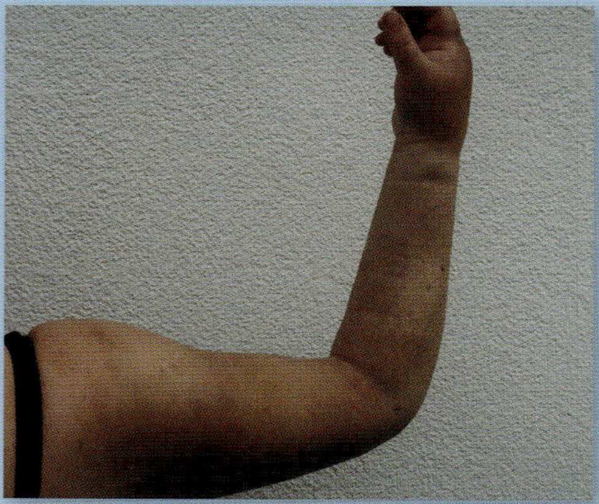

Nach zehn Tagen.

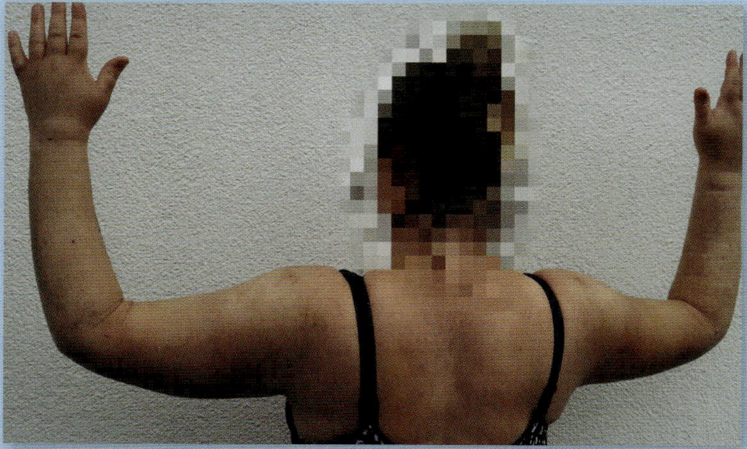

Nach vier Wochen.

Arme komplett und Korrektur am Bauch und Oberschenkel Innenseite – 9,5 Liter

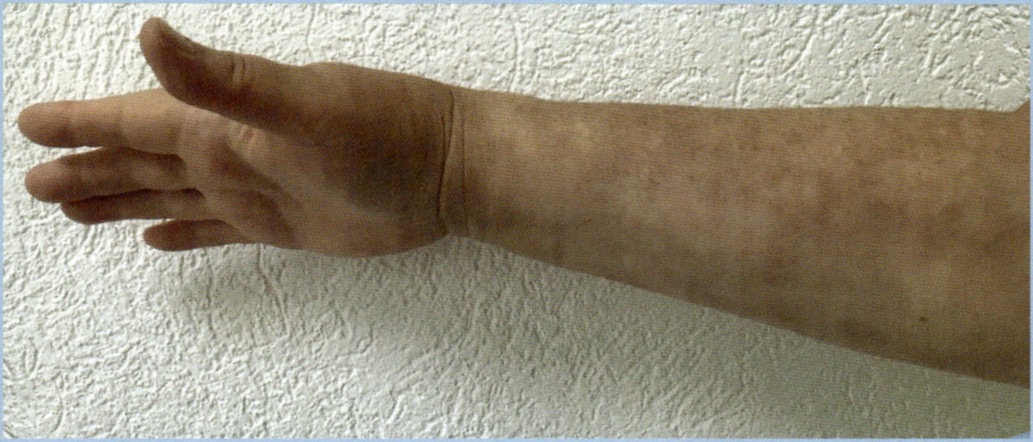

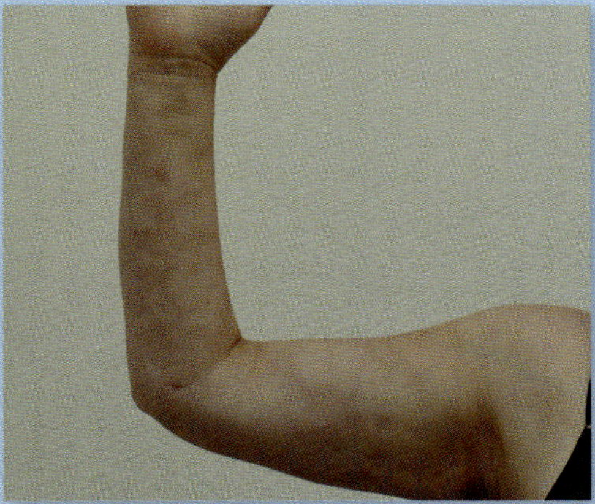

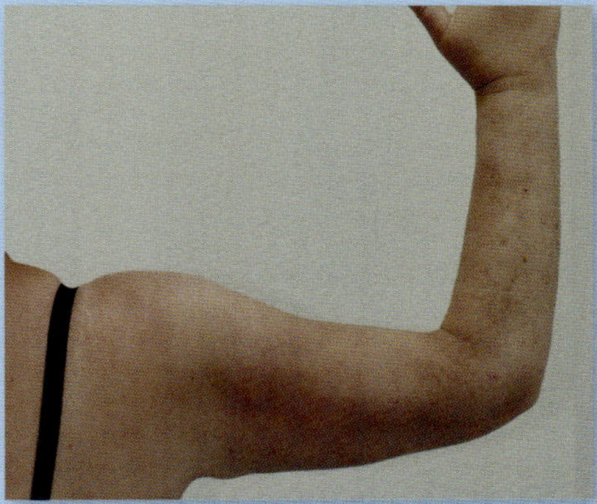

Nach zwei Monaten.

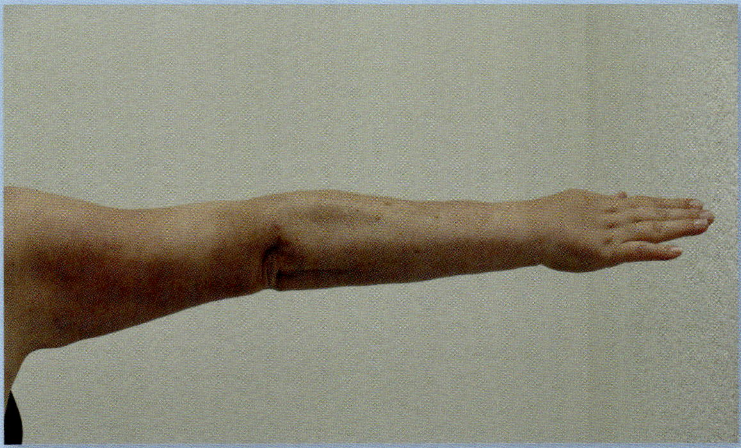

Nach der fünften und letzten Liposuktion vom 11.5.2020

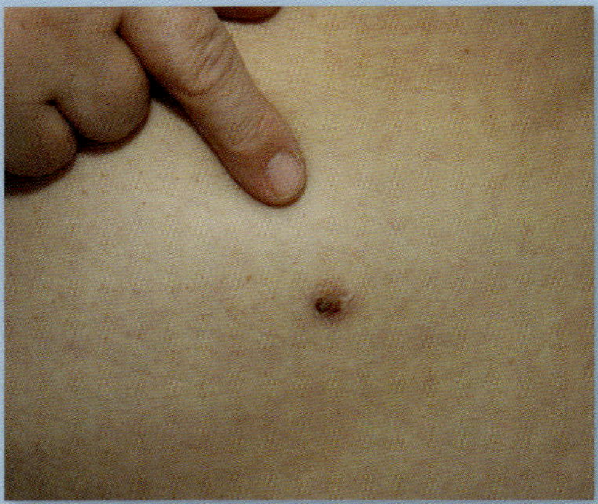

Einstichstelle nach 14 Tagen

<u>Mein Frage an Dr. Sauter:</u> Vor den Liposuktionen hatte ich Stadium II Typ 4 und jetzt? Wie ist das denn nun, habe ich jetzt Lipödem Stadium I oder keines mehr? Oder muss ich mich neu „bewerten" lassen von einem Phlebologen?
<u>Antwort von Dr. Sauter:</u> Das ist eine gute Frage. Hierzu gibt es auch keine allgemein gültige Lehrmeinung. Unserer Meinung nach verhält es sich wie bei einem Staging einer Krebserkrankung so, dass man sein Stadium behält mit dem Zusatz der erfolgten Liposuktionen und dem Vermerk der Beschwerdefreiheit oder auch nicht. Eine Neubewertung ist nicht sinnvoll.

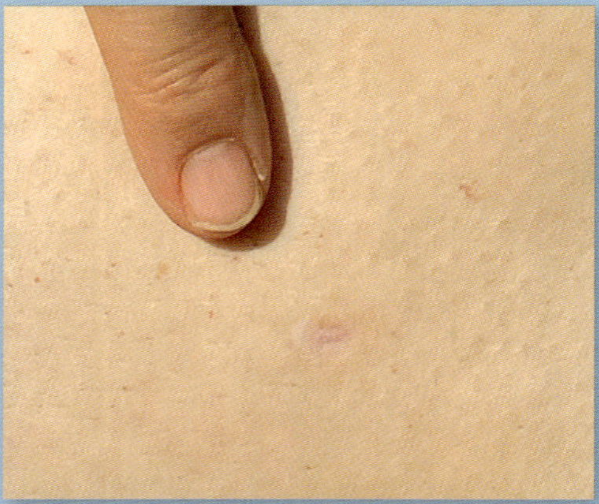

Gleiche Einstichstelle nach fast einem Jahr

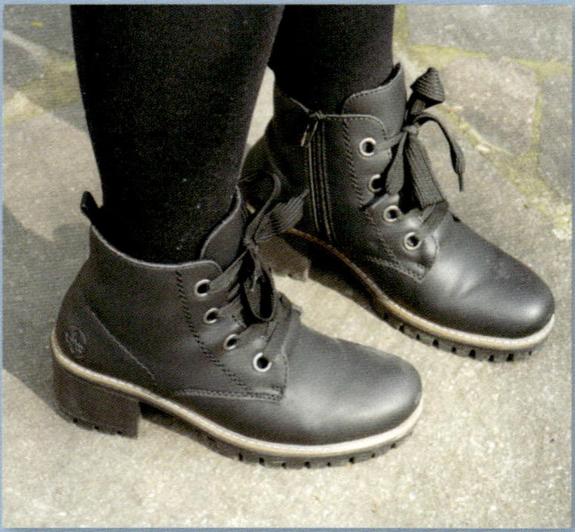

Keine Worte nötig!

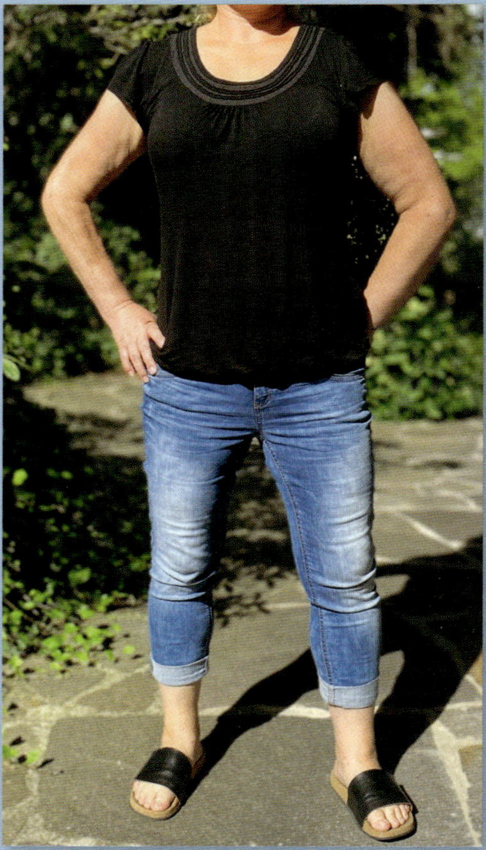

Das bin ich heute, ein Jahr seit der ersten Liposuktion und laut BMI-Rechner noch immer adipös.

Schicksale

Schicksale

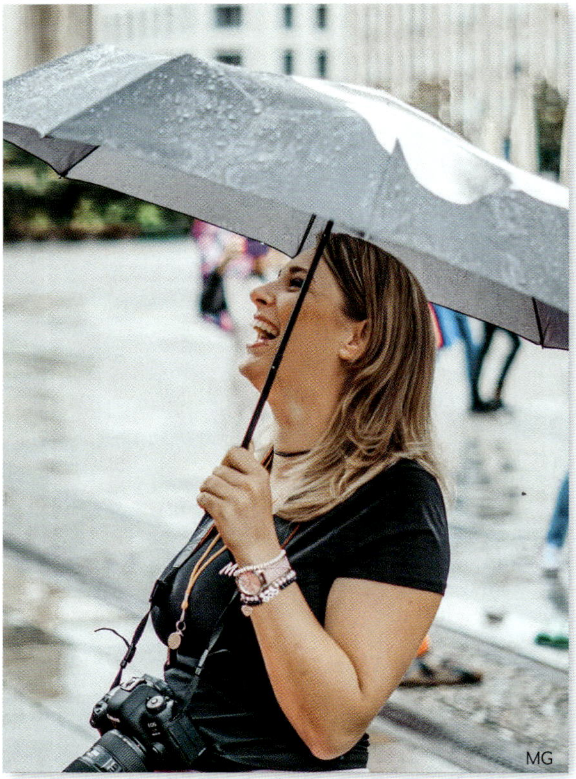

MG

Melanie Grabowski, geb. 1991 in Oldenburg, ist leidenschaftliche Fotografin.

2018 begann sie, Menschen, deren Selbstwertgefühl kaum vorhanden war, vor ihre Kamera zu holen, um mit ihnen durch die Fotografie, Selbstliebe und Selbstbewusstsein aufbauen zu können.Diese Richtung, hauptsächlich in schwarz-weiß, behält sie bis heute bei!

Seit einer Lipödemkampagne (Lipödem ist ein Arschloch) mit Beginn Ende 2018, arbeitet sie ständig mit Betroffenen zusammen.

Für das Buch „Das Lipödem Buch" legte sie besonderen Wert auf professionelle Blicke auf die Merkmale der Erkrankung, in kombination mit hochwertigen, sensiblen Bildern, auf denen sich alle Models wohlfühlten.Wenn Sie Kontakt mit Melanie aufnehmen möchten, wenden Sie sich bitte an den Verlag.

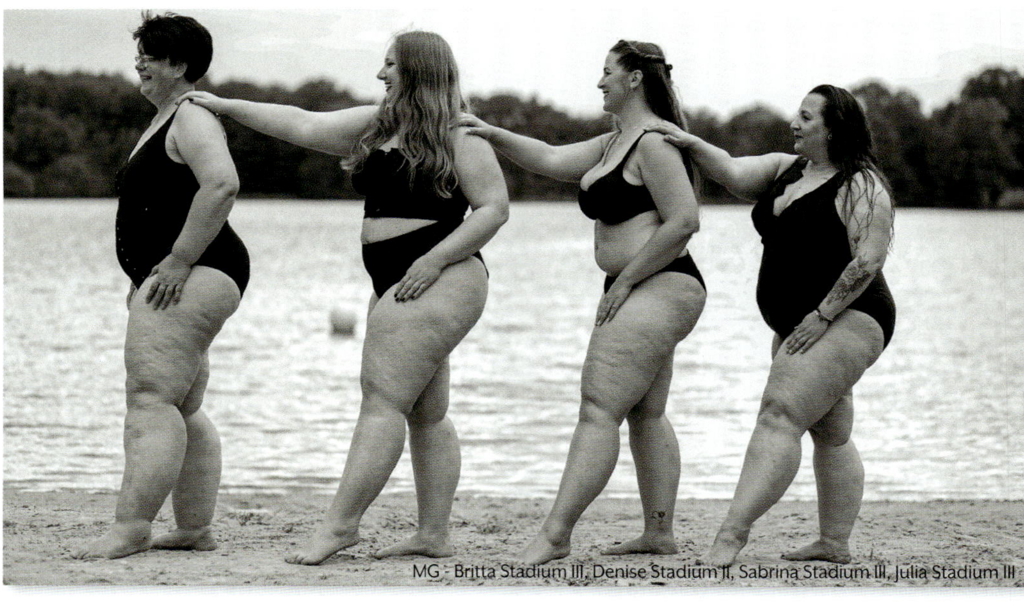

MG - Britta Stadium III, Denise Stadium II, Sabrina Stadium III, Julia Stadium III

Britta Stadium III

Mein Name ist Britta. Ich bin 50 Jahre, von meinen beiden Töchtern (30 & 26 Jahre) ist eine ebenfalls vom Lipödem betroffen.

Alles begann mit der Pubertät im Alter zwischen 14 und 15 Jahren. Andere und ich meinten, dass ich einfach nur dick sei. Da auch die Ärzte sagten ich sei adipös und ich solle zehn Kilo abnehmen, habe ich es erstmal so glauben müssen. Nach einer langen Odyssee, fand ich endlich einen Arzt der sich auskannte und die richtige Diagnose stellte. Ich bekam dann Kompressionsbestrumpfung und MLD.

Durch eine seelische Erkrankung und Krisen in meinem Leben, war ich eine Zeit lang nicht in der Lage mich mit dieser Erkrankung auseinanderzusetzen. Vor ca. fünf Jahren fing ich wieder an mich um Kompression etc. zu kümmern, da die heißen Sommer für mich zur Qual wurden.

Ständig geschwollene Beine und Füße, so dass ich schlecht laufen konnte. So richtig weitergebracht hat mich das alles nicht, erst als meine Tochter mir von Melanies Projekt erzählte und ich dadurch in einen regen Austausch mit anderen Betroffenen kam, ging es aufwärts. Da mich das Projekt total begeisterte habe ich mittlerweile selber an einigen Shootings teilgenommen was mich auch selbstbewusster machte.

Aktuell wurde bei mir das Stadium III diagnostiziert, jetzt geht es mit Kompression und MLD zweimal wöchentlich 60 Minuten weiter. Wenn es gut läuft habe ich die Chance auf eine Liposuktion. Ich sehe jetzt positiv in die Zukunft.

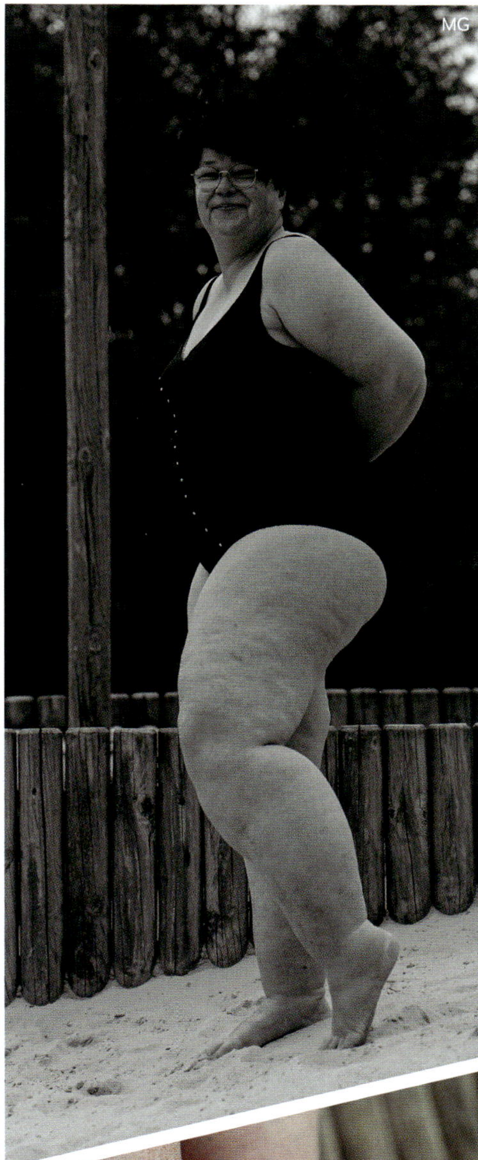

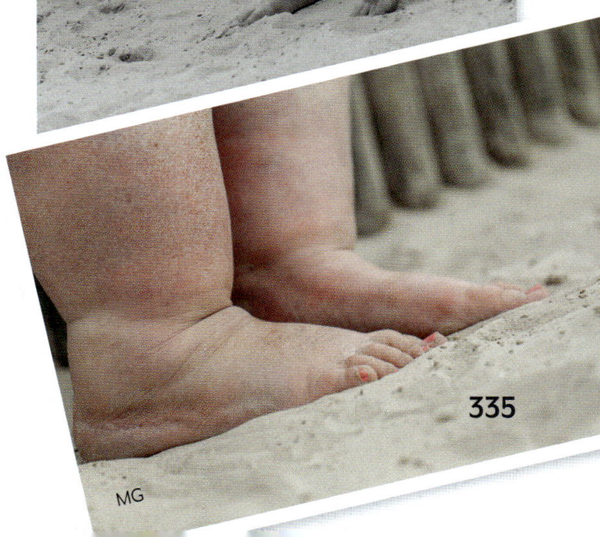

Henrike Stadium II

Ich bin Henrike, 32 Jahre und habe seit knapp drei Jahren die Diagnose Lipödem. Damals saß ich bei meiner Ärztin und hatte auf einmal einen Namen für das große Fragezeichen in meinem Kopf. Für das Fragezeichen, das immer wieder aufkam. Lipödem Stadium II war die Diagnose. Jetzt wusste ich auf einmal, warum ich beim Handball so schnell müde und kaputte Beine hatte und direkt das Gefühl von „Muskelkater". Warum keine Diät half und ich immer mit extremen „Winkearmen" und dicken Beinen zu kämpfen habe. Auf einmal hatte ich eine Erklärung, warum ich in der Schule, wenn ich an die Tafel schreibe, den anderen Arm als Unterstützung benötige. Warum das Föhnen so schnell zur Qual wird. Alle diese Ermüdungs- und Erschöpfungserscheinungen hatten auf einmal eine Erklärung.

Gemeinsam durchs Leben gehen das Lipödem und ich vermutlich schon seitdem ich etwa 18 Jahre bin.

Manchmal ist es ok, es in meinem Leben zu haben - ich bin einfach wie ich bin.

Aber es gibt jeden Tag Hürden. Jeden Tag Stolpersteine, die mal größer und mal kleiner sind.

Einmal sind es die körperlichen Einschränkungen, die ich eben schon beschrieben habe. Aber trotz allem bin ich froh, dass ich noch so viel Sport machen kann. Anschließend ist zwar alles noch müder und schwerer, aber die Glücksgefühle überwiegen in diesen Momenten.

Diese Einschränkungen sind aber nach außen kaum sichtbar. Es sind nur die optischen Un-

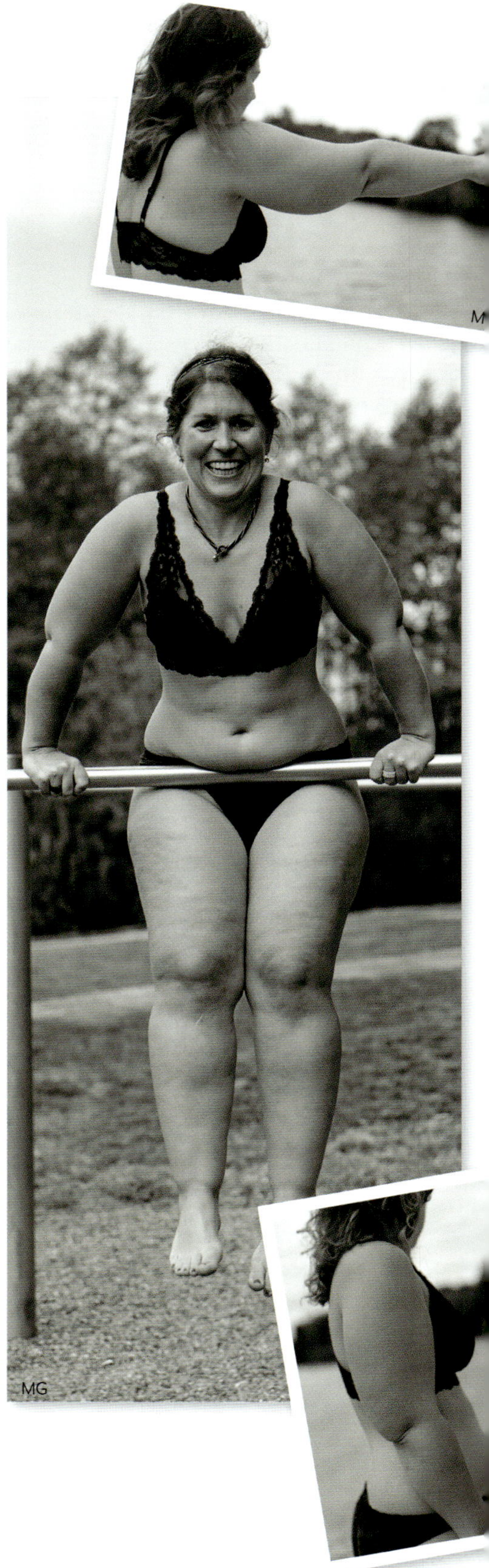

schönheiten sichtbar. Das Lipödem ist aber mehr als nur die Körperfigur.

Und das ist der nächste Stolperstein. Das Gefühl vor dem Spiegel.

An vielen Tagen bin ich mit mir im Einklang. Es gehört zu mir dazu, dass ich eben „unförmig" bin. Meine Ärztin sagt immer, dass ich das Lipödem habe wie es im „Bilderbuch" oder besser im Lehrbuch steht. Das klingt dann ja doch recht vielversprechend und ich kann zumindest in der Hinsicht „zufrieden" mit dem Lipödem sein. Die Arme und Beine sind betroffen, aber die restlichen Körperteile sind zum Glück recht schlank.

Aber es gibt genug Tage, da würde ich dem Lipödem gerne den Rücken zuwenden! Einfach tschüss sagen und „normal" sein.

Aber das geht eben nicht. Also aufrichten und nach dem Motto von Jessica Sanders weitermachen: „Es ist wichtig, dich genauso zu akzeptieren und zu lieben wie du bist. Warte damit nicht bis morgen, fange sofort damit an."

Also versuche ich es jeden Tag aufs Neue.

Die Kampfansage steht auch und die OP für die Arme ist in Planung.

Aber so lange meistern das mein Lipödem und ich weiter! Ich versuche durch das Tragen meiner Kompressionswäsche und durch die regelmäßige (zweimal wöchentlich jeweils eine Stund) Lymphdrainage den Alltag erträglicher zu gestalten und den Verlauf möglichst nicht zu verschlimmern.

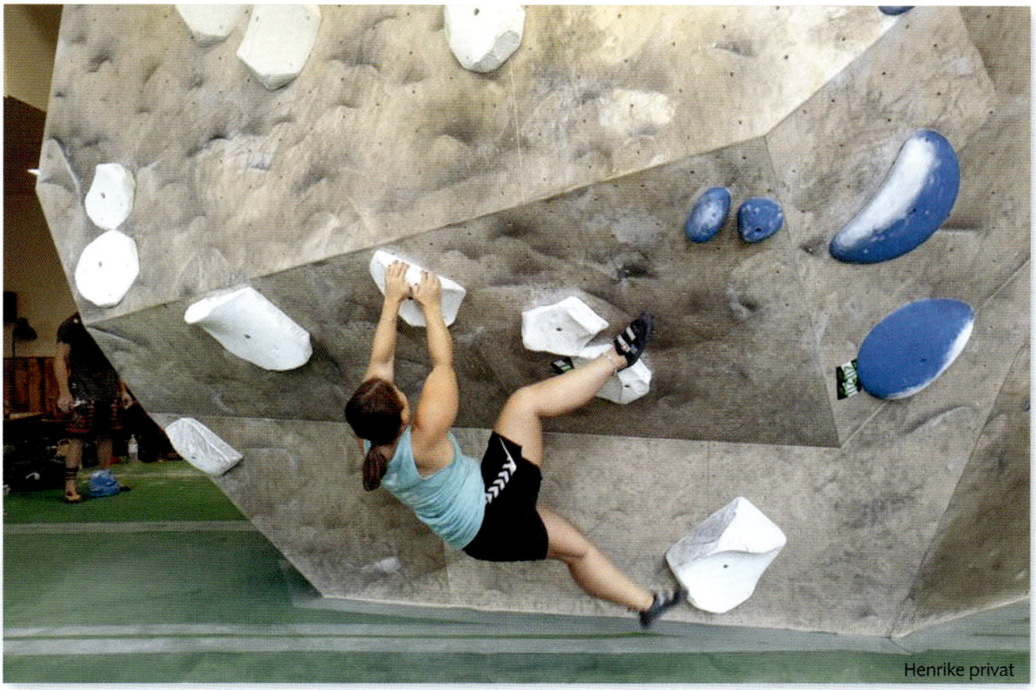

Henrike privat

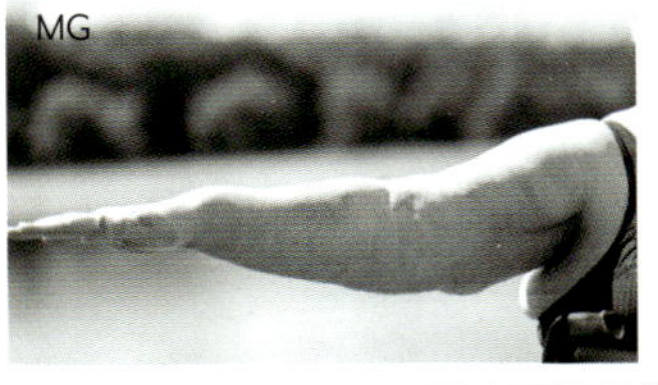

Peggy Stadium III

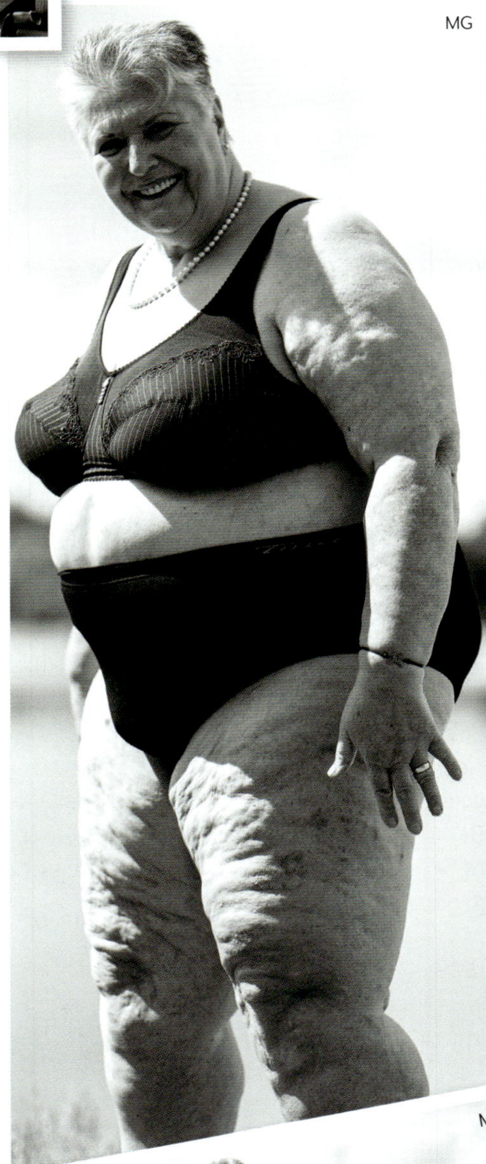

Mein Leben mit Lipödem seit meinem 40. Lebensjahr

Ich bin 68 Jahre jung und habe einen Sohn im Alter von 38 Jahren.

In meiner Jugend habe ich viel Sport getrieben (Volleyball, Schwimmen, Badminton und Tanzen). Zu diesem Zeitpunkt war noch alles in Ordnung und wenn ich einmal ein bis zwei Kilogramm zu viel hatte, war es nie ein Problem für mich, diese mit einer Diät wieder abzunehmen.

Während der Schwangerschaft habe ich ziemlich viel Wasser eingelagert und wog zum Schluss 115 kg. Nach der Geburt meines Sohnes, im November 1981, habe ich nach insgesamt 15 Jahren meine letzte Karnevalssession getanzt und hatte danach mein Gewicht von 75 kg, wie vor der Schwangerschaft, erreicht.

Bis jetzt hatte ich verschiedene Operationen – mittlerweile insgesamt 47 an der Zahl. Nach einer Bauch-OP im Dezember 1991 nahm ich plötzlich kontinuierlich zu. Ich wusste nicht, was mit meinem Körper los war. Ich habe alles Mögliche versucht, um wieder abzunehmen. Unter anderem bei der Heide-Ecker-Rosendahl Akademie, mit modifiziertem Fasten und Sport. Dort waren wir zu dritt – mein Ehemann, unser Sohn und ich – angemeldet. Da unser Sohn aktiver Sportler war, bekam er massive Kreislaufprobleme und musste zuessen. Mein Mann und die ganze Gruppe nahmen ab, nur ich nicht. Da wurde mir gesagt, ich würde heimlich essen, was meinen Mann ziemlich verärgerte, da wir immer alles gemeinsam machten. Nichts hat geholfen. Egal,

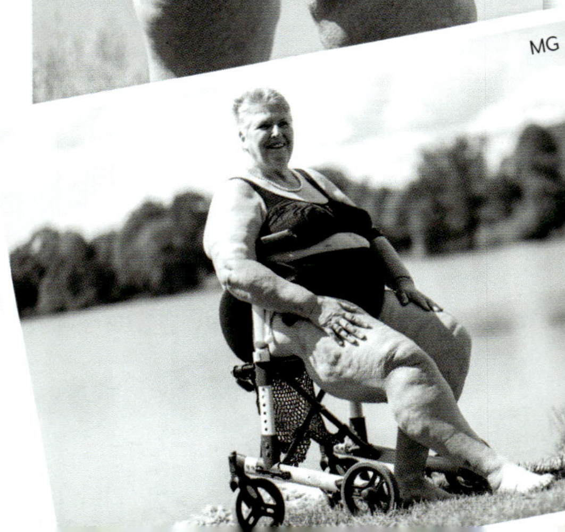

ob ich nichts, wenig oder normal gegessen habe, es war immer das gleiche Ergebnis, ich nahm kontinuierlich zu.

Zwischenzeitlich wurde bei mir Fibromyalgie diagnostiziert und dazu kamen noch Schmerzen in allen meinen Gelenken. Die Schmerzen waren irgendwann so schlimm, das normale Schmerztabletten nicht mehr halfen und der Arzt mir ein Morphinpräparat verschrieb. Nach einem Kurzurlaub 1996 kam ich mit einem Erysipel an beiden Unterschenkeln zurück und musste daraufhin ins Krankenhaus. Danach hatte ich ständig dicke Beine und Füße und begab mich aufgrund dessen erstmalig 1999 in Behandlung bei einer Lymphologin, die bei mir ein Lymphödem diagnostizierte. Daraufhin war ich dann 2000 in Bad Berleburg in einer lymphologischen Klinik zum Entstauen und wurde mit Kompressionsbestrumpfung und einem Lymphomat (einer Maschine für Lymphdrainage) entlassen. Aber ich nahm weiter an Gewicht zu. Zuerst wurde mir ein Magenballon gelegt und 2003 bekam ich ein Magenband. Damit habe ich dann auch abgenommen, aber nur das, was ich mir aus Frust, da vorher nichts genutzt hat, angefuttert hatte. 2006 wurde mir die Fettschürze operiert und am Po wurde etwas abgesaugt. Aber ich nahm langsam wieder zu, obwohl ich nicht viel essen konnte. Immerhin, nachdem die Fettschürze entfernt war, lief das Wasser aus den Beinen über Nacht endlich gut ab.

Mittlerweile war ich siebenmal in Bad Berleburg zum Entstauen in der Klinik. Eigenartigerweise war bei den Aufnahmeuntersuchungen das sogenannte Stemmer-Zeichen negativ. Also hatte ich im Grunde gar kein Lymphödem. Aber weder meine Lymphologin, noch der Klinikarzt haben ein Lipödem festgestellt. Inzwischen hatte ich eine Ganzkörperbestrumpfung. Dazu kam, dass die Schmerzen in den ganzen Gelenken schlimmer wurden, dass die Einnahme des Morphinpräparates zu keiner Linderung mehr führte und die Medikation auf Oxycodon 40 mg morgens und abends, umgestellt wurde. 2010 bekam ich dann linksseitig eine Schlittenprothese und 2011 ein Knie-Tep rechts. Dazu kamen zwei Bandscheibenvorfälle, beidseitig ein Restless-Legs-Syndrom (RLS) und beidseitig eine Polyneuropathie. Gegen das Restless-Legs-Syndrom bekam ich von meiner Neurologin ein Parkinsonpräparat.

Erst im Dezember 2016, bei meinem letzten Klinikaufenthalt, habe ich erst durch Mitpatientinnen erfahren, was ein Lipödem ist und wie es aussieht. Ich bin dann 2017 zur Beratung im St. Josef Krankenhaus in Essen-Kupferdreh vorstellig geworden, wo man bei mir erstmalig ein Lipödem Stadium III an beiden Armen, Beinen und Gesäß diagnostizierte.

Inzwischen habe ich zweimal einen Antrag auf Liposuktion gestellt, beide Anträge wurden abgelehnt. Zurzeit läuft daher eine Klage beim Sozialgericht.Jedenfalls bestimmt meine Erkrankung seit 2000 mein Leben:

Zwei bis dreimal in der Woche manuelle Lymphdrainage, 60 Minuten am ganzen Körper, mit anschließendem Wickeln der Beine. Täglich liege ich für eine Stunde im Lymphomat. Im Urlaub muss ich schauen, das ich auch dort meine Lymphdrainage bekomme.

Dazu kommen zwei bis dreimal Mal in der Woche Krankengymnastik, einmal pro Woche Wassergymnastik und einmal Aquajogging. Den ganzen Tag das Tragen einer kompletten Bestrumpfung am gesamten Körper.

2001 wurde ich, nach längerer Krankheit und aufgrund meines Gesundheitszustandes, auf Zeit berentet. Jeweils nach drei Jahren musste ich wieder zu einem Gutachter und wurde weiter berentet.

2010 wurde, da sich keine Besserung sondern eine fortlaufende Verschlechterung meines Gesundheitszustandes darstellte, die Rente auf Zeit in eine unbefristete Erwerbsminderungsrente umgewandelt. Ebenso erhöhten sich, im zeitlichen Abstand, die Prozente meiner Schwerbehinderung bis auf 100% mit den Merkzeichen G, aG, B und H, unbefristet.

Mein Leben ist mehr als eingeschränkt, es ist die Hölle. Ich habe wahnsinnige Schmerzen in den Beinen und den Armen. Inzwischen habe ich Pflegegrad 3 und ohne die Hilfe meines Mannes geht gar nichts. Ich bin nicht mehr in der Lage, meinen Haushalt so wie früher zu führen.Ich bin auf einen Rollator angewiesen und je nach Tagesform sitze ich bereits im Rollstuhl.Dazu kommt, dass mir das Magenband zwischenzeitlich ziemliche Probleme machte, so dass es mir im Februar 2020 entfernt werden musste. Mein Gewicht von 160 kg steht, ich nehme nicht ab, aber auch nicht zu.

Mein Leben ist in allem ziemlich eingeschränkt. Seit Jahren ist die Sexualität in der Partnerschaft stark eingeschränkt, fast unmöglich. Dazu kommt eine starke Inkontinenz, die sich trotz unterschiedlicher Behandlungsmethoden verschlimmert hat.

Gott sei Dank habe ich kein Diabetes und gute Cholesterinwerte und bin, bis auf die Erkrankungen die auf das Lipödem zurückzuführen sind, organisch gesund.

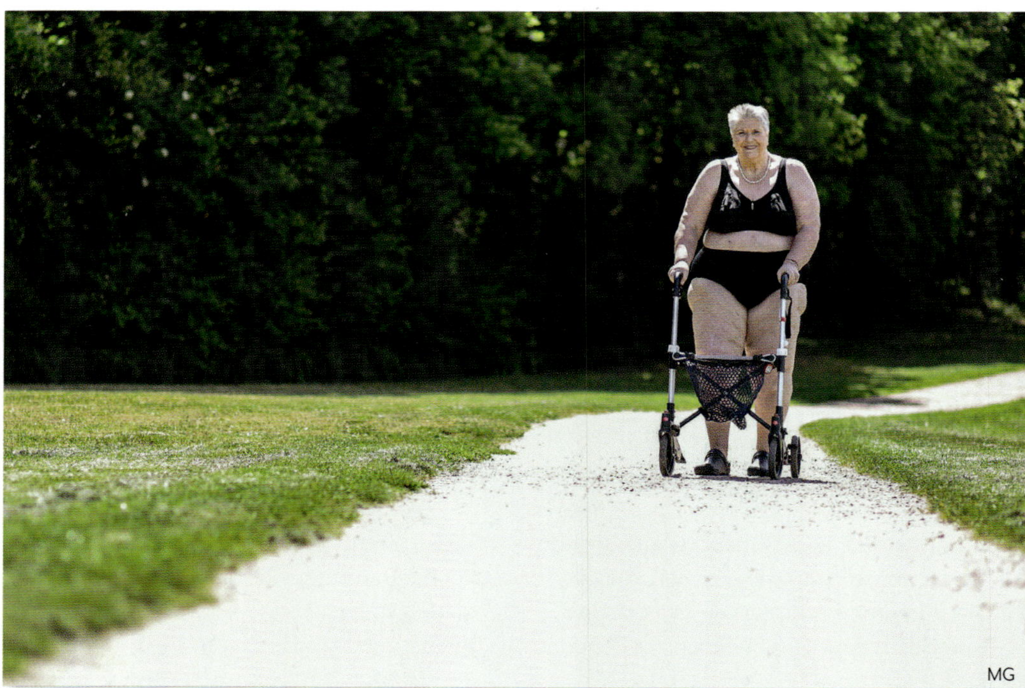

MG

Nützliches aus dem WorldWideWeb

Nützliche und informative Homepages zum Thema Lipödem:

www.lipocura.de
www.kanzlei-leitenmaier.de
www.dr-annatheresabauer.com
www.lipoedem-hilfe-ev.de
www.lipoedemportal.de
www.lymphverein.de
www.lipoedemmode.de
www.deinestarkeseite.de
www.lymphe-und-gesundheit.de
www.fineslipoblog.de
www.lymphcaredeutschland.de
www.lymphselbsthilfe.de
www.dglymph.de
www.gewichtsdiskriminierung.de
www.dgflc.de
www.sanitaetshaus-hellbach.de
www.myra-snoflinga.com

Tolle Seiten auf Facebook die Ihnen weiterhelfen können:

» Lipödem Patientinnen Lipocura München und Münster
» Lipocura Mädels
» Lipödem Mode Flohmarkt
» Lipödem-Patientinnen vor und nach OP
» Liposuktion bei Lipödem – Tipps und Co.
» Lipödem Kämpferin
» Lipödem – vor und nach der OP – Tipps und Empfehlungen
» Selbsthilfegruppe Lipödem
» Das Original Steinklee-Experiment – Frauen mit Lipödem und Lymphödem
» Diagnose Lipödem/Lymphödem. Was nun?
» Lipödem – Ernährung – Gesundheit
» Gewichtsreduktion trotz Lipödem/ Lymphödem
» Kompressionskleidung bei Liposuktion Flohmarkt Kauf und Verkauf

Hier finden Sie einen kleinen Auszug an Selbsthilfegruppen:

01237 Dresden
SHG „Lymphe Region Dresden“
www.shg-lymphe-dresden.de

04317 Leipzig
LYMPH-LEOS Selbsthilfegruppe für Lymph-und Lipödemerkrankungen
E-Mail: lymph-leos@web.de
Webseite: www.lymph-leos.de

06130 Halle (Saale)
„Lipödem Selbsthilfegruppe Halle (Saale) und Umgebung!“
E-Mail: lipoedem-shg-halle@web.de
Webseite: www.lipoedem-hilfe-halle.de

09111 Chemnitz
SHG LiLy Chemnitz
E-Mail: Shg-lily-chemnitz@gmx.de
Webseite: www.shg-lily-chemnitz.de

09599 Freiberg
SHG für Lip- und Lymphödempatienten in Freiberg und Umgebung
E-Mail: lily.freiberg@t-online.de

10365 & 12161 Berlin
LiLy Berlin
E-Mail: info@lily-berlin.de
Webseite: www.lily-berlin.de

16278 Angermünde
SHG LiLy Uckermark / Mecklenburg-Vorpommern
E-Mail: Lip.Lymph.SHG.UM@gmail.com

17033 Neubrandenburg
Lily Neubrandenburg
Facebookseite: https://www.facebook.com/groups/1925299654155989/

20099 Hamburg
Lily Hamburg
E-Mail: lily.hh@web.de
Webseite: www.lilyhh.de

21465 Reinbek
Lymphselbsthilfe Stormarn
Webseite: www.lymphonie.de

21481 Lauenburg
Lymphselbsthilfegruppe Lauenburg-Geesthacht
Webseite: www.lymphselbsthilfelauenburg.wordpress.com

22081 Hamburg
Lymphselbsthilfe Hamburg Eilbek
Webseite: www.lymphonie.de

Selbsthilfegruppen

23554 Lübeck
LiLy-Treffpunkt Lübecker Bucht
E-Mail: claudia@lily-oedem-luebeck.de
Website: http://lily-oedem-luebeck.de/

25436 Tornesch
LipLymphies
E-Mail: LipLymphies@gmx.de

26123 Oldenburg
SHG Lip-/Lymphödem
E-Mail: info@bekos-oldenburg

28277 Bremen
Lymph-Selbsthilfegruppe Bremen und Umzu
E-Mail: service@lymph-selbsthilfe-bremen.de
Webseite: www.lymph-selbsthilfe-bremen.de

30657 Hannover
Lip/Lymph Amazonen Hannover
Webseite: https://liplymphamazonen.wordpress.com

33100 Paderborn
SHG LiLy Paderborn, Lip- und Lymphödem Kreis Paderborn
E-Mail: SHG-LiLy@paderborn.com

33604 Bielefeld
Selbsthilfegruppe Lip-Lymphödem Bielefeld
E-Mail: info@shg-lyli-bi.de
Webseite: www.shg-lyli-bi.de

34117 Kassel
SHG Lily-Belles Nordhessen
E-Mail: lily-belles@web.de
Facebook: Lily-Belles Nordhessen

34560 Fritzlar
SHG LiLy-Belles Nordhessen
E-Mail: LiLy-Belles@web.de

35037, 35039, 35041, 35043 Marburg und Umland
Lip- und Lymphödem Selbsthilfegruppe
Kontakt: www.lily-marburg.de
E-Mail: selbsthilfe@lily-marburg.de

36041 Fulda
SHG Lip/Lymphödem Fuldaer Sternschnuppen
E-Mail: info@fuldaersternschnuppen.de
Webseite: www.fuldaersternschnuppen.de

38100 Braunschweig
Lipödem SHG Braunschweig und Umgebung für Frauen mit Lipödem oder Lipolymphödem
E-Mail: Lipoedem-SHG-Braunschweig@web.de

38229 Salzgitter
li-ly-shg-salzgitter
E-Mail: li-ly-shg-Salzgitter@gmx.de

39104 Magdeburg
Selbsthilfegruppe Ödeme LiLy Schwere(s)Los
E-Mail: kontakt@kobes-magdeburg.de

40225 Düsseldorf
Frauen für Frauen – FfF
E-Mail:FfF@med.uni-duesseldorf.de

40629 Düsseldorf
Mein Leben mit Lip/Lymphödem - SHG Düsseldorf
E-Mail: fettoderfett@web.de
Webseite: www.fett-oder-fett.de

44135 Dortmund
Lymphies aus'm Pott
E-Mail: lymphiesausmpott@mailbox.org
Webseite: lymphiesausmpott.jimdo.com

44801 Bochum
SHG Lip- / Lymphödem Bochum
E-Mail: SHG.Bochum@gmx.de
Webseite: www.ruhr-uni-bochum.de/oase/lymphis.html

45257 Essen
Webseite: www.lipoelfen.de

46242 Bottrop
Selbsthilfegruppe Lipödem für Erkrankte und betroffene Angehörige für Bottrop und Umgebung
E-Mail: Info@lily-bottrop.de
Webseite: www.lily-bottrop.de

47839 Krefeld
Lipödem Selbsthilfegruppe Krefeld
E-Mail: lipoedemshgkrefeld@gmx.de
Webseite: www.lipoedem-shg-krefeld.de

48155 Münster
Selbsthilfegruppe Lipödem Münster
E-Mail: lipoedem-muenster@web.de
Webseite: www.lipoedem-muenster.de

48429 Rheine
Lymphselbsthilfe Nordmünsterland
E-Mail: heberning@lymphselbsthilfe-nml.de
Webseite: www.lymphselbsthilfe-nml.de

48653 Coesfeld
Selbsthilfegruppe „LipLife" im Kreis Coesfeld
Kontakt: Facebook-Gruppe Liplife

49074 Osnabrück
Lymphselbsthilfe Osnabrück
E-Mail: info@lymph-und-liperkrankungen-os.de
Webseite: www.lymph-und-liperkrankungen-os.de

50676 Köln
LipoColonia SHG für Lipödem-Betroffene
E-Mail: lipocolonia@gmx.de
Facebook: https://www.facebook.com/LipoColonia/

51373 Leverkusen
Lip- / Lymphödem Leverkusen
E-Mail: lev-shg@web.de
Webseite: www.lipolymph-lev.de

51465 Bergisch Gladbach
SHG Lip-Lymphödem
E-Mail: lip-lymph@gmx.de
Webseite: www.lip-lymph.de

51647 Gummersbach-Berghausen
Lip-Lymph Oberberg
E-Mail: lilyoberberg@gmx.de
Webseite: https://lip-lymph-oberberg-selbsthilfe.jimdo.com/

52525 Heinsberg
Selbsthilfegruppe Lip-/Lymph erkrankungen
E-Mail: selbsthilfe@sfz-heinsberg.de
Webseite: www.sfz-heinsberg.de

58840 Plettenberg
Lip-Lymphies Plettenberg
E-Mail: annette.dunker@lymphselbsthilfe.de

63741 Aschaffenburg / Strietwald
Lymphtreff Aschaffenburg
E-Mail: Lymphe-aburg@web.de

64673 Zwingenberg
Selbsthilfegruppe Lipödem Südhessen
Webseite: www.shg-lipoedem-suedhessen.de

64711 Erbach / Odenwald
Selbsthilfegruppe für Lip- und Lymphödem
E-Mail: lily-erbach@web.de

66849 Landstuhl
Lip-Lymph-Selbsthilfegruppe Landstuhl
E-Mail: Lip-Lymph-Selbsthilfegruppe@web.de

67483 Edesheim
Happy Lipöfants (SHG für Lipödem-Patientinnen)
E-Mail: Lisa.Lipoedem-Gruppe@gmx.de

67549 Worms-Neuhausen
Netzwerk LiLy-Worms
E-Mail: lily-worms@web.de

70178 Stuttgart
Lipödem SHG Stuttgart
Webseite: www.lipoedem-stuttgart.de

70190 Stuttgart
SHG Lily Stuttgart-Ost
E-Mail: lily.stuttgart.ost@gmail.com

71229 Leonberg
SHG für Lymphödem- und Lipödem-Betroffene
E-Mail: selbsthilfe@lymphnetz-schwaben.de

71638 Ludwigsburg
SHG Lily Ludwigsburg
E-Mail: shg-lily-ludwigsburg@gmx.de

72072 Tübingen
SHG Lip-Lymph Schwaben
E-Mail: shglilyschwaben@gmx.de
Webseite: www.lily-schwaben.de

72181 Starzach
SHG Lip-Lymph Schwaben
E-Mail: shglilyschwaben@gmx.de

72336 Balingen
SHG Lip-Lymph Schwaben
E-Mail: shglilyschwaben@gmx.de

73312 Geislingen an der Steige
SHG Lily Geislingen
E-Mail: shg-lily-geislingen@t-online.de
Webseite: www.shg-lily-geislingen.de

73479 Ellwangen
SHG Lily Kocher Jagst
E-Mail: lily-kocher-jagst@web.de

73525 Schwäbisch Gmünd
SHG-Lily-GD
E-Mail: SHG-Lily-GD@gmx.de

73614 Schorndorf
Selbsthilfegruppe Lip-/Lymphödem Rems-Murr-Kreis
E-Mail: info@liplyremstal.de
Webseite: www.liplyremstal.de

73730 Esslingen
„Lipladies Esslingen“ - SHG bei Lipödem
E-Mail: lipladies-esslingen@gmx.de
Webseite: www.lipladies-esslingen.de

74523 Schwäbisch Hall
Lymphselbsthilfe Hohenlohe - Schwäbisch Hall - Heilbronn
E-Mail: lymphselbsthilfe.h.s.h.@gmail.com

76185 Karlsruhe SHG
„Happy Lilys“
E-Mail: info@happy-lilys.de
Webseite: www.happy-lilys.de

79110 Freiburg
Selbsthilfegruppe Lymphödem und Lipödem
Webseite: www.lymphnetz-freiburg.de

80339 München
LipLymph-Initiative München
E-Mail: lily-muenchen@gmx.de
Webseite: https://www.liplymph-in-muenchen.de

82256 Fürstenfeldbruck
Lipödem Lymphödem Selbsthilfe Fürstenfeldbruck
Kontakt: liplymph-shg-ffb@posteo.de
Webseite: www.liplymph-ffb.de

86577 Sielenbach
Lipo-Treff Sielenbach
E-Mail: Lipo-Treff@outlook.de

87527 Sonthofen
Treffpunkt LymphAKTIV – Hilfe zur Selbsthilfe
E-Mail: treffpunktlymphaktiv@gmx.de

87700 Memmingen
Selbsthilfegruppe für Lip- und Lymphödembetroffene „Allgäu-Lippys“
E-Mail: lip_lymphselbsthilfe_allgaeulippys@gmx.de

91052 Erlangen
Erlanger LipLymphSHG
E-Mail: Erlanger-LipLymphSHG@mail.de

91054 Erlangen Lymphselbsthilfe Erlangen
91074 Herzogenaurach Lymphselbsthilfe Erlangen
E-Mail: lymphselbsthilfe-erlangen@arcor.de
Webseite: www.lymphselbsthilfe-erlangen.de

92637 Weiden Lymphtreff Weiden
Facebook: www.facebook.com/lymphtreff.weiden
E-Mail: lymphtreff.weiden@googlemail.com

93087 Alteglofsheim bei Regensburg
Lymph-Lipödem mit FIBROMYALGIE SHG
international in Facebook
Kontakt @FibroLipFeen Zuzana Babickova

93192 Wald
SHG Walder Lilys
Anmeldung: walderlilys@gmx.de

96052 Bamberg
Lip-Lymph Selbsthilfe Bamberg
E-Mail: Lip-Lymph-selbsthilfe-bamberg@web.de
Webseite: www.liplymphselbsthilfe-bamberg.wordpress.com

97421 Schweinfurt
Selbsthilfegruppe Lily Schweinfurt
E-Mail: t.beuerlein@shg-lily-sw.de
Webseite: www.shg-lily-sw.de

97437 Haßfurt
LiLy - Selbsthilfegruppe für Menschen mit Lip- und/oder Lymphödem
E-Mail: info@lily-shg-hassfurt.de
Webseite: www.lily-shg-hassfurt.de

99423 Weimar
Selbsthilfegruppe für Lipödem Betroffene in Thüringen Weimar/ Erfurt
E-Mail: lipoedem-hilfe@gmx.de
Facebookgruppe: Lipödem Betroffene Thüringen

99817 Eisenach
Lymphselbsthilfe Eisenach
E-Mail: lymph.shg-esa@t-online.de

Weitere Selbsthilfegruppen finden

Sie auf www.lipoedemportal.de

Mitwirkende vor und hinter den Kulissen

Tobias Bauer
Bernhard Degen
Lore Degen
Cornelia Haimerl-Brem
Dana Feldmüller, Lipocura ®
Fine Kerkhoff
Eike Steinweg
Sebastian Gründler
Matthias Penzkofer
Josef Pongratz

Melanie Grabowski (MG) Fotografin mit zehn tollen, betroffenen Frauen in verschiedenen Stadien, die unsere größte Anerkennung genießen. Weitere Fotos aus Videoproduktionen und die 25 Frauen mit Weihnachtskostümen, die soviel Freude ausstrahlen, die einfach anstecken muss.

Danke an die Mitarbeiter der latros Klinik in München, die uns einen Einblick in ihren professionellen Klinikalltag gewährten.

Ganz besonders danken möchten wir Moni vom Sanitätshaus Saniga in Ruhmannsfelden für ihre vielen hilfreichen Tipps.

Bildnachweise:
MG = Melanie Grabowski
DVL = Dr. Dominik von Lukowicz
MS = Dr. Michael Sauter
RL = Ruth Leitenmaier
ATL = Dr. Anna-Theresa Lipp
SH = Susanne Hahn, Sanitätshaus Hellbach
BÖSL = Bösl Medizintechnik GmbH
GG = Geneviéve Gottschlag

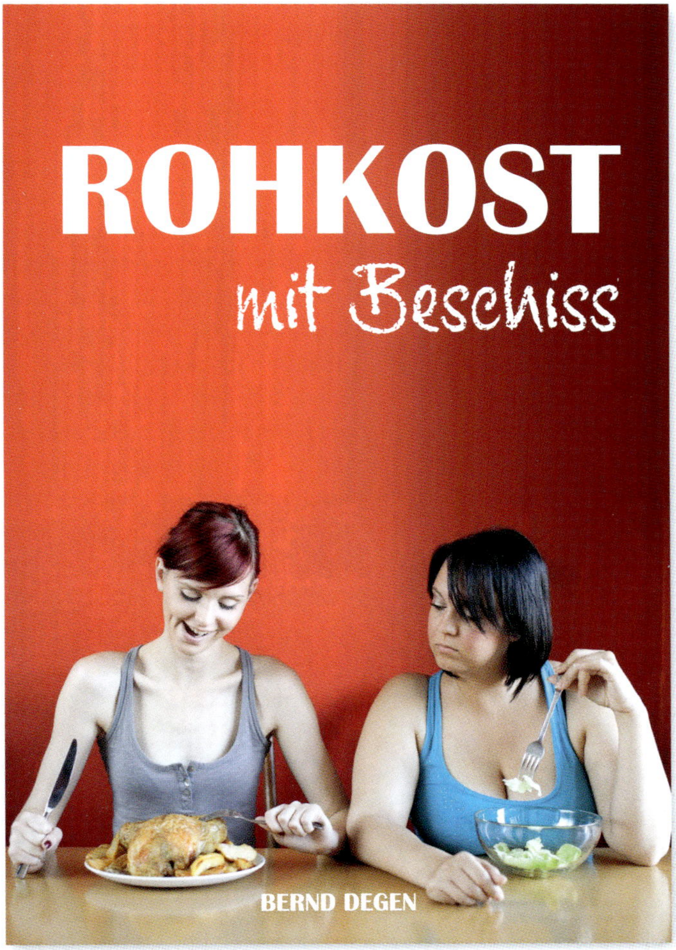

Rohkost mit Beschiss

ISBN: 978-3-948309-03-9

Rund die Hälfte der Deutschen sind übergewichtig! Einfacher gesagt jeder zweite deutsche Mann und jede zweite deutsche Frau ist zu dick! Und man sieht das auf unseren Straßen, den Fußgängerzonen oder in Schwimmbädern.
Dick hört sich aber gar nicht nett an. Vielleicht wäre mollig, vor allem für die Damen, etwas netter. Es war bisher immer die Aufgabe der Männer einen Bierbauch zu zeigen. Frauen haben keinen Bierbauch, aber was haben sie dann? Meistens einen Getreidebauch.
Getreidebauch, was ist denn das? Die Bücher von der „Weizenwampe" von William Davis oder „Dumm wie Brot" von David Perlmutter sind Bestseller und haben eine ganze Reihe von Nachfolgebücher in die Buchregale gebracht. Beide Bücher sind genial, aber teilweise etwas schwierig zu lesen.
Rohkost ist eine ganz alte Form des Essens und eigentlich keine wirkliche Diät. Rohkost ist meist eine Ernährungsweise, die aus Überzeugung eingenommen wird. Rohköstler sind keineechten Vegetarier im klassischen Sinn, denn Vegetarier kochen ihr Gemüse und haben auch sonst andere Spielarten in ihren Speiseplan eingebaut. Echte Rohkost ist etwas ganz Besonderes und „hardcore Rohkost" ist in unserer modernen Zeit sehr schwer nachzuvollziehen. Aus vielen, sehr vielen, Jahren der Beschäftigung mit Nahrung und Ernährung weiß ich das und ich will auch nicht versuchen aus Ihnen eine Rohköstlerin oder einen Rohköstler zu machen. Ich will versuchen für Sie einen gangbaren Zwischenweg zu finden, der das Positive der Rohkost mit unserem modernen Leben verbindet, so dass Sie es auch nachvollziehen können und dabei feststellen werden, dass Sie sich besser fühlen werden und auch noch einige Pfunde verlieren können.
Steigen Sie ein in meine Rohkost mit Beschiss und sehen Sie den Beschiss als Erleichterung, dass Sie auch dabeibleiben, nicht schnell wieder aufgeben und bald sagen werden: Hätte ich damit nur früher angefangen!

Bernd Degen, Scout Medien GmbH

Buchempfehlung

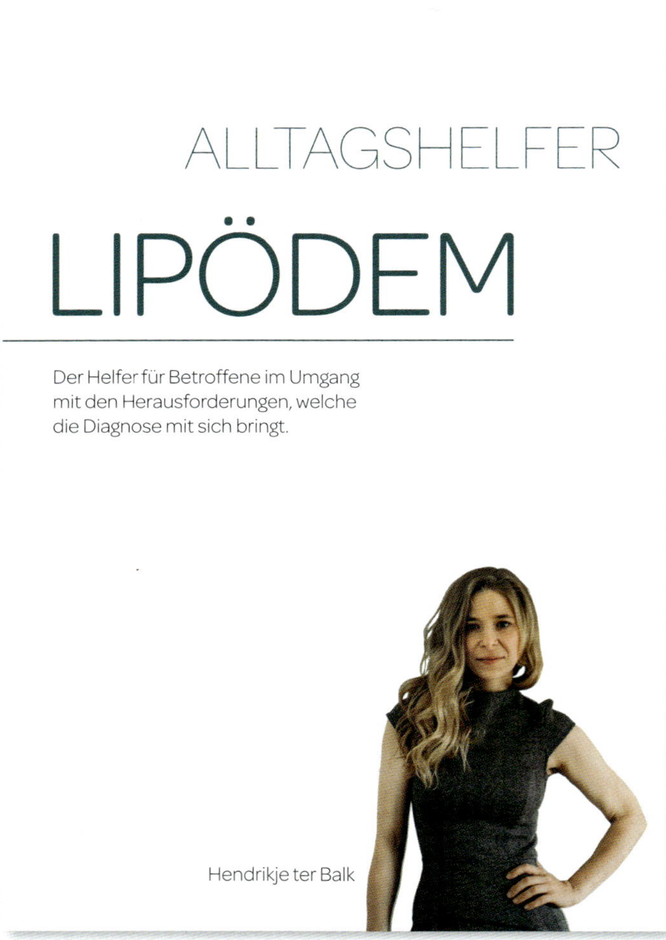

Alltagshelfer Lipödem

ISBN: 978-3-948309-02-2

Lipödem - eine Herausforderung
Wie oft haben Sie sich schon anhören müssen, dass Sie „einfach nur zu dick sind und weniger essen und mehr Sport betreiben sollen“? Oftmals in einer eher wenig einfühlsamen Tonlage, fordernd, provokativ, verletzend. Ich würde mir wünschen, dass Sie nicht zu den Frauen gehören, die diese Erfahrung im Umgang mit Medizinern - z.T. leider sogar häufiger - erleben mussten und weder eine gesicherte Diagnose noch eine eingeleitete Behandlung erhalten haben.

Stigmatisierung

Viele Frauen sind über Jahre und Jahrzehnte nicht diagnostiert worden, quälen sich mit Alltagsschmerzen, einem veränderten Körperbau, gezügeltem Essverhalten und Selbstwertproblematiken. Sie fühlen sich beschämt, schuldig, verstecken ihren Körper und damit auch einen Teil Ihrer selbst. Dicke Beine als Vorläufer für anhaltende gesellschaftlicher Stigmatisierung und hohem Leidensdruck für betroffene Frauen. Wir haben es mit einem fetten Vorurteil und fehlendem Wissen in den medizinischen Praxen im Bezug zur Schmerzerkrankung Lipödem zu tun. Und wenn denn doch einmal eine gesicherte medizinische Diagnose gestellt wird, warten weitere Hürden und Wissenslücken, die bei anderen Erkrankungen in der Versorgung Standard sind.

Hilfestellungen

Wie verhält es sich mit der konservativen Therapie, welch Feinheiten und Fallstricke muss ich berücksichtigen, welche Faktoren behindern und begünstigen einen therapeutischen Verlauf – und wenn ich mich dann doch operieren lassen möchte, worauf muss ich alles achten? Und wieso – um Himmels Willen – tragen die Krankenkassen die Kosten für diese chronische Erkrankung nur bedingt. Fragen über Fragen, die tagtäglich viele Frauen beschäftigt. Und genau hier soll der Alltagshelfer Lipödem ansetzen. Zusammen mit renommierten interdisziplinären Fachexperten wurde dieser Patientenratgeber erstellt, um Ihnen eine Orientierung im Umgang mit der Diagnose Lipödem zu geben.

Hendrikje ter Balk

Buchempfehlung

Ich sitze vor meinem Laptop, mal wieder platt von den Eindrücken und wie jedes Mal etwas nervös und voller Vorfreude auf das nächste Shooting.

Ich musste mir seit Beginn immer extra Zeit nehmen, um Kommentare und Nachrichten bewusst zu lesen und darauf antworten zu können. Betroffene, Angehörige, Menschen die mit Lipödem Patientinnen zusammenarbeiten. Sie alle möchten sich zu meinem Fotoprojekt melden.

Sie möchten mir danken für das Projekt, den Frauen auf den Bildern Respekt zuzusprechen, und am häufigsten dafür, dass sie ihre eigene Geschichte erzählen können. Die Eigene, die der Tochter, der Frau oder der Arbeitskollegin.

„Weil sie die stärkste Frau ist, die ich kenne!"

Einer der häufigsten Sätze, die ich in den letzten Monaten, seit Beginn des Projektes gehört habe. Ich lehne mich zurück und lasse Revue passieren. Es ist täglich spürbar, was das Projekt Lipödem Fotografie auch mit mir macht. Ein Wandel, in mir und meiner Umgebung. Jedes Bild, jeder Text führt zu Reaktionen in meinem Umfeld. Menschen äußern sich plötzlich mir gegenüber zum Thema, öffnen sich.

Ich bin glücklich - glücklich, weil sich spürbar etwas tut, ich merke es und das war der Grundgedanke, die Hoffnung bei Beginn des Projektes.

Melanie Grabowski

Melanie Grabowski, eine Fotografin aus Leidenschaft und vor allem eine Fotografin mit einem Auge für die Bedürfnisse der Frauen, die sie so einfühlsam und doch gekonnt fotografiert. Ich habe mich gefreut, dass ich Melanie kennenlernen durfte, und ich möchte ihre großartige Arbeit für das Verständnis über das Lipödem weiter verbreiten, deshalb freue ich mich für alle betroffenen Frauen und ihre Angehörigen diesen Bildband zu veröffentlichen.

Bernd Degen

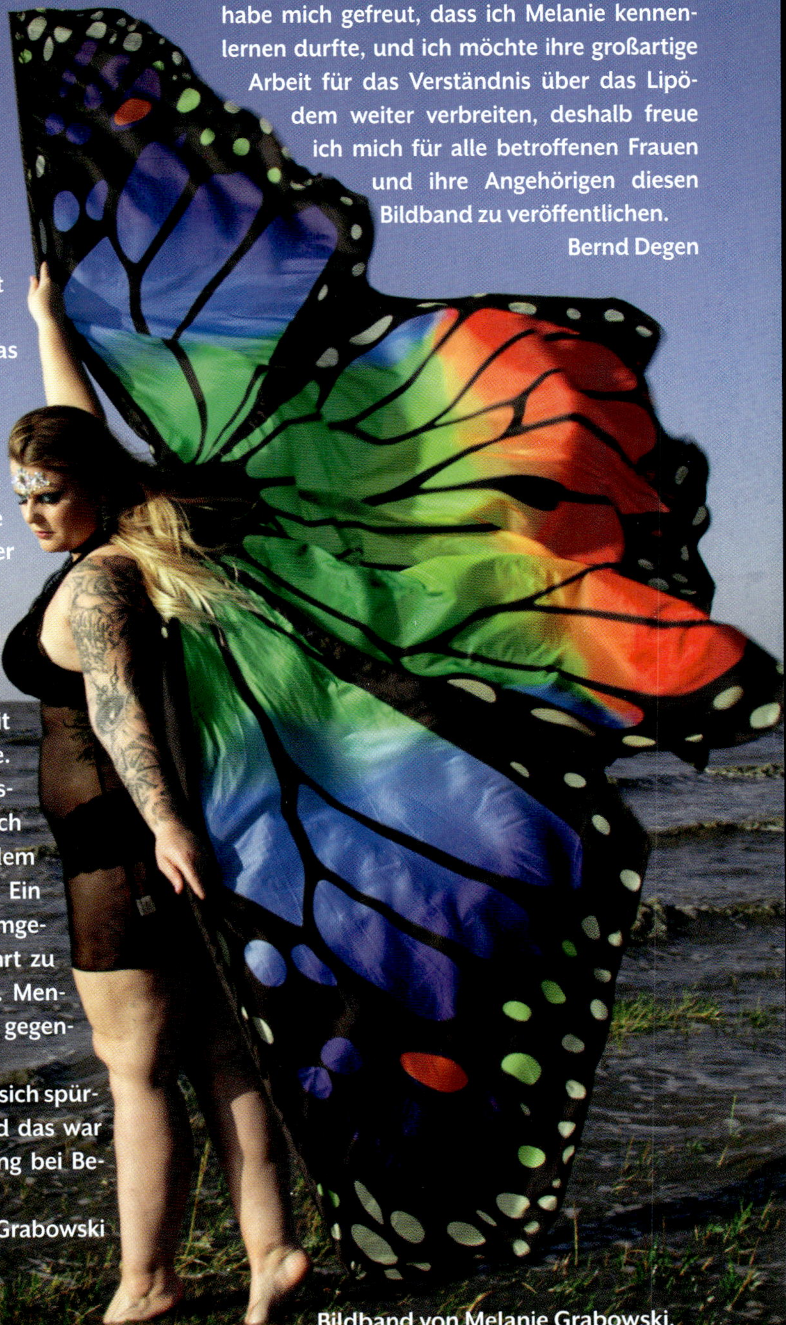

Bildband von Melanie Grabowski.

Erscheint Anfang 2021! Infos unter www.scout-medien.de

ISBN: 978-3-948309-04-6

Notizen